Der gesunde Mensch

Von

Prof. Dr. Otto Ungerer

Professor für Gesundheitserziehung

9., aktualisierte Auflage

Dr. Felix Büchner
Handwerk und Technik

ISBN 3-582-04181-6
ISBN 978-3582-04181-4

Verlag Dr. Felix Büchner – Verlag Handwerk und Technik G.m.b.H.
Lademannbogen 135, 22339 Hamburg;
Postfach 63 05 00, 22331 Hamburg – 2005
E-Mail: info@handwerk-technik.de
Internet: www.handwerk-technik.de

Autor: Prof. Dr. Otto Ungerer
Professor für Gesundheitserziehung
Pädagogische Hochschule Ludwigsburg
Reuteallee 46
71634 Ludwigsburg

Umschlaggestaltung, Layout und Satz: harro.wolter@freenet.de
Reproduktionen: Reprostudio Winterhude, Hamburg
Druck: Universitätsdruckerei H. Stürtz, Würzburg

Vorwort

Dieses Buch richtet sich vorwiegend an Schülerinnen und Schüler der berufsbildenden Schulen, ist jedoch darüber hinaus für alle gedacht, die sich für Gesundheit interessieren: von Berufs wegen oder der eigenen Gesundheit zuliebe.

Eine rechtzeitige Gesundheitserziehung, vor allem in der Schule, ist unabdingbar. Krankheitsvorbeugung und -verhütung haben hierbei einen hohen Stellenwert. Es ist erstrebenswert und – angesichts der Kostenexplosion im Gesundheitswesen – auch billiger, durch gesunde Lebensführung oder durch Änderung einer bisher gesundheitsgefährdenden Lebensweise Krankheiten erst gar nicht entstehen zu lassen. Der junge Mensch hat hierbei die besseren Chancen. Je früher er die notwendigen Kenntnisse erwirbt, desto eher stärken Lebensbejahung und Lebenszuversicht die Bereitschaft zu einer gesunden und eigenverantwortlichen Lebensführung, und desto eher lassen sich Risiken verringern und vermeiden. Aber auch der Patient kann die Ursachen seiner Krankheit verstehen lernen und dadurch die Heilungschancen günstig beeinflussen.

Themen der Gesundheitslehre sind Bestandteil vieler Lehrpläne beruflicher und allgemein bildender Schulen, in den meisten Fällen als fächerübergreifendes Unterrichtsprinzip; an hauswirtschaftlichen Berufs- und Berufsfachschulen sowie an einigen anderen beruflichen Ausbildungsgängen ist Gesundheitslehre bzw. Gesundheitserziehung ein eigenes Unterrichtsfach.

Der Schwerpunkt dieses Buches liegt meist im Bereich der Humanbiologie. Es entspricht damit den Lehrplaninhalten und auch dem Themenkatalog, der von Gesundheitserziehern in und außerhalb der Schule gefordert wird.

Gesundheit ist, was Spaß macht! Das neue Kapitel „Gesundheit erleben" zeigt, wie das Lernen der Gesundheit handlungsorientiert erfolgen kann.

Mein Dank gilt Frau Dr. med. Irmela Hoch (†), Herrn Dr. med. Hansjörg Köberle (Frauenarzt) und der Rauschgiftaufklärungsgruppe des Landeskriminalamtes Baden-Württemberg für die fachwissenschaftliche Beratung und Frau Renate Weise-Hahn sowie Frau Gudrun Lehnhardt-Kelpe für die Lektoratsarbeit.

Kirchheim unter Teck, im Sommer 2005
Otto Ungerer

Inhalt

Inhalt

Biologische und zivilisatorische Gefahren für die Gesundheit des Menschen

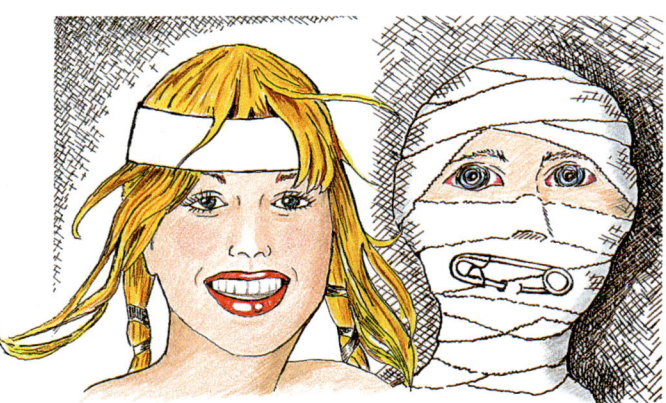

Gesund oder krank?

1.1   Die Gesundheit des Menschen

Gesund zu sein ist der Wunsch aller Menschen. Doch was ist Gesundheit?

Gesundheit nach der Definition der Weltgesundheitsorganisation (WHO = World Health Organisation): „Gesundheit ist ein Zustand vollkommenen körperlichen, seelischen und sozialen Wohlbefindens; Gesundheit bedeutet also nicht nur das Freisein von körperlichen und sonstigen Mängeln und Krankheiten."

Gesundheit ist nach der Definition der Weltgesundheitsorganisation ein Idealzustand, der aber praktisch nie erreicht werden kann. Gesundheit und Krankheit werden hauptsächlich von dem persönlichen, dem subjektiven Empfinden geprägt. Es kann allerdings vorkommen, dass man sich subjektiv wohl fühlt, aber objektiv bereits krank ist. Eine Krebsgeschwulst im schmerzfreien Anfangsstadium ist ein Beispiel hierfür.

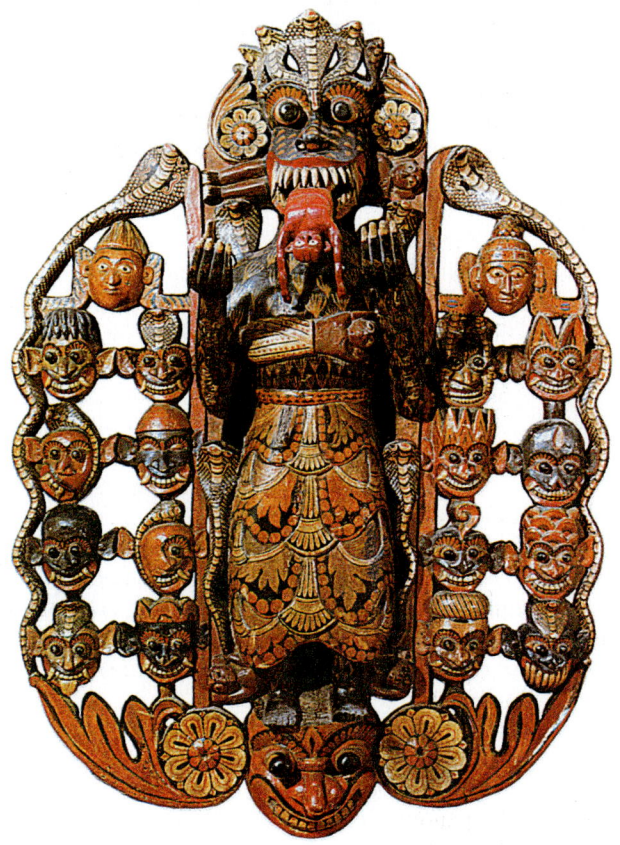

Krankheitsdämonen aus Ceylon (der Herr der Krankheitsdämonen, Maha-Kola-Sannya, mit seinen 18 Trabanten).
Dämonen wurden von Naturvölkern als Ursache für die Entstehung und Ausbreitung von Krankheiten betrachtet.

Die fortschreitende medizinische Diagnostik wird zukünftig immer mehr eine objektive, d. h. eine durch medizinische Geräte messbare Beurteilung von Krankheiten ermöglichen.

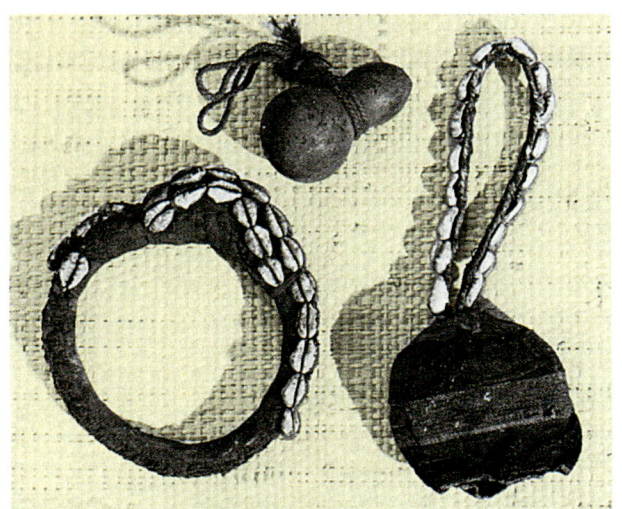

Aberglauben als Schutz vor Krankheiten
Amulette, an Arm oder Hals getragen, sollten vor
Krankheiten bewahren und vor bösen Mächten
beschützen. Drei Amulette aus Togo: links gegen
Epilepsie, oben Amulett gegen Krankheit
allgemein, rechts Zauberbündel gegen Geistes-
gestörtheit.

Krankheit ist stets eine Störung von normalen Funktionen des Körpers. Die gestörte körperliche Verfassung macht sich durch Krankheitserscheinungen bemerkbar. Der Kranke empfindet Schmerzen, ihm ist nicht wohl zumute. Krankheiten machen auch mehr oder weniger abhängig von den Mitmenschen. Der Kranke ist auf deren Hilfe oder Pflege angewiesen.

Krankheiten können neben Schmerzen auch Furcht auslösen – besteht doch stets die Gefahr, dass infolge einer Krankheit der Tod dem Leben ein Ende setzt. Die Angst vor dem Tod und damit auch vor der Krankheit begleitet den Menschen zeit seines Lebens.

Im Laufe der Geschichte hat sich das Bild vom Wesen der Krankheiten gewandelt. In früheren Zeiten waren Infektionskrankheiten die Hauptgeißel der Menschheit (vgl. Kap. 4). Durch die Verbesserung der Ernährung und der Hygiene und mithilfe neu entwickelter Medikamente gelang es, viele Krankheiten, vor allem die Infektionskrankheiten, wirkungsvoll zu bekämpfen und zu behandeln. Trotz aller medizinischen Fortschritte gibt es aber nicht weniger Krankheiten. Neue Krankheitsformen, nicht zuletzt bedingt durch Zivilisation und Wohlstand, sind entstanden.

1.2 Entstehung von Krankheiten

Krankheiten können äußere (exogene) und innere (endogene) Ursachen haben.

Äußere Ursachen entstammen der Umwelt und wirken von außen her auf den Menschen ein. **Mikroben und Parasiten** können den Menschen befallen und Infektionen und andere Krankheiten auslösen. Falsche Ernährung, übermäßige oder verminderte Nahrungsaufnahme sind für viele Zivilisationskrankheiten verantwortlich.

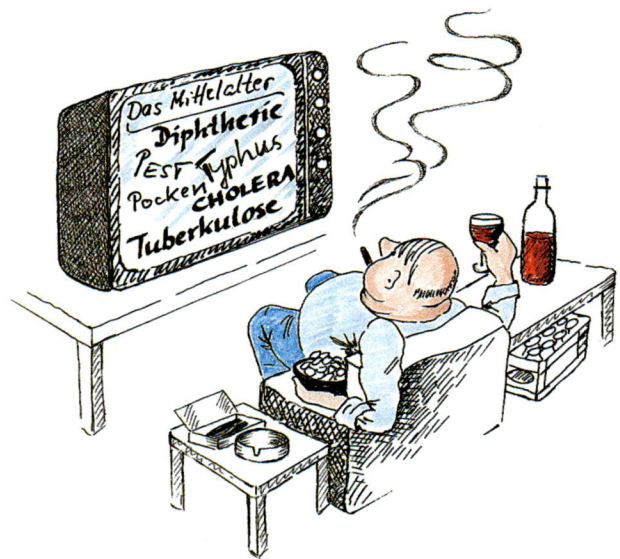

Gesundheitsgefahren früher und heute
Infektionskrankheiten waren bis vor 100 Jahren eine
tödliche Bedrohung. Mangelnde Hygiene, Hunger und
Unterernährung begünstigten den Ausbruch vieler
Krankheiten.
Durch den allgemeinen Wohlstand und die Automatisierung der Technik breiten sich Herzinfarkte,
Hirnschläge und andere Zivilisationskrankheiten aus.

Unfälle, thermische und klimatische Einflüsse sowie radioaktive Strahlen sind Beispiele für physikalische Faktoren. **Chemische Schadstoffe** werden als Gift mit der Nahrung oder mit der Atemluft aufgenommen. Sie bedeuten eine erhebliche Gesundheitsgefährdung. Hinzu kommen die Gefahren, die durch Genussmittelmissbrauch (z. B. Alkohol und Tabak) und durch Rauschgifte drohen.

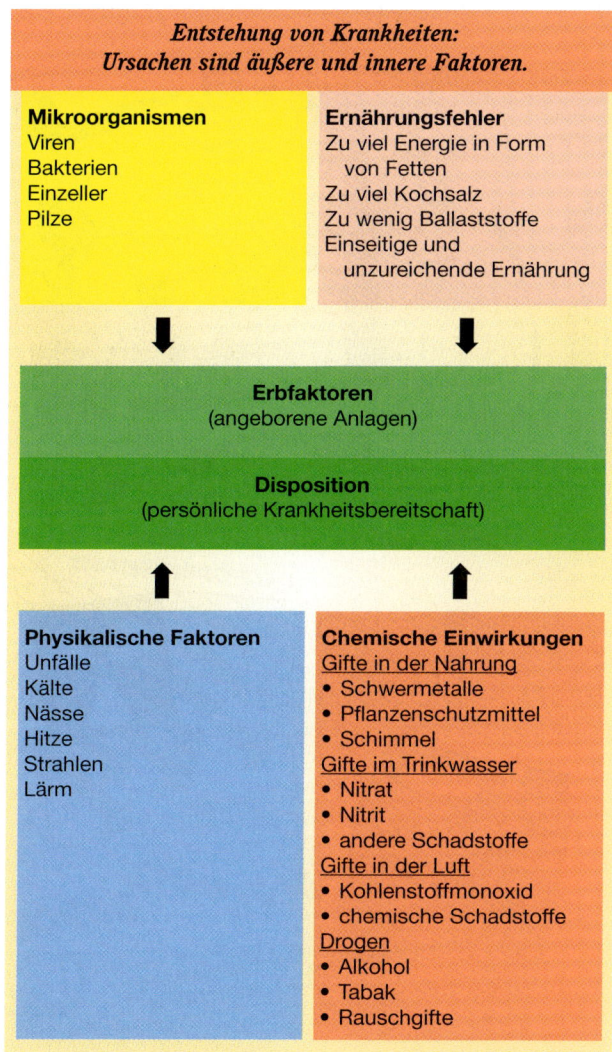

Innere Ursachen sind im Organismus selbst bedingt und tragen wesentlich zur Entstehung von Krankheiten bei. **Genetische Defekte** zählen zu den inneren Krankheitsursachen. Dies können Unregelmäßigkeiten in den Chromosomen (z. B. Down-Syndrom, auch Trisomie 21 oder Mongolismus genannt) oder in den Genen (z. B. angeborene Phenylketonurie) sein. Bei vielen Krankheiten, wie z. B. bei Zuckerkrankheit, Herz-Kreislauf-Erkrankungen, Gicht, Rheuma und bei allergischen Erkrankungen, spielen erbliche Anlagen eine erhebliche Rolle. Zum Ausbruch der Krankheit kommt es meistens dann, wenn zusätzlich noch andere Ursachen hinzu-

kommen. So ist bei einer vorhandenen erblichen Anlage für Herz-Kreislauf-Erkrankungen oder für die Zuckerkrankheit gleichzeitiges Übergewicht ein auslösender Faktor für das Erkennbarwerden der Krankheit. Die **Disposition**, darunter versteht man die Krankheitsbereitschaft des Organismus, ist eine weitere innere Ursache von Krankheiten. Die Abwehrbereitschaft des Organismus ist hierbei gegenüber Krankheiten gemindert. Der Körper zeigt eine erhöhte Anfälligkeit.

Die Krankheitsbereitschaft kann vom Geschlecht und vom Alter abhängen. So kommt z. B. Arteriosklerose („Arterienverkalkung") bis zum 50. Lebensjahr bei Männern häufiger vor als bei Frauen. Bei Frauen nimmt nach den Wechseljahren die Bereitschaft für diese Krankheit stark zu. Verantwortlich dafür dürften hormonelle Veränderungen bei Mann und Frau im Laufe des Lebens sein.

Bestehende Krankheiten können die Krankheitsbereitschaft für andere Erkrankungen heraufsetzen. So sind Diabetiker besonders anfällig gegenüber Infektionen wie Lungenentzündung und Furunkel. Erst durch moderne Antibiotika gelang es, die Todesrate bei Diabetikern, die durch Infektionskrankheiten verursacht wird, von 90% auf 10% zu senken. Die Zuckerkrankheit erhöht auch die Krankheitsbereitschaft gegenüber Blutgefäßschäden.

Ein **schlechter Ernährungszustand** kann den Ausbruch von Krankheiten begünstigen. Unterernährung schwächt die Abwehrkraft des Körpers. So sind Untergewichtige besonders anfällig gegenüber Infektionen wie z. B. der Tuberkulose. In zunehmendem Maße belasten auch **soziale und psychische Faktoren** die Gesundheit des Menschen. Beispiele hierfür sind: Stress (Über- oder Unterforderung am Arbeitsplatz oder in der Familie), Arbeitslosigkeit, Ehescheidung, Einsamkeit, Depressionen oder Armut. Meist wirken körperliche, psychische und soziale Einflüsse zusammen. Die körperliche Krankheit ist nicht selten ein Hilfeschrei der Seele.

Schutz- oder Gesundheitsfaktoren können zur bestehenden Gesundheit beitragen oder ein Mehr an Gesundheit bewirken. Dazu zählen z. B. alle Hygienemaßnahmen, eine altersgerechte, gesundheitsfördernde Ernährung, Beachtung des angeborenen Tagesrhythmus sowie ausreichend Schlaf, individueller Raum und Platz für den einzelnen Menschen und soziale Nähe.

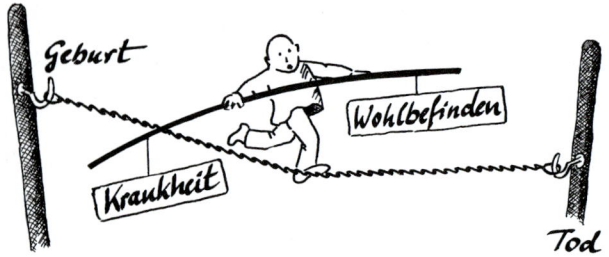

Gesundheit ist ein Stück Lebenskunst

Die Erhaltung der Gesundheit gleicht einem Seiltanz auf einem dünnen Seil, das den Lebensweg von der Geburt bis zum Tod symbolisiert.

Krankheiten können das Gleichgewicht stören. Als Balance sorgen Gesundheitsfaktoren dafür, die Gesundheit wieder in das rechte Lot zu stellen. Gesundheit ist nicht zuletzt auch eine Sache der Übung: Gesundheit ist erfahr- und lernbar. Gesund zu leben bedeutet nicht, auf vieles verzichten zu müssen. Schon durch Änderung einiger Lebensgewohnheiten lassen sich die Risiken für die Gesundheit erheblich herabsetzen.

1.3 Risikofaktoren gefährden die Gesundheit

Risiken für die Gesundheit gab es auch schon früher: Noch vor nicht langer Zeit bedeutete in Mitteleuropa der Hunger mit die größte Gesundheitsgefährdung. Die Unterernährung machte die Menschen anfällig gegenüber Infektionen, die nur zu oft tödlich verliefen. Im technischen Zeitalter wurde der Hunger infolge von Wohlstand und Zivilisation besiegt. Es gelang, die Infektionskrankheiten durch moderne Medikamente und durch Impfungen weitgehend zu bekämpfen. Die Menschen werden jetzt im Durchschnitt älter, aber sie sind nicht gesünder. Neue Gesundheitsgefährdungen entstanden durch die Zivilisation. Der Wohlstand um jeden Preis brachte es mit sich, dass die Umwelt immer mehr mit chemischen Schadstoffen belastet wird. Die Entdeckung der Röntgenstrahlen und der Kernspaltung brachte der Menschheit enorme Fortschritte in der Medizin und in der Energiegewinnung. Gleichzeitig entstanden dadurch neue Gesundheitsgefährdungen.

Durch Missbrauch der Kernspaltung bei der Atombombe eröffnet sich zum ersten Mal in der Geschichte der

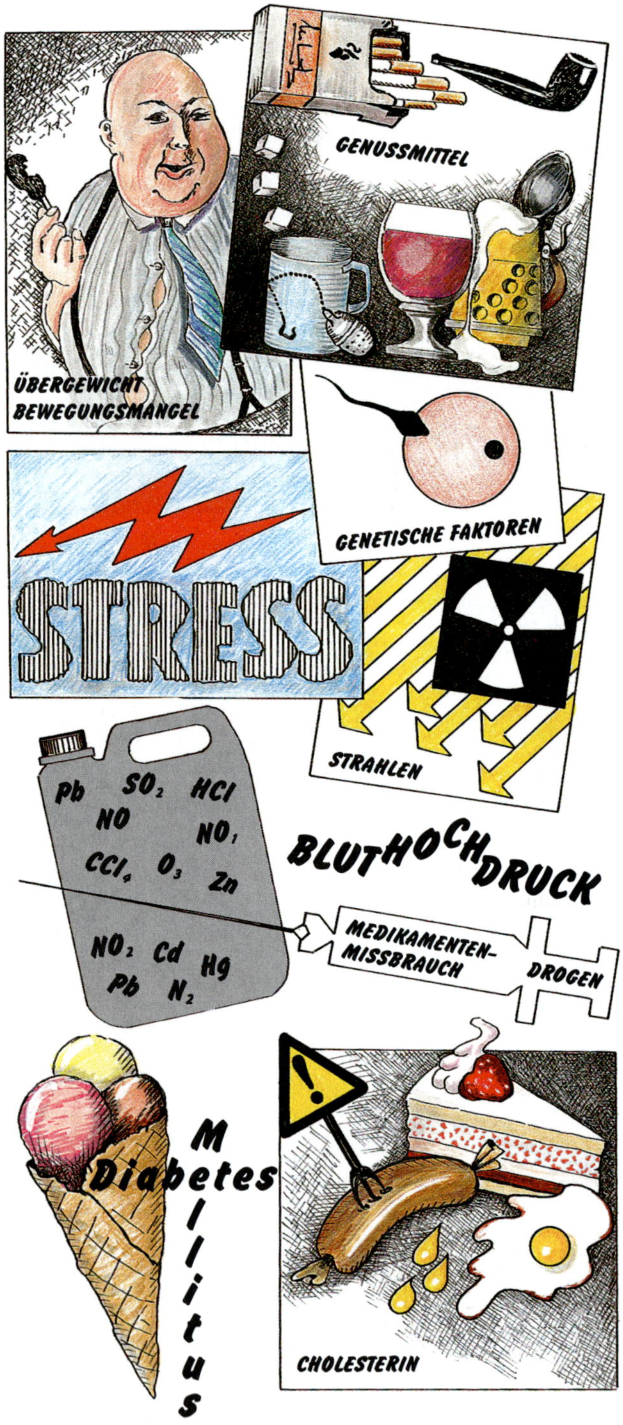

Gefährdungsraten	
Risikofaktor	**Todesfälle pro Jahr (USA)**
Rauchen	150 000
Alkohol trinken	100 000
Autofahren	50 000
Hausarbeit	200
Bergsteigen	30
Lebensmittelkonservierungsstoffe	<1
Schädlingsbekämpfung	<1

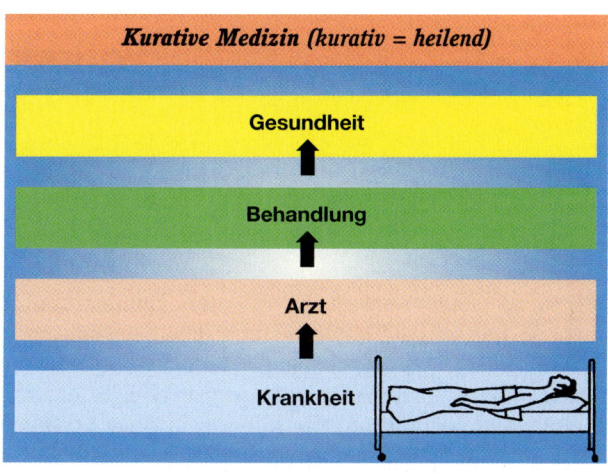

Menschheit die Möglichkeit, das gesamte Leben auf dem Planeten Erde auszulöschen.

Der heutige Wohlstand ermöglicht eine ungesunde Lebensweise. Es wird mehr gegessen als für den Körper notwendig ist. Eine Reihe von Krankheiten, vor allem Herz-Kreislauf-Erkrankungen, werden dadurch in ihrer Entstehung begünstigt. Alkohol, Medikamente und Drogen können missbraucht werden. Manche Risiken, wie das Rauchen, werden bewusst in Kauf genommen, andere schlummern im Verborgenen, wie z. B. die Zuckerkrankheit (Diabetes). Gesundheitliches Fehlverhalten, insbesondere beim Zusammentreffen mehrerer Risikofaktoren, gefährdet heute die Gesundheit des Menschen und ist mit ein Grund, weshalb sich in letzter Zeit die Lebenserwartung der Menschen in zivilisierten Ländern nur geringfügig verlängert hat.

Nicht jeder Risikofaktor birgt die gleiche Gefährdungsrate. Rauchen, hoher Blutfettspiegel, Bluthochdruck, Alkohol und Übergewicht enthalten ein vielfach höheres Risiko als z. B. chemische Schadstoffe oder Diabetes.

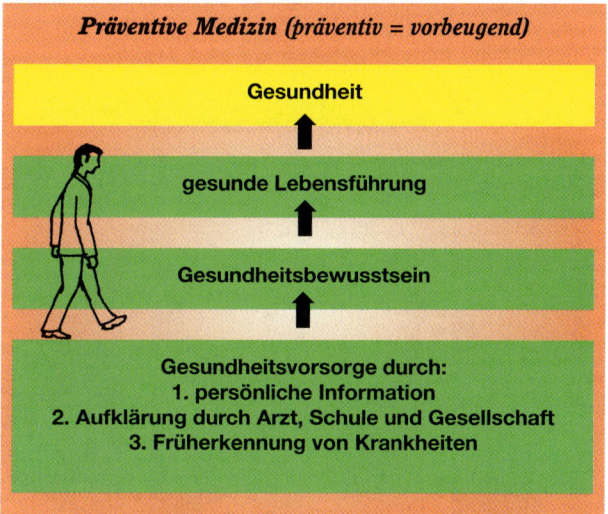

1.4 Vorbeugen ist besser als heilen

Die Fortschritte der modernen Medizin gewähren eine immer erfolgreichere Behandlung von Krankheiten. Neue, noch wirksamere Medikamente werden entdeckt. Neue Operationsmethoden verlängern das Leben (z. B. Herzverpflanzungen). Kunstorgane können anstelle von natürlichen Organen wichtige Körperfunktionen übernehmen (z. B. künstliche Nieren und Kunstherzen). Diese Fortschritte haben ihren Preis. Die Kostenexplosion im Gesundheitswesen wird zum Problem. Dabei wäre es besser und auch billiger, Krankheiten vorzubeugen, als

abzuwarten, bis sie auftreten, um sie erst dann zu behandeln.

Prophylaxe oder Prävention – Krankheitsverhütung durch Vorbeugung stellt an den Einzelnen hohe Forderungen: Änderungen vieler Lebensgewohnheiten, wie z. B. der oft vom Elternhaus übernommenen Essgewohnheiten oder die Einschränkung von Genussmitteln. Durch eine gesundheitsbewusste Lebensführung wäre es in vielen Fällen möglich, gefährdende Risikofaktoren auszuschalten oder wenigstens deren Summierung zu vermeiden. Dabei hat der junge Mensch die besseren Chancen. Je früher die Vorsorge beginnt, desto eher lassen sich Krankheiten verhüten.

Volkskrankheiten

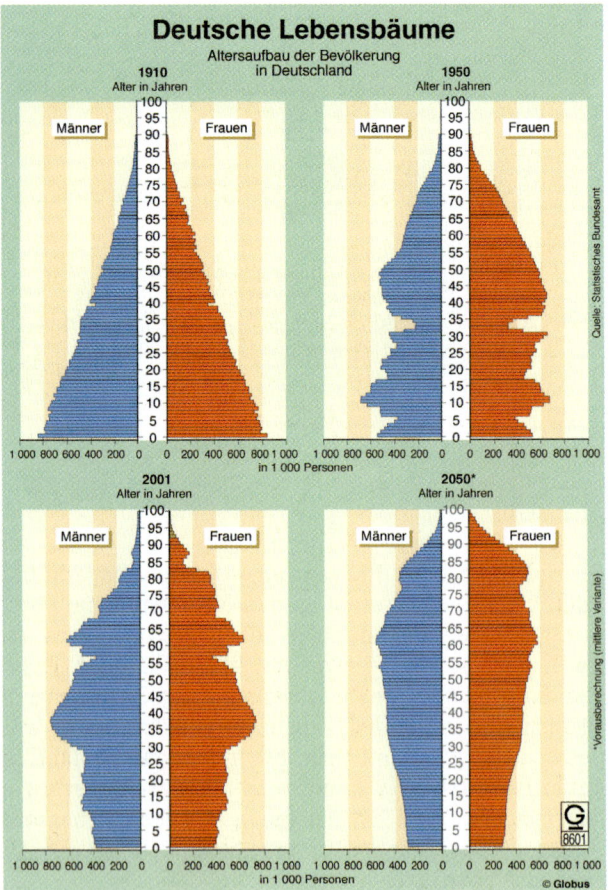

Die Lebenserwartung in der Bundesrepublik Deutschland nimmt stetig zu. So senkten in diesem Jahrhundert die Entdeckung und Anwendung von Antibiotika sowie die Verbesserung von Hygiene und Ernährung die früher sehr hohe Sterblichkeit an Infektionskrankheiten.

Doch selbst, wenn es gelingen sollte, alle Krankheiten erfolgreich zu behandeln, oder wenn im theoretischen Idealfall die Menschen ohne jegliche Krankheiten blieben, ist dem Lebensalter eine natürliche, biologische Grenze gesetzt. Wissenschaftler berechneten als oberste Lebensgrenze ein Alter von höchstens 120 Jahren. Spätestens nach dieser Zeit erleidet jede Körperzelle ihren natürlichen Tod. Die meisten Körperzellen können sich höchstens 50-mal teilen, und diese Teilungsrate ist nach spätestens 120 Jahren erreicht. Der Organismus stirbt infolge des Verlustes der Teilungsfähigkeit der Zellen.

Ein Leben ohne Krankheit ist unwahrscheinlich. Krankheiten wird es auch in Zukunft geben. Die Menschen werden an ihnen erkranken und manchmal auch an ihnen sterben.

Krankheiten mit Massencharakter werden als **Volkskrankheiten** bezeichnet. Man versteht darunter die Krankheiten, die an der Sterblichkeitsrate einen wesentlichen Anteil haben. In der folgenden Tabelle sind die hauptsächlichen Todesursachen aufgeführt.

An erster Stelle stehen Herz-Kreislauf-Erkrankungen und Krebs. Aber auch Diabetes, Erkrankungen der Leber, der Nieren und Harnwege sowie rheumatische Erkrankungen und Bronchitis spielen eine wichtige Rolle.

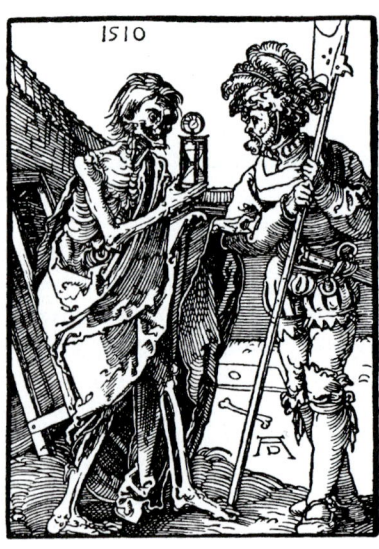

Der Tod,
Holzschnitt von 1510

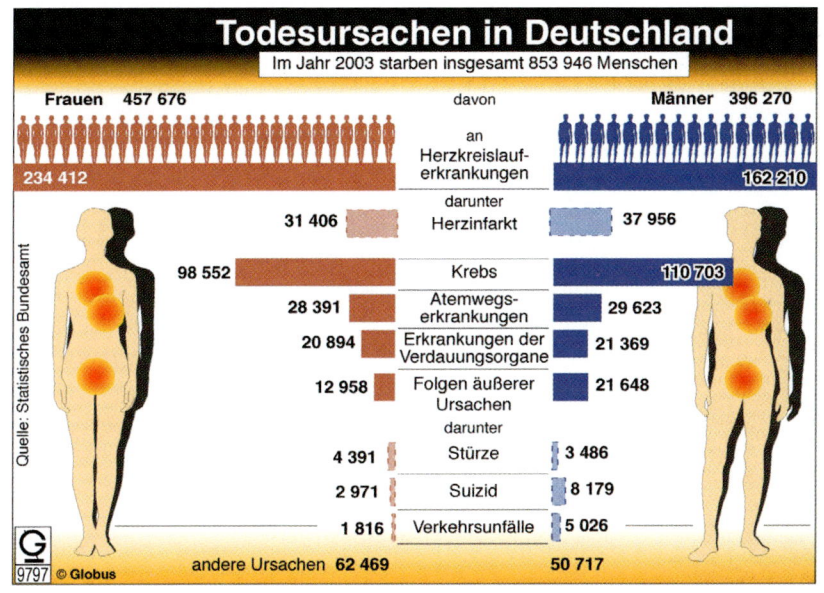

Todesursachen in Deutschland
Im Jahr 2003 starben insgesamt 853 946 Menschen

Quelle: Statistisches Bundesamt

Frauen 457 676	davon	Männer 396 270
234 412	an Herzkreislauferkrankungen	162 210
31 406	darunter Herzinfarkt	37 956
98 552	Krebs	110 703
28 391	Atemwegserkrankungen	29 623
20 894	Erkrankungen der Verdauungsorgane	21 369
12 958	Folgen äußerer Ursachen	21 648
4 391	darunter Stürze	3 486
2 971	Suizid	8 179
1 816	Verkehrsunfälle	5 026
andere Ursachen 62 469		50 717

9797 © Globus

2.1 Krebs

2.1.1 Was versteht man unter der Krankheit Krebs?

Wir alle kennen den im Wasser lebenden Krebs. Was hat dieses räuberische Tier mit der Krankheit „Krebs" zu tun? Die Bezeichnung „Krebs" hat man erstmals für eine bösartige Geschwulst der weiblichen Brust verwendet, weil deren gestaute Venen den Füßen von Krebsen ähneln.

Krebs ist eine heimtückische Krankheit. Lange Zeit bleibt sie im Verborgenen, denn Krebs verursacht im Anfangsstadium keine Schmerzen. Unter dem Einfluss bestimmter Faktoren wird eine bis dahin normale,

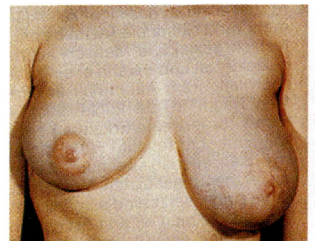

Brustkrebs

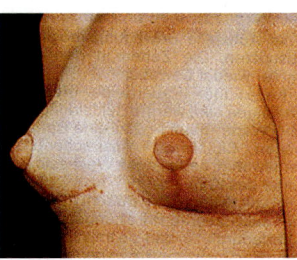

Brust nach Krebsoperation

gesunde Körperzelle in eine Krebszelle umgewandelt. Dieser Vorgang ist für den betroffenen Menschen nicht wahrnehmbar. Die Krebszelle selbst gehorcht nun nicht mehr den Gesetzen des eigenen Organismus. Sie fängt an sich fortwährend zu teilen und sich zu vermehren. Aus einer Krebszelle werden im Laufe der Zeit viele Tausende, Millionen und Milliarden von Krebszellen. Eine Krebsgeschwulst, ein **Tumor,** entsteht.

2.1.2 Etwas über die Regulation im menschlichen Organismus

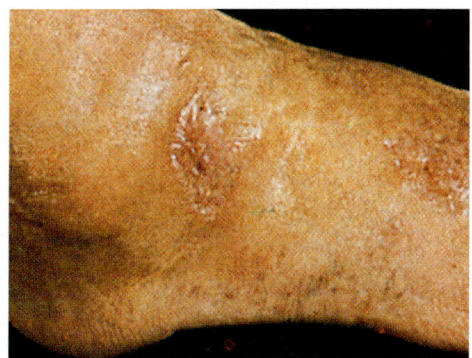

Frische Narben: Ein Regelgeschehen bewirkt die Heilung einer Wunde. *Die ursprüngliche Form wird wiederhergestellt. An der Wundoberfläche bildet sich eine Narbe, aber keine Geschwulst.*

Krebszellen unterscheiden sich von gesunden Zellen u. a. dadurch, dass sie sich zu häufig teilen. Auch normale Körperzellen können sich teilen. Sie unterliegen jedoch einem ganz bestimmten **Regelgeschehen.** Beim Menschen können abgestorbene oder verloren gegangene Zellen ersetzt werden. Eine kleine Wunde z. B. ist in der Regel nach wenigen Tagen verheilt. Der Heilvorgang wird bewirkt, indem einige Zellen sich teilen und neue Zellen bilden. Diese Zellen verschließen die Wunde, bis die ursprüngliche Form wiederhergestellt ist.

Gesunde Körperzellen der Haut

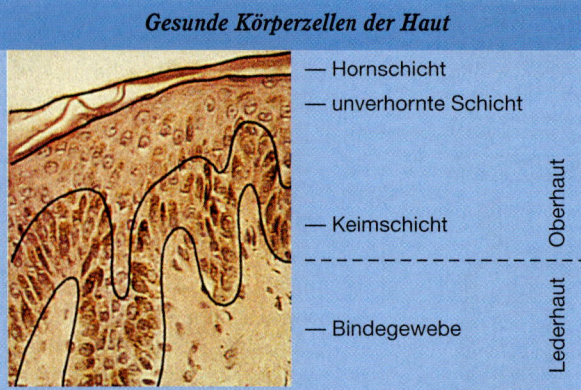

— Hornschicht
— unverhornte Schicht
— Keimschicht
— Bindegewebe

Oberhaut
Lederhaut

Die Haut ist in Oberhaut, Lederhaut und Unterhaut gegliedert. Auf dem Foto sind nur die Oberhaut und Teile der Lederhaut zu sehen. Nur in der obersten Schicht, in der Hornschicht, ist die Haut verhornt.

Hautkrebs

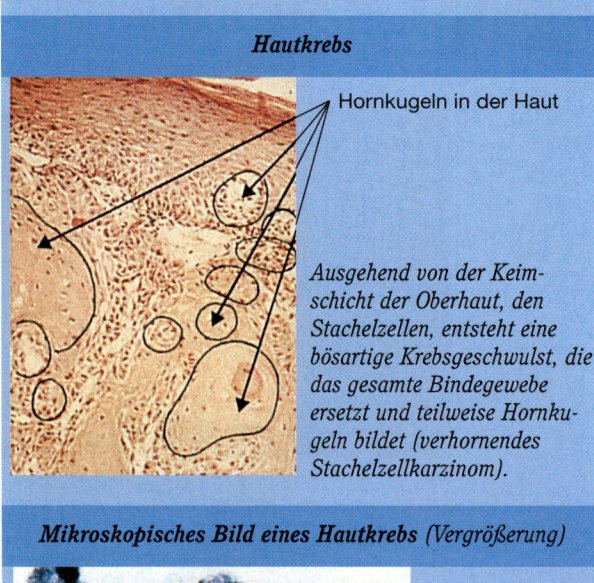

Hornkugeln in der Haut

Ausgehend von der Keimschicht der Oberhaut, den Stachelzellen, entsteht eine bösartige Krebsgeschwulst, die das gesamte Bindegewebe ersetzt und teilweise Hornkugeln bildet (verhornendes Stachelzellkarzinom).

Mikroskopisches Bild eines Hautkrebs *(Vergrößerung)*

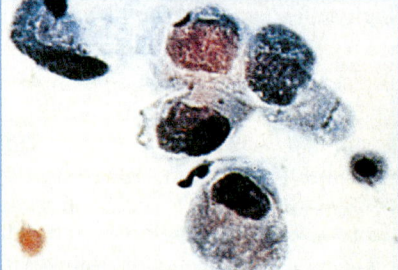

Viele Krebszellen befinden sich in Teilung. Die Zellkerne sind relativ groß und manchmal unregelmäßig.

2.1.3 Die Krebszelle

Im mikroskopischen Bild zeigen sich Unterschiede, die erkennen lassen, ob ein Gewebe aus gesunden Zellen oder aus Krebszellen besteht. Krebszellen gehorchen nicht mehr dem Regelgeschehen des Organismus, sondern vermehren sich ständig durch Zellteilung; sie sind entartet. Bei bösartigen Tumoren werden oft auch umliegende Gewebe und Blutgefäße zerstört. Der Organismus stirbt. Gutartige Tumore dagegen wachsen sehr langsam und sind in sich abgekapselt. Krebs kann in allen Organen auftreten. Die häufigsten Krebserkrankungen bei Frauen betreffen die Brust, Lunge, Darm und Gebärmutter. Bei Männern sind hauptsächlich Vorsteherdrüse (Prostata), Lunge, Darm und Blase betroffen.

2.1.4 Entstehung von Krebs

Krebs kann, wie wir heute wissen, verschiedene Ursachen haben. Es ist sehr schwierig, Ursache und Wirkung von Krebs erzeugenden Faktoren eindeutig festzustellen. Untersuchungen im Umfeld einzelner Berufe, in denen Krebs gehäuft auftrat, gaben erste Auskünfte darüber, wodurch Krebs entstehen könnte.
Experimente mit Ratten, Mäusen und anderen Versuchstieren haben diese Vermutungen oftmals bestätigt. Wir kennen heute mindestens drei Faktoren, die Krebs verursachen können: **chemische Stoffe,**
physikalische Faktoren,
Krebsviren.

Chemische Stoffe, die Krebs verursachen
Heute sind über 1 000 verschiedene Chemikalien bekannt, die, zumindest im Tierversuch, Krebs verursachen. Dass ein Teil auch beim Menschen Krebs auslösen kann, gilt heute als wissenschaftlich erwiesen.
Einige dieser Krebs erzeugenden Stoffe sind in der Tabelle auf Seite 9 aufgeführt.
Nicht nur Industriechemikalien verursachen Krebs, sondern auch natürliche Stoffe aus der Umwelt, wie z. B. das Aflatoxin[1], ein Stoffwechselprodukt einiger Schim-

---

[1] Das Wort Aflatoxin leitet sich ab von dem lateinischen Namen des Pilzes **A**spergillus **fla**vus; **Toxin** bedeutet Giftstoff.

Entstehung von Krebs

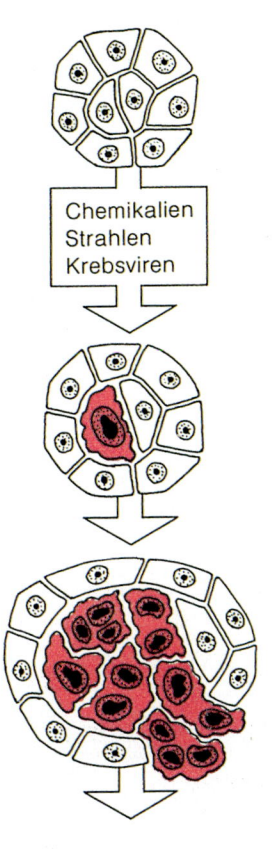

Gesundes Gewebe besteht aus vielen gesunden Körperzellen.

Chemikalien
Strahlen
Krebsviren

Krebs auslösende Faktoren wirken auf die Zellen ein.

Eine Zelle wird zur Krebszelle.

Die Krebszelle teilt sich ständig. So entstehen viele Krebszellen. Eine Krebsgeschwulst bildet sich.

Die normalen Körperfunktionen werden außer Kraft gesetzt. Ein nicht funktionierender Organismus stirbt.

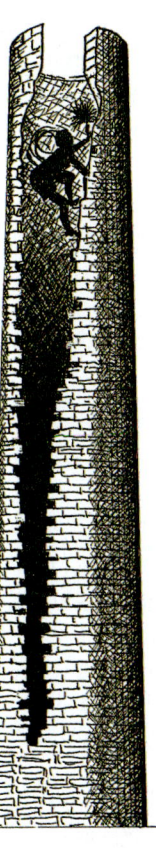

Die Entstehung von Hodensackkrebs durch Ruß und Teer bei Schornsteinfegern
Vor etwa 200 Jahren fiel auf, dass in England viele Schornsteinfeger an Hodensackkrebs erkrankten. Schornsteinfeger, das waren zu jener Zeit schmale Jungen, die in die Kamine hineinklettern mussten und sie von innen säuberten. Bei diesem „durch und durch" schwarzen Beruf ließ es sich nicht vermeiden, dass die Haut sehr häufig mit Ruß und Teer in Kontakt kam. Offenbar reagierten die Hautzellen des Hodensacks besonders empfindlich dagegen und entarteten so zu Krebszellen.

Beispiele für chemische Krebs erzeugende Stoffe

Anorganische Stoffe	**Vorkommen**
Arsen	Schädlingsbekämpfungsmittel (seit 1942 verboten)
Asbest	Isoliermaterial
Nickelstaub	Industrie
Bleiverbindungen	Autoabgase, Bleifarben
Organische Stoffe	
Nitrosamine } Nitrosamide	Rauch, Räucherprodukte (in mit Nitrit behandelten Lebensmitteln)
Lost	Kampfstoff im Ersten Weltkrieg (Gelbkreuz)
Buttergelb	gelber Butterfarbstoff (heute verboten)
Benzol	Lösungsmittel, Klebstoffe, Benzin
Teer (Benzypren)	Auto- und Industrieabgase, Zigarettenrauch
Naturstoffe	
Aflatoxin	Stoffwechselprodukt von Schimmelpilzen

melpilze, vor allem des grünen Gießkannen-Schimmelpilzes. Es ist nicht nur ein starkes Lebergift, sondern auch einer der gefährlichsten Krebs erzeugenden Stoffe. Viele Krebs erzeugende Substanzen wirken akut giftig. Dabei gilt ein wichtiger Grundsatz: In hohen Dosen verursachen solche Stoffe Organschäden, in niedrigen Dosen dagegen Krebs.

Organschäden treten meist schon nach kurzer Zeit infolge einer akuten Vergiftung auf und führen schnell zum Tode. Bei Krebs dagegen dauert es oft Jahre oder Jahrzehnte, bis die Krankheit sich voll entwickelt hat und aus Krebszellen eine bösartige Geschwulst gewachsen ist.

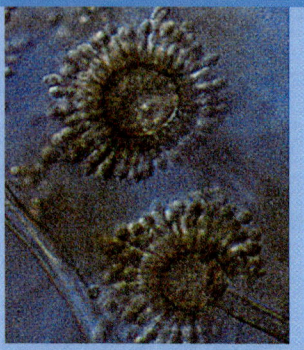
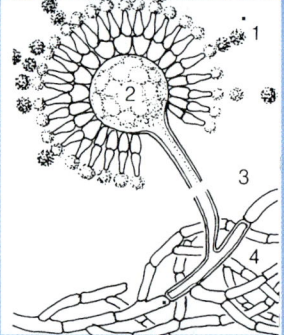

Mikroskopisches Bild des Gießkannen-Schimmelpilzes
(Aspergillus flavus)

Das Sporenbildungsorgan des Pilzes ähnelt einer Brause, deshalb der Name Gießkannenschimmel. Die Sporen dienen der Vermehrung. Sie sind je nach Pilzart grün, weiß, gelb, schwarz, ocker, braun oder anders gefärbt und verleihen dem Schimmel die typische Färbung. Einzelne Pilzfäden (Hyphen) sind zu einem Pilzgeflecht (Myzel) verwachsen.

1 Spore
2 Sporenträger
3 Pilzfaden (Hyphe)
4 Pilzgeflecht (Myzel)

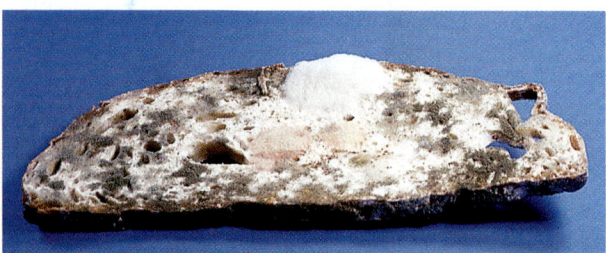

Verschimmeltes Brot. *Einige Schimmelpilze können das stark Krebs erzeugende Aflatoxin bilden.*

Die Entstehung von Krebs ist abhängig von der Höhe der Dosis	
viel Aflatoxin über 50 mg/kg	**wenig Aflatoxin** unter 15 mg/kg
⬇	⬇
hohe Dosis	**niedrige Dosis**
⬇	⬇
schneller Tod durch Lebervergiftung	**langsamer Tod** durch Leberkrebs

Ein Beispiel für die Krebs erzeugende Wirkung von chemischen Stoffen zeigt folgende Abbildung:

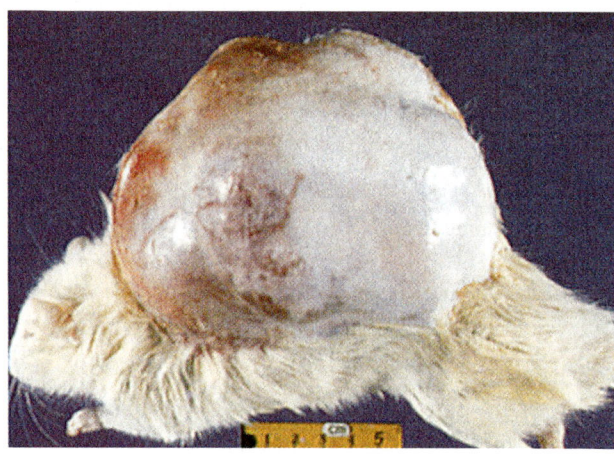

Eine riesige Krebsgeschwulst:
Ein chemisches Derivat eines Pflanzenschutzmittels wurde im Labor in den Rücken einer Ratte gespritzt. Zehn Monate danach starb die Ratte an Krebs.

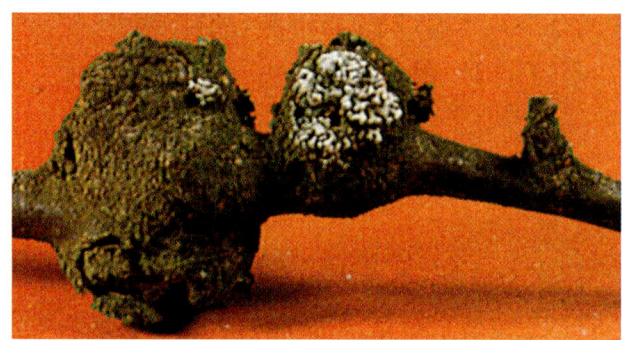

Baumkrebs: *Krebs befällt gleichermaßen Pflanzen, Tiere und Menschen.*

Physikalische Krebs auslösende Faktoren
Bauern und Seeleute leiden häufig an Gesicht und Händen an Hautkrebs. Bei diesen „Freiluftberuflern" bewirkt die intensive Sonneneinstrahlung, der sie ausgesetzt sind, zunächst eine typische ledrige Gesichtshaut. Man nimmt an, dass durch die UV-Strahlen des Sonnenlichts sich daraus nicht selten im Laufe von Jahren Hautkrebs entwickelt.
Ein weiteres Beispiel für die Entstehung von Krebs durch physikalische Faktoren ist der Lungenkrebs, der als „Berufskrankheit" bei mehr als der Hälfte der Bergarbeiter von Schneeberg und Joachimsthal auftrat.

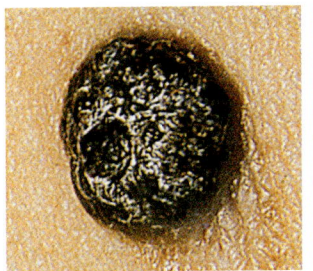 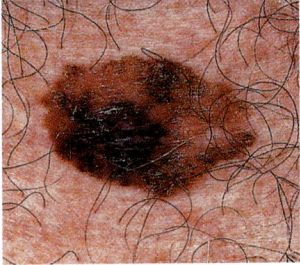

Hautkrebs (Malignes Melanom): UV-Strahlen können Hautkrebs verursachen.

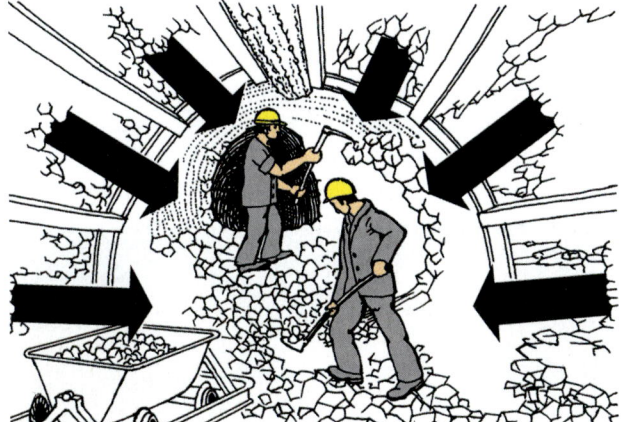

Krebs in den Uranbergwerken von Schneeberg und Joachimsthal (Sachsen)
Ursache für diese Krebsentstehung war – wie man heute weiß – eine im Bergbau vorhandene Strahlung. Beim Zerfall des silberglänzenden, radioaktiven Metalls Uran wird eine radioaktive Strahlung freigesetzt.
Von dieser heimtückischen Gefahr ahnte damals niemand etwas. Durchschnittlich haben die Arbeiter etwa 17 Jahre im Bergwerk gearbeitet, bis man feststellte, dass sie an Krebs erkrankt waren. Dieses Beispiel zeigt besonders deutlich, dass eine bösartige Geschwulst oft lange Zeit braucht, um sich zu entwickeln.

Auch andere Strahlen können Krebs verursachen, so z. B. Röntgenstrahlen und die Strahlen, die bei der Explosion von Atombomben freigesetzt werden. Viele der Überlebenden der Atombombenexplosionen von Hiroshima und Nagasaki im Jahre 1945 erkrankten Jahre später an Leukämie. Leukämie ist ein Blutkrebs, bei dem es zu einer bösartigen Vermehrung der weißen Blutkörperchen kommt.

Blutbilder

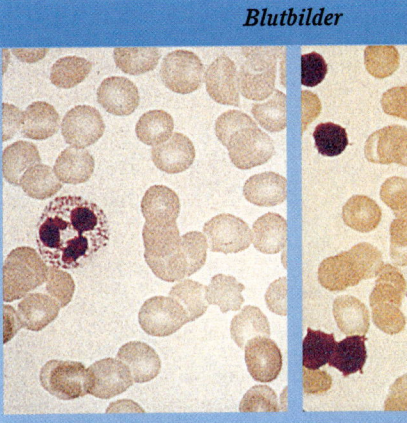 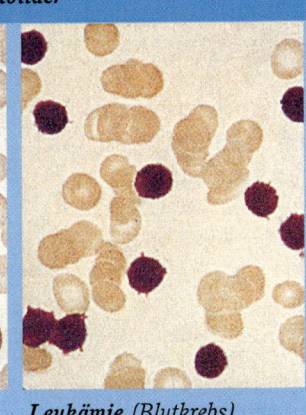

Normales Blutbild
1 mm³ Blut enthält bei gesunden Personen etwa 7000 weiße Blutkörperchen (Leukozyten) und 5 Millionen rote Blutkörperchen (Erythrozyten).
Erythrozyten: blassrosa gefärbt.
Leukozyten: violett mit dunkelviolett gefärbtem Kern.

Leukämie (Blutkrebs)
Die weißen Blutkörperchen (Leukozyten) haben sich bösartig vermehrt und können ihre eigentliche Funktion nicht mehr wahrnehmen. Leukämien können u. a. durch Röntgenstrahlen und durch radioaktive Strahlen verursacht werden.

Krebsviren
Viren sind kleinste Mikroorganismen. Ein Teil von ihnen ist als Erreger von Infektionskrankheiten bekannt. So werden z. B. Mumps, Kinderlähmung, Pocken, Masern, Röteln und andere Infektionen durch Viren hervorgerufen. Viren als Krebserreger hat man schon zu Beginn dieses Jahrhunderts nachgewiesen. Heute steht eindeutig fest, dass Viren auch beim Menschen Krebs erzeugen können.

2.1.5 Ist Krebs ansteckend?

Krebs ist keine ansteckende Krankheit. Ein Krebskranker gefährdet deshalb nicht seine Mitmenschen. In manchen Familien tritt Krebs häufiger auf. Es stellt sich daher die Frage, ob Krebs erblich sein könnte. Krebs ist nicht erblich! Lediglich die Anlage, dass sich der Organismus gegen Krebszellen nicht in dem erforderlichen Maße wehren kann, ist vererbbar.

Ursachen von Krebs (nach R. Doll und R. Peto, USA)	
1. Chemische Stoffe	
• Tabakrauch	30%
• Krebs erzeugende Stoffe am Arbeitsplatz	4%
• Umweltverschmutzung	2%
• Industrielle Produkte	1%
• Lebensmittelzusätze	1%
• Alkoholkonsum	3%
• Ernährungsfehler, Entstehung von Krebs erregenden Stoffen bei der Essenszubereitung (Grillen, Backen, Braten), verdorbene Lebensmittel (Schimmel), Fehlen von Schutzstoffen wie Vitamin A und C, Erzeugung von Krebs erregenden Stoffen im Magen-Darm-Trakt während der Verdauung	35%
• Sexualität, Häufigkeit des Verkehrs, Häufigkeit des Partnerwechsels, mangelnde Hygiene der Geschlechtsorgane	7%
2. Physikalische Faktoren	
• Radioaktive Strahlen und UV-Licht außerhalb der medizinischen Anwendung,	3%
• Medizin (Therapie und Diagnose)	1%
3. Mikroorganismen (Viren)	
• Infektion durch Mikroorganismen	10%

Der erste Schritt einer Krebsentstehung kann eine Veränderung der Desoxiribonukleinsäure (DNS) durch den Krebs auslösenden Faktor sein. Die DNS befindet sich im Zellkern und besitzt die genetische Information der Erbanlagen. In den allermeisten Fällen wird eine solche krebsartige Veränderung durch den Organismus selbst wieder repariert. Manche Menschen verfügen über sehr gute Reparaturmechanismen. Da die Anlage dafür vererbbar ist, tritt bei diesen Familien Krebs weniger häufig auf. Andere Menschen dagegen besitzen schlechte oder nur geringe Fähigkeiten, eine erste krebsartige Veränderung des Erbmaterials zu reparieren.

Besonders empfindlich für Krebs auslösende Faktoren sind Zellen, die sich in Teilung befinden. So reagieren Zellen des noch ungeborenen Kindes im Mutterleib etwa 50 mal empfindlicher als Zellen eines Erwachsenen. Schwangere, insbesondere in der Frühschwangerschaft, bedürfen deshalb eines besonderen Schutzes vor Krebs verursachenden Stoffen.

2.1.6 Kann Krebs geheilt werden?

Krebs ist heilbar. Obwohl jeder dritte Mensch irgendwann in seinem Leben einmal an Krebs erkrankt, ist nur jeder fünfte Todesfall durch Krebs bedingt. Krebszellen selbst sind nicht heilbar. Deshalb zielt jede Krebsbehandlung darauf ab, eine bösartige Geschwulst vollständig zu entfernen oder zu vernichten. Die Möglichkeiten der Behandlung sind: Operation, Bestrahlung, Medikamente und Immuntherapie.

Operation

Bei der Operation schneidet der Chirurg die gesamte bösartige Geschwulst aus dem Körper heraus.

Um sicherzugehen, dass alle Krebszellen herausgeschnitten werden, ist es oft notwendig, auch umliegendes gesundes Gewebe zu entfernen. Auch die der Krebsgeschwulst benachbarten Lymphknoten werden oft mit

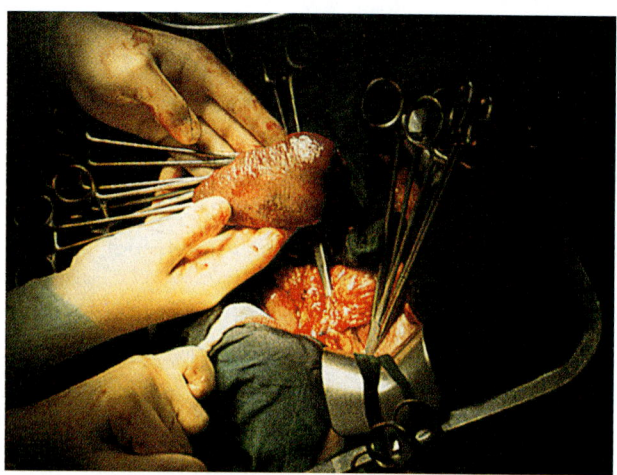

Krebsoperation: *Teilweise Entfernung der Leber wegen eines Tumors.*

entfernt. Die Gefahr, dass sich einzelne Krebszellen bereits von der Geschwulst abgelöst haben und in den umliegenden Lymphknoten festgehalten werden, ist sehr groß. Eine Entfernung dieser Lymphknoten ist deshalb immer eine zusätzliche Vorsorge.

Bestrahlung

Radioaktive Strahlen können alle Zellen, gesunde und kranke, vernichten. Krebszellen, die sich von anderen Körperzellen durch ihre hohe Teilungsrate unterschei-

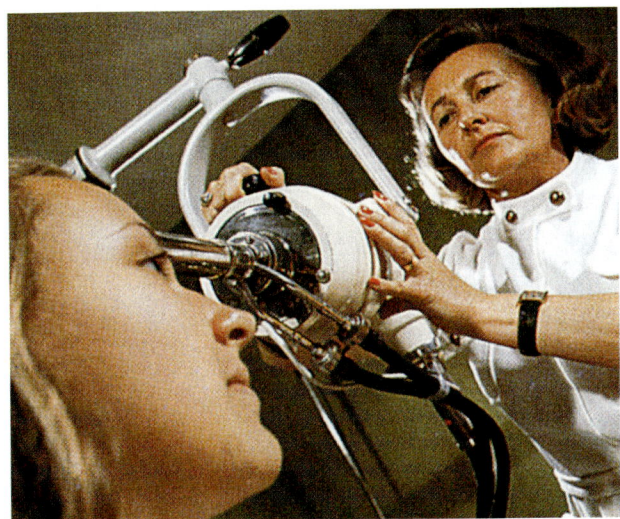

Strahlentherapie von Krebs: Durch Bestrahlen können Krebszellen vernichtet werden.

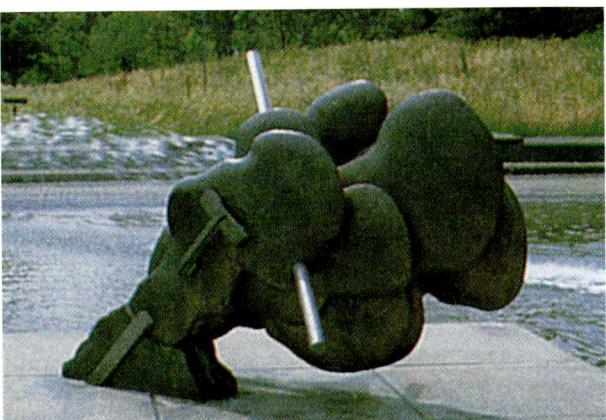

„Stahl und Strahl": Die Plastik und der Springbrunnen vor dem Deutschen Krebsforschungszentrum in Heidelberg symbolisieren die Möglichkeiten einer Krebsheilung durch das Messer des Chirurgen (Stahl) und durch die Bestrahlung (Strahl).

den, reagieren auf Strahlen empfindlicher als gesunde Körperzellen.

Durch eine gezielte Bestrahlung ist es möglich, Krebszellen abzutöten. Trotzdem darf die Gefahr, die von Röntgenstrahlen und anderen radioaktiven Strahlen ausgeht, nicht unterschätzt werden. Die Zellen von Kindern und Jugendlichen reagieren dabei besonders empfindlich auf Strahlen. Sie dürfen deshalb nur auf Anraten des Arztes, wenn es unbedingt erforderlich ist, durchleuchtet oder geröntgt werden.

Am Beispiel Röntgenstrahlen wird klar, dass ein technischer Fortschritt ein Segen für das Wohlergehen des Menschen sein kann. Röntgenstrahlen dienen der Heilung von Krebs und der Früherkennung von Krankheiten. Ein Zuviel dieser Strahlung oder ein Missbrauch kann aber auch gerade das Gegenteil bewirken und Krankheiten wie Krebs hervorrufen oder den Tod bedeuten. Allein die richtige Anwendung ist entscheidend für Heilung oder Krankheit.

Chemotherapie durch Medikamente

Es wird immer ein Wunschtraum der Menschheit sein, gegen jede Krankheit ein wirksames Medikament zu besitzen. Das Pillenschlucken gegen jegliche Art von Unwohlsein ist leider fast schon zur Alltagsgewohnheit geworden. Umso unverständlicher mag es erscheinen, dass die Krebsforscher bisher noch nicht **das** Krebsmedikament gefunden haben.

Ein Medikament gegen Krebs müsste ohne Ausnahme alle Krebszellen abtöten und die gesunden Körperzellen unbeschadet lassen. In der Tat gibt es heute schon zahlreiche Medikamente, die hemmend auf das Wachstum von Krebszellen wirken. Man nennt solche Arzneimittel **Zytostatika.** Ihre Wirkungsweise beruht darauf, dass sie auf die Nukleinsäuren im Zellkern der Zellen einwirken oder den Eiweißstoffwechsel der Krebszellen stören. Zellen, die sich gerade in Teilung befinden, reagieren empfindlicher auf solche Zytostatika. Deshalb sind die sich rasch und häufig teilenden Krebszellen leichter verletzbar als die sich nur noch selten teilenden Zellen des ausgewachsenen Organismus. Es ist so möglich, Zellen einer Krebsgeschwulst abzutöten.

Es gibt im menschlichen Körper aber auch gesunde Zellen, die sich häufiger als andere Zellen teilen. Diese Zellen können durch Zytostatika ebenfalls geschädigt werden. Beispiele für solche Zellarten sind die Blutbildungszellen im roten Knochenmark, die Keimzellen in den Geschlechtsorganen und die Bildungszellen von Haaren. Infolgedessen können bei einer Krebsbehandlung mit Zytostatika auch diese Zellarten geschädigt werden. Solche unbeabsichtigten Nebenwirkungen sind

- **eine starke Abnahme der weißen Blutkörperchen:** Weiße Blutkörperchen haben eine wichtige Aufgabe bei der Abwehr von Infektionskrankheiten. Sie können krankheitsverursachende Bakterien regelrecht auffressen. Wenn nicht genügend „Gesundheitspolizisten" – wie man die weißen Blutkörperchen auch nennt – vorhanden sind, bedeutet dies eine starke Gefährdung gegenüber Infektionen. Für einen solchermaßen betroffenen Organismus kann eine sonst harmlose Infektionskrankheit den sicheren Tod bedeuten.

- **eine Schädigung der Geschlechtszellen:** Die Folgen sind, dass beim Mann keine oder nur wenige Spermien gebildet werden und Unfruchtbarkeit eintritt. Bei der Frau treten häufig Menstruationsstörungen auf. Wesentlich schwerwiegender sind aber genetische Schädigungen für die Nachkommenschaft die zu Missbildungen führen. Schwangere dürfen deshalb keine Zytostatika einnehmen, mit Zytostatika behandelte Frauen dürfen nicht schwanger werden.
- **Haarausfall:** Zytostatika, aber auch Röntgenstrahlen schädigen Haar- und Hautbildungszellen. Die dadurch entstehende Glatze wirkt sich negativ auf die Psyche des Krebspatienten aus. Besonders Frauen leiden sehr unter diesem Symptom.

Nach etwa zehn Wochen wachsen die Haare in den meisten Fällen wieder nach, selbst wenn weiterhin Zytostatika genommen werden.

Einige Zytostatika können in hoher Dosierung selbst Krebs erzeugend wirken. Der durchschnittliche Heilungserfolg der ausschließlichen Zytostatika-Therapie liegt heute bei 10 %, ist jedoch abhängig von Tumorart und Tumorstadium. So kann bei Leukämie eine Heilungsrate von etwa 90 % erreicht werden.

Immuntherapie

Die Immuntherapie ist die jüngste Stütze der Behandlung von bösartigen Krebserkrankungen. Durch gezielte Maßnahmen wird das körpereigene Abwehrsystem (Immunsystem) aktiviert und körpereigene, aber entartete Krebszellen werden vernichtet.

Hauptbestandteil des Immunsystems sind die weißen Blutkörperchen (Leukozyten). Eine Art der weißen Blutkörperchen kann körperfremde Zellen oder Bestandteile durch bestimmte Stoffe zerstören. Andere, so genannte Fresszellen, fressen Fremdsubstanzen einfach auf und wieder andere bilden gegen Fremdeiweiß Antikörper. So werden durch das Immunsystem in den Organismus eingedrungene Fremdstoffe und Krankheitserreger wie Bakterien und Viren vernichtet.

Eine Immunreaktion kann auch nach der Transplantation eines Spenderorgans auftreten. Das Immunsystem erkennt die Fremdzellen und zerstört sie. Das transplantierte Organ wird abgestoßen.

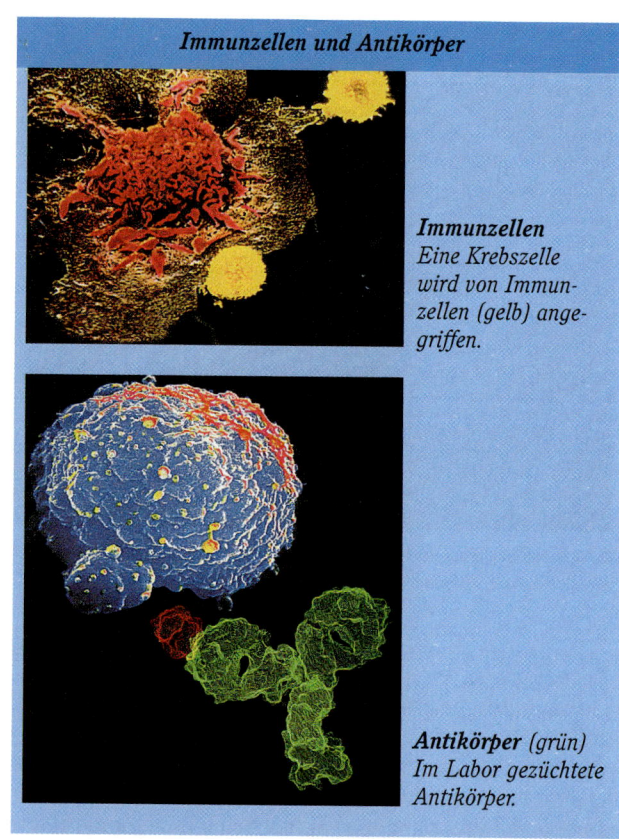

Immunzellen und Antikörper

Immunzellen
Eine Krebszelle wird von Immunzellen (gelb) angegriffen.

Antikörper *(grün)*
Im Labor gezüchtete Antikörper.

Tumorimpfung

Tumorimpfstoff

Tumor — Entnahme von Tumorzellen + Mikroben (zur Anregung der körpereigenen Immunabwehr) → Immunreaktion vernichtet Krebszellen

Inaktivierung durch Strahlen

Die aktive Immunabwehr versucht durch Verabreichung von körperfremden Stoffen, die bekanntermaßen eine allgemeine Immunreaktion bewirken, das Immunsystem anzuregen. Dadurch wird auch gleichzeitig die

Abwehr gegen Krebszellen gesteigert. Als Stoffe zur Immuntherapie finden Extrakte aus der Thymusdrüse von Kälbern oder Lämmern und pflanzliche Präparate Verwendung.

Ein neues Verfahren ist die aktiv-spezifische Immuntherapie (ASI): Tumorzellen werden durch eine Operation entnommen und der Tumor wird so weit wie möglich aus dem Körper entfernt. Die entnommenen Tumorzellen, mindestens 40 Millionen Krebszellen, werden durch Bestrahlung teilungsunfähig gemacht. Mikroorganismen, zum Beispiel abgeschwächte Tuberkuloseerreger oder für den Menschen ungefährliche Hühnerviren, von denen man weiß, dass sie eine Immunreaktion bewirken, werden mit den teilungsunfähigen Krebszellen zu einem Impfstoff vermengt. Dieser „Cocktail" wird in die Haut gespritzt. Körpereigene weiße Blutkörperchen werden dadurch an die Einstichstellen gelockt und eine Immunreaktion wird eingeleitet. Der Organismus beginnt selbst aktiv mit Abwehrmaßnahmen gegen die Mikroorganismen und gegen die Krebszellen. Die Abwehr ist somit spezifisch gegen alle noch vorhandenen Tumorzellen gerichtet und bekämpft diese gezielt. Im Regelfall erfolgen drei Impfungen im Abstand von ein bis drei Wochen. Eine Schwellung und Rötung der Haut an der Einstichstelle bedeutet, dass die Krebsimpfung erfolgreich ist und weiße Blutkörperchen die körpereigenen Abwehrmechanismen eingeleitet haben.

Die aktiv-spezifische Immuntherapie ist eine unterstützende Zusatzbehandlung von Krebs und soll die Gefahr eines erneuten Tumorwachstums oder die Bildung von Tochtergeschwülsten vermindern. Vielmehr muss durch andere Methoden der Krebsbehandlung sichergestellt sein, dass möglichst wenige Tumorzellen im Körper vorhanden sind. Die Tumorimpfung kann lediglich einzelne Krebszellen abtöten. Bei einer zu großen Tumormasse versagt diese Methode.

Die passive Immuntherapie befindet sich noch in den Anfängen. Bei dieser Therapie werden Substanzen verwendet, die normalerweise im menschlichen Immunsystem vorkommen und dieses beeinflussen. Einige dieser Stoffe können bereits gentechnisch mithilfe von Bakterien hergestellt werden, andere werden aus Zellkulturen oder aus dem Blut gewonnen. Ein solcher Stoff ist beispielsweise das Interferon. Es wird von mit Viren befallenen Körperzellen gebildet und schützt die Körperzellen vor einem weiteren Eindringen und Vermehrung der Viren. Bisher hat Interferon noch keine großen Erfolge bei der Krebsbehandlung gebracht. Die weitere Zukunft verspricht aber, vor allem in Verbindung mit anderen Therapieformen, neue Ansatzmöglichkeiten zur Krebsheilung durch eine Immuntherapie.

2.1.7 Wie kann man sich gegen Krebs schützen?

Der wirksamste Schutz gegen Krebs ist die Vorbeugung durch Vorsorgeuntersuchungen. Dies bedeutet, dass eine Krebsgeschwulst so früh wie möglich entdeckt und behandelt werden kann. Die Heilungschancen liegen bei der Früherkennung beträchtlich höher.

Von einer fortgeschrittenen Krebsgeschwulst können sich leicht einzelne Krebszellen ablösen. Über die Lymph- oder Blutbahn gelangen sie in Lymphknoten oder in andere Bereiche des Körpers.

So können z. B. Krebszellen eines Lebertumors durch die Lebervenen über die rechte Herzkammer in die Lunge gelangen. Dort kann dann eine neue Geschwulst, eine so genannte Tochtergeschwulst oder **Metastase,** entstehen. Bei einer weiteren Verbreitung können sich in anderen Organen, in Hirn, Knochen, Nieren, sogar Enkeltumoren bilden.

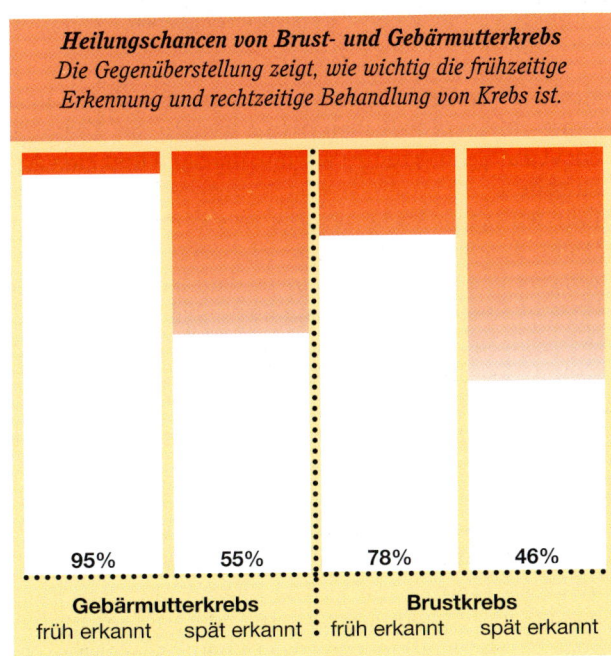

Heilungschancen von Brust- und Gebärmutterkrebs
Die Gegenüberstellung zeigt, wie wichtig die frühzeitige Erkennung und rechtzeitige Behandlung von Krebs ist.

95%	55%	78%	46%
Gebärmutterkrebs		**Brustkrebs**	
früh erkannt	spät erkannt	früh erkannt	spät erkannt

Metastasenbildung

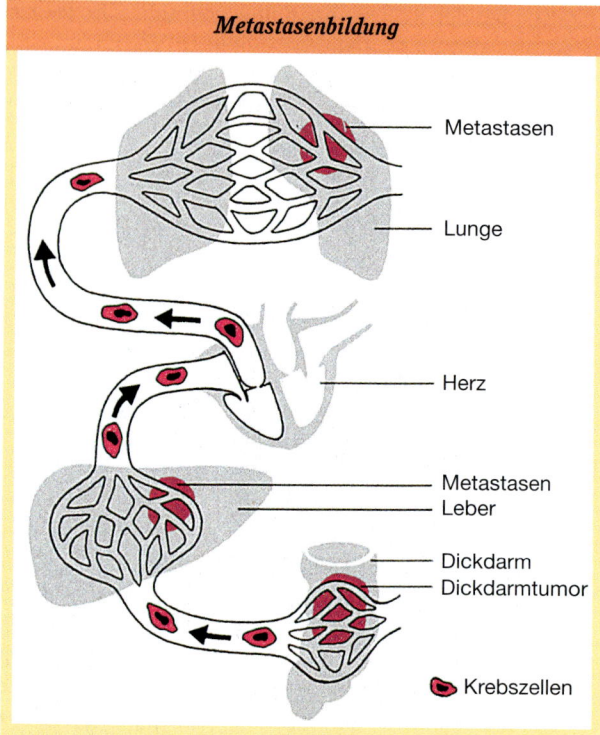

Vom Haupttumor im Dickdarm lösen sich Krebszellen ab. Über Blut und Lymphe gelangen sie in andere Organe. Dort wuchern die Krebszellen zu neuen Tumoren. Tochtergeschwülste oder Metastasen entstehen.

Krebs ist im Frühstadium nicht schmerzhaft. Es kann daher zu einem tödlichen Irrtum werden, bei Krebsverdacht auf Schmerzen zu warten, um dann erst zum Arzt zu gehen.

Eine wirksame Krebsvorsorge ist von jedem Einzelnen leicht durchzuführen durch eine Selbstkontrolle des Körpers und durch Beachten bestimmter Warnzeichen. Obwohl Krebs im Anfangsstadium nicht besonders auffällig ist, weisen doch gewisse Vorzeichen darauf hin. Es gilt diese Vorzeichen oder Warnzeichen genauestens zu kennen. Keines dieser Symptome muss unbedingt auf Krebs hindeuten. Aber jedes Symptom sollte ein Anlass sein, zum Arzt zu gehen.

Vorsorgeuntersuchung durch den Arzt

(Beispiel: Früherkennung von Brust- und Unterleibskrebs der Frau)

Mindestens einmal im Jahr sollte vom Arzt eine gründliche Vorsorgeuntersuchung durchgeführt werden. Nur

Anleitung zur Selbstuntersuchung der Brust
Sie soll stehend vor dem Spiegel beginnen.

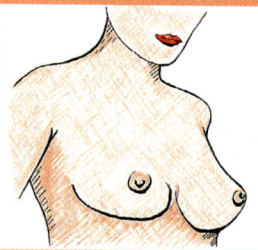

1. Die Hände in die Hüfte gestemmt.

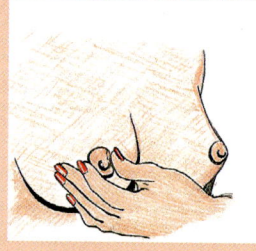

5. Brustwarzen drücken, auf Flüssigkeit achten.

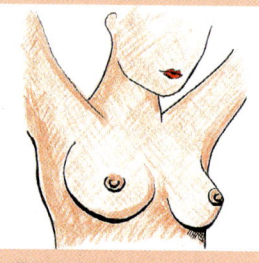

2. Die Arme erhoben. Zu achten ist auf Formveränderungen der Brust, Einziehungen der Brustwarzen oder des Warzenhofs, Größen- und Umrissveränderungen sowie Hauteinziehungen.

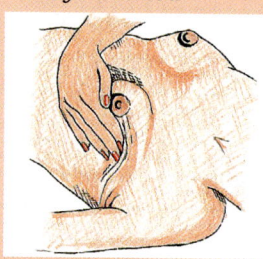

6. Liegend Abtastung der einzelnen Quadranten.

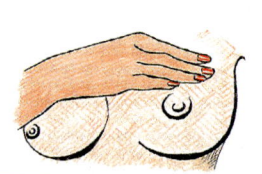

3. Die Brust mit allen Fingern der flach aufliegenden Hand abtasten.

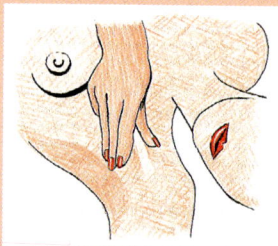

7. Austastung der Achselhöhlen.

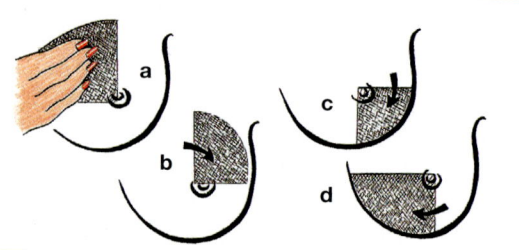

4. Schema zeigt Quadranten, wobei der obere äußere (b) am gefährdetsten ist (40 % aller Brustkrebse).

Warnsignale, die eine Krebskrankheit ankündigen können
(nach der MSK-Broschüre „Krebsaufklärung an Schulen")

Brustkrebs: Größen- oder Umrissveränderungen der Brust, Einziehung der Brustwarze, Runzelung der Brusthaut, Absonderungen aus der Brustwarze, fühlbar feste Knoten, Anschwellung der Lymphknoten in der Achselhöhle

Gebärmutterkrebs: Blutungen außerhalb der Monatsblutung, blutiger Ausfluss

Hodenkrebs: bleibende Schwellung des Hodens, die keine Schmerzen verursacht

Darmkrebs: Blutbeimengungen im Stuhl, Schleimbeimengungen im Stuhl, Durchfälle mit Schleim- und Blutbeimengungen

Magenkrebs: Druck und Schmerzen im Oberbauch, Gewichtsabnahme. Erbrechen und Übelkeit, tiefschwarz gefärbter Stuhl, der auf eine Magenblutung hinweist, Abneigung gegen früher gut verträgliche Speisen

Hautkrebs: braune Hautflecken, die allmählich dick werden und verhornen, rötliche, pfenniggroße Flecken mit rauer Oberfläche, Leberflecken, die neu auftreten oder die sich verändern, Bildung eines roten Hofes um das Muttermal, Wachstum und Dunklerwerden des Muttermals, Auftreten von Juckreiz, Knotenbildung, Wucherungen und Blutungen an Leberflecken

Lungenkrebs: Reizhusten, Abhusten von Schleim, Dauerheiserkeit, Appetitlosigkeit und Gewichtsabnahme, Schmerzen im Brustkorb

er hat die notwendige Fähigkeit und die wissenschaftlichen Geräte, um eine Krebsgeschwulst als solche sicher zu erkennen. Die gesetzlichen Krankenkassen übernehmen einmal im Jahr die Kosten für eine Untersuchung zur Krebsfrüherkennung für Frauen vom Beginn des 20. Lebensjahres an, für Männer vom Beginn des 45. Lebensjahres an. Viele Krankenkassen bieten diese kostenlose Leistung auch für jüngere Menschen an. Zunächst wird der Arzt nach den angeführten Warnzeichen fragen, so zum Beispiel, ob Blutungen zwischen den Perioden oder noch nach den Wechseljahren auftraten. Weiterhin ist wichtig zu wissen, ob Blut im Urin oder im Stuhl vorhanden ist. Auch Absonderungen aus einer Brustwarze sind verdächtig. Der Arzt wird prüfen, ob irgendwelche Veränderungen oder Knoten im Körper feststellbar sind. Andauernder Juckreiz kann ein Frühsymptom sein. (Juckreiz kann aber auch ein Anzeichen für die Zuckerkrankheit oder für eine andere Krankheit sein.) Bei der Frau sind Schwerpunkte der Krebsfrüherkennung die Untersuchung von Brust, Geschlechts-

organen und Enddarm. Bei der Brustuntersuchung werden die Brust und die benachbarten Achselhöhlen nach Schwellungen, Knötchen oder Verhärtungen abgetastet. Bei einem verdächtigen Befund kommen zusätzliche Untersuchungsmöglichkeiten in Betracht: die Ultraschalluntersuchung und die so genannte **Mammographie.** Bei Mammographie wird die Brust mit niedriger Strahlenbelastung geröntgt.

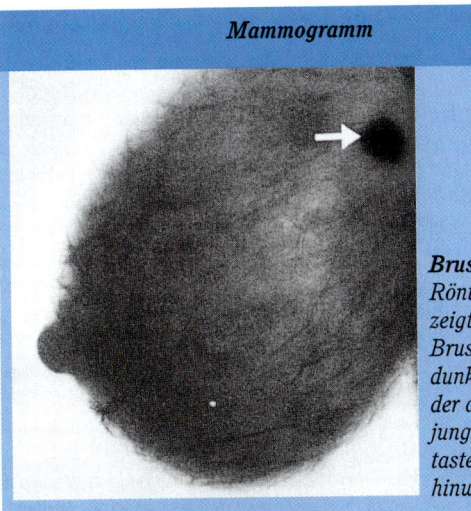

Mammogramm

Brustkrebs: Das Röntgenbild zeigt dicht an der Brustwand einen dunklen Fleck, der auf einen jungen, nicht zu tastenden Tumor hinweist.

Die **Computertomographie (CT)** ist ein computergesteuertes Röntgenschichtverfahren. Der Patient liegt auf einem Tisch, der automatisch durch die ca. 50 cm tiefe Röntgenröhre hindurchgeschoben wird. Die Untersuchung dauert nur wenige Minuten. Strukturen, die nur wenig Röntgenstrahlen durchlassen, z. B. Knochen, werden weiß, solche die viel Röntgenstrahlen durchlassen, z. B. Luft, schwarz dargestellt. Alle anderen Strukturen liegen als Grautöne dazwischen. Ein Röntgenkontrastmittel lässt Tumoren als hellgraue Flecken erscheinen. Die Strahlenbelastung ist um ein vielfaches höher als bei einer Röntgenaufnahme, die Darstellung ist aber besser.

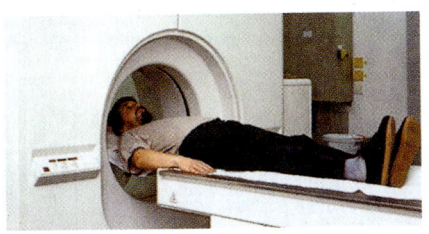

Anfertigen eines Computertomogramms

Verhütung von Krebs im Alltag

 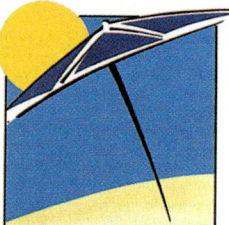 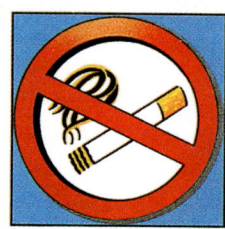 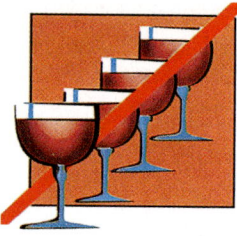 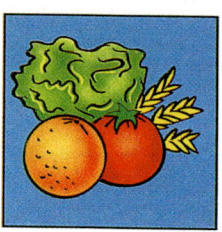

Vermeiden Sie Risiken im Alltag.
Wenn Sie im **Haushalt** oder am **Arbeitsplatz** mit gefährlichen Stoffen umgehen, beachten Sie immer alle Sicherheitsvorschriften. Fleckenentfernungsmittel und Imprägniersprays nur nach Vorschrift anwenden. Möglichst lösungsmittelfreie Lacke und Farben mit dem Umweltzeichen verwenden. Beim Tanken von Benzin kein Benzin auslaufen lassen (Benzol!). Zapfsäulen mit „Saugrüsseln" bevorzugen. Kein Asbest in Baumaterialien verwenden.

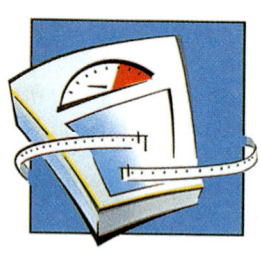

Vermeiden Sie Übergewicht und begrenzen Sie die Aufnahme fettreicher Nahrungsmittel. Die Kost sollte fettarm und vor allem arm an tierischen Fetten sein. Geflügel und Fisch sind dem Steak und dem Schweinebraten vorzuziehen. Übergewicht und übermäßiger Fettgenuss sind Risikofaktoren nicht nur für Krebserkrankungen, sondern auch für andere chronische Krankheiten.

Die Häufigkeit von Hautkrebs steigt in Europa weiter stark an. Schutzmaßnahmen gegen die **schädigenden Wirkungen der Sonne** sind daher absolut notwendig, vor allem um die Mittagszeit. Wenn Sie sich im Freien aufhalten, schützen Sie sich durch Bekleidung, mit Hut und Sonnenbrille. Verwenden Sie immer eine Sonnenschutzcreme mit hohem Lichtschutzfaktor, 12 oder höher. Setzen Sie sich nur allmählich längerer Sonnenbestrahlung aus.

Rauchen Sie nicht.
Raucher sollten so schnell wie möglich aufhören. Rauchen vervielfacht durch sein Zusammenwirken mit anderen krebserregenden Stoffen die Gefahr von Krebserkrankungen. Bereits wenige Zigaretten pro Tag erhöhen Ihr persönliches Krebsrisiko erheblich. Wenn Sie aber aufhören zu rauchen, bauen Sie dieses Risiko allmählich wieder ab.
Tabakrauch ist für Ihre Mitmenschen nicht nur störend, er stellt wegen seiner Wechselwirkung mit Krebs erzeugenden Substanzen eine echte Gesundheitsgefahr dar. Respektieren Sie den Wunsch Ihrer Mitmenschen auf einen rauchfreien Bereich und zwingen Sie diese nicht, Ihren Tabakrauch einatmen zu müssen.

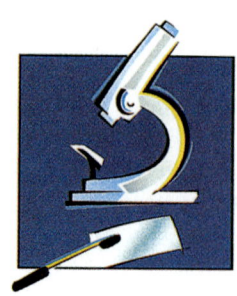

Verringern Sie Ihren Alkoholkonsum Bier, Wein und Spirituosen.
Alkohol in jeder Form (vor allem hochprozentige Getränke) verstärkt die Wirkung einer Zahl Krebs erzeugender Substanzen. Wenn Sie rauchen, erhöht sich diese Wirkung zusätzlich. Trinken Sie keinen Alkohol während der Arbeit. Sie vermindern damit nicht nur Ihr Krebsrisiko, sondern vermindern auch die Gefahr von Arbeitsunfällen.
Wenn Sie pro Tag ein oder zwei Glas Wein oder Bier trinken, ist dies nicht schädlich. Aber jedes Übermaß schadet Ihrer Gesundheit.

Krebsfrüherkennungsuntersuchung – ein zusätzliches Plus!
Eine größere Zahl von Krebserkrankungen ist heute heilbar, wenn sie frühzeitig erkannt und behandelt werden. Sprechen Sie daher mit Ihrem Hausarzt über die Möglichkeit, eine Krebsfrüherkennungsuntersuchung durchzuführen.

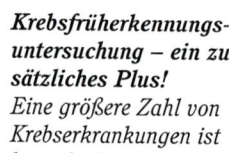

Essen...
Gestalten Sie das Essen abwechslungsreich mit täglich viel frischem Obst und Gemüse, viel Getreide, aber wenig Zucker. Die Vitamine A, C und E haben Krebs protektive Wirkungen. Günstige Pflanzenstoffe sind: **Karotinoide** in Karotten, Kürbis, Kohl und Aprikosen und **Flavonoide**, die sich generell in roten, blauen und gelben Früchten und Gemüsesorten finden. Wenn möglich, essen Sie Getreideprodukte mit hohem Fasergehalt wie Vollkornbrot, Vollreis oder Nudeln. Ballaststoffe regen die Darmtätigkeit an, sodass der Speisebrei schneller im Darm befördert wird. Krebs erregende Substanzen in der Nahrung haben deshalb weniger Gelegenheit, ihre Wirkung zu entfalten. Verwenden Sie zum Grillen Holzkohle. Grillgut erst auflegen, wenn die Holzkohle gut durchgeglüht ist. Kiefernzapfen und Holz entwickeln gefährliches Benzypren beim Verbrennen. Verschimmelte Lebensmittel nicht mehr verzehren (Aflatoxin!).

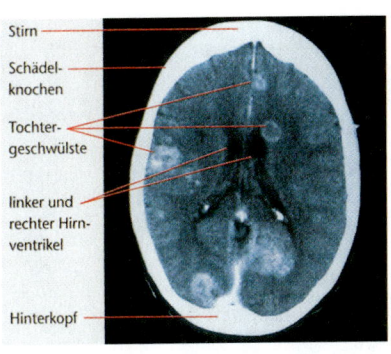

Schädel-CT mit Kontrastmittel. Mehrere bösartige Tumore werden dargestellt.

Die **Kernspintomographie (Magnetresonanztomographie, MRT)** ist ein bildgebendes Verfahren, das aufgrund von Messungen elektromagnetischer Wellen die schichtweise Darstellung des Körpers ermöglicht. Im Unterschied zur Röntgendiagnostik entsteht keine radioaktive Belastung.

Der Patient liegt auf einer Liege, die in die Röhre des Kernspintomographen gefahren wird. Die Untersuchung dauert mindestens 20 Minuten, ist recht laut und wird manchmal als eng und beklemmend empfunden.

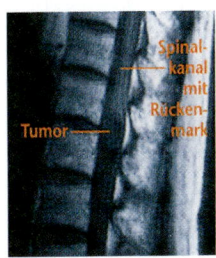 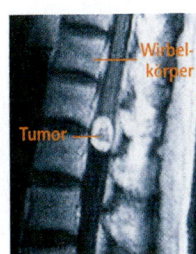

Kernspintomographiebild der Wirbelsäule mit einem Kontrastmittel. Im Rückenmarkskanal ist ein rundlicher Tumor zu erkennen.

2.2 Herz-Kreislauf-Erkrankungen

Herz-Kreislauf-Erkrankungen stehen in der Statistik der Todesursachen an erster Stelle. Jeder zweite Bewohner eines Industrielandes muss damit rechnen, daran zu sterben. Herz-Kreislauf-Erkrankungen zählen zu den „Wohlstandskrankheiten".

Im technischen Zeitalter ist die menschliche Muskelkraft vielfach durch Maschinen ersetzt worden. Die Menschen müssen körperlich weniger arbeiten.

Dies hat sich nicht unbedingt gesundheitsfördernd ausgewirkt, da trotz geringerer körperlicher Anstrengungen Essgewohnheiten und Freizeitverhalten beibehalten worden sind. Der Energiegehalt der Nahrung ist nicht

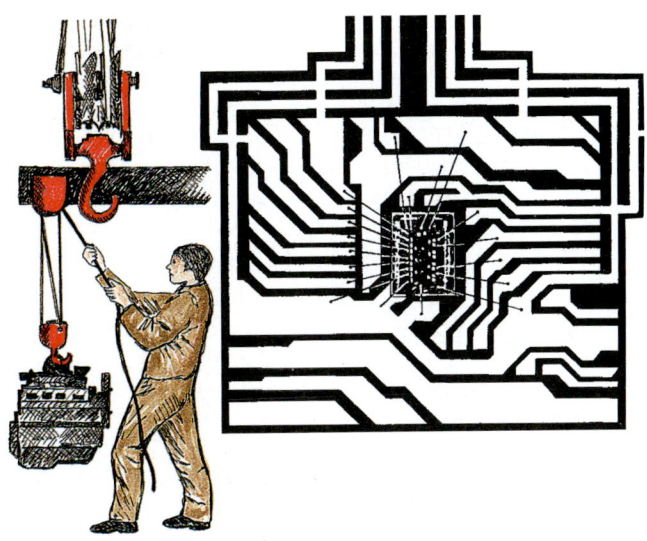

Der Mensch als Arbeitskraft: Maschinen ersetzen Menschen

gemindert worden und damit dem verringerten Bedarf angepasst. Auch die Freizeit wird weiterhin dazu benutzt, sich auszuruhen und zu faulenzen. So ermöglicht der allgemeine Wohlstand eine „ungesunde" Lebensweise mit dem Risiko von Herz-Kreislauf-Erkrankungen.

2.2.1 Aufgaben und Funktion von Herz und Kreislauf

Die reibungslose Versorgung aller Körperzellen mit Blut ist eine unbedingte Voraussetzung für das Funktionieren des Organismus und für die Gesundheit.

Das Herz ist der Antriebsmotor im Kreislauf. Tag für Tag schlägt es hunderttausendmal und pumpt das Blut zweitausendmal durch den Körper.

Das Herz ist ein kräftiger Hohlmuskel. Wenn die Muskeln der Herzkammer sich zusammenziehen, wird das Blut unter Druck in die Arterien gepresst.

Körperkreislauf

Aus der linken Herzkammer gelangt das Blut in die Hauptschlagader, die **Aorta.** Von dort verteilt sich der Blutstrom auf den gesamten Körper. Die Arterien verzweigen sich immer mehr bis in das Kapillargebiet. Dort werden die einzelnen Körperzellen vom Blut umspült.

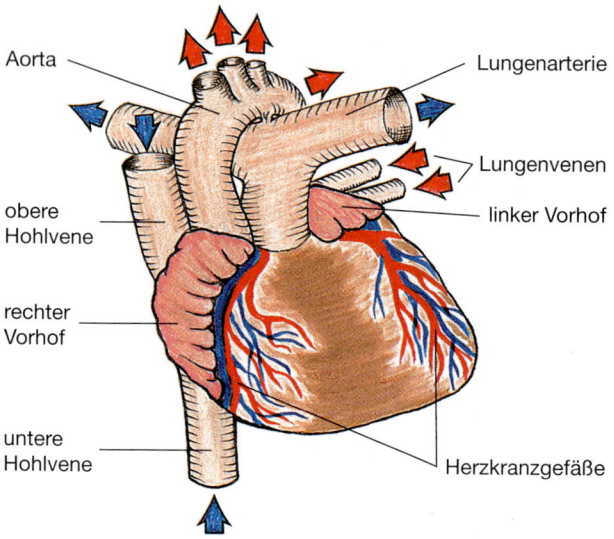

Aorta

Lungenarterie

Lungenvenen

linker Vorhof

obere Hohlvene

rechter Vorhof

untere Hohlvene

Herzkranzgefäße

Funktionen des Blutes
- *Transport von Sauerstoff und Nahrungsstoffen in die Zellen*
- *Abtransport von Kohlenstoffdioxid und anderen Schlacken-stoffen aus den Zellen*
- *Aufrechterhaltung der Körpertemperatur, Transport von Enzymen, Hormonen und Antikörpern*

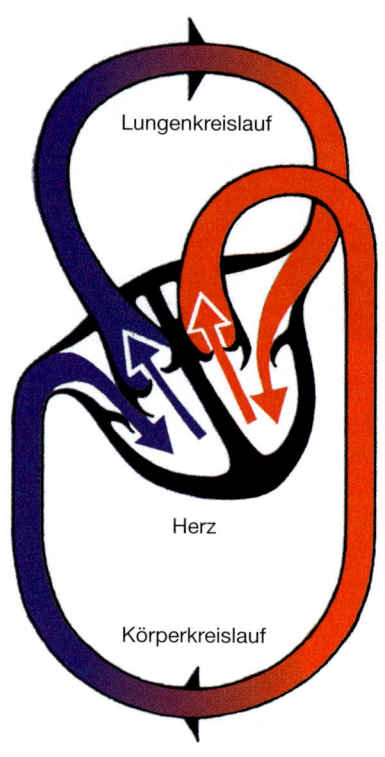

Lungenkreislauf

Herz

Körperkreislauf

Schema des Blutkreislaufs: Der Kreislauf besteht aus zwei Ein-zelkreisläufen, dem großen Kreislauf oder Körperkreislauf und dem kleinen Kreislauf oder Lungenkreislauf. Die beiden Kreisläu-fe sind hintereinander geschaltet. Das Blut durchfließt zunächst den einen, dann den anderen Kreislauf.

Der Blutstrom wird langsamer und der Blutdruck ge-ringer. Nach dem Durchlaufen des Kapillargebiets sam-melt sich das Blut in Venen, die in die untere und obere Hohlvene führen. Die Hohlvenen münden in den rechten Vorhof des Herzens. Bei dessen Ausdehnen wird eine gewisse Saugwirkung erzielt. Klappen in den Venen und im Herzen funktionieren wie Ventile und bewirken, dass das Blut nur in eine Richtung fließen kann. Vom rech-ten Vorhof fließt das Blut in die rechte Herzkammer.

Lungenkreislauf

Die rechte Herzkammer pumpt das Blut durch die Lun-genarterie in die Lunge. Dort gibt das Blut Kohlenstoff-dioxid ab und nimmt aus der Atemluft Sauerstoff auf. Über die Lungenvene fließt das Blut zurück zum linken Vorhof des Herzens und in die linke Herzkammer. Der Kreislauf beginnt von neuem.

Kapillargebiet

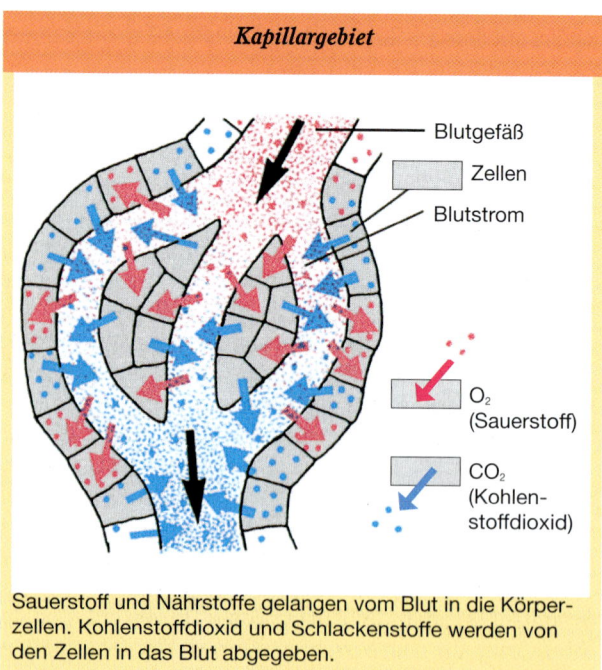

Blutgefäß

Zellen

Blutstrom

O_2 (Sauerstoff)

CO_2 (Kohlen-stoffdioxid)

Sauerstoff und Nährstoffe gelangen vom Blut in die Körper-zellen. Kohlenstoffdioxid und Schlackenstoffe werden von den Zellen in das Blut abgegeben.

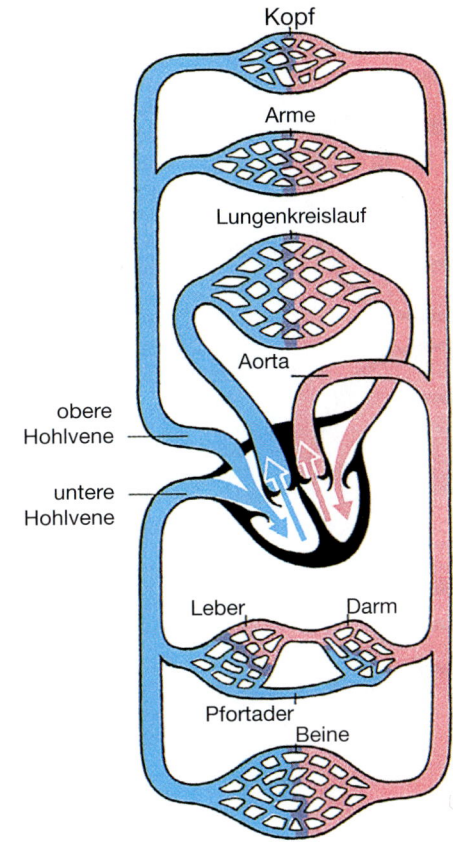

Der Blutkreislauf des Menschen
venöser (blau) und arterieller (rot) Blutkreislauf.

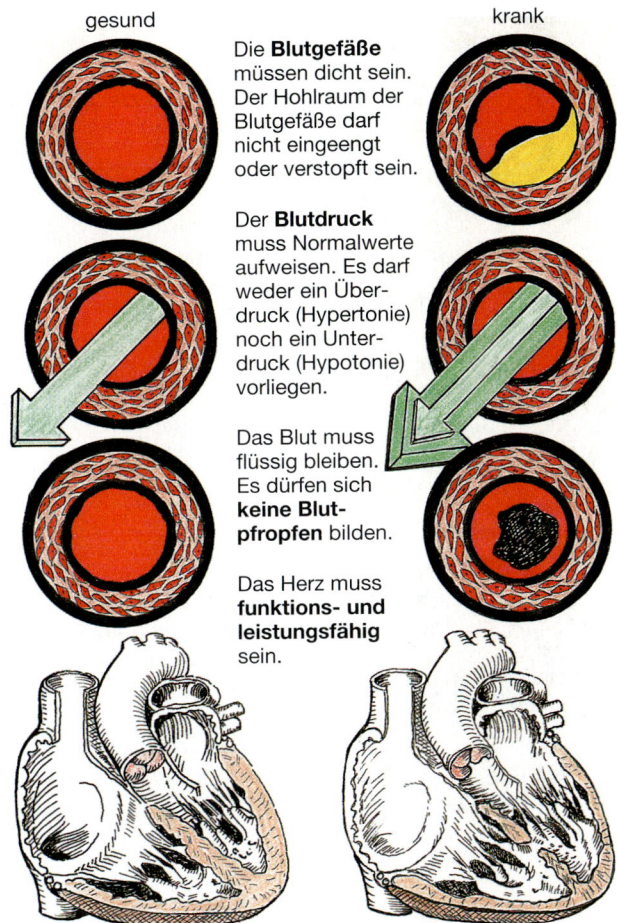

gesund   krank

Die **Blutgefäße** müssen dicht sein. Der Hohlraum der Blutgefäße darf nicht eingeengt oder verstopft sein.

Der **Blutdruck** muss Normalwerte aufweisen. Es darf weder ein Überdruck (Hypertonie) noch ein Unterdruck (Hypotonie) vorliegen.

Das Blut muss flüssig bleiben. Es dürfen sich **keine Blutpfropfen** bilden.

Das Herz muss **funktions- und leistungsfähig** sein.

Voraussetzungen für eine gesunde Funktion des Kreislaufs

2.2.2   Arteriosklerose

Die Arteriosklerose wird auch als „Arterienverkalkung" bezeichnet. Die Ursachen sind vielfältig: erhöhter Blutdruck, erhöhter Blutfettspiegel, Zuckerkrankheit, Giftstoffe (z. B. Nikotin), Entzündungen, Sauerstoffnot, psychischer Stress und Alterungsprozesse.

Durch die arteriosklerotischen Veränderungen erhärten, verdicken und versteifen die Arterien und verlieren so an Elastizität und an Gefäßweite. Thromben (Blutgerinnsel) können zu einem völligen Verschluss einer Arterie führen. Ein Thrombus und andere Gefäßanlagerungen können sich auch ablösen und in nachfolgende kleinere Arterien ausgeschwemmt werden und dort die Blutbahn blockieren. Einen solchen Gefäßverschluss bezeichnet man als **Embolie.** Der nachfolgende Gewebsbereich wird nicht mehr durchblutet. Ein **Infarkt** entsteht (lat.: infarcire: hineinstopfen). Dessen Folge ist ein Absterben bzw. eine Narbenbildung in diesem Gewebsbereich. Manchmal kommt es auch zu einer sackartigen Erweiterung (Aneurysma) einer Arterie, die dadurch sehr dünnwandig wird und leicht zerreißen kann. Arteriosklerotische Veränderungen können in allen Arterien des Körpers auftreten. Ein **Hirninfarkt** (Schlaganfall) entsteht, wenn Arterien des Gehirns betroffen sind. Anzeichen einer Sklerose der Hirngefäße sind Reizbarkeit und Gedächtnisschwund. Am häufigsten ist jedoch eine Sklerose der Herzkranzgefäße. Herzkranzgefäße versorgen den Herzmuskel von außen

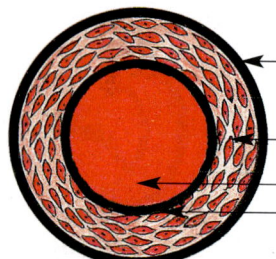

Adventitia, äußere Schicht (Bindegewebe)

Media, mittlere Schicht (glatte Muskelzellen + elastische Fasern)

Hohlraum der Arterie mit Blut

Intima, innere Schicht (einlagige Zellschicht + Bindegewebsnetz)

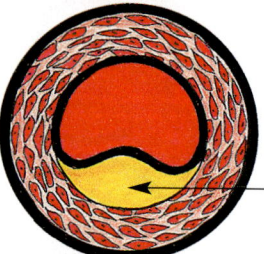

Anhäufung von Fetten zwischen dem Endothel (Deckschicht der Intima) und der Media

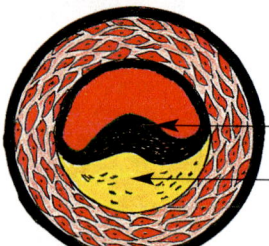

weitere Zunahme der Fettanhäufung, Quellung der Intima

Kalksalzeinlagerungen verhärten die Arterienwand „Arterienverkalkung"

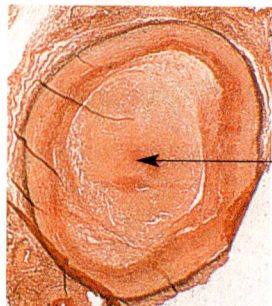

Der Hohlraum der Arterie ist vollkommen geschlossen

Die Entstehung der Arteriosklerose

Thrombus, Stenose, Embolie, Apoplexie und Aneurysma

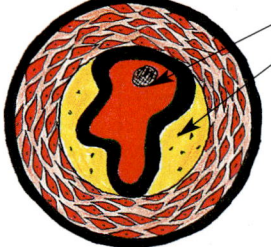

Thrombus (Blutgerinsel)
Stenose (Einengung)
Durch die Verkalkungen werden die Zellen der Arterienschicht zerstört. Dadurch und durch die Turbulenzen des Blutstromes hinter der Verengung bilden sich Blutgerinnsel, so genannte Thromben, die einen Gefäßverschluss **(Embolie)** bewirken können.

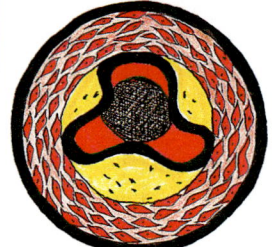

Apoplexie (Schlaganfall)
Infarkt aufgrund einer Embolie, ausgehend von arteriosklerotischen Veränderungen.
80% aller Schlaganfälle.

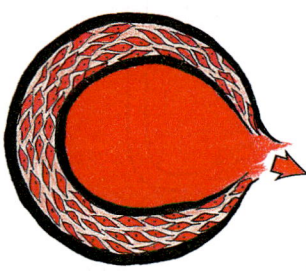

Aneurysma (Erweiterung einer Schlagader)
Massenblutung nach dem Platzen eines Gefäßes.
20% aller Schlaganfälle.

Arterienverzweigungen

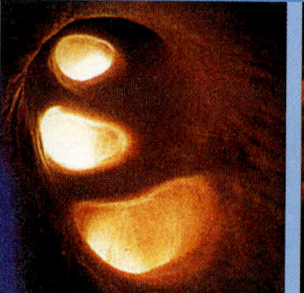

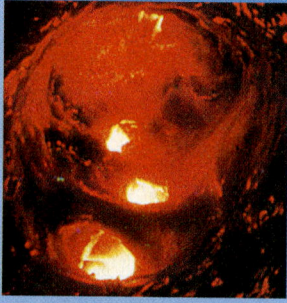

Gesunde Arterienverzweigung: Eine Arterie teilt sich in drei Verzweigungen. Die Arterienhohlräume sind frei von Ablagerungen.

Kranke Arterienverzweigung: Die Hohlräume der Arterien sind durch arteriosklerotische Ablagerungen stark verengt.

her mit Sauerstoff und Nährstoffen. Sie entspringen der Hauptschlagader und umwinden wie ein Kranzgeflecht das Herz.

Eine **Angina pectoris** (lat.: Engegefühl in der Brust) entsteht, wenn durch arteriosklerotische Veränderungen die Gefäßweite der Herzkranzgefäße verengt ist. Der Herzmuskel erhält zu wenig Blut. Die Patienten leiden an Herzbeklemmungen, begleitet von Schweißausbrüchen und manchmal auch von Todesängsten.

Auslöser für Angina pectoris-Anfälle können auch seelische Erregungen, Angstzustände oder Stress sein.

Ein **Herzinfarkt** entsteht durch den Verschluss von Herzkranzgefäßen, z.B. durch ein Blutgerinnsel. Die betroffenen Herzmuskelzellen erhalten weder Sauerstoff noch Nährstoffe und sterben ab. Für den akuten Herzinfarkt charakteristisch sind schwere Druckschmerzen hinter dem Brustbein, die im Allgemeinen in den linken Arm ausstrahlen, verbunden mit Angstgefühlen sowie kaltem Schweiß.

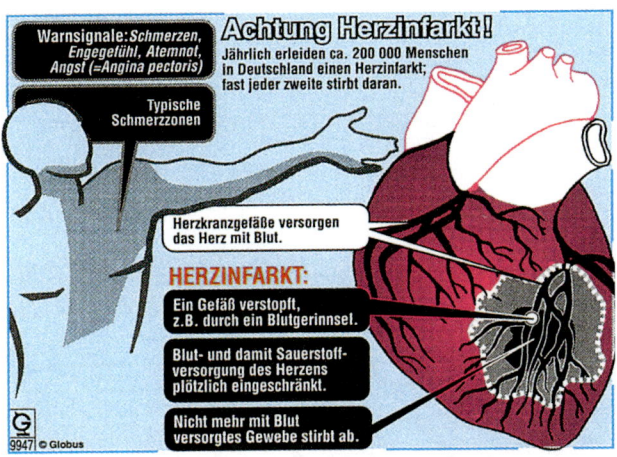

Risikofaktoren begünstigen die Entstehung der Arteriosklerose. Die Arteriosklerose bewirkt eine Reihe von Folgekrankheiten.
Die Arteriosklerose ist als eine Grundkrankheit der Herz-Kreislauf-Erkrankungen anzusehen.

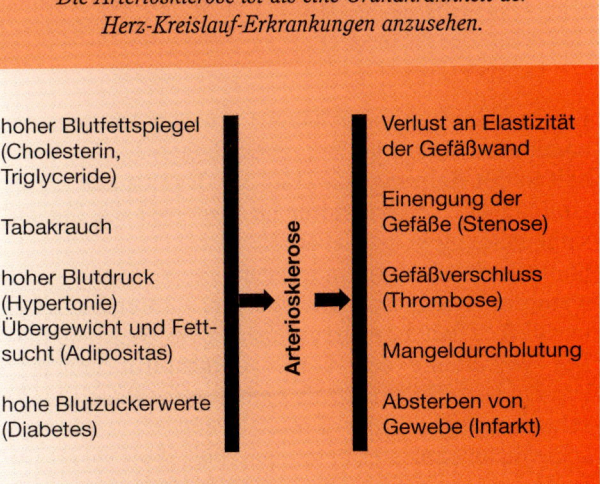

2.2.3 Hoher Blutfettspiegel

Ein erhöhter Anteil von Blutfetten im Serum ist einer der Hauptrisikofaktoren von Infarkten. Dies verursacht keine Schmerzen, aber die Blutfette sind eine „stumme" Gefahr. Sie lagern sich leicht in die Gefäßwände ein und begünstigen so die Entstehung der Arteriosklerose.

Fettsäuren				
Fettsäure	**Formel**	**Zahl der C-Atome**	**Zahl der Doppelbindungen**	**Vorkommen**
gesättigte Fettsäuren				
Buttersäure	C_3H_7COOH	C-4	0	Butter
Caprylsäure	$C_7H_{15}COOH$	C-8	0	Kokosfett
Palmitinsäure	$C_{15}H_{31}COOH$	C-16	0	Nahrungsfett
Stearinsäure	$C_{17}H_{35}COOH$	C-18	0	Nahrungsfett
einfach ungesättigte Fettsäuren				
Ölsäure	$C_{17}H_{33}COOH$		1	Olivenöl, Margarine
mehrfach ungesättigte Fettsäuren				
Linolsäure	$C_{17}H_{31}COOH$		2	Maiskeimöl
Linolensäure	$C_{17}H_{29}COOH$		3	Leinöl
Arachidonsäure	$C_{19}H_{31}COOH$		4	Leinöl

Blutfette (Lipide) bestehen aus verschiedenen Fetten oder fettähnlichen Stoffen. Sie werden im Blut in die Organe und Gewebe transportiert und dienen dem Organismus als Energielieferant oder als Baustoff.

Die Aufnahme der Blutfette erfolgt zu einem Teil über die Nahrung. Ein weiterer Teil wird im Körper selbst, vor allem in der Leber, aufgebaut.

Die wichtigsten Blutfette sind **Triglyceride** und **Cholesterin.**

Triglyceride

Triglyceride sind Neutralfette. Es sind die eigentlichen Nahrungsfette, wie sie z.B. zum Backen, Kochen und als Brotaufstrich verwendet werden.

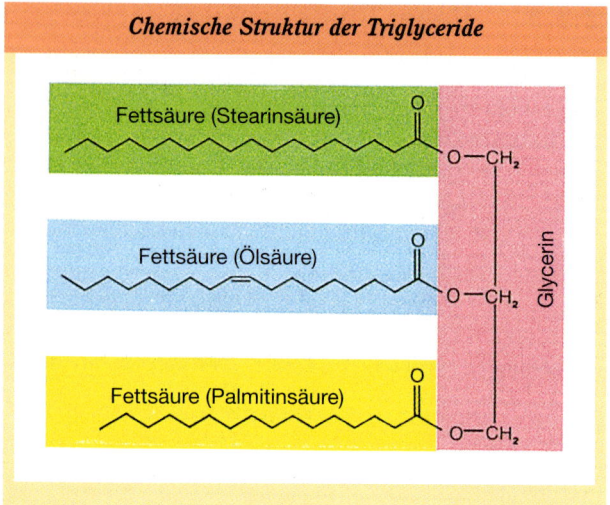

Chemische Struktur der Triglyceride

Fettsäure (Stearinsäure)

Fettsäure (Ölsäure)

Fettsäure (Palmitinsäure)

Glycerin

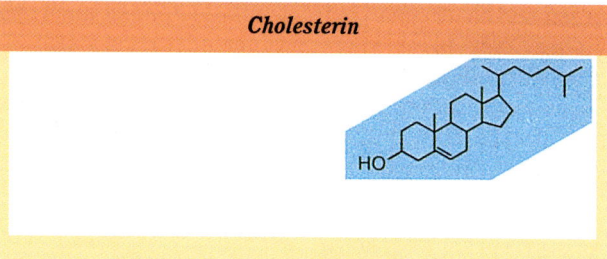

Cholesterin

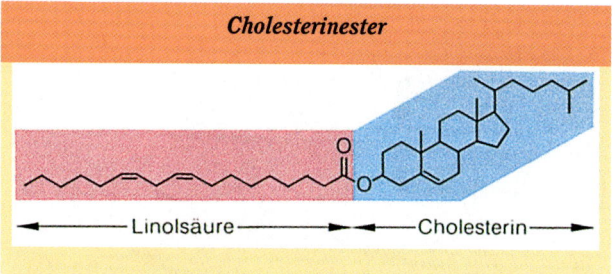

Cholesterinester

Linolsäure — Cholesterin

Die Triglyceride enthalten meist verschiedene Fettsäuren. Man unterscheidet kurz- und langkettige Fettsäuren sowie gesättigte und ungesättigte Fettsäuren. Kurzkettige Fettsäuren bestehen aus vier bis sechs Kohlenstoffatomen, langkettige aus über 14 Kohlenstoffatomen.

Gesättigte Fettsäuren weisen in der Kohlenstoffkette nur Einfachbindungen auf. Einfach ungesättigte Fettsäuren haben eine, mehrfach ungesättigte Fettsäuren dagegen mehrere Kohlenstoff-Doppelbindungen. Öle haben einen hohen Anteil an ungesättigten Fettsäuren. Diese Eigenschaft erniedrigt den Schmelzpunkt und bewirkt, dass sie bei Zimmertemperatur flüssig sind. Sie sind auch leichter verdaulich. Die mehrfach ungesättigten Fettsäuren haben außerdem einen überaus günstigen Einfluss auf die Senkung des Blutfettspiegels.

Cholesterin

Im Cholesterinmolekül sind die Kohlenstoffketten teilweise zu Ringen zusammengeschlossen.

Das Cholesterin ist häufig mit einer Fettsäure verknüpft. 50 bis 60 % des Blut-Cholesterins liegen in Form eines solchen Fettsäureesters vor.

Cholesterin ist ein wesentlicher Bestandteil der Zellmembranen menschlicher und tierischer Zellen. Aus Cholesterin können vom Organismus Hormone und andere Stoffe hergestellt werden.

Cholesterin kommt nur in tierischen Lebensmitteln vor. In Pflanzen fehlt es gänzlich. Cholesterin kann auch von den menschlichen Zellen selbst hergestellt werden. Die

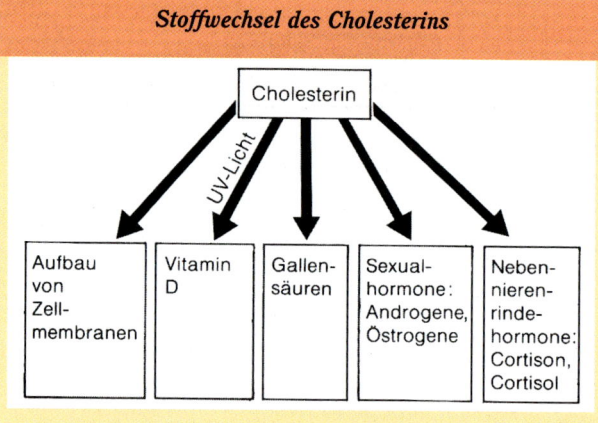

Stoffwechsel des Cholesterins

Cholesterin

UV-Licht

Aufbau von Zellmembranen

Vitamin D

Gallensäuren

Sexualhormone: Androgene, Östrogene

Nebennierenrindehormone: Cortison, Cortisol

Eigenproduktion ist abhängig von der Art der aufgenommenen Nahrung. Bei einem hohen Cholesteringehalt in der Nahrung schränkt der Organismus die Herstellung ein. Triglyceridreiche Kost regt die Cholesterinneubildung in der Leber an.

Cholesterin ist aufgrund seiner chemischen Struktur wasserunlöslich. Zum Transport im Blut und in die Zellen wird es daher an wasserlösliche Proteine gebunden. Die Verbindung des Lipids Cholesterin mit einem Protein bezeichnet man als Lipoprotein. Wegen der Verschiedenartigkeit der Proteine gibt es auch unterschiedliche Cholesterinproteine. Nach ihrer spezifischen Dichte unterscheidet man:

HDL-Cholesterin HDL: high density lipoprotein (engl.: Lipoprotein von hoher Dichte). HDL transportiert überschüssiges Cholesterin aus den Zellen.

LDL-Cholesterin LDL: low density lipoprotein (engl.: Lipoprotein von niedriger Dichte). LDL schleust notwendiges Cholesterin in die Zellen ein.

Risiko eines erhöhten Blutfettspiegels
(nach P. Schwadt)

Cholesterinwert	Triglyceridwert	Risiko
über 260 mg/100 ml sehr hoch	über 200 mg/100 ml	
220 bis 260 mg/100 ml	150 bis 200 mg/100 ml	

Wissenschaftliche Studien haben gezeigt, dass nur hohe LDL-Cholesterinwerte im Serum eine Gefährdung darstellen. Die LDL-Lipoproteine haben mit 45 % Cholesterin den größten Cholesteringehalt. Hohe HDL-Werte haben dagegen sogar eine gewisse Schutzwirkung.

Das Risiko eines Infarkts nimmt mit zunehmendem Blutfettspiegel zu. Der wünschenswerte Cholesterinspiegel sollte unter 220 mg/100 ml Blut liegen. Ideal sind Werte zwischen 160 bis 180 mg/100 ml Blut. Cholesterinwerte über 250 mg Cholesterin/100 ml Blut verdoppeln bereits das Risiko eines Infarkts. Erhöhte Blutfettwerte können durch Ernährungsmaßnahmen und gegebenenfalls auch durch Medikamente gesenkt werden. Bei Blutfettwerten über 250 mg Gesamtcholesterin und über 190 mg LDL-Cholesterin spricht man von einer Hypercholesterinämie, die unbedingt einer diätetischen Behandlung bedarf.

Der richtige LDL-Wert *(Angaben in mg/100 ml):*
Drei wichtige Zielgrößen für Jedermann

LDL 160
≙ etwa einem Gesamtcholesterin von 240

Höchstwert für alle, die sonst keinen weiteren Risikofaktor aufweisen

LDL 130
≙ etwa einem Gesamtcholesterin von 200

Höchstwert für alle, die einen Risikofaktor aufweisen wie Rauchen, Übergewicht, Bluthochdruck, Diabetes

LDL 100
≙ etwa einem Gesamtcholesterin von 180

Höchstwert für alle, die bereits unter Arteriosklerose-Symptomen leiden wie Angina pectoris, Herzinfarkt, Schlaganfall

5-Punkte-Programm bei Hypercholesterinämie
(nach S. Heyden und G. Wolff)

1. Rückkehr zum Normalgewicht
Bei Übergewichtigen ist dies die wichtigste therapeutische Maßnahme.
2. Einschränkung des Fettverbrauchs
In Mitteleuropa werden 42% des Energiebedarfs in Form von Fetten aufgenommen. Erstrebenswert wären Werte um 30%. Die meisten Fette in der Nahrung sind so genannte versteckte Fette, z.B. im Fleisch und in der Wurst oder in fetten Milchprodukten.
3. Begrenzung des Nahrungscholesterins auf weniger als 300 mg/Tag
Patienten mit hohen Cholesterinwerten sollten deshalb auf tierische Lebensmittel mit hohem Cholesteringehalt verzichten.
4. Einschränkung der gesättigten Fettsäuren
Tierische Fette, aber auch Pflanzenfette, wie Kokosfett und Palmöl, haben einen hohen Gehalt an gesättigten Fettsäuren. Gesättigte Fettsäuren bewirken eine Erhöhung des Cholesterinspiegels.
5. Bevorzugung von ungesättigten Fettsäuren
Mehrfach ungesättigte Fettsäuren wirken cholesterinsenkend. Solche Fettsäuren finden sich vor allem in den Fischarten Makrele, Hering, Lachs (Omega-3Fettsäuren) und in den meisten Pflanzenfetten z. B. in Distelöl, Sonnenblumenöl, Sojaöl und Maisöl.

Durchschnittlicher Cholesteringehalt verschiedener Nahrungsmittel *(Milligramm/100 g)*

Fleisch	Schweinefleisch extra mager	70
	Rindfleisch extra mager	70
	Kalbfleisch	90
	Hammelfleisch	65
	Lammfleisch	70
	Wild	110
Innereien	Schweineleber	300 – 360
	Rinderniere	350
	Kalbsleber	420
	Thymus-Bries	290
	Hirn	2 200 – 3 100
Huhn	(ohne Haut)	60 – 75
Fisch	Kaviar, Fischrogen	>300
	Hummerfleisch	150 – 190
	Austernfleisch	150 – 190
	Krabbenfleisch	150 – 200
	Seezunge	40 – 50
	Rotbarsch	20 – 40
	Makrele	35
	Kabeljau, Schellfisch	30

Fettsäurenzusammensetzung der Nahrungsfette

	gesättigte Fettsäuren	einfach ungesättigte	mehrfach ungesättigte essenzielle	andere mehrfach ungesättigte
Butter	60	37	3	
Talg	54	43	3	
Schweineschmalz	43	49	8	
Kokosfett	92	6		2
Palmöl	46	44	10	
Baumwollsaatöl	25	25	50	
Olivenöl	19	73	8	
Erdnussöl	19	50	31	
Saflaröl (Distelöl)	10	15	75	
Sonnenblumenöl	8	27	65	
Sojaöl	14	24	54	8

- ▇ gesättigte Fettsäuren (Buttersäure u. a.)
- ▇ einfach ungesättigte Fettsäuren (Ölsäure)
- ▇ mehrfach ungesättigte essenzielle Fettsäuren (Linolsäure)
- ▇ andere mehrfach ungesättigte fettsäuren (Linolensäure)

Abschließend ein Patientenbeispiel
(nach S. Heyden und G. Wolff)

Ein Patient hatte jahrelang einen hohen Blutfettspiegel. Durch eine diätetische Behandlung konnten die Blutfettwerte innerhalb von nur drei Wochen normalisiert werden, nachdem er alle Maßnahmen des 5-Punkte-Hypercholesterinämie-Programms durchgeführt hatte. Die Gesamtblutfette und das Serum-Cholesterin wurden auf den halben Wert gesenkt. Die Triglyceride verringerten sich auf ein Drittel des Ausgangswertes. Dadurch hatte dieser Patient einen der wichtigsten Risikofaktoren für den Herzinfarkt allein durch diätetische Maßnahmen und ohne Medikamente ausgeschaltet.

> **Nicht FRISS DIE HÄLFTE sondern I SS DAS RICHTIGE**

Essen und Trinken sind unbestritten ein Lebensgenuss. Viele Menschen wollen deshalb auf lieb gewonnene Lebens- und Essgewohnheiten nicht verzichten. Angesichts der dadurch bedingten Gesundheitsrisiken wird die Behauptung aufgestellt: „Lieber kürzer, aber dafür intensiver leben und das Leben genießen." Diese Einstellung ist falsch. Es ist vielmehr wichtig, die Essgewohnheiten zu überprüfen und bewusster zu essen, dann muss auch bei einer gesunden Ernährung nicht auf „Köstlichkeiten" verzichtet werden.

Diätetischer Behandlungserfolg bei hohem Blutfettspiegel

vor der Behandlung: Gewicht	*87 kg*
Gesamtblutfettspiegel	*1217 mg/100 ml*
Serum-Cholesterin	*461 mg/100 ml*
Triglyceride	*257 mg/100 ml*
Diät über mehrere Wochen	
nach der Behandlung: Gewicht	*77 kg*
Gesamtblutfettspiegel	*629 mg/100 ml*
Serum-Cholesterin	*258 mg/100 ml*
Triglyceride	*112 mg/100 ml*

Gewichtsnormalisierung, Einschränkung der Gesamtfette, Bevorzugung von mehrfach ungesättigten Fettsäuren, Einschränkung von tierischen Fetten und Beschränkung des Nahrungs-Cholesterins sind bei der Behandlung von hohen Blutfettwerten wichtig.

2.2.4 Bluthochdruck (Hypertonie) und niedriger Blutdruck (Hypotonie)

Das Herz pumpt das Blut in die Schlagadern (Arterien). Beim gesunden Menschen geschieht dies etwa 60- bis 80-mal in der Minute. Damit das Blut auch in die weit verzweigten Blutgefäße des Körpers schießt, muss ein ausreichend hoher Blutdruck vorhanden sein.

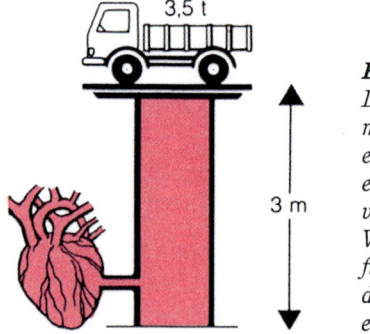

Blutdruck
Die Tagesleistung des menschlichen Herzens entspricht dem Anheben eines Lastwagens von 3,5 t um 3 m. Voraussetzung für einen funktionierenden Kreislauf des Blutes ist ein entsprechender Blutdruck.

Den Druck, den der Blutstrom auf die Wände der Arterien ausübt, nennt man Blutdruck. Da sich das Herz in rhythmischer Folge zusammenzieht und erschlafft, unterscheidet man den **systolischen** und den **diastolischen** Blutdruck.

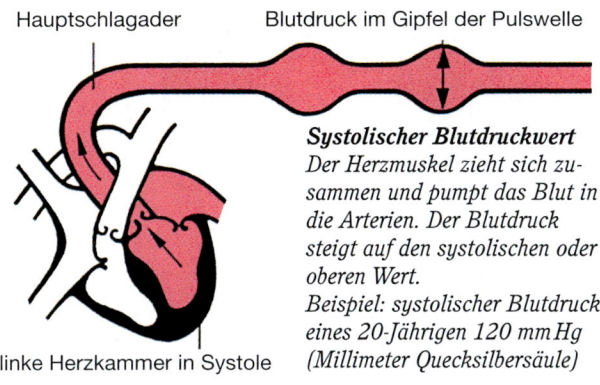

Hauptschlagader — Blutdruck im Gipfel der Pulswelle

linke Herzkammer in Systole

Systolischer Blutdruckwert
Der Herzmuskel zieht sich zusammen und pumpt das Blut in die Arterien. Der Blutdruck steigt auf den systolischen oder oberen Wert.
Beispiel: systolischer Blutdruck eines 20-Jährigen 120 mmHg (Millimeter Quecksilbersäule)

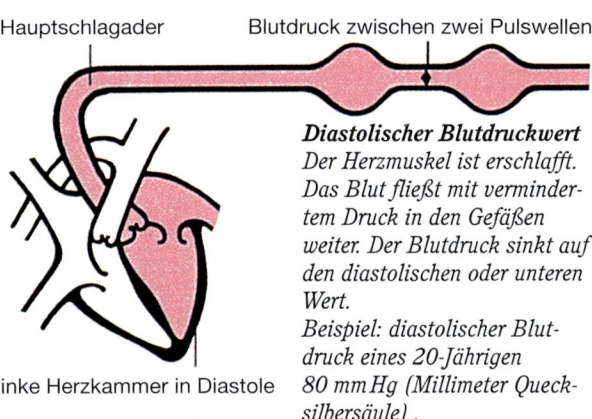

Hauptschlagader — Blutdruck zwischen zwei Pulswellen

linke Herzkammer in Diastole

Diastolischer Blutdruckwert
Der Herzmuskel ist erschlafft. Das Blut fließt mit vermindertem Druck in den Gefäßen weiter. Der Blutdruck sinkt auf den diastolischen oder unteren Wert.
Beispiel: diastolischer Blutdruck eines 20-Jährigen 80 mmHg (Millimeter Quecksilbersäule).

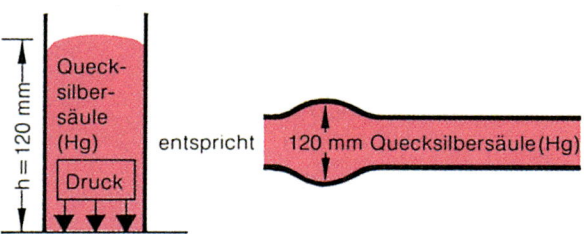

Quecksilbersäule (Hg) — Druck — entspricht — 120 mm Quecksilbersäule (Hg)

h = 120 mm

Der Blutdruck wird in mmHg (Millimeter Quecksilbersäule) gemessen. So bedeuten 120 mmHg den Druck, den eine Quecksilbersäule von 120 mm Höhe ausübt. Seit 1980 gibt es die zusätzliche Maßeinheit Kilopascal (kPa); 100 mmHg = 13,322 kPa.

Gesunde Blutdruckwerte

Der Blutdruck erhöht sich mit zunehmendem Alter. Grund dafür ist die natürliche Verhärtung der Gefäße im Laufe des Alters.

Gesunde Blutdruckwerte		
Alter	**Blutdruck in mmHg**	
	systolischer Wert	diastolischer Wert
Neugeborenes	60 – 80	
Säugling	80 – 85	
bis 10 Jahre	80 – 100	
10-30 Jahre	120	80
30-40 Jahre	125	85
40-60 Jahre	135	90
über 60 Jahre	150	90 – 95

Der Blutdruck kann bei jedem Menschen schwanken. Bei körperlicher Ruhe, im Schlaf oder bei seelischer Entspannung sinkt er. Bei körperlicher Anstrengung oder bei Aufregung ergeben sich höhere Werte. So ist oft der in der Arztpraxis gemessene „Sprechstundenblutdruck" kurzfristig um etwa 20 mmHg erhöht.

Messung des Blutdrucks

Der italienische Kinderarzt Riva-Rocci (1863 bis 1937) entwickelte den nach ihm benannten Apparat zur Blutdruckmessung mit Manschette und Quecksilbermanometer (Druckmesser). Deshalb wird der Blutdruck oft auch mit RR abgekürzt.

Eine allgemeine Blutdruckregel besagt:
Systolischer Blutdruck = Lebensalter + 100

Krankhafte Blutdruckwerte

Abweichungen vom normalen Blutdruck sind krankhaft. Man unterscheidet Hypotonie (niedriger Blutdruck) und Hypertonie (Bluthochdruck).

Hypotonie (niedriger Blutdruck)

Bei systolischen Blutdruckwerten um 100 mmHg und darunter spricht man von Hypotonie. Oft ist die Hypotonie anlagebedingt vererbbar. Kennzeichen sind häufig eine Bindegewebsschwäche, schwach entwickelte Muskulatur und Hautblässe. Hypotoniker können sehr alt werden, da ihr Herz sozusagen im Schongang arbeitet. In manchen Fällen verursacht eine Hypotonie Beschwerden, wie Schwächegefühle, Schwindelanfälle, Wetterfühligkeit, gehäuftes Auftreten von Kopfschmerzen sowie kalte Gliedmaßen. Als Heilmethoden kommen z. B. Kneipp-Anwendungen und wohldosierte körperliche Betätigungen in Betracht, die die Beschwerden verringern und das Wohlbefinden steigern.

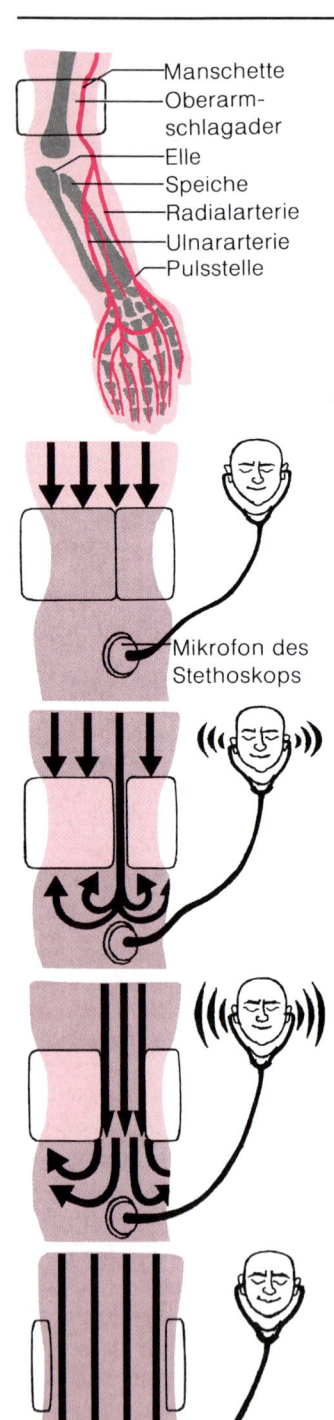

Manschette
Oberarm-
schlagader
Elle
Speiche
Radialarterie
Ulnararterie
Pulsstelle

Mikrofon des
Stethoskops

Messung des Blutdrucks

Eine Manschette wird 3 cm oberhalb der Ellenbogenbeuge um den entblößten linken Oberarm gelegt.

Anschließend wird die Manschette mit einem Gummiball aufgepumpt. Dadurch wird die Oberarm-arterie abgedrückt, sodass kein Blut mehr durch die Oberarmschlagader hindurch-fließt.

Der Druck in der Manschette wird nun langsam durch Ablassen der Luft erniedrigt. In dem Augenblick, in dem das Blut wieder zu fließen beginnt, kommt eine Wirbel-bildung des Blutstroms (Tur-bulenz) zustande. Dadurch wird ein „Rauschen" verur-sacht, das mit einem Hörrohr (Stethoskop) hörbar ist.
Systolischer (oberer) Blutdruckwert: Beginn des Klopfgeräusches.

Mit abnehmendem Manschet-tendruck nimmt zunächst die Turbulenz des Blutstroms und damit das im Stethoskop hörbare Geräusch zu.

Erst wenn der Manschetten-druck so weit erniedrigt wird, bis die Pulswelle ungehindert durch die Armarterie hin-durchtritt, verschwindet das Geräusch.
Diastolischer (unterer) Blutdruckwert: Verschwin-den des Klopfgeräuschs.

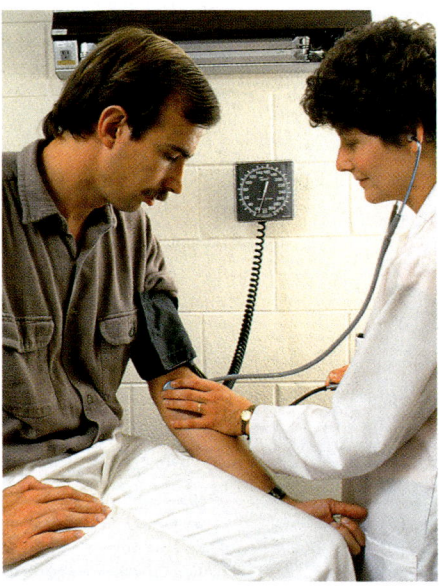

Elektronisches Blutdruckmess-gerät
Ein elektroni-sches Blutdruck-messgerät ermöglicht die automatische Messung des eigenen Blutdrucks.

Bereiche des Blutdrucks		
systolischer Blutdruck (mmHg)		**diastolischer Blutdruck (mmHg)**
über 160	**Bluthochdruck (Hypertonie)**	über 95
140 bis 160	**„kontrollbedürftiger Grenzbereich**	90 bis 95
100 bis 140	**normaler Blutdruck**	bis 90
unter 100	**niedriger Blutdruck (Hypotonie)**	

Hypertonie (Bluthochdruck) und seine Folgen

Diastolische Werte über 95 mmHg und/oder systolische Werte über 160 mmHg sind sichere Zeichen für einen erhöhten Blutdruck.

Hoher Blutdruck verursacht im Allgemeinen keine Schmerzen. Typische Krankheitszeichen, die frühzeitig vor der Krankheit warnen, fehlen. Viele Bluthochdruck-kranke fühlen sich jahrelang völlig gesund. Manche klagen über Kopfschmerzen, Schwindel und Abgeschla-genheit. Diese Anzeichen können jedoch auch andere Ursachen haben.

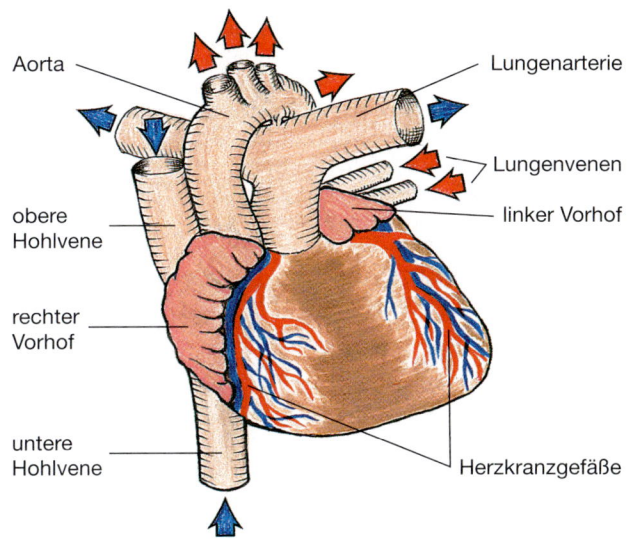

Aorta

Lungenarterie

Lungenvenen

obere Hohlvene

linker Vorhof

rechter Vorhof

untere Hohlvene

Herzkranzgefäße

Funktionen des Blutes

- *Transport von Sauerstoff und Nahrungsstoffen in die Zellen*
- *Abtransport von Kohlenstoffdioxid und anderen Schlackenstoffen aus den Zellen*
- *Aufrechterhaltung der Körpertemperatur, Transport von Enzymen, Hormonen und Antikörpern*

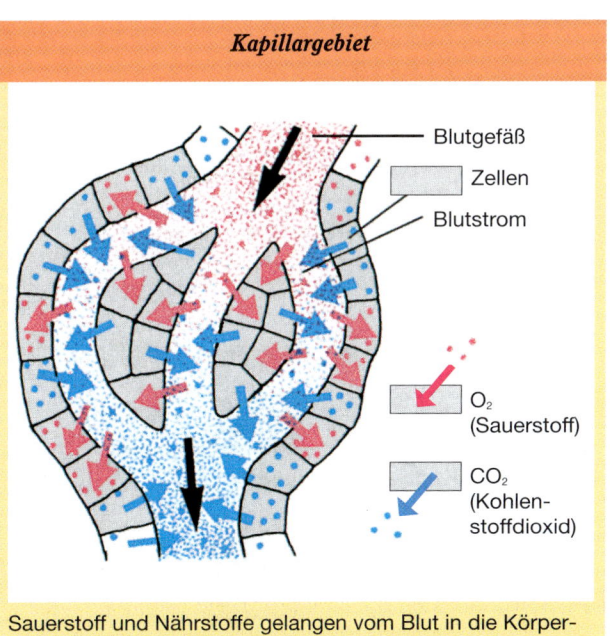

Kapillargebiet

Blutgefäß

Zellen

Blutstrom

O₂ (Sauerstoff)

CO₂ (Kohlenstoffdioxid)

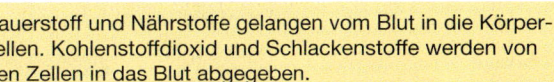

Sauerstoff und Nährstoffe gelangen vom Blut in die Körperzellen. Kohlenstoffdioxid und Schlackenstoffe werden von den Zellen in das Blut abgegeben.

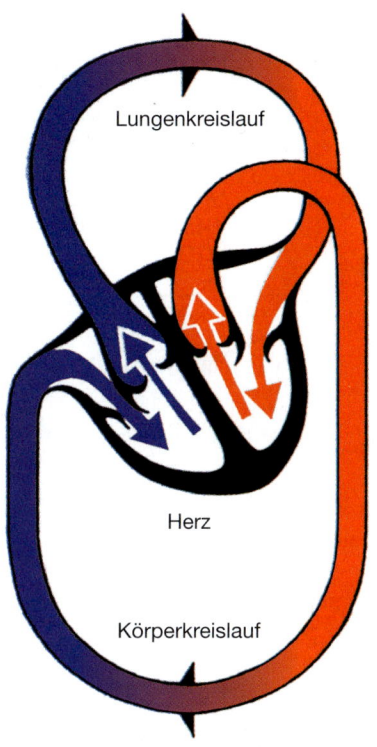

Lungenkreislauf

Herz

Körperkreislauf

Schema des Blutkreislaufs: Der Kreislauf besteht aus zwei Einzelkreisläufen, dem großen Kreislauf oder Körperkreislauf und dem kleinen Kreislauf oder Lungenkreislauf. Die beiden Kreisläufe sind hintereinander geschaltet. Das Blut durchfließt zunächst den einen, dann den anderen Kreislauf.

Der Blutstrom wird langsamer und der Blutdruck geringer. Nach dem Durchlaufen des Kapillargebiets sammelt sich das Blut in Venen, die in die untere und obere Hohlvene führen. Die Hohlvenen münden in den rechten Vorhof des Herzens. Bei dessen Ausdehnen wird eine gewisse Saugwirkung erzielt. Klappen in den Venen und im Herzen funktionieren wie Ventile und bewirken, dass das Blut nur in eine Richtung fließen kann. Vom rechten Vorhof fließt das Blut in die rechte Herzkammer.

Lungenkreislauf

Die rechte Herzkammer pumpt das Blut durch die Lungenarterie in die Lunge. Dort gibt das Blut Kohlenstoffdioxid ab und nimmt aus der Atemluft Sauerstoff auf. Über die Lungenvene fließt das Blut zurück zum linken Vorhof des Herzens und in die linke Herzkammer. Der Kreislauf beginnt von neuem.

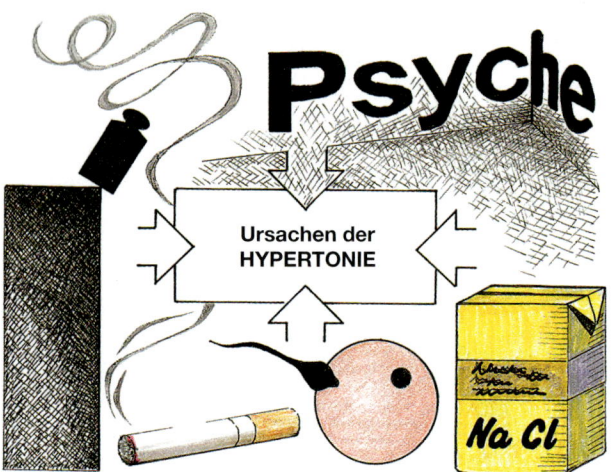

Ursachen des Bluthochdrucks

Man unterscheidet zwei Arten von Hypertonie:
- primäre oder essenzielle Hypertonie,
- sekundäre Hypertonie.

Die Ursachen der primären Hypertonie, an der 90 % der Hochdruckkranken leiden, sind vielfältiger Art. Man kennt heute eine Reihe von Faktoren, die meist zusammenwirken und die Entstehung der Krankheit begünstigen.

Die sekundäre Hypertonie entsteht infolge einer bereits vorhandenen Erkrankung. So bekommen Zucker- oder Nierenkranke nicht selten im Laufe ihrer Krankheit zusätzlich (sekundären) Bluthochdruck.

Behandlung und Vorbeugung von Bluthochdruck

Hoher Blutdruck geht unbehandelt in den meisten Fällen nicht von alleine zurück. Eine möglichst frühzeitige Erkennung eröffnet die Chance den Bluthochdruck wirksam zu behandeln. Die Behandlung richtet sich nach den Ratschlägen des Arztes und beruht auf zwei Prinzipien: Medikamente und Änderung der Lebensgewohnheiten.

Medikamente

Es gibt heute wirksame Medikamente, die den Bluthochdruck senken und so den Blutdruck weitgehend normalisieren. Wichtig dabei ist, dass die Behandlung auch dann weitergeführt wird, wenn keine Beschwerden mehr vorliegen oder wenn sich der Blutdruck normalisiert hat. Ohne Behandlung würde der Blutdruck sofort wieder ansteigen. Jeder Tag mit Bluthochdruck schädigt den Organismus und gefährdet die Gesundheit.

Gut gekocht und gut gewürzt ohne Salz!
Kein Salz – sondern Kräuter und Gewürze

Verwendung von Kräutern und Gewürzen (Beispiele)

Gemüse und Salate:	Beifuß, Bohnenkraut, Borretsch, Dill, Kümmel, Liebstöckel, Muskat, Nelke, Petersilie, Sellerieblätter, Wacholder, Zitronenmelisse, Zwiebel
Braten:	Beifuß, Kerbel, Knoblauch, Majoran, Nelke, Paprika, Salbei, Thymian, Pfeffer, Rosmarin, Zwiebel
Ragout:	Estragon, Lorbeerblatt, Salbei, Nelke
Fleischgerichte:	Basilikum, Curry, Kümmel, Knoblauch, Liebstöckel, Lorbeerblatt, Muskat, Paprika, Pfeffer, Rosmarin, Thymian, Wacholder, Zwiebel
Geflügel:	Curry, Pfeffer, Piment, Rosmarin, Wacholder, Paprika
Fischgerichte:	Curry, Dill, Liebstöckel, Petersilie, Pfeffer
Marinaden:	Lorbeer, Nelke, Pfeffer, Piment, Senfkörner, Wacholder, Zwiebel

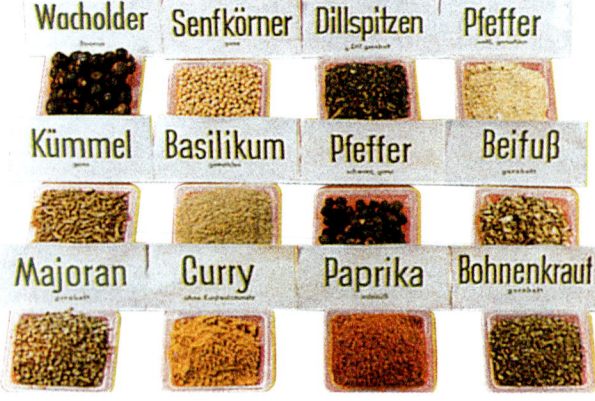

Hochdruckbehandlung bedeutet immer Dauerbehandlung!

Änderung der Lebensgewohnheiten

Eine **fettarme Ernährung,** besonders bei Übergewicht zur Gewichtsabnahme, ist eine wirksame Behandlung des Bluthochdrucks ohne Tabletten. In vielen Fällen lässt sich dadurch ein Bluthochdruck normalisieren. Wichtig ist auch eine Einschränkung der Kochsalzzufuhr. 3 bis 6 g pro Tag sind ausreichend. Dies bedeutet, dass auf salzreiche Nahrungsmittel, wie Fischkonserven, Dauerwurst, Tomatenmark, Senf, Fertigsuppen, Pökelware und gesalzene Käsesorten, verzichtet werden sollte. Auch das Nachsalzen von Speisen sollte unterbleiben. Hypertoniker sollten auf das **Rauchen** verzichten. Nikotin wirkt gefäßverengend und fördert so wesentlich die Entstehung von Hypertonie und Arteriosklerose (vgl. Kap. 3).

---

10 Grundregeln für Hochdruck-Patienten

1. *Regelmäßige Blutdruck-Kontrollen,*
2. *Verminderung vorhandenen Übergewichts,*
3. *Einschränkung der Kochsalz-Zufuhr,*
4. *Konsequente medikamentöse Behandlung nach Anweisung des Arztes,*
5. *Einstellen des Rauchens,*
6. *Mäßigkeit im Alkoholgenuss,*
7. *Vermeidung von Hetze und Stress,*
8. *Ausreichend Schlaf und Entspannung,*
9. *Regelmäßiges körperliches Training,*
10. *Vorsicht bei raschem Klimawechsel und bei Flugreisen.*
… und die wichtigste Faustregel für jeden: 1x jährlich zur Blutdruck-Kontrolle – vorsichtshalber!

Kaffee, Tee und Alkohol sind bei Bluthochdruck nicht gänzlich verboten. Im Übermaß genossen, wirken diese Genussmittel nicht nur beim Hypertoniker schädlich auf den Organismus. Dagegen haben ein bis zwei Glas Wein, am Abend getrunken, sicher keine schädigende Wirkung auf den Blutdruck. Auch eine ausreichende körperliche Bewegung sowie eine sinnvolle Ausfüllung von Freizeit und Urlaub sind wichtige Bestandteile einer Bluthochdruckbehandlung.

Gesundheitstraining für den Kreislauf

Niedriger Blutdruck ist oft begleitet von einer zu schwachen Muskulatur der Blutgefäße, verbunden mit einer allgemeinen Bindegewebsschwäche. Bei erhöhtem Blutdruck sind die Gefäßwände durch Ab- und Einlagerungen von fettähnlichen Stoffen unelastisch und starr geworden.

Sportliche Betätigung stärkt bekanntlich nicht nur die Muskulatur des Skeletts, sondern bewirkt auch eine gesteigerte Durchblutung und kräftigt dadurch so die Muskulatur der Blutgefäße.

Ein wirksames Training des Kreislaufsystems kann aber ebenfalls durch die Anwendung von **Wechselduschen** bzw. durch **Kneipp'sche Wasseranwendungen** erreicht werden.

Verbreitung von „guter Laune" durch Wechselduschen

Eine Wechseldusche ist ein bewährter „Muntermacher" für Morgenmuffel. Sie nützt bei erhöhtem als auch bei erniedrigtem Blutdruck. Gleichzeitig beugt sie einer Infektanfälligkeit vor und beseitigt depressive Verstimmungen.

Enger- und Weiterstellung der Blutgefäße wird normalerweise durch das vegetative Nervensystem gesteuert: Zum Beispiel verengen sich bei Aufregung die Kapillaren der Haut und das Blut schießt in den Kopf (hochroter Kopf bei stressigen Gegebenheiten). In Phasen der körperlichen Erholung werden die Blutgefäße weit gestellt und man fühlt sich sichtlich wohl. Ein Weiterstellen der Gefäße kann auch durch Wechselduschen erreicht werden.

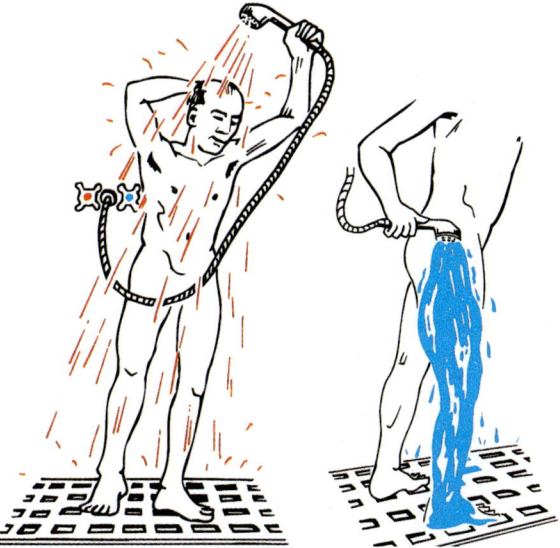

Wechseldusche: zuerst warm (38 °C), dann kalt (18 °C)

„Jogging" der Blutgefäße durch Wechselduschen und Kneipp'sche Wasseranwendungen

Das kalte Abduschen beginnt immer herzfern:

1. rechtes Bein: – vom Fußrücken außen aufwärts bis zur Leiste
   – kurz verweilen, bis ein gewisses Kältegefühl eintritt
   – auf der Innenseite abwärts
2. linkes Bein: – wie rechtes Bein
3. Fußsohle: – zuerst rechts, dann links
4. rechter Arm: – außen aufwärts bis zur Schulter
   – kurz verweilen, bis ein gewisses Kältegefühl eintritt
   – auf der Innenseite abwärts
5. linker Arm: – wie rechter Arm

Für „Fortgeschrittene":

6. Brust: – dreimal in Achterform umkreisen
7. Gesicht: – von der rechten Schläfe beginnend, dreimal mit dem Wasserstrahl umkreisen
   – von der rechten Schläfe den Wasserstrahl über die Stirn zur linken Schläfe führen und wieder zurück
   – Ein paar Mal wiederholen
   – rechte Gesichtshälfte mehrmals auf- und abfahren
   – danach die linke Gesichtshälfte ebenso

Wichtig: beim Gesichtsguss Atem nicht anhalten, sondern durch den Mund ein- und ausatmen

Nach dem Duschen:

– Gesicht abtrocknen
– Zehenzwischenräume mit einem Extratuch, besser mit einem Papier-Einmaltuch gut abtrocknen (wegen Fußpilzgefahr)
– Den Körper nur kurz abtrocknen, sich anziehen und bewegen. Spätestens nach 10 Minuten muss eine völlige Wiedererwärmung eingetreten sein
– Den Körper mit einer Lotion pflegen, insbesondere bei trockener Haut

Vorsichtsmaßnahmen:

– Bei niederem Blutdruck nicht zu heiß und nicht zu lange duschen
– Schenkelguss nicht geeignet bei Menstruation, Nieren- und Blasenleiden sowie Ischiasnervenschmerzen
– Armguss nicht bei Herzerkrankungen und Asthma– Kein Gesichtsguss bei Augenleiden oder bei Erkrankungen der Nebenhöhle

Hier die richtige „Gebrauchsanleitung" für Wechselduschen

Morgens kurz, aber kräftig drei Minuten lang heiß duschen. Der Körper muss danach vollständig warm sein. Wichtig: Gummirost (erhältlich aus dem Saunazubehör) in die Duschwanne legen. Anschließend den Wasserhahn auf kalt drehen oder zumindest auf temperiert (19 – 22 Grad Celsius). Der Duschkopf sollte eine Verstellmöglichkeit für den Wasserstrahl haben und so eingestellt werden, dass das Wasser wie aus einem Schlauch herausfließt. Dies ist besonders für „Wasserscheue" zu empfehlen. Das kalte Wasser spritzt nicht auf der Haut, es bildet sich vielmehr ein angenehm empfundener, gleichmäßig verteilter Wassermantel, der besser als ein Brausestrahl auf die Blutkapillaren der Haut, Venen und Lymphgefäße wirkt. Der isolierende Gummirost sorgt dafür, dass bei der Kaltwasseranwendung die Fußsohlen nicht durch die zuvor beim Heißduschen erwärmte Duschwanne weiterhin erwärmt bleiben.

2.2.5 Übergewicht

Fettsucht (Adipositas) ist eine der häufigsten Krankheiten in Zivilisationsländern. (Nach einem Urteil des Bundesgerichtshofs wurde die Fettsucht juristisch als Krankheit anerkannt.)

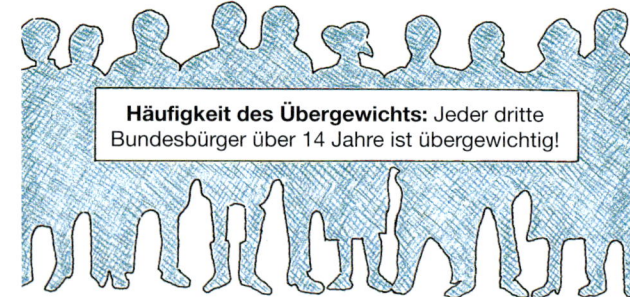

Häufigkeit des Übergewichts: Jeder dritte Bundesbürger über 14 Jahre ist übergewichtig!

Normalgewicht, Idealgewicht
Eine allgemeine Regel für das normale Körpergewicht (Normalgewicht) wurde von dem Arzt P. Broca (1824 bis 1880) aufgestellt. Sie besagt:

**Normalgewicht in kg (nach Broca):
Körperlänge in cm minus 100.**

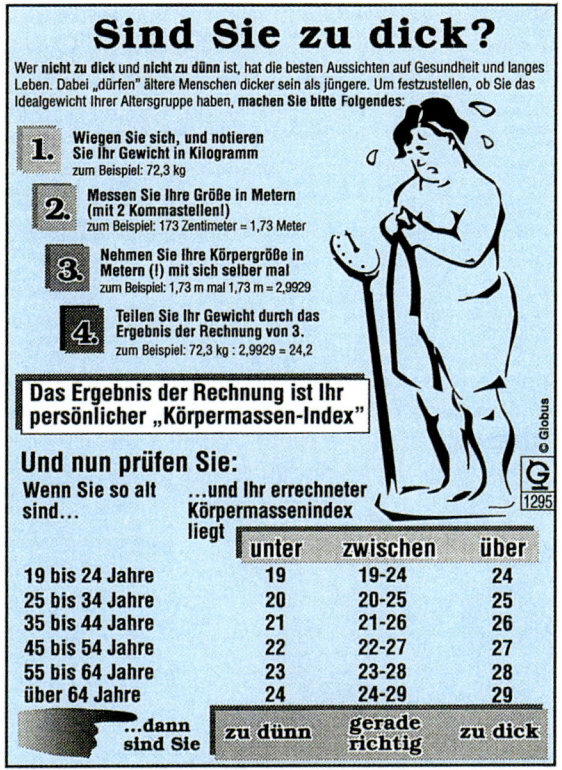

Sind Sie zu dick?

Wer nicht zu **dick** und nicht zu **dünn** ist, hat die besten Aussichten auf Gesundheit und langes Leben. Dabei „dürfen" ältere Menschen dicker sein als jüngere. Um festzustellen, ob Sie das Idealgewicht Ihrer Altersgruppe haben, **machen Sie bitte Folgendes:**

1. Wiegen Sie sich, und notieren Sie Ihr Gewicht in Kilogramm
zum Beispiel: 72,3 kg

2. Messen Sie Ihre Größe in Metern (mit 2 Kommastellen!)
zum Beispiel: 173 Zentimeter = 1,73 Meter

3. Nehmen Sie Ihre Körpergröße in Metern (l) mit sich selber mal
zum Beispiel: 1,73 m mal 1,73 m = 2,9929

4. Teilen Sie Ihr Gewicht durch das Ergebnis der Rechnung von 3.
zum Beispiel: 72,3 kg : 2,9929 = 24,2

Das Ergebnis der Rechnung ist Ihr persönlicher „Körpermassen-Index"

Und nun prüfen Sie:

Wenn Sie so alt sind…	...und Ihr errechneter Körpermassenindex liegt		
	unter	**zwischen**	**über**
19 bis 24 Jahre	19	19-24	24
25 bis 34 Jahre	20	20-25	25
35 bis 44 Jahre	21	21-26	26
45 bis 54 Jahre	22	22-27	27
55 bis 64 Jahre	23	23-28	28
über 64 Jahre	24	24-29	29
…dann sind Sie	**zu dünn**	**gerade richtig**	**zu dick**

© Globus
1295

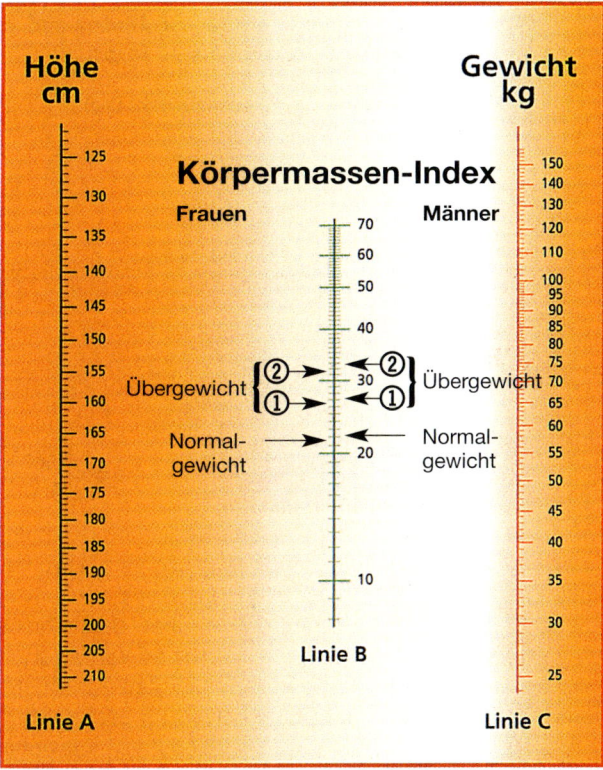

Höhe cm — **Gewicht kg**

Körpermassen-Index

Frauen — **Männer**

Übergewicht { ② ← ② } Übergewicht
{ ① ← ① }

Normal-gewicht → ← Normal-gewicht

Linie A — **Linie B** — **Linie C**

*Nach dieser Tabelle ist der persönliche **Körpermassen-Index** leicht festzustellen. Man muss dazu nur eine Linie zwischen Körpergröße (linke Spalte) und Gewicht ziehen.*
Auf der mittleren Messskala liegen links die etwas niedrigeren Werte für Frauen, rechts die für Männer. ① bedeutet 20 Prozent Übergewicht und ② 40 Prozent Übergewicht. Die Werte auf der Skala gelten für das Nacktgewicht und die echte Größe ohne Schuhe.

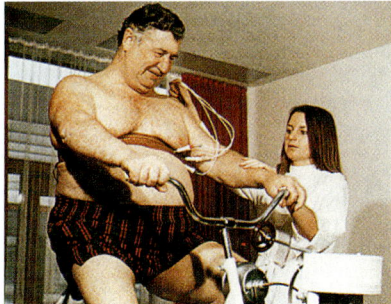

Übergewicht

Demnach hat ein Mensch von 170 cm Körpergröße ein *Normalgewicht* von 70 kg (170 minus 100).

Das **Idealgewicht** ist das Körpergewicht, das statistisch gesehen die längste Lebenserwartung verspricht. Heute setzt sich die Erkenntnis durch, dass das Idealgewicht bei jedem etwas anderes ist. Lieber ein bisschen zu dünn als ein paar Kilo zu viel auf den Rippen – diese Regel hat ausgedient. Als genaueres Maß für die schlanke Linie gilt der **Körpermassen-Index** oder auch Body-Mass-Index (BMI) genannt.

Früher rechnete man nach Broca für Männer: Normalgewicht minus 10 %, für Frauen: Normalgewicht minus 15 %. Diese Werte sind nach neuesten Untersuchungen als Idealgewicht zu niedrig. Bei Untergewichtigen (etwa ab 20 % unter dem Normalgewicht nach Broca) ist die Sterblichkeit ebenso erhöht wie bei Übergewichtigen.

Abführmittel sind keine Schlankheitsmittel

Abführmittel zur Gewichtsabnahme einzusetzen ist gefährlich. Sie verursachen heftige, wässrige Durchfälle. Dadurch gehen dem Körper lebensnotwendige Flüssigkeit und Salze verloren. Die Energieaufnahme aus der Nahrung wird jedoch kaum gedrosselt.

Toleranzbereiche für Körpergewichte von Kindern und Jugendlichen im Alter von 3 bis 17 Jahren	
Körpergröße (cm)	Körpergewicht (kg)
80	11 – 13
90	12 – 15
100	13 – 19
110	16 – 23
120	19 – 27
130	23 – 33
140	28 – 39
150	34 – 47
160	41 – 55
170	49 – 65
180	58 – 76
190	69 – 88

Die Folgen des Übergewichts

Man hat berechnet, dass sich die allgemeine Lebenserwartung unserer Bevölkerung um ganze vier Jahre verlängern würde, sofern sich die Fettsucht ausrotten ließe. Ein Übergewicht von 20 % über dem Durchschnittsgewicht führt zu einer deutlichen Verringerung der Lebenserwartung. Eine Reihe von Folgekrankheiten wird in ihrer Entstehung begünstigt; an erster Stelle steht hier der Bluthochdruck. Bei Unfällen, Operationen und während der Schwangerschaft kann es durch Übergewicht zu Komplikationen kommen.
Mögliche Folgekrankheiten sind in den meisten Fällen durch eine entsprechende Gewichtsabnahme rückgängig zu machen oder abzuwenden.

Fettsucht als Risikofaktor für Folgeerkrankungen
• körperliche Leistungsschwäche
• Herzbeschwerden
• erhöhter Blutfettspiegel
• Arteriosklerose
• Gelenk- und Wirbelsäulenbeschwerden
• Gicht
• Gallensteine
• Verstopfung
• Bluthochdruck
• Zuckerkrankheit
• Thromboembolien
• Atmungsstörungen
• Schwangerschaftskomplikationen
• psychische Schäden („dick macht hässlich")

Ursachen und Behandlung des Übergewichts

Es gibt bei jedem Menschen einen Gewichtsbereich, in dem er sich wohl fühlt. Dieser Bereich ist von den Erbanlagen mitbestimmt und findet sich nicht immer im Normalbereich des Körpermassen-Index. Das Gewicht kann deshalb auch nicht beliebig verringert oder erhöht werden. Es gibt Leute, die Unmengen verdrücken können, ohne zuzunehmen, und andere, die schon beim bloßen Anblick einer Torte zunehmen.
Die Ursache für Übergewicht beruht in nahezu allen Fällen auf der übermäßigen Nahrungsaufnahme, verbunden mit ungenügender körperlicher Aktivität. Die größten Energiebomben sind Schokolade, Pralinen und alles andere, was fett und auch noch süß ist. Ein Übergewicht von 20 % und mehr über dem Normalgewicht nach Broca sollte unbedingt durch entsprechende Gewichts-

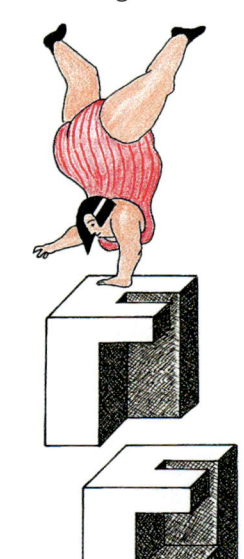
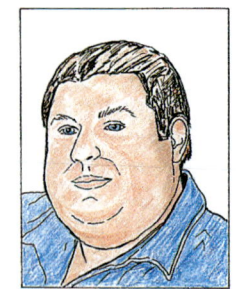
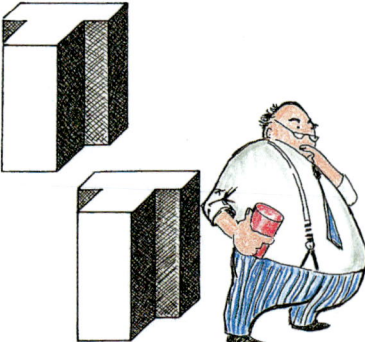

Essgewohnheiten können dick machen
Erbfaktoren scheinen für Übergewicht nur eine geringe Bedeutung zu haben, obwohl dies oft als „Schutzbehauptung" vorgebracht wird.

„Ich will so bleiben wie ich bin."

„Ich bin erblich belastet."

„Ich habe es mit dem Stoffwechsel."

„ ...dabei esse ich doch wie ein Spatz."

„Dick ist gemütlich."

abnahme vermindert werden. Voraussetzung für eine vernünftige Ernährung ist die richtige Zusammensetzung der Nahrungsbestandteile: 30 % Fett, 10 % Eiweiß, 60 % Kohlenhydrate. Die Tagesmenge an Energie sollte von 15 000 kJ (3 600 Kcal), die durchschnittlich jeder erwachsene Deutsche aufnimmt, auf 11 000 kJ (2 600 Kcal) vermindert werden.

20 % Übergewicht über dem Normalgewicht nach Broca sind zu viel! Als Faustregel gilt: Normalgewicht nach Broca plus/minus 10 %.

Die Behandlung von Übergewicht und Fettsucht beruht im Einzelnen auf folgenden Prinzipien:

Ärztliche Empfehlungen zur Gewichtsabnahme

- *Kochsalz ersetzen durch Kräuter, Gewürze*
- *Normale Eiweißzufuhr von 60 g (1 020 Kilojoule)*
- *Fettbeschränkung auf 25 g (950 Kilojoule)*
- *Ein Fastentag pro Woche. Nur nicht kalorische Flüssigkeit*
- *Führung eines Ess-Tagebuches*
- *Tägliches Wiegen am Morgen*
- *630 Kilojoule für das Frühstück,*
  1 680 Kilojoule für das Mittagessen,
  630 Kilojoule für das Abendessen
- *Die Kochsalzbeschränkung kann nach etwa*
  8 bis 10 Wochen für Personen ohne hohen Blutdruck
  gelockert werden

• **Verminderte Kochsalzaufnahme**
Kochsalz wird bei Übergewichtigen im Körper zurückgehalten. Es hat die Eigenschaft, Wasser (und damit Gewicht) zu binden. Bei mäßigem Übergewicht kann sich allein schon eine kochsalzarme Nahrungsaufnahme sehr günstig auswirken.

• **Auswahl der Kohlenhydrate**
Kohlenhydrate, insbesondere solche aus Teigwaren und hellen Brotsorten, werden im Körper leicht in Fett umgewandelt und als Depotfett gespeichert. Stattdessen sollten Kohlenhydrate aus Gemüse und Vollkornprodukten bevorzugt werden. Diese werden nur langsam verdaut und gelangen deshalb erst verzögert in das Blut. Zucker, helle Brotsorten und Teigwaren werden dagegen sehr rasch von den Nahrungsenzymen aufgeschlossen und die Bestandteile vom Blut aufgenommen. Die Angewöhnung zum lang-

samen Essen kann die Energieaufnahme einschränken, da dann relativ früher ein Sättigungsgefühl erreicht wird.

• **Einschränkung des Alkoholverbrauchs**
Alkohol enthält sehr viel Energie. Gesunde Durstlöscher sind deshalb bei Übergewicht energiefreie Getränke wie stilles Wasser, saurer Sprudel und ungesüßter Tee. Bei gleichzeitiger Aufnahme von Alkohol und anderen Nahrungsmitteln wird der Alkohol sofort vom Blut aufgenommen. Die anderen Nährstoffe werden verdaut und verstärkt zu Depotfett umgebaut.

Energiegehalte von Nährstoffen und Alkohol pro 1 g (kJ = Kilojoule, sprich: dschul)

Alkohol	30 kJ (7 kcal)
Kohlenhydrate	17 kJ (4 kcal)
Eiweiß	17 kJ (4 kcal)
Fett	39 kJ (9 kcal)

• **Einschränkung des Fettverbrauchs**
Da Fett die höchste Energiemenge besitzt, sollte der Fettverbrauch drastisch verringert werden. Besondere Beachtung sollten die so genannten versteckten Fette finden. Diese sind in Lebensmitteln enthalten, denen man äußerlich den hohen Fettanteil kaum ansieht.

Beispiele für versteckte Fette

Nahrungsmittel 100 g	Fett g	Eiweiß g	Kohlenhydrat g	kJ	Wasser g
Leberwurst	41,2	12,4	0,9	1875	42,9
Aal, geräuchert	26,4	18,7	-	1400	53,0
Schokolade	32,8	9,1	54,7	2350	1,1
Ei (100 g)	11,2	12,9	0,7	7007	4,1

• **Richtige Eiweißaufnahme**
Die Eiweißaufnahme sollte zu einem Drittel aus tierischem Eiweiß (Fisch, Fleisch, Milch und Milchprodukte) und zu zwei Drittel aus pflanzlichen Lebensmitteln (Vollkornprodukte, Gemüse, Kartoffeln und Hülsenfrüchte) erfolgen.

• **Ballaststoffreiche Ernährung**
Ballaststoffe sind solche Anteile in der Nahrung, die vom menschlichen Organismus nicht oder kaum

verdaut werden. Die Cellulose, hauptsächlicher Bestandteil von Obst und Gemüse, ist ein solcher Ballaststoff. Die Ballaststoffe sorgen dafür, dass die Nahrung nicht zu lange im Darm verweilt. So werden auf natürliche Art die Verdauung und der Stuhlgang gefördert.

- **Fasten**
  Bei Übergewichtigen kann als Ausgleich für vorausgegangene „Ernährungssünden" pro Woche ein Fastentag eingeschoben werden.

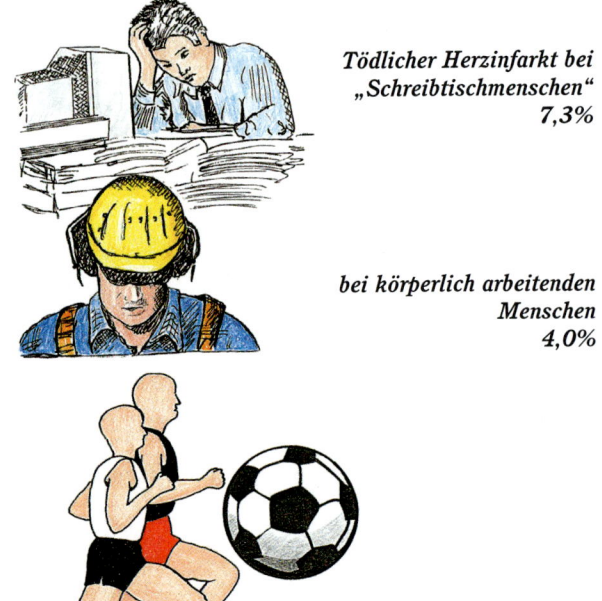

Tödlicher Herzinfarkt bei
„Schreibtischmenschen"
7,3%

bei körperlich arbeitenden
Menschen
4,0%

bei sportlich trainierten
Menschen
1,1%

2.2.6   Bewegungsmangel

Gesundheitliche Auswirkungen von Bewegungsmangel

Körperliche Inaktivität ist ein Risikofaktor für die Gesundheit des Menschen, insbesondere für Herz-Kreislauf-Erkrankungen. Allerdings hat er nicht den Stellenwert wie die Risikofaktoren Bluthochdruck, Rauchen und hoher Blutfettspiegel. Man vermutete schon lange, dass körperliche Betätigung und Sport den Körper gesund erhalten und die Abwehrkraft gegenüber Krankheiten erhöhen. Die fehlenden wissenschaftlichen Beweise konnten aber erst in jüngster Zeit erbracht werden.

Körperliches Training durch harte körperliche Arbeit oder auch durch Sport und andere körperliche Betätigungen schützt den Organismus in gewisser Hinsicht vor Erkrankungen der Herzkranzgefäße und damit vor dem Herzinfarkt. Der Glucosestoffwechsel und der Fettstoffwechsel werden ebenfalls positiv beeinflusst.

Durch körperliches Training nimmt die Aktivität fettabbauender Enzyme aufgrund einer erhöhten Insulin-Sensibilität zu. Dadurch verringern sich die gefährlichen Triglyceride und das infarktverursachende LDL-Cholesterin im Blut. Gleichzeitig erhöht sich die Konzentration des HDL-Cholesterins, das eine Schutzwirkung gegen Arteriosklerose besitzt (s. S. xx). Ein Herzinfarkt tritt bei Untrainierten doppelt so häufig auf wie bei Trainierten. In einer Studie hat man 8 1/2 Jahre lang die Freizeitgewohnheiten von fast 18000 Männern untersucht. Diejenigen, die sich durch Jogging, Schwimmen, Radfahren und durch Freizeitaktivitäten in Haus und Garten körperlich fit hielten, erlitten etwa um die Hälfte weniger Infarkte als die Gruppe der „Nichtstuer".

Jeder Mensch sollte eine Sportart nach seinem Geschmack betreiben, die ihm Spaß und Freude bereitet. Für sportliche Betätigung ist keiner zu alt, auch wenn man viele Jahre keinen Sport getrieben hat. Bei der Sportart sollte ein **dynamisches** Körpertraining dem **statischen** Körpertraining vorgezogen werden. Statisches Körpertraining ist z. B. Gewichtheben, Kugelstoßen, Wasserski oder Abfahrtslauf. Bei diesen Sportarten kommt es oft zu einseitigen Belastungen und Anspannungen einzelner Muskeln. Insbesondere ist die Pressatmung, die durch eine überhöhte Anspannung der Bauchmuskulatur hervorgerufen wird, sehr ungesund. Eine gesundheitsfördernde Wirkung geht von solchen Sportarten aus, die ein dynamisches Training enthalten. Es sind dies vor allem Dauerlauf und Jogging, Schwimmen, Radfahren, Bergwandern, Skilanglauf, Gymnastik und Tanzsport.

Bei diesen Sportarten werden sehr viele Muskelgruppen des Körpers bewegt. Das Training sollte täglich mindestens 5 Minuten – besser noch 10 Minuten – ununterbrochen dauern. 30 Minuten Training an 3 Tagen in der Woche genügen ebenfalls, um einen positiven

Der persönliche Fitness-Test. Überprüfen Sie Ihre persönliche Fitness anhand eines einfachen Tests.

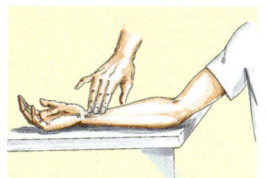

Der Puls lässt sich am besten am Handgelenk unterhalb des Daumens ertasten.

Konditionstest (nach Ruffier)

1. Nach 1 Minute im Liegen (Sitzen) wird die Pulsfrequenz pro Minute bestimmt = P.

2. Dann 30 Kniebeugen in 45 Sekunden.

3. Sofort anschließend Pulsfrequenz/Minute im Liegen (Sitzen) = P_1

4. Pulsfrequenz nach 1 Minute = P_2

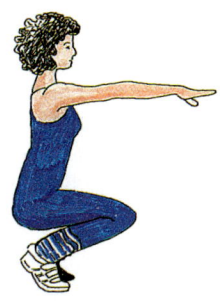

5. Index berechnen

$$Index: \frac{P + P_1 + P_2 - 200}{10}$$

Leistungsstand:
Index: 0–2   sehr gut
Index   3–5   gut
Index: 5–10   ausreichend
Index 10–15   unzureichend

6. Der Ruhepuls sollte nach spätestens 2 Minuten wieder erreicht sein. Ist nach 3 Minuten nicht wieder der Ruhepuls erreicht, so ist eine ärztliche Untersuchung dringend anzuraten.

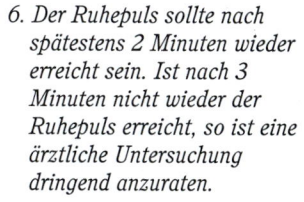

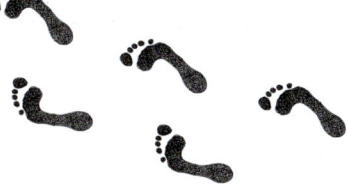

Sport und Puls

	durchschnittlicher Ruhepuls
Untrainierter	70
Gewichtheber	65
Kurzstreckenläufer	58
Langstreckenläufer	40 – 45
Marathonläufer	35

Mehr Leistung:
Das Herz eines Sportlers ist kräftiger als ein normales Herz. Es kann mehr Blut pumpen als ein untrainiertes Herz und kommt deshalb mit weniger Schlägen aus.

Je älter, desto langsamer

Von 130 auf 60:
Das Herz schlägt im Lauf des Lebens immer langsamer. Bei einem Baby ist die Herzfrequenz mehr als doppelt so hoch wie bei älteren Menschen.

durchschnittlicher Ruhepuls

Neugeborenes — 130

Zweijähriges Kind — 110

Achtjähriges Kind — 90

Jugendlicher und Erwachsener — 70

Älterer Mensch — 60

Dynamische Sportarten trainieren gleichzeitig viele Muskel-
gruppen und fördern so aktiv die Gesundheit

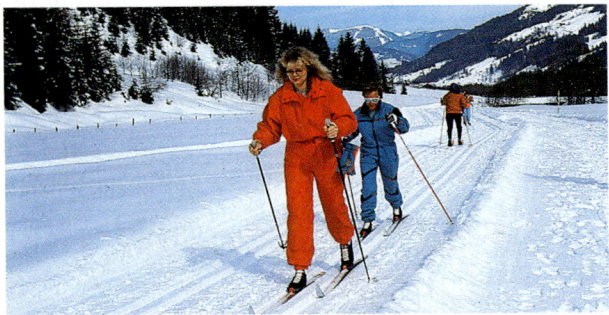

Skilanglauf und Skiwandern *sind sehr gesunde Sportarten.*
Die dynamische Fortbewegung in der reinen Bergluft trainiert die
gesamte Körpermuskulatur.

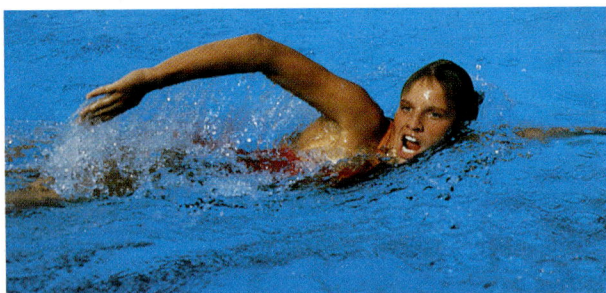

Schwimmen *ist eine Sportart, die praktisch ganzjährig betrieben*
werden kann. Durch den Auftrieb des Wassers fällt die statische
Beanspruchung der Muskeln weitgehend weg Die Gelenke werden
entlastet. Schwimmen ist daher eine besonders gesunde Sportart.
Hinzu kommt die wohltuende Wirkung des Bades auf die Psyche.

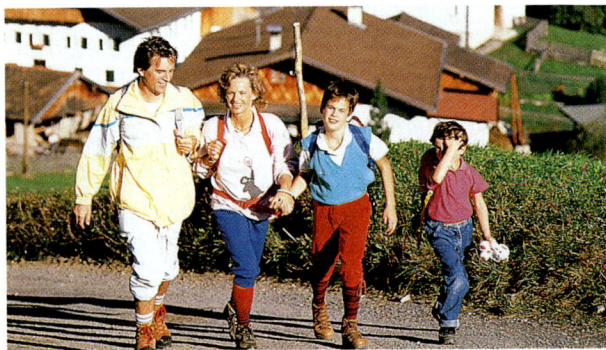

Das **Gehen** *auf zwei Beinen ist die natürlichste Fortbewegungs-*
art des Menschen. Die Bewegung an der frischen Luft stärkt den
Körper, entspannt und baut Stress ab. Beim Wandern in Höhen
über 1 000 m übt die Sauerstoffminderung der Luft einen
besonderen Reiz auf Kreislauf und Stoffwechsel aus.

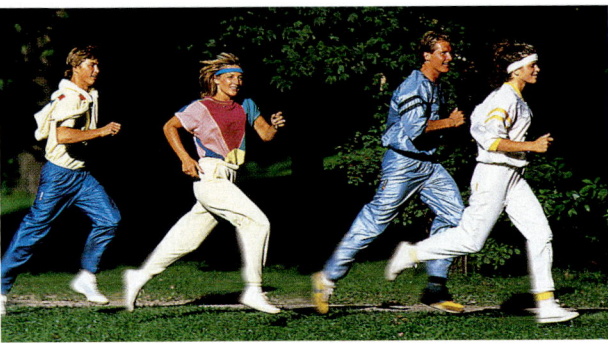

Dauerlauf *(Jogging) bietet für jeden ein ideales Ausdauertrai-*
ning. Wichtig dabei ist ein gutes Schuhwerk mit weichen und ela-
stischen Sohlen zur Unterstützung der Abfederung der Wirbel-
säule. Der Aufenthalt in der frischen Luft und in der freien Natur
wirkt darüber hinaus anreizend auf den Kreislauf.

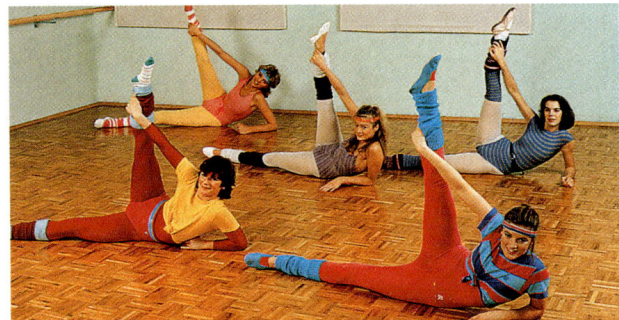

Gymnastik *fördert die Beweglichkeit des Körpers. Geschicklich-*
keit und Koordinationsfähigkeit werden verbessert. Insbesondere
werden die Skelettmuskeln so trainiert, dass der gesamte Stütz-
apparat des Körpers gekräftigt wird. Die Körperhaltung wird
dadurch verbessert. Gymnastik in der richtigen Form bewirkt
eine Verbesserung des körperlichen Wohlbefindens.

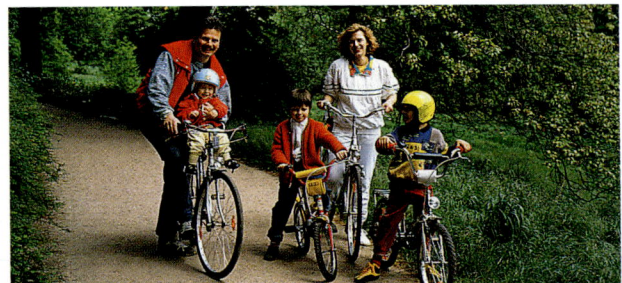

Radfahren *ist gesund! Durch die rhythmischen Bewegungen wird*
der gesamte Körper trainiert. Radwandern abseits von großen
Verkehrsstraßen bringt Spaß und Freude für die ganze Familie.
Lediglich lange Bergstrecken belasten die Beinmuskeln über-
mäßig und führen auch leicht zu einer (statischen) Pressatmung.

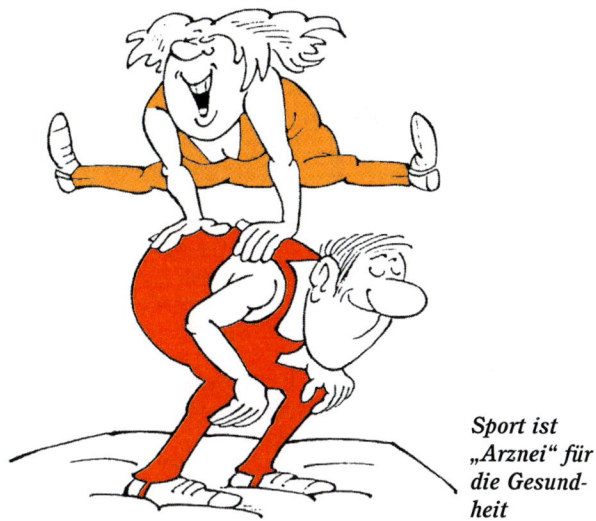

Sport ist „Arznei" für die Gesundheit

Trainingseffekt zu erreichen. Die Muskeln müssen ständig in Bewegung sein. Die Leistung sollte mindestens 50 % der Maximalbelastung betragen. Die Pulszahl darf dabei nicht höher als 180 minus Lebensalter sein. Bei einem 40-Jährigen wären dies höchstens 140 Pulsschläge pro Minute.

Regelmäßige körperliche Belastung ab dem 40. Lebensjahr oder bei Vorliegen einer Herz-Kreislauf-Erkrankung sollte allerdings erst nach einer vorangegangenen ärztlichen Untersuchung aufgenommen werden.

2.2.7 Stress

Stress ist ein Risikofaktor für die Gesundheit

Im Sprachgebrauch des Alltags ist Stress ein gebräuchlicher Begriff. „Stress" leitet sich vom Englischen ab und bedeutet „Beanspruchung". Ganz allgemein versteht man darunter den Zwang zur Anspannung aller Kräfte, der allmählich zu Überbeanspruchung führt und damit auch Gesundheitsschädigungen verursachen kann.

Stress ist keine Erscheinung der modernen Zeit, sondern ein Bestandteil des Lebens. In gewisser Hinsicht ist Stress sogar lebensnotwendig.

In Gefahrensituationen werden durch Stress alle verfügbaren Kraftreserven mobilisiert. Diese Stressreaktion läuft unwillkürlich ab.

Stress ist eine Alarmreaktion des Körpers in Notsituationen. Durch eine kurzfristige Überbeanspruchung der Körperkräfte können sie gemeistert werden. Hält die Belastung dagegen längere Zeit an, so muss der Organismus eine ständige Höchstleistung erbringen. Der Stoffwechsel läuft auf Hochtouren.

Mit der Dauer kommt es zu Erschöpfungszuständen, wenn dem Körper Erholungspausen fehlen. Organische Gesundheitsschäden infolge Stress entstehen. Unter Stress versteht man somit die **Reaktion des Körpers auf Stressfaktoren oder auf Stressoren.**

Zusammenfassend kann man sagen, dass Stress unter gegebenen Umständen für den Körper nützlich (= Eustress) oder schädlich (= Disstress) sein kann.

Das Beispiel des körperlichen Trainings soll dies verdeutlichen: Ein angemessenes Training führt zu einer echten Leistungssteigerung des Körpers. Wenn dieses körperliche Training aber eine ständige Überanstrengung bedeutet, so können mit der Zeit organische Erkrankungen auftreten. Wenn man heute von Stress redet, so ist damit meist Disstress gemeint. In der zivilisierten menschlichen Gesellschaft gibt es viele Stressoren die einen solchen Distress auslösen. Berufliche Überanstrengung und Leistungsdruck, das Überbeanspruchtsein im Straßenverkehr, Lärm, Angst und Hetze erzeugen ständige Stressreaktionen. Aber auch das mitmenschliche Zusammenleben kann Stressoren beinhalten. So ist bekannt, dass eingeengte Wohnverhältnisse, wie z. B. in „Hochhaussilos", bei den Bewohnern leicht zu Aggressionen gegenüber dem Wohnungsnachbarn führen können.

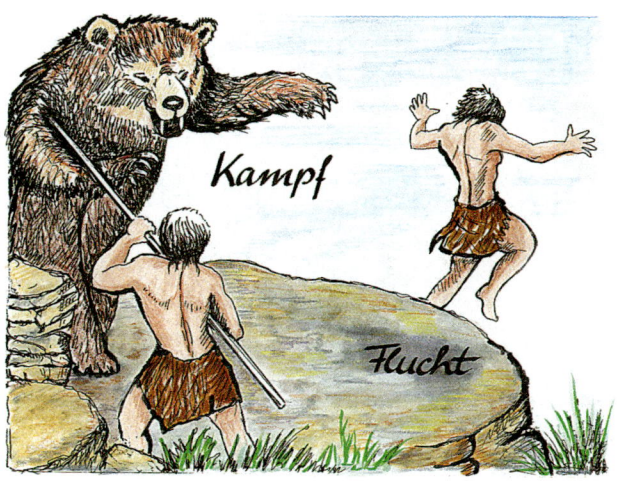

Stress in der Frühzeit des Menschen

Die Stressreaktion bei kurzfristigem Stress versetzt den Körper in höchste Alarmbereitschaft

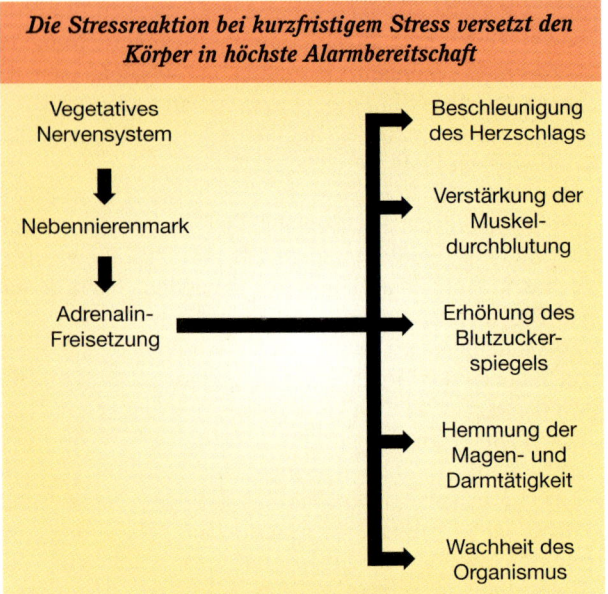

Vegetatives Nervensystem

↓

Nebennierenmark

↓

Adrenalin-Freisetzung

- Beschleunigung des Herzschlags
- Verstärkung der Muskeldurchblutung
- Erhöhung des Blutzuckerspiegels
- Hemmung der Magen- und Darmtätigkeit
- Wachheit des Organismus

Andauernder Stress führt zu einer ständigen Überanstrengung des Organismus

Hypophyse → ACTH* → Nebennierenrinde → Cortisol-Freisetzung → Anregung des Stoffwechsels

*ACTH = Adrenocorticotropes Hormon: auf die Nebenniere wirkendes Hormon

Seelische Belastungen als psychosoziale Stressoren

Stress in Zahlen	Stresspunkte
Ein Elternteil stirbt	100
Die Eltern lassen sich scheiden	73
Ein Familienangehöriger stirbt	63
Ein Elternteil heiratet wieder	50
Ein Elternteil wird arbeitslos	47
Die Mutter wird schwanger	40
Schwierigkeiten in der Schule	39
Neue Lehrer oder neue Klasse	39
Umzug	26
Verlust eines Haustieres	25
Neue Freunde	18
Geburtstagsfeier	12

Stress

Stressoren

Physikalisch-chemische Stressoren
- Lärm
- Hitze
- Kälte
- körperliche Erschöpfung
- Riechstoffe

Mentale Stressoren
- geistige Überforderung
- geistige Unterforderung
- fehlende Eignung und Kompetenz

Psychische Stressoren
- Konflikte mit Mitmenschen
- Konkurrenz
- Angst
- Enttäuschungen
- fehlende Unterstützungen

Soziale Stressoren
- schlechtes Betriebsklima
- familiäre Probleme
- häufig wechselnde Mitarbeiter
- beengte Wohnverhältnisse

Stressreaktionen

Kognitive Reaktionen (geistig-gedankliche Vorgänge)
- Einschränkung der Wahrnehmung
- Leere im Kopf (blackout)
- Konzentrationsmangel
- Denkblockaden

Emotionale Reaktionen (Gefühle und Befindlichkeiten)
- Nervosität
- Panik
- Verunsicherung
- Gefühlsstau
- Wut
- Ärger
- Gereiztheit

Vegetativ-hormonelle Reaktionen (Vegetatives Nervensystem und Stresshormone)
- Herzklopfen/Herzstiche
- Erröten
- Schwitzen
- schnelles Atmen
- hoher Blutdruck (Adern treten hervor)
- Tränen
- weiche Knie
- trockener Mund
- flaues Gefühl in der Magengegend

Muskuläre Reaktionen (Skelettmuskeln)
- verzerrtes Gesicht
- Zähneknirschen
- Zittern
- Zuckungen
- Rückenschmerzen
- Spannungskopfschmerz
- Stottern

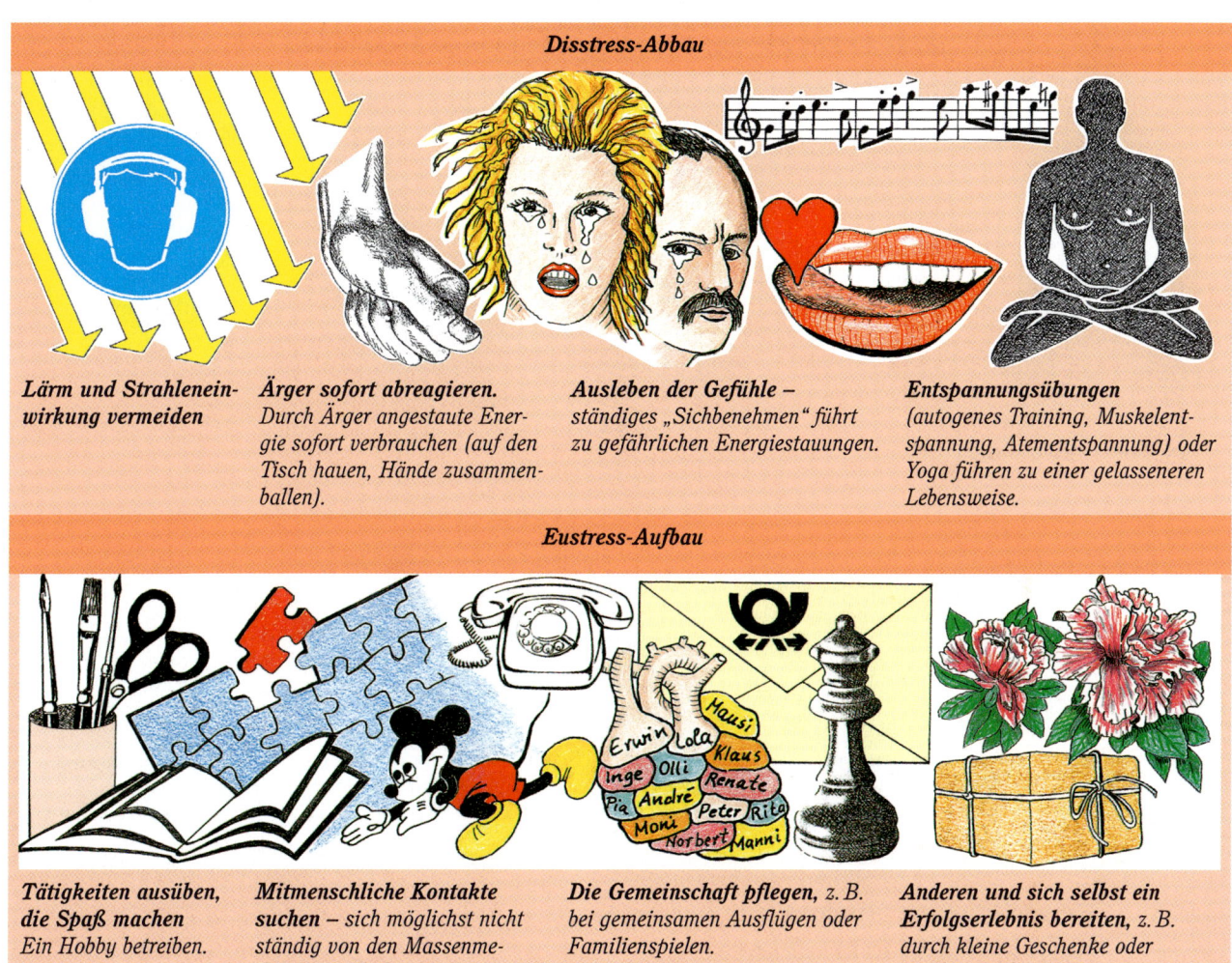

Disstress-Abbau

Lärm und Strahleneinwirkung vermeiden

Ärger sofort abreagieren. Durch Ärger angestaute Energie sofort verbrauchen (auf den Tisch hauen, Hände zusammenballen).

Ausleben der Gefühle – ständiges „Sichbenehmen" führt zu gefährlichen Energiestauungen.

Entspannungsübungen (autogenes Training, Muskelentspannung, Atementspannung) oder Yoga führen zu einer gelasseneren Lebensweise.

Eustress-Aufbau

Tätigkeiten ausüben, die Spaß machen Ein Hobby betreiben.

Mitmenschliche Kontakte suchen – sich möglichst nicht ständig von den Massenmedien berieseln lassen.

Die Gemeinschaft pflegen, z. B. bei gemeinsamen Ausflügen oder Familienspielen.

Anderen und sich selbst ein Erfolgserlebnis bereiten, z. B. durch kleine Geschenke oder anerkennende Worte.

Anders als der Steinzeitjäger können wir Menschen heute Stress nicht mit „Angriff" oder „Flucht" entgegentreten. Vielmehr stauen sich Konflikte an. Sie können mit Rücksicht auf menschliche Verhaltensnormen nicht offen ausgetragen werden und schlummern im Unterbewusstsein. Es stellen sich Angstzustände ein. Der Stress beginnt, die Stressoren schädigen den Organismus.

Die Bewältigung von Stress

Zu viel Stress kann krank machen, zu wenig Stress ebenfalls. So hat man bei Pensionären und bei Rentnern beobachtet, dass diese oft kurze Zeit nach Eintritt in den Ruhestand regelrechte körperliche Zusammenbrüche erleiden. Eigentlich hätte man erwartet, dass der Ruhestand ihrer Gesundheit wohl tun würde. Durch den Wegfall des beruflichen Stresses sollte ihnen mehr Erholung und Freizeit möglich sein. Doch die Ruheständler fühlen sich unnütz, z. T. sogar überflüssig. Es fehlt ihnen der Antrieb, der früher im Beruf häufig als Stress empfunden wurde.

Es kommt darauf an, dass Stress im Leben nicht überhand nimmt. Jeder Mensch muss lernen, seine persönlich verkraftbare Stressmenge richtig zu dosieren.

Ratschläge zur Stressbewältigung

Es muss versucht werden, Disstress abzubauen und Eustress zu suchen.

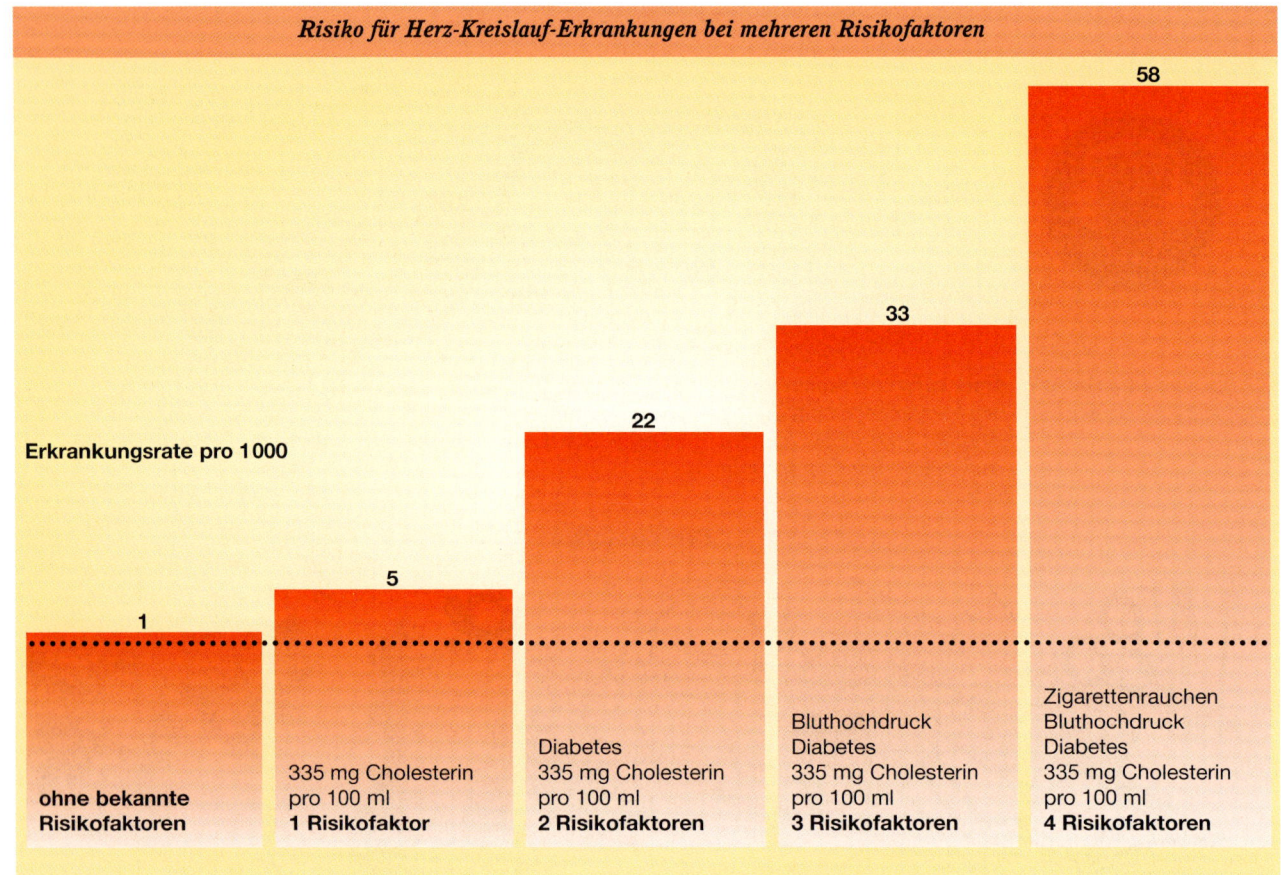

Risiko für Herz-Kreislauf-Erkrankungen bei mehreren Risikofaktoren

Erkrankungsrate pro 1000

| 1 | 5 | 22 | 33 | 58 |

ohne bekannte Risikofaktoren

335 mg Cholesterin pro 100 ml
1 Risikofaktor

Diabetes
335 mg Cholesterin pro 100 ml
2 Risikofaktoren

Bluthochdruck
Diabetes
335 mg Cholesterin pro 100 ml
3 Risikofaktoren

Zigarettenrauchen
Bluthochdruck
Diabetes
335 mg Cholesterin pro 100 ml
4 Risikofaktoren

2.2.8 Bewertung von Risiken für Herz-Kreislauf-Erkrankungen

Ein einzelner Risikofaktor wird nur ganz selten zum Auslöser einer Arteriosklerose oder eines Infarkts. Man unterscheidet Risikofaktoren erster Ordnung und zweiter Ordnung.

Zu den Ersteren zählen die gefährlicheren Faktoren wie Rauchen, hohe Werte an Blutcholesterin und Blutzucker sowie hoher Blutdruck. Treffen mehrere Risikofaktoren zusammen, so erhöht sich die Gefahr einer Erkrankung des Herz-Kreislauf-Systems um ein Vielfaches.

Die Erkrankungsrate bei einem Cholesteringehalt von 335 mg/100 ml beträgt z. B. 5 pro 1000 Personen. Kommt ein zweiter Risikofaktor (Diabetes) hinzu, so steigt die Rate nicht etwa um das Doppelte an, sondern gleich um über das Vierfache: auf 22 pro 1000 Perso-

nen. Bei gleichzeitigem Vorliegen von vier Risikofaktoren (z. B. Cholesteringehalt, Diabetes, hoher Blutdruck, Zigarettenrauchen) steigt die Rate auf 58 pro 1000 Personen an. Das Risiko nimmt also mit zunehmender Anzahl von Risikofaktoren nicht geradlinig, sondern sprunghaft (exponentiell) zu. Dies gilt auch für andere Risikofaktoren wie Übergewicht und Bluthochdruck. So nimmt die Sterblichkeit bei Männern mit 25 bis 35 % Übergewicht 20 % gegenüber Normalgewichtigen zu. Kommt neben dem Übergewicht zusätzlich noch hoher Blutdruck hinzu, so erhöht sich die Sterblichkeit auf 200 %.

Menschen, die bereits mit einem Risikofaktor behaftet sind, sollten daher unter allen Umständen weitere Risiken vermeiden. Z. B. sollte ein Diabetiker oder Bluthochdruckkranker seine Gesundheit nicht noch durch weitere Risikofaktoren, wie Übergewicht, Rauchen oder falsche Ernährung (Cholesterin), gefährden.

Risikofaktoren des Herzinfarkts: Wie stark bin ich gefährdet?

	0	**1**	**2**			**10**
Raucher	Nie-Raucher	Ex-Raucher oder Zigarre oder Pfeife (nicht inhalieren) **1**	weniger als 10 Zigaretten	10–20 Zigaretten **8**	21–30 Zigaretten **9**	31–40 Zigaretten **10**
Blut-cholesterin (in mg %)	unter 180 **0**	181–200 **1**	201–220 **2**	221–249 **7**	250–280 **9**	281–300 **10**
Oberer Blutdruckwert (in mm Hg) (= systolisch)	110–119 **0**	120–130 **1**	131–140 **2**	141–160 **6**	161–180 **9**	180 und mehr **10**
Blutzucker (in mg %)	nüchtern unter 80 **0**	Zuckerkranke in der Familie **1**	nüchtern 100, 1 Std. nach Mahlzeit 130 **2**	nüchtern 120, 1 Std. nach Mahlzeit 160 **5**	behandlungsbedürftige Zuckerkrankheit **6**	schlecht eingestellte Zuckerkrankheit **10**
Vererbung	keine atheroskler. Herzkrankheiten in der Familie **0**	ein Elternteil **über** 60 mit atheroskler. Herzkrankheit **1**	beide Eltern **über** 60 mit atheroskler. Herzkrankheit **2**	ein Elternteil **unter** 60 mit atheroskler. Herzkrankheit **3**	beide Eltern **unter** 60 mit atheroskler. Herzkrankheit **7**	Eltern und Geschwister der Eltern unter 60 mit atherosklerotischer Herzkrankheit **8**
Körper-gewicht	mehr als 5 kg unter Normalgewicht **0**	± 5 kg Normalgewicht **1**	6–10 kg Übergewicht **2**	11–19 kg Übergewicht **3**	20–25 kg Übergewicht **7**	26 kg und mehr Übergewicht **8**
Körperliches Training	intensive berufliche und sportliche Bewegung **0**	mäßige berufliche und sportliche Bewegung **1**	sitzende Arbeitsweise und intensiver Sport **2**	sitzende Arbeitsweise und mäßiger Sport **3**	sitzende Arbeitsweise und wenig Sport **4**	körperliche Inaktivität **6**
Geschlecht und Alter	weiblich unter 40 **0**	weiblich 40–50 **0**	**weiblich** nach den Wechseljahren **2**	jüngere Frauen mit entfernten Eierstöcken **3**	Geschwister mit Herzinfarkt **5**	Frauen mit Zuckerkrankheit **6**
	männlich und weiblich 20–30 **0**	männlich 31–40 **1**	männlich 41–45 **2**	männlich 46–50 **3**	männlich 51–60 **4**	männlich 61–70 und darüber **6**

„Risiko" – ein Test zum Thema: Risiko des Herzinfarkts

Eine Gruppe von Ärzten hat den obigen Test entwickelt, mit dem jeder selbst feststellen kann, ob er ein Kandidat für den Herzinfarkt ist oder nicht. Selbstverständlich ist dieser Test kein Ersatz für die Untersuchung durch den Arzt. Auch sind in dem Test die weniger wichtigen Risikofaktoren nicht berücksichtigt.

Verfahrensweise:

Jedes Feld des Testes stellt einen bestimmten Grad der Infarktgefährdung dar. In jeder Reihe sind von links nach rechts ansteigende Werte genannt. Suchen Sie bei jedem Risikofaktor das für Sie zutreffende Kästchen und kreisen Sie die darin enthaltene Zahl ein. Nachdem Sie so alle 9 Reihen durchgegangen sind, zählen Sie die eingekreisten Zahlen zusammen. Anhand der Summe können Sie Ihr Risiko abschätzen:

1 – 8 Punkte: bei jährlichen Nachuntersuchungen mit gleicher Punktzahl praktisch vor Infarkt geschützt (gilt nur, wenn Punktzahl aus den ersten drei Kolonnen – senkrecht – stammt)

9 – 17 Punkte: kein erhöhtes Risiko (gilt nur, wenn Punktzahl aus den ersten drei Kolonnen – senkrecht – stammt)

18 – 40 Punkte: mäßig erhöhtes Risiko

41 – 59 Punkte: höchste Zeit, den Arzt regelmäßig zu konsultieren

60 – 67 Punkte: erheblich erhöhtes Risiko

68 Punkte: maximale Gefährdung

Dieser „Test" will Ihnen bewusst machen, dass Sie oder Ihre Angehörigen einiges unternehmen können, um das Infarktrisiko möglichst klein zu halten.

2.3 Diabetes mellitus – Zuckerkrankheit

Diabetes mellitus bedeutet wörtlich „honigsüßes Hindurchfließen". Damit wird gleichzeitig das Hauptmerkmal dieser Krankheit beschrieben: die Ausscheidung von Zucker (Traubenzucker oder Glucose) mit dem Harn.

Die Zuckerkrankheit war früher eine ausgesprochen seltene Krankheit. In jüngster Zeit, insbesondere in den Zivilisationsländern, hat diese Krankheit immer mehr zugenommen. Der Anteil der Diabetiker (Zuckerkranke) beträgt etwa 5 % der Bevölkerung.

Diabetes mellitus tut nicht weh. Deshalb ist die Zahl derer, die (noch) nicht wissen, dass sie zuckerkrank sind, erschreckend hoch. Dieser unbekannte **latente Diabetes mellitus** müsste ebenso wie ein erkannter **manifester Diabetes mellitus** ärztlich überwacht werden.

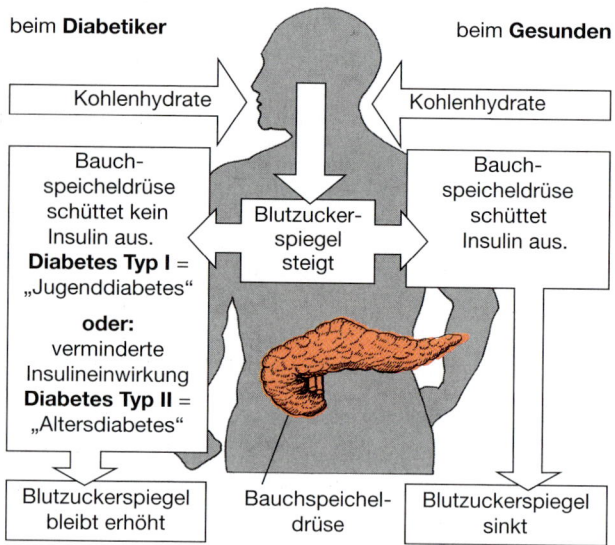

beim **Diabetiker**

Kohlenhydrate

beim **Gesunden**

Kohlenhydrate

Bauchspeicheldrüse schüttet kein Insulin aus.
Diabetes Typ I = „Jugenddiabetes"

oder:
verminderte Insulineinwirkung
Diabetes Typ II = „Altersdiabetes"

Blutzuckerspiegel steigt

Bauchspeicheldrüse schüttet Insulin aus.

Blutzuckerspiegel bleibt erhöht

Bauchspeicheldrüse

Blutzuckerspiegel sinkt

2.3.1 Entstehung der Zuckerkrankheit

Die Zuckerkrankheit ist eine Stoffwechselstörung. Traubenzucker (Glucose) reichert sich im Blut an und wird über die Nieren mit dem Urin ausgeschieden.

Die Zuckerkonzentration im Blut beträgt nüchtern normalerweise beim Gesunden immer zwischen 80 und 120

Der Patient lässt Harn wie ein brünstiger Elefant. Der Harn des Kranken heißt Honigharn oder Zuckerharn, schmeckt süß und lockt Ameisen und Insekten an.

Krankheitsbeschreibung eines Zuckerkranken
Aus einer 1 500 Jahre alten medizinischen Schrift

mg pro 100 ml Blut. Beim Diabetiker ist diese Blutzuckerregulation gestört.

Die Hormone **Insulin** und **Glukagon** haben einen wesentlichen Anteil bei der Blutzuckerregulation.

Die Einhaltung des Normbereichs der Blutzuckerkonzentration ist Voraussetzung für eine gesunde Funktionsweise des Organismus. Überschüssiger Traubenzucker lagert sich an Körpereiweißstoffe an und schädigt dabei deren Struktur.

Diese „Verzuckerung" bewirkt vielfältige Einschränkungen von Körperfunktionen. Die Schädigung von weißen Blutkörperchen hat eine Schwächung des Immunsystems zur Folge. Die Veränderung der Hauteiweißstruktur Kollagen bewirkt eine schnellere Alterung der Haut.

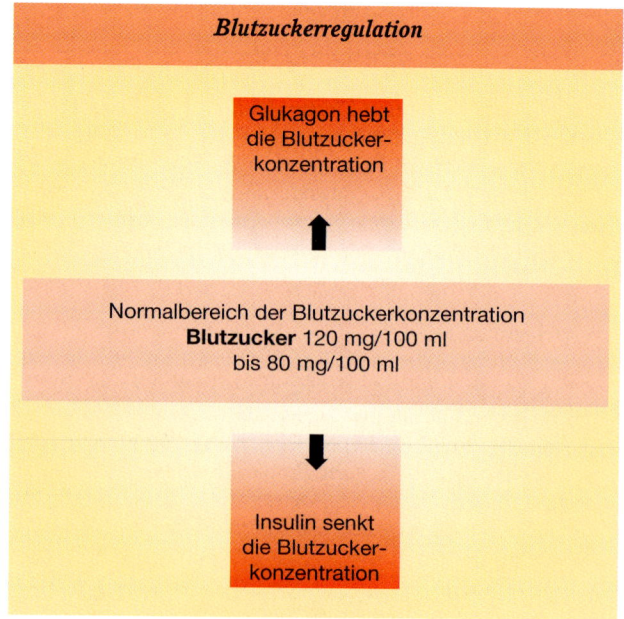

Blutzuckerregulation

Glukagon hebt die Blutzuckerkonzentration

Normalbereich der Blutzuckerkonzentration
Blutzucker 120 mg/100 ml
bis 80 mg/100 ml

Insulin senkt die Blutzuckerkonzentration

Bedeutung der Blutzuckerkonzentration

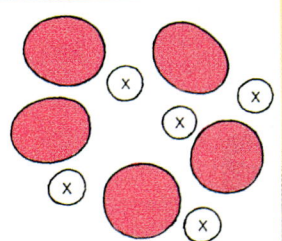 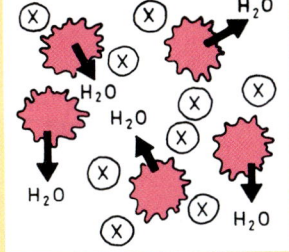

Normale Blutzuckerkonzentration (80 bis 120 mg pro 100 ml Blut). Die osmotische Konzentration ist ausgewogen.

Erhöhte Blutzuckerkonzentration (über 180 mg pro 100 ml Blut). Die osmotische Konzentration ist erhöht: Schrumpfung der roten Blutkörperchen und anderer Blutzellen führt zu Funktionsstörungen des Organismus.
Die roten Blutkörperchen nehmen eine „Stechapfelform" an.

 Glukosemoleküle
■ rote Blutkörperchen

Langerhans'sche Insel der Bauchspeicheldrüse

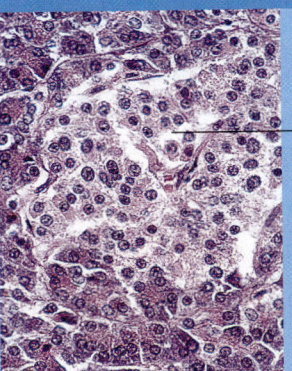

—— Langerhans'sche Inseln

Zellen, die wie eine Insel im Bauchspeicheldrüsengewebe liegen, bilden die Hormone Insulin und Glukagon. Nach dem Arzt Langerhans heißen sie Langerhans'sche Inseln.

Die Hormone Insulin und Glukagon werden in der Bauchspeicheldrüse, dem Pankreas, gebildet. Die hormonbildenden Zellen liegen wie Inseln in der Bauchspeichseldrüse und werden als Langerhans'sche Inseln bezeichnet. Insulin wird von den B-Zellen, Glukagon von den A-Zellen der Inselzellen gebildet.

Die übrigen Zellen der Bauchspeicheldrüse bilden Verdauungsenzyme, die die Verdauung im Dünndarm bewirken.

Der Blutzucker steigt nach einer kohlenhydratreichen Mahlzeit (Teigwaren, Brot, Kartoffeln) stets an. Die Kohlenhydrate werden durch die Verdauungssäfte im Dünndarm in Traubenzucker (Glucose) zerlegt, welcher dann vom Blut aufgenommen wird. Die Blutzuckerwerte steigen. Dies führt normalerweise zur Ausschüttung von Insulin. Es bewirkt u. a., dass der Traubenzucker schnell vom Blut in die Körperzellen gelangt, wo er entweder zur Energiegewinnung verwendet wird oder zu unlöslichem Glykogen (= tierische Stärke) umgewandelt wird. Dadurch pendelt sich der Blutzucker wieder auf Normalwerte ein. Fehlt hingegen Insulin oder ist Insulin nicht in ausreichender Menge vorhanden, so unterbleibt die blutzuckersenkende Regulierung. Die Körperzellen „hungern", da ihnen trotz hoher Blutzuckerwerte kein Traubenzucker zugänglich ist. Die Zuckerkrankheit beginnt. Die Funktion des Glukagons ist der des Insulins entgegengesetzt. Glukagon bewirkt, z. B. durch Abbau von Glykogen zu Glucose, eine Anhebung der Blutzuckerkonzentration. Die Aufgaben des Glukagons können auch von einer Reihe anderer Körperstoffe übernommen werden, die des Insulins dagegen nicht. **Insulin ist lebensnotwendig.**

Man unterscheidet zwei Diabetes-Typen: Diabetes Typ I und Diabetes Typ II. **Diabetes Typ I** beruht auf einem Insulinmangel. Er tritt meist bei Kindern und Jugendlichen auf und wurde deshalb früher auch als Jugenddiabetes bezeichnet. **Diabetes Typ II** ist gekennzeichnet durch einen relativen Insulinmangel und tritt meist nach dem vierzigsten Lebensjahr auf. Er wurde früher als Erwachsenen- oder Altersdiabetes bezeichnet.

Diabetes Typ II wird in Typ II A und in Typ II B unterschieden. Die Typ-II-A-Diabetiker sind normalgewichtig. Die Insulinausschüttung ist verringert. Die übergewichtigen Typ-II-B-Diabetiker machen über 90 % der Erwachsenendiabetiker aus. Bei ihnen wird zwar Insulin in ausreichender Menge gebildet, zu Beginn der Erkrankung sogar viel mehr als unter normalen Verhältnissen. Aber das Insulin kann die Blutzuckerkonzentration nicht mehr ausreichend senken. Das Hormon Insulin hat seine Schlüsselfunktion, die Öffnung von Zellen des Muskel- und Fettgewebes, verloren. Man spricht von einer Insulinresistenz. So kann Traubenzucker nicht mehr aus dem Blut in die Körperzellen eingeschleust werden. Der Blutzuckerspiegel bleibt dauerhaft erhöht, trotz ausreichender Insulinausschüttung. Allmählich kommt es jedoch zu einer Erschöpfung der Insulin produzierenden Bauchspeicheldrüsenzellen. Ein relativer Insulinmangel stellt sich ein.

45

Beschwerden bei Beginn der Diabetes

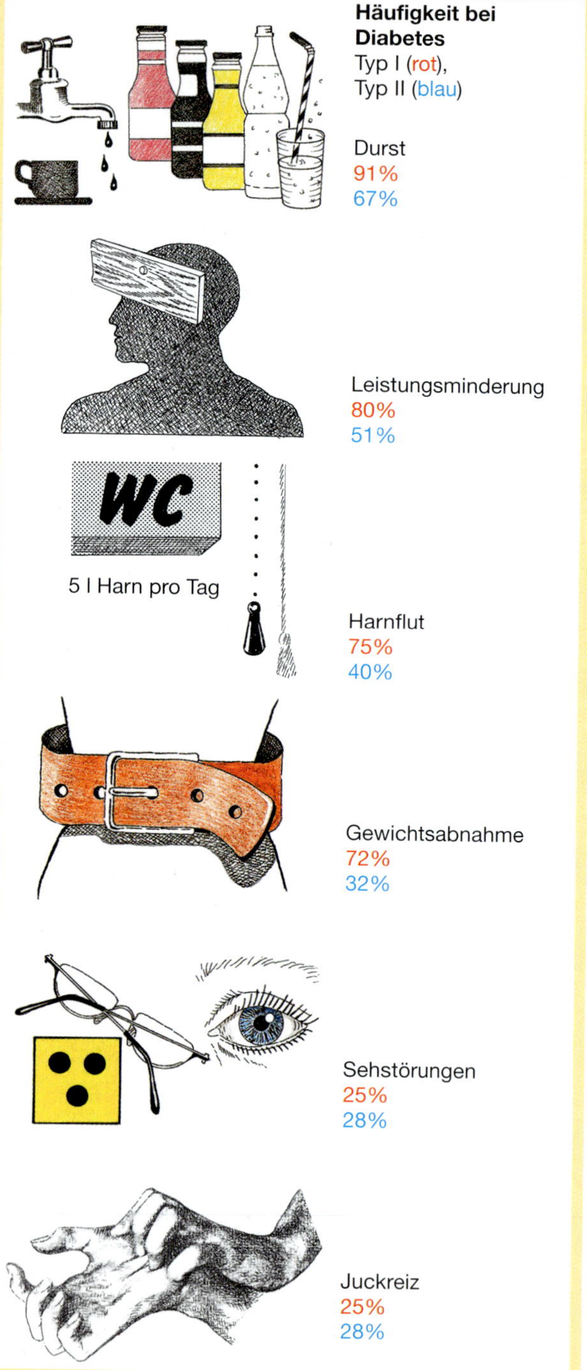

Häufigkeit bei Diabetes
Typ I (rot),
Typ II (blau)

Durst
91%
67%

Leistungsminderung
80%
51%

5 l Harn pro Tag

Harnflut
75%
40%

Gewichtsabnahme
72%
32%

Sehstörungen
25%
28%

Juckreiz
25%
28%

Früherkennung von Diabetes

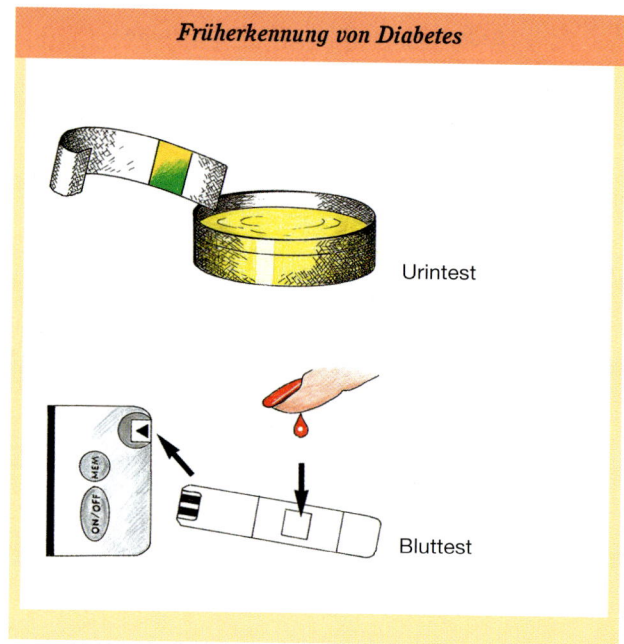

Urintest

Bluttest

2.3.2 Krankheitsverlauf der Zuckerkrankheit

Frühe Krankheitsanzeichen
Der Beginn der Krankheit ist meist unauffällig. Körperliche Abgeschlagenheit und Müdigkeit, ständiger Durst, Juckreiz und Ausschläge, insbesondere an den Geschlechtsorganen, schlecht heilende Wunden und häufiges Wasserlassen – auch nachts – bewegen den Patienten, zum Arzt zu gehen. Blut- und Harnuntersuchungen auf Traubenzucker bestätigen die Diagnose „Diabetes mellitus".

Ernste Krankheitserscheinungen
Wird Diabetes mellitus unzureichend ärztlich versorgt, kommt es zu einem starken Blutzuckeranstieg auf Werte von 200 bis zu 500 mg Glucose pro 100 ml Blut. Infolge des Insulinmangels kann der Organismus nicht mehr Glucose zur Energiegewinnung verwenden. Der Energiebedarf wird dann durch den Abbau von Fett gedeckt. Die Stoffe des Fettabbaus reichern sich im Blut an: **Acetessigsäure** und β-**Oxybuttersäure,** so genannte **Ketokörper.** Das Blut wird übersäuert, man spricht von einer **Ketoacidose.** Die Acetessigsäure spaltet

Aceton ab, das mit dem Urin ausgeschieden wird (= **Acetonurie** oder allg. **Ketonurie)**. Diese Stoffwechselprodukte sind für den Organismus giftig und können zum **diabetischen Koma** führen. Die Symptome sind Erbrechen, Erniedrigung des Blutdrucks, in schlimmen Fällen Bewusstlosigkeit. Der Atem erinnert an den Geruch überreifer Früchte. Eine sofortige Einweisung in ein Krankenhaus ist unumgänglich, da dieser Zustand unbehandelt zum Tode führt.

Eine weitere ernste Komplikation ist die Unterzuckerung des Blutes im so genannten **hypoglykämischen Schock**. Im Blut ist dann zu wenig Glucose vorhanden. Hierzu kann es kommen, wenn sich ein Diabetiker – relativ gesehen – zu hohe Insulinmengen verabreicht und anschließend zu wenig Nahrung zu sich nimmt oder sich körperlich überanstrengt und so zu viel Glucose verbraucht. Die relativ zu hohe Insulinmenge senkt den Blutzuckerspiegel stark unter 80 mg pro 100 ml ab. Die Anzeichen eines solchen hypoglykämischen Schocks sollte jeder Diabetiker kennen: Die Haut ist blass, schweißnass. Muskelzittern und Muskelkrämpfe können auftreten. Die Pupillen sind erweitert. Ein Zuckerstückchen oder Brot versorgt den Diabetiker rasch wieder mit Glucose. Bei Bewusstlosigkeit ist schnellstens eine intravenöse Injektion von Glucoselösung durch den Arzt zu verabreichen.

Spätfolgen

Bei einer unzureichenden Diabetes-Behandlung kommt es zu Gefäßschäden in Kapillaren und Arterien. Organe werden nicht mehr ausreichend durchblutet, sodass ausgeprägte Organschädigungen entstehen.

Netzhautschäden: Das Sehvermögen ist stark beeinträchtigt. Erblindung kann auftreten.

Nierenschäden: Die Nierenfunktion kann gestört sein, bis hin zu einem Nierenversagen.

Arteriosklerose: Blutgefäße können verkalken. Die Folgen können Hirn- und Herzinfarkte sein. Auch können die Beinarterien bis zum totalen Verschluss verkalken. Die nicht mehr durchbluteten Gliedmaßen werden brandig und sterben ab. Man spricht von einem Gangrän.

Wegen der Folgeschäden an den Blutgefäßen haben nicht behandelte oder schlecht eingestellte Diabetiker eine verringerte Lebenserwartung (etwa um 1/3 verkürzt). Eine weitere Begleiterscheinung der Zuckerkrankheit ist die **herabgesetzte Resistenz** gegenüber Infektionen.

2.3.3 Ursachen der Zuckerkrankheit

Diabetes Typ I entsteht häufig nach einer Entzündung der Langerhans'schen Inseln der Bauchspeicheldrüse. Viruserkrankungen, wie Mumps, Röteln, Masern, oder Umweltgifte (z. B. Nitrosamine) werden als Ursache für eine Entzündung der Insulin bildenden Zellen angesehen, sodass diese kein Insulin mehr freisetzen. Auch Störungen im körpereigenen Abwehrsystem (Immunsystem) erhöhen die Bereitschaft, an Diabetes zu erkranken. Es werden vom Organismus Antikörper gebildet, die die eigenen Insulin bildenden Zellen zerstören. Diese Antikörper, so genannte ICA (**I**nsulin**z**ell**a**nti**k**örper) können im Blut nachgewiesen werden. Erbanlagen spielen hier nur eine geringe Rolle.

Diabetes Typ II ist zum großen Teil erblich bedingt. Dies bedeutet nicht, dass die Krankheit von den Eltern auf die Kinder vererbt wird. Vielmehr wird lediglich die Veranlagung hierzu vererbt. Übergewicht begünstigt das Auftreten der Krankheit. Fettzellen benötigen viel Insulin, damit Zucker aufgenommen und verarbeitet werden kann. Das bedeutet für die Bauchspeicheldrüse eine erheblich höhere Produktion von Insulin. Dieses Mehr führt allmählich zu einer Erschöpfung der Insulin bildenden Zellen. Die vorhandene Insulinmenge reicht für die Blutzuckerregulation nicht mehr aus, insbesondere wenn Risikofaktoren wie Bewegungsmangel oder Störungen im Fettstoffwechsel (Cholesterin, Triglyceride) hinzukommen. Ebenfalls können Dauerstress, Unfälle, Operationen oder Medikamente wie Kortison, Entwässerungsmittel oder die „Pille" einen Diabetes bei vorhandener Erbanlage auslösen.

2.3.4 Behandlung der Zuckerkrankheit

Der **Diabetiker Typ I** ist ganz auf die regelmäßige **Zufuhr von Insulin** angewiesen. Insulin wird aus der Bauchspeicheldrüse von Schlachttieren gewonnen. Es ersetzt das fehlende körpereigene Hormon und kann nur mittels einer Spritze (Injektion) unter die Haut oder in die Muskulatur in den Körper eingebracht werden. Insulin kann nicht in Tablettenform oder als Saft geschluckt werden. Da es eiweißhaltig ist, würden die

Verdauungsenzyme des Magens und des Dünndarms Insulin regelrecht „verdauen". Herkömmliches Insulin (Altinsulin) hat nur eine Wirkungsdauer von sechs Stunden. Heute verfügt man über Langzeitinsuline, so genannte Depot-Insuline, die nach der Injektion ihre Wirksubstanzen über 24 Stunden verteilt freisetzen. Für jeden Diabetiker versucht man ein geeignetes Insulin zu finden, das dem individuellen Blutzuckerspiegel angepasst ist und das Spitzen im Blutzuckerspiegel verhindert. Oft ist dieses Insulin ein Kombinationspräparat von Alt- und Depot-Insulin.

Da das Insulin aus Schlachttieren manchmal Allergien verursacht, wird heute gentechnisch mithilfe von Bakterien so genanntes Humaninsulin hergestellt. Dieses Insulin entspricht in seinem Aufbau dem des „echten" menschlichen Insulins.

Die Diabetes gerechte Ernährung:

1. energetisch gerechte Nahrungsmittelaufnahme,
2. täglich sechs bis sieben kleinere Mahlzeiten,
3. keine schnell verdauliche Kohlenhydrate, wie z. B. Zucker.

Der Energiegehalt der Nahrungsmittel sollte individuell angepasst sein. Der Normalgewichtige erhält eine normale Kost, der Untergewichtige eine energiereiche Kost und der Übergewichtige eine Reduktionskost.

Die tägliche Gesamtenergiezufuhr sollte jedoch nicht weniger als 4 200 – 5 000 kJ (1 000 – 1 200 kcal) betragen. Eine Diabetesdiät bedeutet nicht die Abkehr vom guten Essen, sondern die Hinwendung zu einer gesunden Kost, wie sie zur Ernährung der gesamten Familie empfohlen wird.

Ausgewogenes Nährstoffverhältnis für Diabetiker und Nichtdiabetiker
50 % Kohlenhydrate
15 – 20 % Eiweiß
30 – 35 % Fett

Die Kost soll abwechslungsreich und vollwertig sein mit vielen Vitaminen, Mineralstoffen und Ballaststoffen, wie sie z. B. in Obst, Gemüse und Vollkornprodukten enthalten sind.

Sechs bis sieben kleinere Mahlzeiten bewirken eine gleichmäßigere Nahrungsmittelaufnahme. Der Blutzuckerspiegel schwankt weniger stark und bleibt auf niedrigeren Werten. Gefährliche Spitzenwerte im Blutzuckerspiegel entstehen nicht.

Der Blutzuckergehalt wird nicht allein von der in der Mahlzeit enthaltenen Kohlenhydratmenge, sondern auch von der Art des Kohlenhydrats bestimmt. Trau-

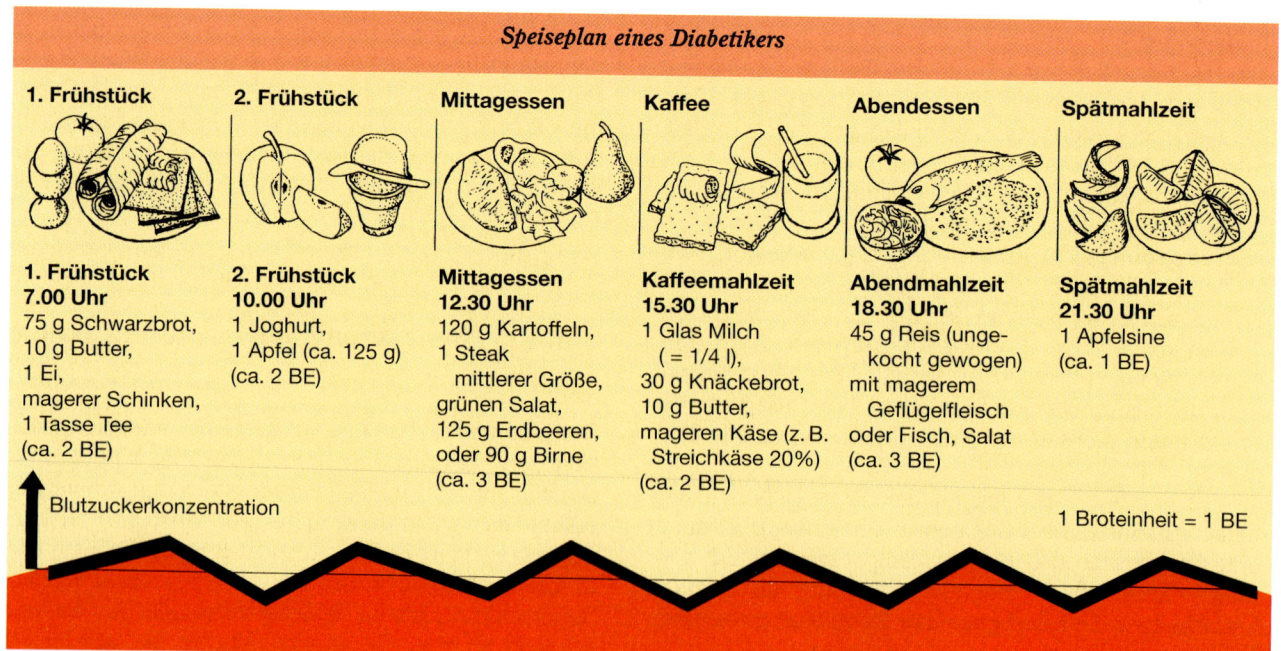

Speiseplan eines Diabetikers

1. Frühstück	2. Frühstück	Mittagessen	Kaffee	Abendessen	Spätmahlzeit
1. Frühstück 7.00 Uhr 75 g Schwarzbrot, 10 g Butter, 1 Ei, magerer Schinken, 1 Tasse Tee (ca. 2 BE)	**2. Frühstück 10.00 Uhr** 1 Joghurt, 1 Apfel (ca. 125 g) (ca. 2 BE)	**Mittagessen 12.30 Uhr** 120 g Kartoffeln, 1 Steak mittlerer Größe, grünen Salat, 125 g Erdbeeren, oder 90 g Birne (ca. 3 BE)	**Kaffeemahlzeit 15.30 Uhr** 1 Glas Milch (= 1/4 l), 30 g Knäckebrot, 10 g Butter, mageren Käse (z. B. Streichkäse 20%) (ca. 2 BE)	**Abendmahlzeit 18.30 Uhr** 45 g Reis (ungekocht gewogen) mit magerem Geflügelfleisch oder Fisch, Salat (ca. 3 BE)	**Spätmahlzeit 21.30 Uhr** 1 Apfelsine (ca. 1 BE)

Blutzuckerkonzentration

1 Broteinheit = 1 BE

benzucker (Glukose) gelangt besonders schnell vom Darm in die Blutbahn und kann, wenn in größeren Mengen gegessen, zu gefährlichen Blutzuckerspitzen führen. Vielfachzucker (Stärke) in Vollkornprodukten werden im Darm erst nach einiger Zeit verdaut und lassen den Blutzucker deshalb deutlich langsamer steigen. Kohlenhydrathaltige Lebensmittel werden deshalb entsprechend ihrer unterschiedlichen Wirkung auf den Blutzuckerspiegel in fünf Gruppen aufgeteilt:

- Brot
- Milch und Milchprodukte
- Kartoffeln, Teigwaren, Reis, Nudeln
- Gemüse (nur Rote Beete, Mais und Hülsenfrüchte enthalten blutzuckersteigernde Kohlenhydrate)
- Obst

Als Hilfsrechengröße für die Berechnung der Kohlenhydratmengen hat sich der Begriff Broteinheit (BE) eingebürgert. Eine BE entspricht 12 g verdaulichen Kohlenhydraten.

Dem Diabetiker ist nur der Austausch von BE innerhalb einer Gruppe gestattet. Beispiel: 1 Brötchen (40g) = 2 BE. Man kann es austauschen gegen 130 g Kartoffeln = 2 BE oder gegen 30 g Reis = 2 BE.

Das Süßen der Speisen kan durch kalorienfreie Süßstoffe wie z. B. Saccharin, Cyclamat und Aspartam erfolgen. Auch kalorienhaltige Fruktose oder Zuckeraustauschstoffe wie Sorbit und Xylit können zum Süßen verwendeet werden. Allerdings muss ihr Kalorienanteil im Ernährungsplan berücksichtigt werden.

Fette sollten beim Diabetiker auf maximal 35 % der Gesamtenergieaufnahme begrenzt sein. Spaltprodukte des Fettstoffwechsels begünstigen Ablagerungen in den Gefäßen und fördern so die Entstehung von Arteriosklerose oder bilden Harnsäure, die sich in den Gelenken und in der Niere ablagert und Gicht hervorrufen kann.

Behandlung von Diabetes Typ II

Die Behandlung erfolgt in verschiedenen Stufen:

1. **Diät**
   Durch die Reduzierung des Übergewichts auf Normalgewicht kann in vielen Fällen die Krankheit kuriert werden.

2. **Diät und Tabletten**
   Lässt sich durch Diät alleine die Zuckerkrankheit nicht befriedigend einstellen, so können so genannte orale Antidiabetika in Tablettenform verordnet werden. Diese Tabletten enthalten als Wirkstoff z. B. Sulfonylharnstoffe. Diese regen die „träge" Bauch-

speicheldrüse zu vermehrter Insulinproduktion an. Der relative Insulinmangel wird somit behoben.

3. **Insulin**
   Insulin ist erforderlich, wenn Diät und orale Antidiabetika nicht ausreichen.

Sportliche Aktivität ist für jeden Diabetiker ein absolutes Muss. Bewegungsmangel gilt als mit einer der Hauptgründe, warum immer mehr Menschen an Diabetes Typ II erkranken. Regelmäßige Bewegung kann den Insulinbedarf um bis zu 70 % senken.

Besonders geeignet sind ausgedehnte Spaziergänge, Radfahren, Schwimmen, Gymnastik, Tanzen. Aber auch Treppensteigen oder Gartenarbeiten sind ideal.

Insulin wurde erst 1922 entdeckt und 1931 erstmals klinisch angewendet.

Im Gegensatz zu früher hat heute ein Diabetiker durchaus die Chance, leistungsfähig zu sein und ein erfülltes Leben zu führen. Voraussetzung ist jedoch eine frühzeitige und richtige Behandlung.

Ziele der Diabetesbehandlung* *Wohlbefinden, Beschwerdefreiheit*	
Blutzucker	
nüchtern	80 – 120 mg/100 ml
nach den Mahlzeiten	80 – 160 mg/100 ml
Hämoglobin A1	
(roter Blutfarbstoff)	unter 8,5%
Zucker im Harn	0
Blutfette	
Serumcholesterin	maximal 200 mg/100 ml
HDL-Cholesterin	über 40 mg/100 ml
Triglyceride nüchtern	maximal 150 mg/100 ml
Körpergewicht	
Broca-Gewicht	Körpergröße in cm minus 100 in kg
Körpermassen-Index	19 – 25
Blutdruck	140/90 mm Hg oder weniger

* Deutscher Diabetiker Bund e.V.
Bundesgeschäftsstelle, Danziger Weg 1, 58511 Lüdenscheid

Fußpflege für Diabetiker

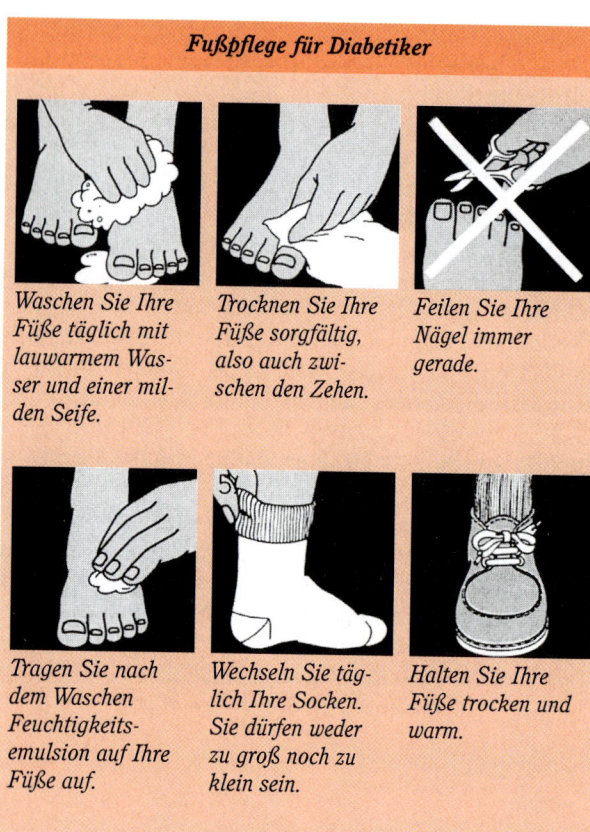

Waschen Sie Ihre Füße täglich mit lauwarmem Wasser und einer milden Seife.

Trocknen Sie Ihre Füße sorgfältig, also auch zwischen den Zehen.

Feilen Sie Ihre Nägel immer gerade.

Tragen Sie nach dem Waschen Feuchtigkeitsemulsion auf Ihre Füße auf.

Wechseln Sie täglich Ihre Socken. Sie dürfen weder zu groß noch zu klein sein.

Halten Sie Ihre Füße trocken und warm.

Diabetes

	Typ-I-Diabetes	Typ-II-Diabetes
Erkrankungsalter	Meistens unter 40 Jahre, in der Regel normalgewichtig	Meistens über 40 Jahre, in der Regel übergewichtig
Ursachen	Zerstörung der Insulin produzierenden Zellen in der Bauchspeicheldrüse, Insulinmangel	Insulinwirkung lässt nach, Übergewicht, zu wenig Bewegung
Therapie	Insulin	Gewicht reduzieren, Bewegung, Tabletten, Insulin
Zahl	Ca. 300 000 in Deutschland	Ca. 4,5 Millionen in Deutschland

2.3.5 Vorbeugung: Diabetes-Anzeichen

Da die Veranlagung zur Zuckerkrankheit in vielen Fällen angeboren ist, können bestimmte Krankheiten von Verwandten und eigene Erkrankungen darauf hinweisen, dass möglicherweise die Anlage hierzu vorhanden ist. Wenn die folgenden Diabetes-Indizien vorliegen, sollte vorsorglich regelmäßig auf Diabetes mellitus untersucht werden, denn nur eine Früherkennung gewährleistet, dass rechtzeitig, d.h., bevor eventuelle Folgeschäden auftreten, behandelt werden kann.
Die Früherkennung ist einfach. Teststreifen für eine Harnuntersuchung gibt es in jeder Apotheke. Der Arzt kann durch einen Bluttest den Zuckergehalt noch genauer überprüfen.

Diabetes-Anzeichen:
1. **Eltern, Großeltern, Geschwister oder die eigenen Kinder haben oder hatten Diabetes.** Die Wahrscheinlichkeit, zuckerkrank zu werden, beträgt bei anscheinend gesunden Vorfahren 2 bis 5 %. Wenn ein Elternteil zuckerkrank ist, beträgt die Wahrscheinlichkeit ca. 20 %, wenn beide Elternteile Diabetiker sind, steigt die Wahrscheinlichkeit stark an.
2. **Riesenkinder mit einem Geburtsgewicht von über 4 500 g in der Verwandtschaft.** Wenn ein Elternteil Diabetiker ist, so werden mit 30 % Wahrscheinlichkeit Riesenbabys geboren.
3. **Schlaganfälle, Bluthochdruck, Übergewicht, Gicht und Fettstoffwechselstörungen** sind weitere Diabetes-Anzeichen
4. **Ständiges Durstgefühl, vermehrte Harnmengen, stete Müdigkeit, Juckreiz, Anfälligkeit für Infektionskrankheiten** können frühe Krankheitsanzeichen sein.

Drogen und Rauschmittel

Drogen sind Stoffe, die Menschen einnehmen in der Absicht oder Hoffnung, damit ihre Stimmung und ihr Wohlbefinden zu verbessern. Alle Drogen wirken auf das Zentralnervensystem. Manche haben eine beruhigende oder betäubende Wirkung. Andere regen an (Aufputschmittel) oder rufen Sinnestäuschungen (Halluzinationen) hervor. Durch übermäßigen Konsum (Missbrauch) können sie zum Gift werden und zur Abhängigkeit (Sucht) führen. Der Drogenkonsument hat sich aufgegeben, die Droge beherrscht sein Leben und ein Leben ohne Droge ist ihm nicht mehr vorstellbar.

Vier Merkmale charakterisieren die **Sucht:**
• Zwang der Drogeneinnahme;
• Steigerung der Dosis durch die Gewöhnung des Körpers an die Droge muss die Menge ständig erhöht werden, um die gleiche „gewünschte" Wirkung zu erzielen;
• Entzugserscheinungen durch Weglassen der Droge (Abstinenz);
• Persönlichkeitszerfall.

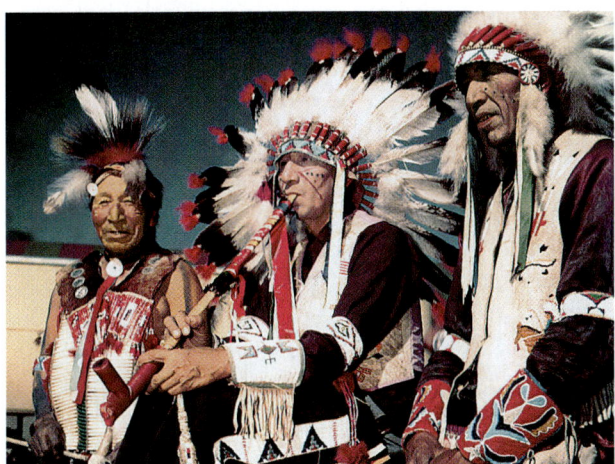

Das Rauchen der Friedenspfeife ist bei Indianern ein Teil ihres religiösen Kults

Der Gebrauch von Rauschdrogen dürfte so alt sein wie die Menschheit selbst. Der Erfindungsreichtum und die Neugierde des Menschen – nicht zuletzt auf der Suche nach möglichen Nahrungsmitteln – brachten zwangsläufig auch die Bekanntschaft mit Rauschdrogen. Über Jahrtausende hinweg haben die Menschen solche Stoffe für religiöse, gesellige oder medikamentöse Zwecke benützt. Jeder Kulturkreis hat seine eigenen Drogen: legale (erlaubte) und illegale (verbotene). In der westlichen Zivilisationsgesellschaft sind legale Drogen Alkohol, Tabak, Kaffee, Tee und manche Medikamente. Illegale Drogen sind gesetzlich verboten, z. B. alle Rauschgifte wie Heroin, Opium, Haschisch, Ecstasy.

3.1   Rauchen

3.1.1   Ursachen und Gründe für das Rauchen

Das Rauchen von Tabak ist eine Erfindung der Indianer. Als Kolumbus im Jahre 1492 Amerika entdeckte, erblickte er Indianer, „die durch Mund und Nase dicke Rauchwolken ausstießen". In der Folgezeit kam die Gewohnheit des Rauchens auch nach Europa.
Tabak wurde anfangs nur in Pfeifen oder als Zigarren geraucht. Ab 1900 wurde die Zigarette zur verbreitetsten Form des Tabakkonsums. Heute stellt eine aufwendige Werbung die Zigarette in den Mittelpunkt des körperlichen und psychischen Wohlbefindens. Die Zigarette verspricht Weltoffenheit, Sportlichkeit, Erfolg in zwischenmenschlichen Beziehungen, Befreiung vom Alltagsstress, Genuss und vieles andere mehr.

Schlagworte der Zigarettenwerbung
• Ich rauche gern
• Eine der exclusivsten Cigaretten der Welt

- Genuss, den man sich lange gönnt
- Geschmackvoll genießen auf leichte Art
- Echt im Geschmack
- Wer auf diesen Geschmack kommt, hat seinen Stil gefunden
- Bester Geschmack, mal abschalten und genießen
- Schwarz & stark

In der Bundesrepublik Deutschland liegt der Zigarettenverbrauch pro Kopf bei ca. 1 700 Stück. Der Tabakkonsum ist in den letzten Jahren leicht zurückgegangen. Heute ist die Zigarettenwerbung zum Teil gesetzlich eingeschränkt[1]. So ist es verboten, im Rundfunk oder im Fernsehen für Tabak zu werben. Die Werbung darf auch nicht gezielt Jugendliche oder Heranwachsende ansprechen. Das Alter der Personen auf der Zigarettenreklame ist deshalb stets um die Dreißig. Auch darf nicht der Eindruck erweckt werden, dass das Rauchen sich in irgendeiner Weise positiv auf die Gesundheit und auf das Wohlbefinden auswirke. Die deutsche Zigarettenindustrie hat sich darüber hinaus freiwillige Selbstbeschränkungen bei der Werbung auferlegt. Sie enthalten u. a. ein Verbot der Werbung mit Sport oder mit Sportarten (z. B. auf deren Trikots).

Warum wird geraucht?
Drei Typen von Rauchern lassen sich unterscheiden:

Der Genussraucher
Er raucht, weil es ihm einfach Spaß macht, wenn er in angenehmer Gesellschaft ist oder wenn er sich wohl und zufrieden fühlt.

Der Gewohnheitsraucher
Das Rauchen ist zur Gewohnheit geworden. Zu regelmäßigen Zeiten oder bei bestimmten Tätigkeiten, z. B. morgens nach dem Aufstehen, nach den Mahlzeiten oder beim abendlichen Fernsehen, erfolgt der schon fast mechanische Griff zur Zigarette. Der tägliche Zigarettenverbrauch ist entsprechend hoch.

Der Entlastungsraucher
In schwierigen oder unangenehmen Situationen schafft ihm das Rauchen scheinbar ein Gefühl der Erleichte-

___

[1] Gesetz zur Neuordnung und Bereinigung des Rechts im Verkehr mit Lebensmitteln, Tabakerzeugnissen, kosmetischen Mitteln und sonstigen Bedarfsgegenständen. (Gesetz zur Gesamtreform des Lebensmittelrechts)

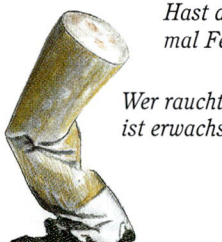

Darf ich dir eine anbieten?

Komm, wir rauchen erst mal eine.

Echt cool, so mit Zigarette.

Hast du mal Feuer?

Wenn alle rauchen, rauche ich auch!

Wer raucht, ist erwachsen!

DAS LEBEN AUF DER KIPPE

rung. Die Angst oder der Stress wird geringer. Er fühlt sich erleichtert und entlastet. Dieser Rauchertyp ist stark von der Zigarette abhängig.

Niemand beginnt mit dem Rauchen, weil er ein ursprüngliches Verlangen danach hat, wie z. B. nach Essen und Trinken. Kinder und Jugendliche rauchen, weil sie das Verhalten der Erwachsenen nachahmen. Das Rauchen verkörpert für sie oftmals ein Merkmal des Erwachsenseins. Aus Neugierde wird mit 12, 13 oder 14 Jahren zum ersten Mal heimlich geraucht. Meist ist es eine große Enttäuschung, da die erste Zigarette sowieso nicht schmeckt. Beim älteren Jugendlichen sind es Bekannte und Freunde am Arbeitsplatz oder in der Schule, die zum Rauchen verleiten. „Großzügigerweise" werden Zigaretten angeboten und verteilt. Um nicht außerhalb zu stehen, wird mitgeraucht – man will ja zur „Clique" gehören. Viele rauchen, um anderen zu imponieren oder auch aus Protest gegen ihre Umwelt. „Zug um Zug" wird aus einem Nichtraucher ein Raucher, meistens für das ganze Leben.

Raucher oder Nichtraucher
Über 80 Prozent aller Raucher entwickeln ihre Rauchgewohnheiten bereits im Alter bis 18 Jahre. Wer erst nach diesem Alter mit dem Rauchen anfängt, kann später einmal viel leichter mit dem Rauchen aufhören, als jemand, der schon als Jugendlicher geraucht hat.

3.1.2 Schadstoffe im Tabakrauch

Im Tabakrauch sind etwa 4000 bekannte chemische Substanzen enthalten. Darunter befindet sich auch eine

Reihe von Schadstoffen. Die wichtigsten sind **Nikotin, Rauchkondensat** (Teer) und **Kohlenstoffmonoxid** (CO). Weitere Schadstoffe sind Nitrosamine, Stickstoffoxide, Schwermetalle (wie Cadmium), Blausäure, Ammoniak, Phenole, Arsen und Formaldehyd.

Nikotin

Nikotin scheint die für den Raucher wichtigste Substanz zu sein. Es ist ein starkes Gift. Die tödliche Dosis liegt bei 50 mg (1 mg = 1/1 000 g). Diese Menge ist in 20 Zigaretten enthalten. Beim Raucher kommt es nur deshalb zu keiner Vergiftung, weil der Körper das mit dem Rauch aufgenommene Nikotin schnell wieder abbauen kann. Nikotin wirkt auf das vegetative Nervensystem: Erregungen werden gedämpft, bei Ermüdung und Verstimmung wirkt es anregend. Ein Gefühl der Erleichterung und der Entspannung stellt sich ein. Durch den mit der Zeit auftretenden Gewöhnungseffekt muss ein Raucher immer mehr oder stärkere Zigaretten rauchen, um die erwünschte Wirkung zu bekommen. So entsteht eine physische und psychische Abhängigkeit von Nikotin. Es bewirkt die Ausschüttung des Hormons Adrenalin aus dem Nebennierenmark. Adrenalin bewirkt eine Verengung der Blutgefäße. Die Hauttemperatur sinkt, Herzschlag und Puls erhöhen sich und der Blutdruck steigt.

Rauchkondensat (Teer)

Der Hauptschadstoff im Tabakrauch ist das Kondensat, auch Teer genannt, das dem Tabak das würzige Aroma verleiht. Beim Rauchen gelangen diese Teerstoffe teil-

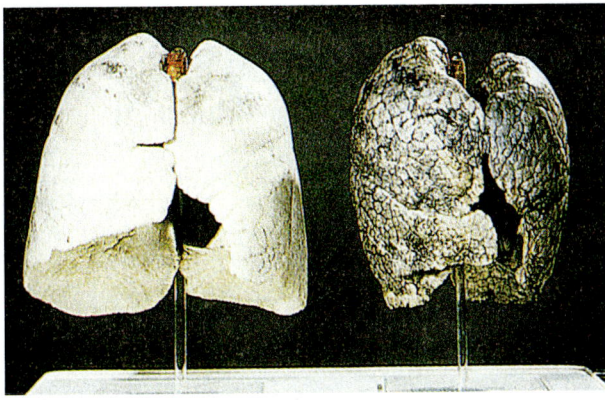

Nichtraucherlunge   Raucherlunge

20 Zigaretten pro Tag ergeben pro Jahr etwa 1 Tasse Teerablagerung in der Lunge

weise in kleinsten Partikelchen in die Lunge und lagern sich dort ab.

Chemisch enthält der Teer aromatische Kohlenwasserstoffe, z. B. das Benzpyren (vgl. Kap. 2). In wissenschaftlichen Untersuchungen hat man festgestellt, dass die Lungenkrebshäufigkeit direkt vom Kondensatgehalt der Zigarette abhängt. In Tierexperimenten wurden diese Ergebnisse bestätigt. Das im Tabakrauch enthaltene Nitrosamin ist ebenfalls eine Krebs erregende Substanz.

Kohlenstoffmonoxid (CO)

Kohlenstoffmonoxid ist ein farbloses Giftgas, das zu 3 bis 4% im Tabakrauch enthalten ist. In der Lunge lagert

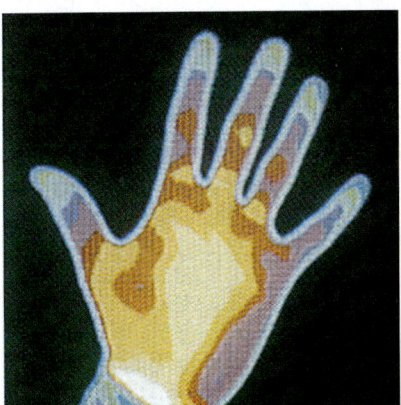
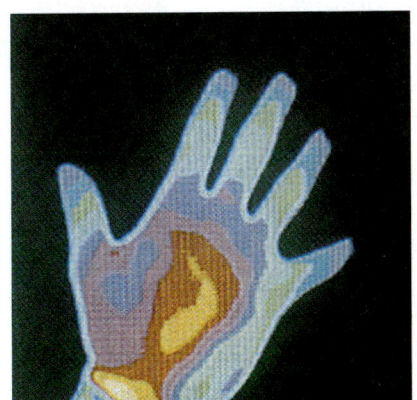
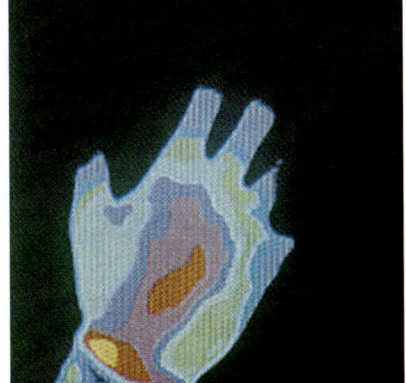

„Thermische Amputation"
Nikotin und Kohlenmonoxid beeinflussen den Kreislauf. Beim Rauchen einer Zigarette verengen diese Gifte die Gefäße z. B. in der Hand und blockieren den Sauerstofftransport in die Finger.

Nach mehreren Zügen sinkt die Temperatur weiter ab, und zwar auch bei jungen, gesunden Menschen. Die Infrarotkamera zeigt, wie die nicht mehr richtig durchbluteten Finger „verschwinden". Diese Gifte wirken genauso in allen Regionen des Körpers.

es sich an das Hämoglobin der roten Blutkörperchen an, welche daraufhin keinen Sauerstoff mehr binden können (vgl. Kap. 5.2). Bei einem starken Raucher (mehr als 20 Zigaretten pro Tag) können bis zu 11% der roten Blutkörperchen durch Kohlenstoffmonoxid gebunden sein. Manche Forscher geben auch Werte bis zu 22% an. Der Sauerstofftransport im Blut ist dadurch stark gehemmt und es kommt zu einem Sauerstoffmangel. Bei Kranken mit Durchblutungsstörungen der Herz- und Beinarterien werden die Schmerzen durch Zigaretten-Kohlenstoffmonoxid erheblich verschlimmert. Der Grund ist der gestörte Sauerstofftransport im Blut.

Schadstoffindex von Zigaretten

So genannte leichte Zigaretten enthalten nicht mehr als 10 mg Kondensat und nicht mehr als 0,8 mg Nikotin. Der Schadstoffgehalt von leichten und nicht leichten Zigaretten unterscheidet sich jedoch kaum. Deshalb sind leichte Zigaretten genauso gesundheitsgefährdend.

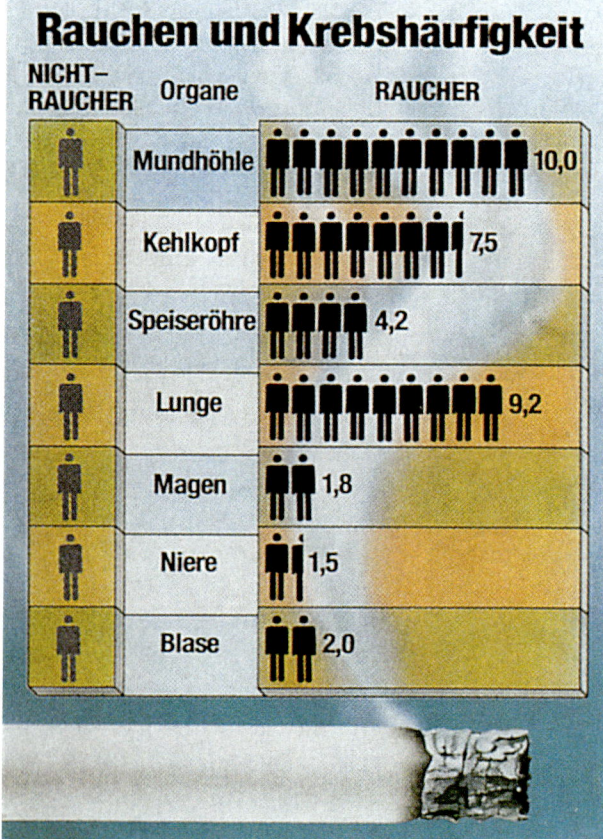

3.1.3   Gesundheitsschädigungen durch das Rauchen

Auf jeder Zigarettenpackung steht der Warnhinweis:
„Die EG-Gesundheitsminister:
RAUCHEN GEFÄHRDET DIE GESUNDHEIT"

Die Weltgesundheitsorganisation bezeichnet das Rauchen als „die wichtigste vermeidbare Krankheitsursache unserer Tage". Statistisch gesehen haben Raucher gegenüber Nichtrauchern eine um sechs bis acht Jahre verringerte Lebenserwartung. Umgerechnet bedeutet dies für einen Raucher eine Lebensverkürzung von sechs bis acht Minuten pro gerauchte Zigarette. Außerdem muss zur Behandlung der durch das Rauchen verursachten Krankheiten etwa der dreifache Betrag aufgebracht werden, welcher durch die Tabaksteuer eingenommen wird. Hinter allen diesen Zahlen stehen unzählige persönliche Raucherschicksale.

Lungenkrebs

Durch die dauernde Reizung der Atemwege mit Krebs erregenden Stoffen aus dem Tabakrauch kann Krebs

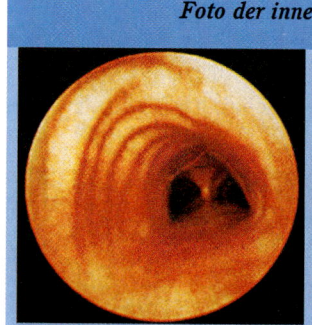 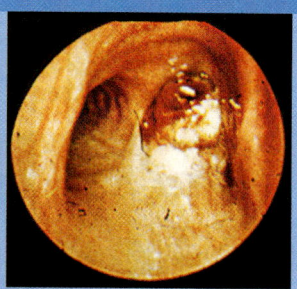

Foto der inneren Luftröhre

In der Tiefe erkennt man die Aufgliederung der Luftröhre in eine linke und rechte Öffnung.

Nahaufnahme dieser Teilungsstelle: Rechts verschließt eine bösartige Geschwulst die Öffnung völlig. Der Patient wurde durch Entfernung des rechten Luftröhrenzweiges und der ganzen rechten Lunge geheilt. Die Heilungschancen bei Lungenkrebs sind nicht gut; zwei Drittel der Erkrankten können nicht mehr geheilt werden.

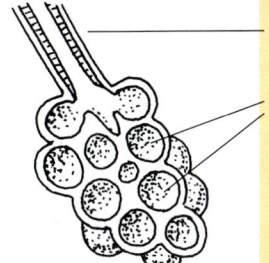

Bronchialast

Lungenbläschen

normale Lungenbläschen

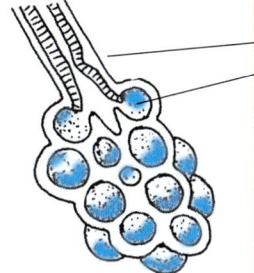

Verengung
Schleim

chronische Bronchitis (Luftröhrenkatarrh)
Infolge des Zigarettenrauchs kommt es durch Schleim und Vernarbung zu einer Verengung der kleinen Bronchialäste.

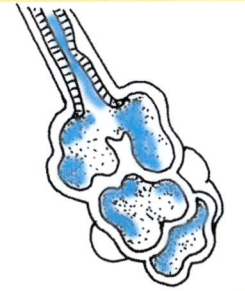

Lungenemphysem (Lungenblähung)
Der Raucherhusten überdehnt die Lungenbläschen, sodass diese schließlich platzen und miteinander verschmelzen. Das Atmen wird zur Anstrengung. Atemnot entsteht.

entstehen. Nach statistischen Erhebungen sind von zehn Lungenkrebskranken neun Raucher. Nicht alle starken Raucher bekommen Krebs. „Nur" 15% der starken Raucher erkranken an einer für Raucher typischen Krebsform. Das sind 15% zu viel!

Raucherhusten
Die anhaltende Reizwirkung des Tabakrauchs verursacht den so genannten Raucherhusten. Der Schleim, den die Schleimhäute der Atemwege produzieren, verdickt immer mehr. Die Flimmerhärchen können ihre Aufgabe nicht mehr bewältigen, sodass Schmutzpartikelchen nicht mehr aus der Lunge und aus den Bronchien herausgestrudelt werden. Die Atemwege verengen, eine chronische Bronchitis entsteht (langwieriger Luftröhrenkatarrh) und die Atemleistung ist stark verringert.

Raucherbein
Durch das Rauchen verengen sich bei vielen Rauchern die Arterien, vor allem die Beinarterien. Oftmals kommt es auch zum völligen Verschluss von Blutgefäßen durch eine Thrombose. Als Folge werden die dem Verschluss nachfolgenden Gewebeteile nicht mehr oder nur noch mangelhaft durchblutet. Ist eine Beinarterie solchermaßen geschädigt, bereitet das Gehen, bei dem der Muskel verstärkt Sauerstoff benötigt, mehr oder weniger starke Schmerzen. Die Mangeldurchblutung kann schließlich zu einem Absterben des Beines führen und damit eine Amputation notwendig machen.

Die Schaufensterkrankheit
Raucher bleiben mitunter unvermittelt vor Schaufenstern stehen. Scheinbar interessieren sie sich für die Auslagen im Schaufenster. In Wirklichkeit zwingt ein starker Schmerz im Bein zum Stehenbleiben. Sie leiden

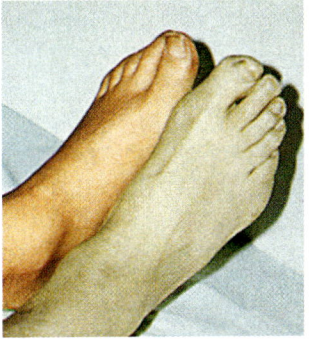

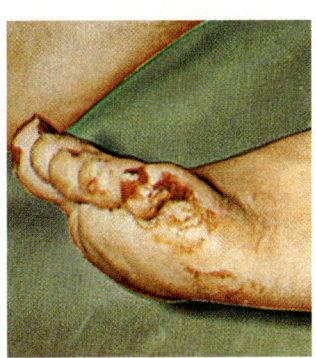

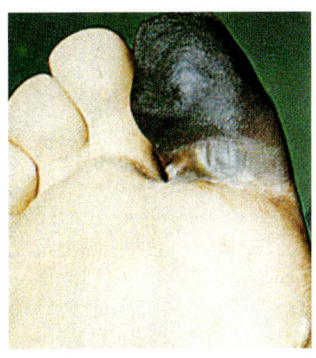

Raucherbein
Das rechte Bein ist nicht mehr normal durchblutet (Bild links). Durch kleine Verletzungen entstehen wunde Stellen (Bild mitte), dann eine Zersetzung und zuletzt ein Absterben des Gewebes mit Schwarzfärbung (Bild rechts). Dann müssen das Bein, der Fuß oder nur einige Zehen amputiert werden.

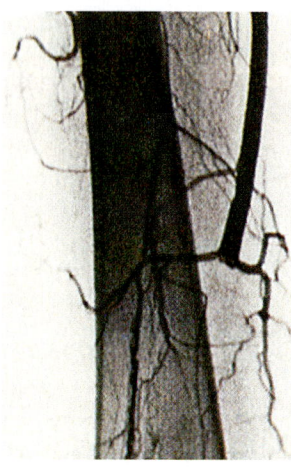

Das Bild zeigt eine Röntgenaufnahme eines Raucherbeins mit Kontrastdarstellung der Blutgefäße. Der Gefäßabbruch in der Mitte des Bildes zeigt die Verstopfung der Beinschlagader. In der Folge werden Füße und Zehen unzureichend mit Blut versorgt und sterben ab. Sofern das Bein nicht durch eine Gefäßoperation erhalten werden kann, muss es amputiert werden. Pro Jahr werden 10 000 Raucherbein-Amputationen in der Bundesrepublik Deutschland durchgeführt.

Schadstoffaufnahme von Rauchern und Passivrauchern		
Schadstoff	**eingeatmete Menge (mg)**	
	Raucher (pro Zigarette)	**Passivraucher** (pro Stunde)
Kohlenstoffmonoxid	18,4	9,2
Stickstoffoxid	0,3	0,2
Kondensat und andere festflüssige Stoffe (insgesamt)	25,3	2,3
Nikotin	2,1	0,04

am Raucherbein, einer Gefäßkrankheit, die fast nur bei Rauchern vorkommt. Die Beinarterien zeigen mehr oder weniger fortgeschrittene Verengungen, sodass die Gliedmaßen nur noch mangelhaft mit Blut versorgt werden und stark schmerzen.

3.1.4 Gefahren des Passivrauchens

Personen, die sich in verqualmten Räumen aufhalten (müssen), werden praktisch zum Mitraucher. Dieses passive Rauchen verursacht viele Unannehmlichkeiten wie Augenbrennen, Kopfschmerzen und Reizhusten. Durch die Atmung wird auch eine nicht unbeträchtliche Menge an Tabakrauch-Schadstoffen aufgenommen.

Aus der Tabelle geht hervor, dass ein Passivraucher in einer Stunde die Menge des Blutgifts Kohlenstoffmonoxid aufnimmt, die einer halben Zigarette entspricht. Wer fünf Stunden lang Tabakqualm ausgesetzt ist, hat Kondensat, Nikotin und andere festflüssige Tabakrauch-Bestandteile von ebenfalls einer halben Zigarette aufgenommen. Theoretisch reicht diese Schadstoffmenge aus, das Risiko von Lungenkrebs und anderen Raucherkrankheiten zu erhöhen.

Kleinkinder reagieren besonders empfindlich auf Zigarettenrauch. Bronchitis und Lungenentzündung treten bei Kindern im ersten Lebensjahr dreimal häufiger auf, wenn die Mutter Raucherin ist. Deshalb sollten es Eltern, die die Verantwortung für die Gesundheit ihrer Kinder ernst nehmen, vermeiden, in der Umgebung

ihrer Kinder zu rauchen. Unter diesen Aspekten haben Nichtraucher ein Recht darauf, dass auf ihren Wunsch hin ein entsprechendes Rauchverbot eingehalten wird.

3.1.5 Rauchen und Schwangerschaft

Jede schwangere Frau, die raucht, sollte wissen, dass das werdende Kind im Mutterleib mitraucht. Einige der aufgenommenen Tabakrauch-Schadstoffe gelangen über das Blut auch in den Organismus des Kindes. Nikotin und Kohlenstoffmonoxid verursachen während der Schwangerschaft eine Mangelernährung und eine Sauerstoffunterversorgung des Kindes. Kinder von Raucherinnen haben daher ein um durchschnittlich 150 bis 250 g verringertes Geburtsgewicht und eine geringere Geburtskörperlänge.

Rauchen während der Schwangerschaft beeinträchtigt auch die spätere körperliche und geistige Entwicklung. Kinder von Frauen, die während der Schwangerschaft täglich zehn oder mehr Zigaretten geraucht hatten,

Kinder von Raucherinnen wiegen weniger und sind kleiner		
Die Verringerung des Gewichts und der Körperlänge bei der Geburt ist abhängig von der Zahl der gerauchten Zigaretten während der Schwangerschaft.		
Zigaretten pro Tag	**Geburtskörperlänge** (durchschnittlich)	**Geburtsgewicht** (durchschnittlich)
0	50,71 cm	3 422,8 g
5	49,61 cm	3 230,0 g
10	48,76 cm	2 943,5 g
mehr als 15	47,76 cm	2 648,4 g

zeigten im Alter von elf Jahren noch geringgradige geistige und körperliche Verzögerungen: drei Monate in Geschicklichkeit, vier Monate im Lesen, fünf Monate in Mathematik und 1 cm in der Körpergröße. Auch ist die Zahl der Früh- und Totgeburten bei Raucherinnen wesentlich höher als bei Nichtraucherinnen. Eine Schwangere, die zu Beginn der Schwangerschaft das Rauchen aufgibt, belastet ihr Kind nicht mit einem diesbezüglichen Risiko. Filter haben keinerlei Wirkung, die Gefährdung zu verringern. Ein Wechsel zu so genannten „leichten" Zigaretten wird meist durch ein verändertes Rauchverhalten ausgeglichen.

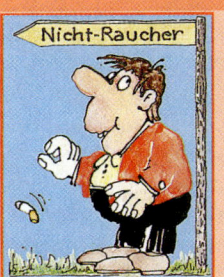

Wege zum Nichtraucher

1. *Zigaretten nur zu zwei Dritteln aufrauchen.*
2. *Nicht auf der Straße und nicht während der Arbeit rauchen.*
3. *„Vergessen" Sie ständig Streichhölzer und Feuerzeug.*
4. *Lehnen Sie jede angebotene Zigarette ab.*
5. *Für jede gesparte Packung Zigaretten legen Sie das Geld in eine Spardose.*
6. *In Gegenwart von Nichtrauchern auf das Rauchen verzichten.*

3.1.6 Raucherentwöhnung

„Das Rauchen aufzugeben ist die einfachste Sache der Welt – ich habe es schon tausendmal probiert", sagte einmal der Dichter Mark Twain.

Rauchen führt bei vielen Menschen zu einer psychischen und physischen Abhängigkeit, zur Sucht. Der Wille allein reicht oft nicht aus, mit dem Rauchen aufzuhören. Die Gewohnheit des Nichtrauchens kann aber auch regelrecht eintrainiert werden.

Die beste Raucherentwöhnung ist sofort mit dem Rauchen aufzuhören, von einem Tag auf den anderen. Wenn der Entschluss, das Rauchen aufzugeben, zusammen mit einer anderen Person gefasst wird oder wenn mit anderen um den Erfolg gewettet wird, geht es leichter. Als Zigarettenersatz können für die erste Zeit „danach" Kaugummis oder Lutschbonbons nützlich sein.

Die schrittweise Entwöhnung ist problematischer, denn sie erfordert viel Selbstkontrolle. Am besten funktioniert diese Methode, wenn sie in der Gruppe oder in einem Kurs praktiziert wird.

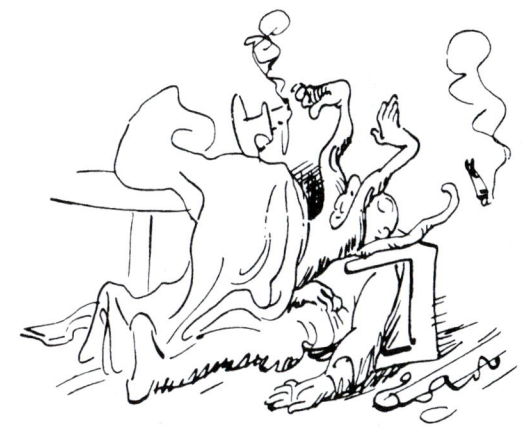

So geht es mit Tabak und Rum:
Erst bist du froh, dann fällst du um. (Wilhelm Busch)

Medikamente, z. B. Nikotinpflaster, zum Entwöhnen können nur eine unterstützende Hilfe sein. Durch Medikamente allein wird man nicht zum Nichtraucher. Als „Belohnung" für das Aufgeben des Rauchens kann eine

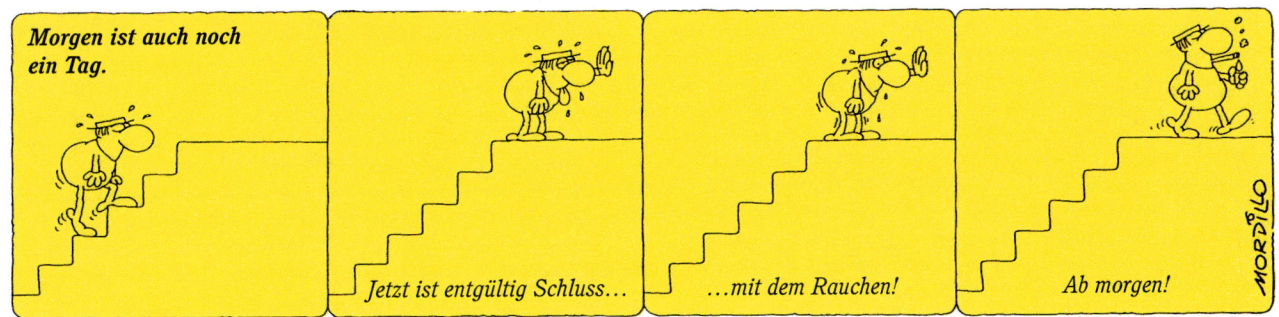

57

Spardose aufgestellt werden, in die täglich das durch den Rauchverzicht ersparte Geld hineingesteckt wird. Jahr für Jahr verschenkt ein Raucher bei einem täglichen Verbrauch von 20 Zigaretten rund DM 2000.

Nach dem Einstellen des Rauchens können Nervosität, Reizbarkeit oder Unlust auftreten. Diese unangenehmen Begleiterscheinungen verschwinden nach kurzer Zeit wieder. Auch kann es manchmal zur Gewichtszunahme kommen, aber nur, wenn als Ersatz für das Rauchen mehr gegessen wird. Bei den meisten Exrauchern verringert sich das Gewicht nach drei bis vier Wochen wieder.

Die Risiken eines Nicht-mehr-Rauchers für Lungenkrebs, chronische Bronchitis und Herzinfarkt verringern sich mit der Zahl der Jahre, die er ohne Rauchen verbringt. Bereits nach fünf bis zehn „rauchlosen" Jahren entspricht das Risiko etwa demjenigen eines Nichtrauchers.

3.2   Alkohol

3.2.1   Die Sucht nach Alkohol

Jeder Bundesbürger trinkt jährlich im Durchschnitt 10 Liter reinen Alkohol. Diese Menge Alkohol entspricht 200 l Bier oder 80 l Wein. In dieser Statistik sind auch Säuglinge, Antialkoholiker, Kranke und alle Menschen einbezogen, die keinen oder nur wenig Alkohol konsumieren.

Die Gründe für den Alkoholkonsum sind vielfältig:

- Alkohol schmeckt und ist ein Genussmittel.
- Alkohol in der Gruppe verbindet. Wer nicht mittrinkt, schließt sich aus.
- Alkohol gehört zum Erwachsensein.
- Alkohol soll bei Konfliktfällen helfen: bei Partnerproblemen, bei Schwierigkeiten in der Schule oder im Beruf, bei Angst und Unsicherheit.
- Alkohol überbrückt Langeweile.
- Alkohol verspricht in der Werbung: Befreiung von Alltagssorgen, Glück, Männlichkeit, Anerkennung und Erfolg.

Alkoholfolgen	
Todesfälle pro Jahr	42 000
Volkswirtschaftliche Kosten alkoholbezogener Krankheiten (ohne Kriminalität)	ca. 20 Mrd. EUR
Arbeitsunfähigkeitsfälle	850 000
Krankenhausaufenthalte	570 000
davon diagnostiziert	
– Alkoholabhängigkeit	177 500
– Alkoholpsychose	36 000
– Alkoholvergiftung	8 000
Rehabilitationsmaßnahmen	40 000
Frühberentungen	5 000
Straftaten unter Alkoholeinfluss	
– Gefährliche oder schwere Körperverletzung	96 000
– Vergewaltigung oder sexuelle Nötigung	6 000
– Tötungsdelikte	2 000

Alkohol ist den Menschen schon von alters her bekannt. Alkohol ist ein arabisches Wort und bedeutet „das Feinste, das Beste einer Sache". Aus der Antike ist überliefert, dass die Griechen und Römer regelrechte Saufgelage veranstalteten, z.B. nach gewonnenen Schlachten und Kriegen. Auch die alten Germanen kannten die Herstellung von Met aus vergorenem Honig.

Der Alkoholrausch bewirkt bei vielen Menschen ein augenblickliches Glücksgefühl. Hemmungen und Spannungen werden abgebaut. Man fühlt sich allgemein „freier". Früher glaubten die Menschen infolge der „glückselig machenden" Wirkung des Alkohols, im Rausche den Göttern näher zu kommen.

In der heutigen Zeit wird Alkohol von nahezu allen Alters- und Gesellschaftsschichten konsumiert und ist damit fast zu einem „Lebensmittel" geworden.

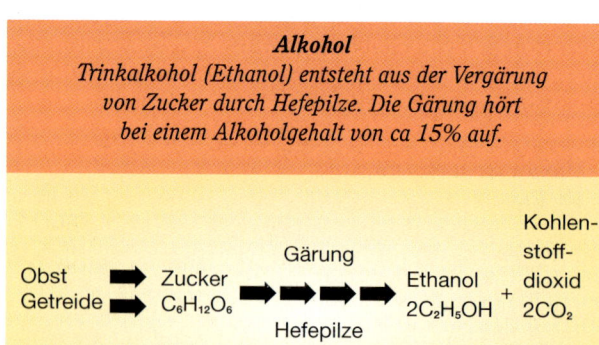

Alkohol
Trinkalkohol (Ethanol) entsteht aus der Vergärung von Zucker durch Hefepilze. Die Gärung hört bei einem Alkoholgehalt von ca 15% auf.

Getränke mit einem höheren Alkoholgehalt werden durch Destillation hergestellt.

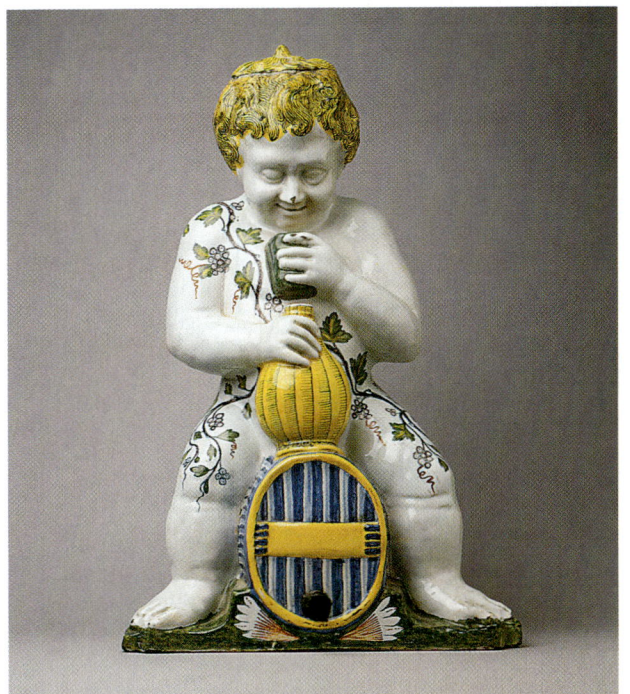

Bacchus, der römische Gott des Weines
Das altrömische Bacchusfest „Bacchanal" war ein wüstes Trinkgelage. Der Wein galt als das Blut Gottes.

3.2.2 Alkoholmissbrauch

Nicht jeder, der Alkohol trinkt, ist oder wird süchtig. Bei häufigem oder regelmäßigem Alkoholkonsum besteht jedoch die Gefahr, dass es im Laufe der Zeit zur Alkoholkrankheit, dem Alkoholismus, kommt.

Alkohol tritt vom Magen und vom Dünndarm unmittelbar in die Blutbahn über und verteilt sich gleichmäßig im Blut. Die Konzentration des Alkohols im Blut wird in (Gewichts)-Promille angegeben (‰). 1 Promille bedeutet, dass in 1 000 g Blut 1 g reiner Alkohol enthalten ist. Alkohol ist ein Narkosegift und verursacht mit steigender Blutalkoholkonzentration einen zunehmenden Rauschzustand.

Die Blutalkoholkonzentration ist abhängig von:
• der Menge des getrunkenen Alkohols;
• der Geschwindigkeit des Alkoholübertritts vom Verdauungstrakt in die Blutbahn – hochprozentige

Alkohol als Krankmacher
Die kritische Menge Alkohol, die über kurz oder lang zu dauernden Gesundheitsschäden führt, beträgt bei Männern etwa 60 bis 100 g reiner Alkohol pro Tag. Frauen und Jugendliche sind weniger alkoholtolerant. Bei ihnen liegt die tägliche kritische Menge bei 40 bis 80 g Alkohol, nach Meinung einiger Wissenschaftler sogar nur bei 20 g Alkohol pro Tag. Häufig reichen schon kleinere Mengen Alkohol aus, um bleibende Schäden zu verursachen.

100 g reiner Alkohol sind enthalten in

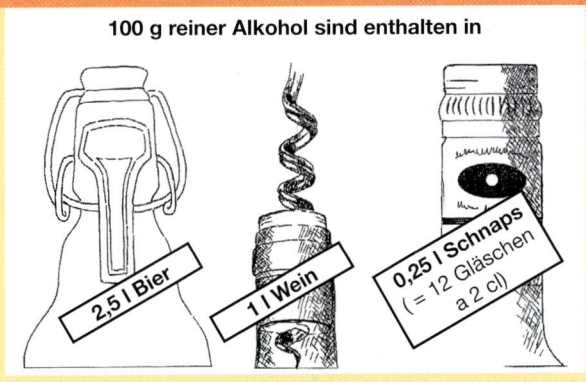

2,5 l Bier   1 l Wein   0,25 l Schnaps (= 12 Gläschen a 2 cl)

Alkoholgehalt verschiedener Getränke

Getränkeart	Vol.-%	Ethanolgehalt in g pro l
Export- oder Pilsbier	ca. 5	ca. 40
Obstwein (Most)	5 – 7	40 – 60
Weißwein	10 – 12	80 – 100
Rotwein	11 – 13	90 – 105
Sekt	11 – 12	90 – 100
Dessertwein	16 – 18	130 – 150
Branntwein (Korn)	32	260
Weinbrand	38 – 40	300 – 320
Whisky, Gin	43	340 – 350
Melissengeist	79	730

Vol.-% = Volumenprozente (ml Ethanol pro 100 ml)

Schnäpse werden sehr schnell vom Blut aufgenommen und führen bei gleicher Alkoholmenge zu höheren Promillewerten als bei Getränken mit niedrigem Alkoholgehalt. Bei gefülltem Magen ist die Alkoholaufnahme verzögert, sodass auch die Blutalkoholkonzentration langsamer ansteigt. Bei nüchternem Magen dagegen gelangt der Alkohol sehr schnell in die Blutbahn;

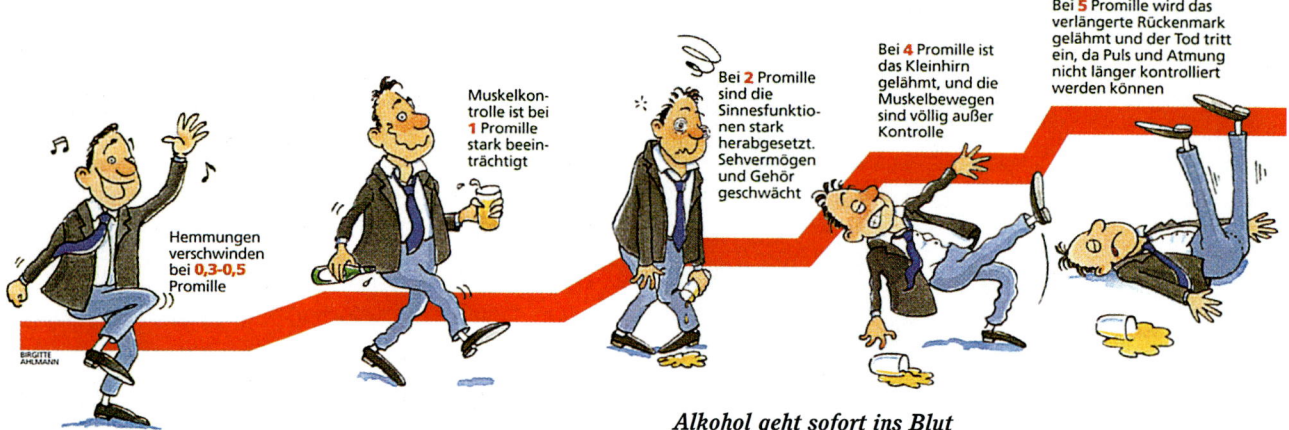

Hemmungen verschwinden bei **0,3-0,5** Promille

Muskelkontrolle ist bei **1** Promille stark beeinträchtigt

Bei **2** Promille sind die Sinnesfunktionen stark herabgesetzt. Sehvermögen und Gehör geschwächt

Bei **4** Promille ist das Kleinhirn gelähmt, und die Muskelbewegen sind völlig außer Kontrolle

Bei **5** Promille wird das verlängerte Rückenmark gelähmt und der Tod tritt ein, da Puls und Atmung nicht länger kontrolliert werden können

Alkohol geht sofort ins Blut

• dem Körpergewicht bzw. der Blutmenge und dem Körperfett – bei Frauen, die weniger Blut aber mehr Körperfett als Männer besitzen, führen deshalb gleiche Alkoholmengen zu höheren Blutalkoholwerten;
• der Geschwindigkeit des Alkoholabbaus – Alkohol wird vorwiegend (über 95%) in der Leber abgebaut, und zwar pro Stunde um etwa 0,15‰.

Es ist daher sehr schwierig, im Einzelfall die Höhe des Blutalkoholspiegels vorauszusagen. Eine annähernde Berechnung, die auch bei Alkoholdelikten häufig Anwendung findet, erfolgt nach einer Formel von Widmark. Ein Beispiel: Ein 70 kg schwerer Mann trinkt 1 l Bier mit 5% Alkoholgehalt. Dies ergibt eine Blutalkoholkonzentration von 0,8 Promille. 2,5 l Bier erzeugen bei ihm 2 Promille.

Vorausgesetzt dieser Mann geht mit 2 Promille Blutalkoholgehalt zu Bett, so ist nach 7 Stunden Schlaf der

Berechnung des theoretischen Maximalwerts der Blutalkoholkonzentration nach Widmark:

$$BAK = \frac{A}{p \cdot r}$$

BAK = Blutalkoholkonzentration in Promille (‰) bzw. in g Alkohol pro kg Blut
A   = aufgenommener Alkohol in Gramm
p   = Körpergewicht in Kilogramm
r   = Reduktionsfaktor (beim Mann 0,7, bei der Frau 0,6)

Alkoholspiegel nur um 1,05‰ (7x0,15‰) abgesunken. Er hat also am Morgen noch 0,95 Promille und kann auf keinen Fall mit einem Kraftfahrzeug zur Arbeit fahren. Alkoholisierte Verkehrsteilnehmer stellen für sich und für andere eine große Gefahr dar, die jederzeit zu einem Unfall führen kann. Bereits ab einem Blutalkoholwert von 0,3 Promille riskieren Fahrer eines Kraftfahrzeuges Führerschein und Strafverfahren, wenn alkoholbedingte Fehler gemacht werden. Ein Strafverfahren vor Gericht verhängt dann eine Geld- oder Freiheitsstrafe und einen Führerscheinentzug von mindestens sechs Monaten. Nur wer bis zu 0,29 Promille Alkohol im Blut hat, wird verkehrsrechtlich so behandelt, als wäre er absolut nüchtern, selbst wenn er Schuld an einem Unfall trägt.

Misst die Polizei einen Wert von 0,5 bis 0,79 Promille, sind in jedem Fall Bußgeld und zwei Punkte in der Flensburger Verkehrssünderkartei fällig. Geschieht bei dieser Blutalkoholkonzentration ein Fahrfehler oder ein Unfall, so wird dies als Straftat gewertet mit den gleichen Folgen wie bei einem Alkoholspiegel von 0,3 bis 0,49 Promille.

Bei Werten von 0,8 bis 1,09 Promille wird ein Bußgeld, vier Punkte und wenigstens ein Monat Fahrverbot verordnet.

Ein Alkoholspiegel am Steuer von 1,1 Promille und mehr ist eine Straftat, auch ohne Fahrfehler oder Unfall. Der Promillefahrer landet vor Gericht, erhält eine Geld- oder Freiheitsstrafe, verliert die Fahrerlaubnis für mindestens sechs Monate und kassiert sieben Punkte.

Unfallgefährdung bei zunehmender Alkoholaufnahme

Die Unfallgefährdung nimmt bei zunehmender Alkoholaufnahme zu. Schon bei 0,6 Promille erhöht sich die Gefahr eines Unfalls im Straßenverkehr um das Dreifache, bei 1,0 Promille bereits um das Sechsfache.

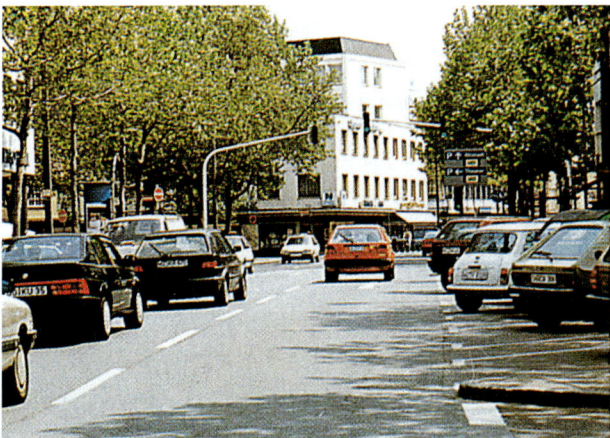

Gesichtsfeld, nüchtern

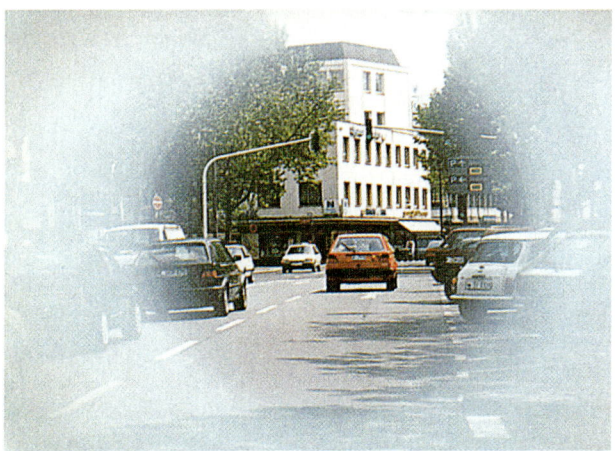

Gesichtsfeld bei 0,8 Promille

3.2.3   Folgen des Alkoholmissbrauchs

Alkohol, in größeren Mengen und über längere Zeit hinweg genossen, führt zu körperlichen und sozialen Schäden.

Körperliche Schäden

Trinker zeigen oft auffällige Organschädigungen, wie sie auf den nachfolgenden Bildern wiedergegeben sind. Etwa 2/3 aller Leberschäden entstehen infolge von Alkoholmissbrauch. Zunächst vergrößert sich die Leber zu einer so genannten Fettleber mit einem Fettgehalt von 10 Prozent, anstelle von normalerweise 2 bis 4 Prozent. Außerdem verhärtet sie und ist dann unterhalb der rechten Rippen tastbar. In diesem Stadium kann ein völliger Alkoholverzicht noch zu einer Wiedergesundung der Leber führen.

Fettleber (makroskopischer Anschnitt)

Die Leber hat durch übermäßige Fetteinlagerung eine gelbe Farbe angenommen. Die „Löcher" im Bild stellen angeschnittene Lebervenen dar.

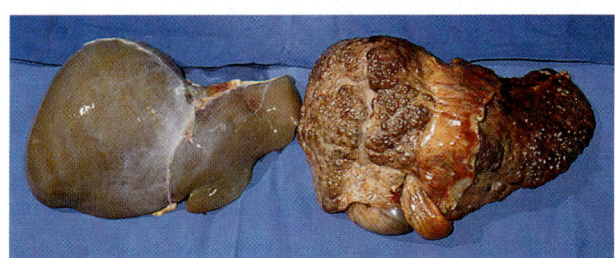

gesunde Leber   Leberzirrhose

Leberzirrhose (Leberschrumpfung)

Bei weiterer Alkoholaufnahme kommt es zu einem Schwund von Leberzellen, zur Leberschrumpfung, die als Leberzirrhose bezeichnet wird. Die Leber ist nicht mehr funktionsfähig, sodass weitere Folgeschäden entstehen, wie z. B. Gerinnungsstörungen des Blutes. Eine weitere Folge von Alkoholmissbrauch ist die chronische Entzündung der Bauchspeicheldrüse (Pankreatitis).

Bei Männern kann bei chronischem Alkoholmissbrauch ein Hodenschwund auftreten. In der geschädigten Leber entstehen aus männlichen Sexualhormonen zum Teil weibliche Sexualhormone. Da diese nur sehr langsam weiter abgebaut werden, gelangen sie zur Wirkung.

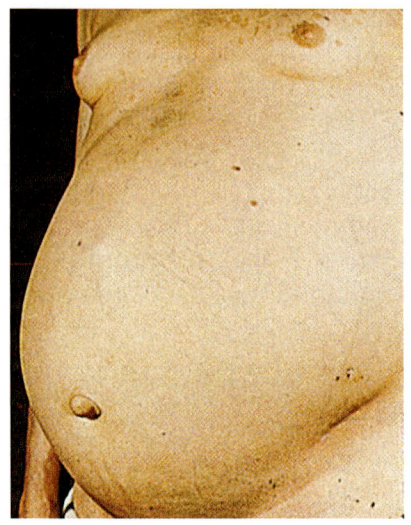

Bauchglatze mit Brustbildung bei einem männlichen Alkoholiker

Äußere Kennzeichen dafür sind die Entstehung einer Bauchglatze (weiblicher Behaarungstyp), Brustbildung und ein Nachlassen des Geschlechtstriebs.
Weibliche Trinker vermännlichen in ihrem Aussehen.

Soziale Schäden

Der Alkoholiker schadet nicht nur seiner eigenen Gesundheit, sondern auch seinen Mitmenschen. In der Familie tritt der Konflikt zuerst auf: Streitereien, Fehlverhalten gegenüber den Kindern (ungerechte Bestrafungen wechseln ab mit übertriebenen Liebkosungen

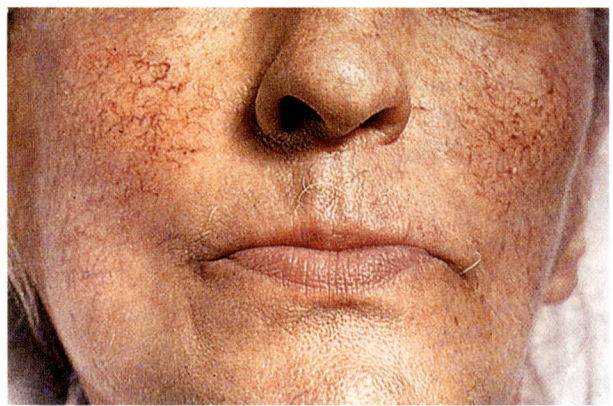

Hautveränderungen durch Alkohol
Gesicht und Augen sind gerötet. Alkohol bewirkt eine Weiterstellung der Blutgefäße, manchmal auch ein Platzen feinster Äderchen. Das Trinkergesicht ist aufgedunsen. Die Haut wird welk und runzlig. Lippe und Zunge sind auffallend glatt (Lackzunge).

und Verwöhnungen). Ständiger Geldmangel, häufig infolge des Verlustes des Arbeitsplatzes, führt zu einem sozialen Abstieg und oft auch zur Auflösung der Ehe. Alkoholismus ist zur „Familienkrankheit" geworden.
Den Kindern aus solchen alkoholzerrütteten Ehen fehlt es an positiven Vorbildern in ihrer Herkunftsfamilie. Die ungünstigen Einflüsse schaffen die Voraussetzung für eine Reihe von Fehlentwicklungen bis hin zur Kriminalität.

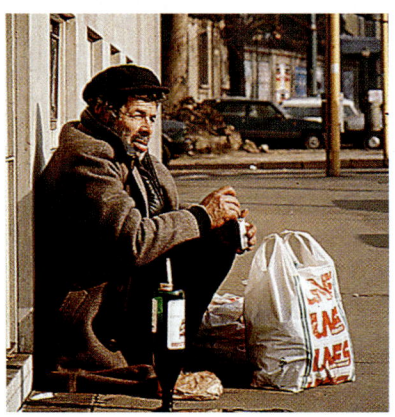

Alkoholiker

3.2.4 Alkoholembryopathie – Alkoholmissbrauch während der Schwangerschaft

Als Alkoholembryopathie bezeichnet man das Krankheitsbild, das bei Kindern von Alkoholikerinnen auftreten kann.
In der Bundesrepublik Deutschland werden jährlich annähernd 2 000 alkoholgeschädigte Kinder geboren, weil die Mutter während der Schwangerschaft zu viel Alkohol getrunken hat. Missbildungen entstehen an Kopf, Gesicht, Herz und an den Geschlechtsorganen. Störungen des Wachstums bewirken Minderwuchs und Untergewicht. Besonders schlimm ist die Hirnschädigung. Sie führt dazu, dass das Gehirn nicht ausreift und daher klein bleibt (Mikrozephalie).
Die Folge sind Verzögerungen in der geistigen Entwicklung, verbunden mit Verhaltensstörungen. Das Kind lernt wesentlich später sitzen, laufen und sprechen als normal entwickelte Kinder und bleibt in der Regel geistig behindert.

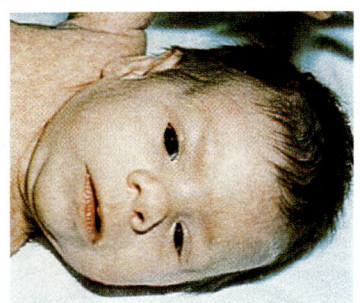

Alkoholembryopathie
Die Mutter dieses Kindes trank während der Schwangerschaft überreichlich Alkohol. Auffällig sind beim Neugeborenen: niedrige, runde Stirn, enge Lidöffnungen, schmales Oberlippenrot und verkürzte Nase mit nach vorn weisenden Nasenlöchern.

Ursachen der Alkoholsucht

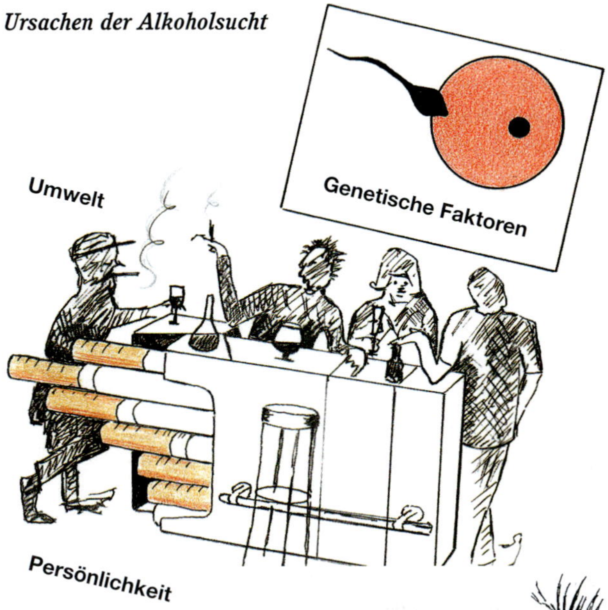

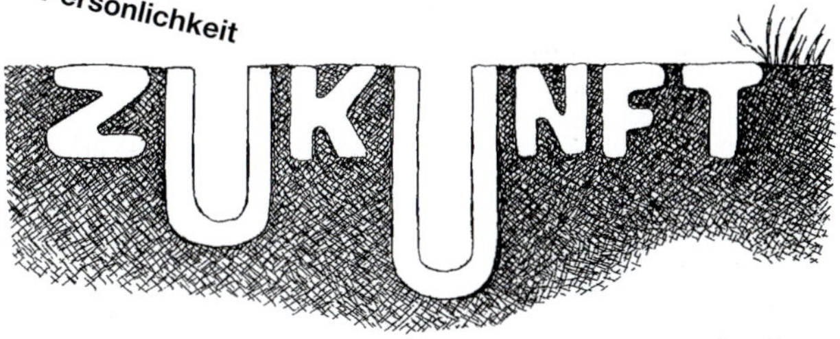

Umwelt

Genetische Faktoren

Persönlichkeit

ZUKUNFT

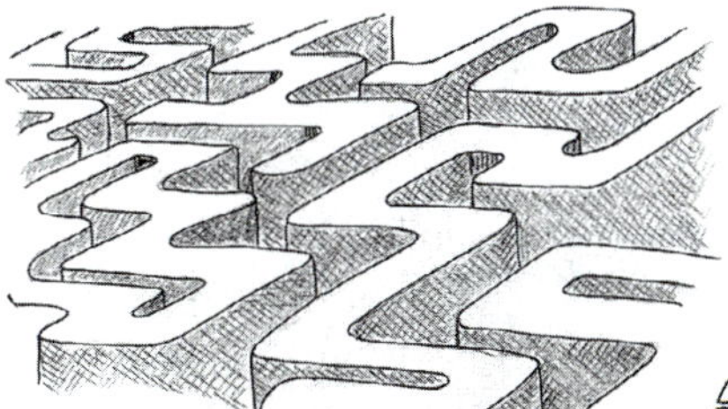

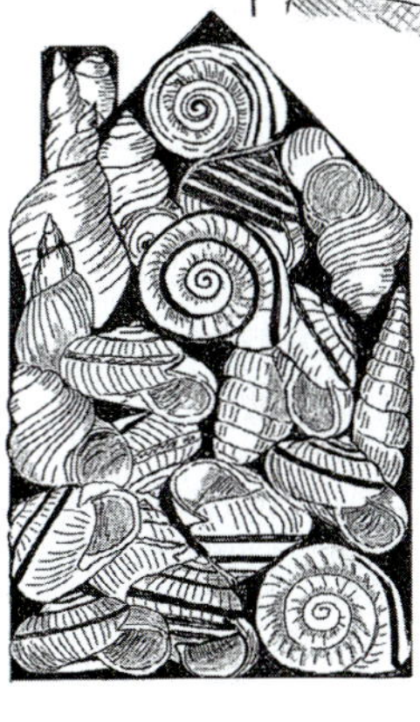

Steter Tropfen höhlt das Hirn

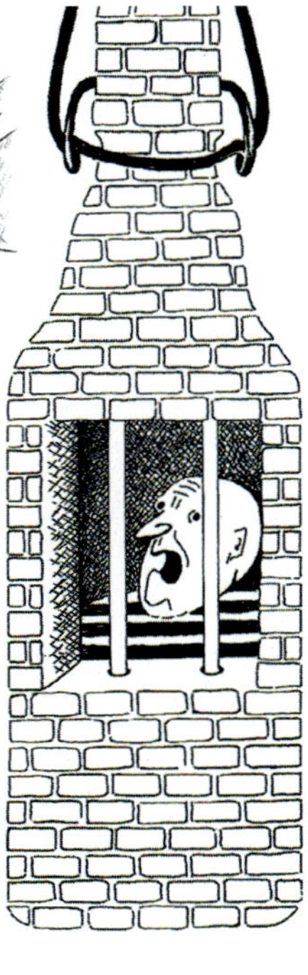

3.2.5   Weg in die Alkoholsucht

Bei der Entstehung der Alkoholkrankheit sind meist mehrere Faktoren gemeinsam beteiligt. Die Entwicklung der Alkoholsucht verläuft langsam. Oft dauert der Übergang von ständigem Alkoholkonsum bis zur totalen Alkoholabhängigkeit bei Männern 10 bis 15 Jahre, bei Frauen meist nur 5 Jahre. Die Alkoholsucht vollzieht sich in drei aufeinander folgenden Stadien.

Erstes Stadium: Vorstadium
Alkohol wird zu bestimmten Zeiten oder bei besonderen Gegebenheiten benötigt, um Spannungen abzubauen. Mit der Zeit kommt es zu einer Steigerung der Trinkmenge. Gelegenheiten, Alkohol zu trinken, werden regelrecht gesucht. Auch wird heimlich Alkohol getrunken.

Zweites Stadium: Kritische Phase
Alkohol wird häufig und in immer größeren Mengen getrunken. Mehrmals in der Woche kommt es zu Vollräuschen. Die Trinkmenge kann nicht mehr gesteuert werden. Es entsteht ein Kontrollverlust. Im zwischenmenschlichen Bereich entstehen Probleme und Streitereien sowohl im Familien- und Freundeskreis als auch am Arbeitsplatz.

Drittes Stadium: Chronische Phase
Typische Alkoholfolgeschäden, wie z.B. Händezittern, Nachlassen der Alkoholverträglichkeit, Psychosen und Delirien, sind kennzeichnend. Der Alkoholiker in dieser Phase hat ein starkes, zwanghaftes Verlangen nach Alkohol. Er bevorzugt durchweg Billigalkohole wie Fuselschnäpse. Manchmal werden auch alkoholhaltige

Warum trinkst du?", fragt der kleine Prinz in Saint-Exuperys gleichnamigem Buch den Alkoholiker. „Weil ich mich schäme!"„Und warum schämst du dich?"„Weil ich trinke."

Haarwässer oder andere technische Alkoholprodukte getrunken. Häufig wird Alkohol schon frühmorgens getrunken. Auch sexuelle Störungen stellen sich ein. Der Alkoholiker gelangt auf einen absoluten Tiefpunkt. Eine Übersicht über die verschiedenen Alkoholikertypen zeigt die folgende Tabelle.

Übersicht über Alkoholikertypen
(nach Jellinek, erweitert von Feuerlein)

Art des Alkoholismus	Versuch einer Typisierung	Abhängigkeit	Sucht-kennzeichen
Alpha	Konflikttrinker	nur psychisch	kein Kontrollverlust, aber undiszipliniertes Trinken
Beta	Gelegenheitstrinker	keine, außer soziokulturelle	kein Kontrollverlust
Gamma	süchtiger Trinker	zuerst psychische Abhängigkeit, später physische Abhängigkeit	Kontrollverlust, jedoch Fähigkeit zur Abstinenz
Delta	Gewohnheitstrinker	physische Abhängigkeit	Unfähigkeit zur Abstinenz, aber kein Kontrollverlust
Epsilon	episodischer Trinker (Quartalssäufer)	psychische Abhängigkeit	Kontrollverlust, jedoch Fähigkeit zur Abstinenz

3.2.6 Hilfen bei Alkoholismus

Alkoholismus ist eine echte Krankheit und als solche von den Krankenversicherungen anerkannt, die auch

[1] WHO = Weltgesundheitsorganisation

Wer ist Alkoholiker? Die Stadien des Alkoholismus. Nach einem Bericht der WHO[1] von Prof. E. M. Jellinek

Ja Nein

Vorstadium
1. Leiden Sie an Gedächtnislücken nach starkem Trinken?
2. Trinken Sie heimlich?
3. Denken Sie häufig an Alkohol?
4. Trinken Sie die ersten Gläser hastig?
5. Haben Sie wegen Ihres Trinkens Schuldgefühle?
6. Vermeiden Sie in Gesprächen Anspielungen auf Alkohol?

Kritische Phase
7. Haben Sie nach den ersten Gläsern ein unwiderstehliches Verlangen weiterzutrinken?
8. Gebrauchen Sie Ausreden, warum Sie trinken?
9. Zeigen Sie ein besonders aggressives Benehmen gegen die Umwelt?
10. Neigen Sie zu innerer Zerknirschung und dauerndem Schuldgefühl wegen des Trinkens?
11. Versuchten Sie periodenweise völlig abstinent zu leben?
12. Haben Sie ein Trinksystem versucht (z. B. nicht vor bestimmten Zeiten zu trinken)?
13. Haben Sie häufiger den Arbeitsplatz gewechselt?
14. Richten Sie Ihre Arbeit und Ihren Lebensstil auf den Alkohol ein?
15 Haben Sie bemerkt, dass Sie außer an Alkohol Ihr Interesse an anderen Dingen verlieren?
16. Zeigen Sie auffallendes Selbstmitleid?
17. Haben sich Änderungen im Familienleben ergeben?
18. Neigen Sie dazu, sich einen Vorrat an Alkohol zu sichern?
19. Vernachlässigen Sie Ihre Ernährung?
20. Wurden Sie wegen des Alkoholmissbrauches in ein Krankenhaus aufgenommen?
21. Trinken Sie regelmäßig am Morgen?

Chronische Phase
22. Haben Sie mitunter tagelang hintereinander getrunken?
23. Beobachten Sie einen moralischen Abbau an sich selbst?
24. Wurde Ihr Denkvermögen beeinträchtigt?
25. Trinken Sie mit Personen, die weit unter Ihrem Niveau stehen?
26. Trinken Sie gelegentlich technische Alkoholprodukte (Haarwasser oder Brennspiritus)?
27. Wurde die Verträglichkeit für Alkohol geringer?
28. Beobachten Sie morgendliches Zittern?
29. Wurde das Trinken zum Zwang?
30. Hatten Sie bereits ein Alkoholdelirium?

Wenn mehr als fünf Fragen mit „Ja" beantwortet werden müssen, besteht die Wahrscheinlichkeit auf Alkoholismus.

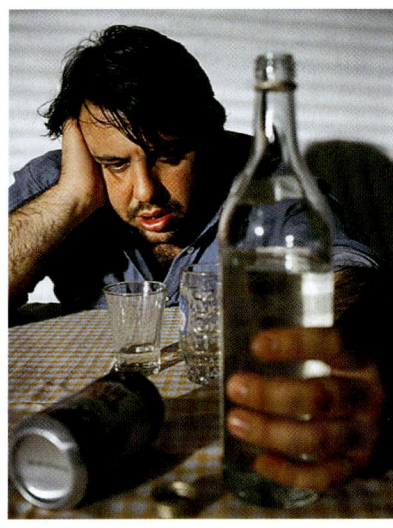

Alkohol als Teufelskreis
Der Alkohol löst keine Probleme, sondern wird zum größten Problem des Alkoholikers.

Die Behandlung der Alkoholkrankheit *(nach Feuerlein)*

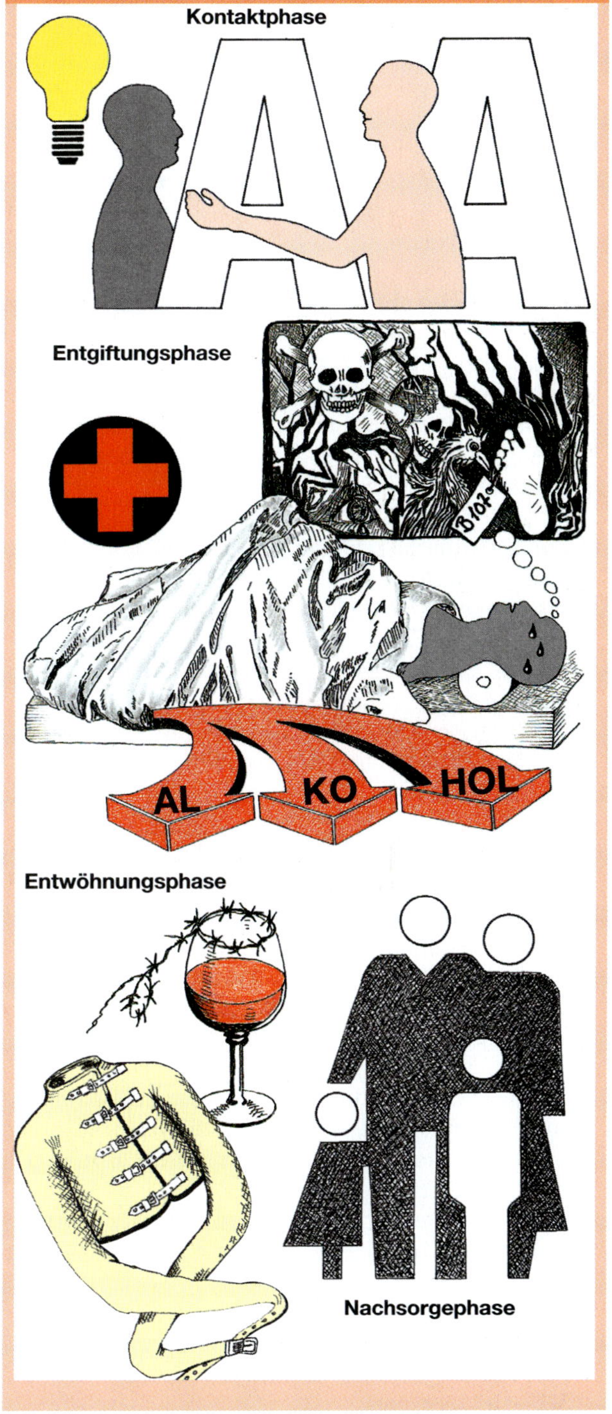

Kontaktphase

Entgiftungsphase

Entwöhnungsphase

Nachsorgephase

die entsprechenden Behandlungskosten tragen. Die meisten Alkoholkranken wollen es nicht wahrhaben, dass sie alkoholkrank sind. Ohne Einsicht und Zustimmung des Patienten ist aber eine Behandlung nicht möglich. Es gibt keine Pillen oder andere Medikamente, die man einem Alkoholiker „heimlich" in sein Essen oder Trinken geben könnte, um ihn damit von seiner Sucht zu befreien. Deshalb erklärt sich ein Alkoholiker meist erst dann zu einer Behandlung bereit, wenn er sowohl in gesundheitlicher als auch in sozialer Hinsicht einen völligen Tiefpunkt erreicht hat. Sehr häufig sind zu diesem Zeitpunkt die bereits vorhandenen Schäden nicht mehr vollständig zu heilen.

Das Ziel jeder Therapie muss eine absolute Abstinenz sein. Der Alkoholiker darf in seinem Leben keinen einzigen Schluck Alkohol mehr trinken. Nur die völlige Enthaltsamkeit führt zum Erfolg. Ein Zurück zum mäßigen und kontrollierten Trinken – so wie es jedermann erlaubt ist – ist therapeutisch meist unwirksam. Es birgt ein zu großes Risiko des Rückfalls.

Bei der Behandlung des Alkoholismus arbeiten viele Fachleute zusammen: Ärzte, Sozialarbeiter, Psychologen, Theologen, Arbeits- und Psychotherapeuten.

Die **Behandlung** erfolgt in vier aufeinander folgenden Phasen:

In der **Kontaktphase** muss der Alkoholkranke einsehen, dass er alkoholkrank ist. Es muss sein „freiwilliger" Entschluss sein, die Sucht medizinisch behandeln zu lassen. Diese Einsicht zu erreichen ist sehr schwierig. Moralische Appelle und Vorwürfe sind meist zwecklos. Oft schaffen es die eigenen Angehörigen nicht alleine. Besser ist es, Fachberater hinzuzuziehen, die hierfür besonders geschult sind. Gemeinsam mit seiner Familie soll der Alkoholiker das Gefühl haben, dass man auf seiner Seite steht, ihm helfen will, insbesondere bei den Lebensproblemen, die die eigentlichen Ursachen für seine Krankheit sind. Diese Phase kann oft monatelang dauern.

Die **Entgiftungsphase** erfolgt stationär im Krankenhaus und beinhaltet einen absoluten und plötzlichen Alkoholentzug. Meist treten schwere Entzugserscheinungen auf (Schlafstörungen, Schwitzen, Zittern, Krämpfe), die einer gesonderten medikamentösen Behandlung bedürfen. Die Entgiftungsphase beansprucht etwa ein bis vier Wochen.

In der **Entwöhnungsphase** soll die Abhängigkeit vom Alkohol beendet werden. Der Alkoholkranke macht sich im Nachhinein sein bisheriges Fehlverhalten bewusst. In den meisten Fällen wird auch die Behandlung in dieser Phase in entsprechenden Fachabteilungen an Krankenhäusern oder in psychiatrischen Kliniken durchgeführt, wo geschultes Personal unterstützend zur Seite steht. Die Entwöhnungsphase dauert je nach Fall ein bis sechs Monate.

Die **Nachsorgephase** erfolgt außerhalb des Krankenhauses. Der Alkoholkranke findet wieder seinen Platz in der Gesellschaft. Die Familie, Freunde und der Arbeitgeber, eventuell auch das Sozial- oder Arbeitsamt, unterstützen ihn dabei ebenso wie Ärzte, Sozialarbeiter und insbesondere Selbsthilfegruppen wie beispielsweise die „Anonymen Alkoholiker" oder andere Gruppen.

Ein Alkoholiker bleibt sein Leben lang alkoholgefährdet. Er braucht deshalb stets die Unterstützung seiner Mitmenschen bei der Aufrechterhaltung seiner Abstinenz.
Ein Alkoholiker darf nur dann aus der Nachsorge entlassen werden, wenn folgende Voraussetzungen erfüllt sind:
- **gesicherter Arbeitsplatz,**
- **fester Wohnsitz,**
- **persönliche Bindungen (Familie, Freundeskreis, Selbsthilfegruppen).**

3.2.7 Maßnahmen zur Verhütung des Alkoholmissbrauchs

Als Maßnahmen, den Alkoholverbrauch zu senken, werden häufig aufgeführt:
- Erhöhung der Alkoholsteuer;
- alkoholfreie Getränke sollten in Gaststätten billiger ausgegeben werden als Alkoholika;
- Verbot des Alkoholverkaufs in Autobahnraststätten und an Tankstellen;
- Alkohol soll nur zu bestimmten Zeiten verkauft oder ausgeschenkt werden;
- Beschränkung des Alkoholverkaufs oder Alkoholverbot an der Arbeitsstelle (Abschaffung von Bierautomaten);
- Verbot oder Einschränkung der Werbung für alkoholische Getränke;
- Verschärfung der Gesetze in Bezug auf Alkoholkonsum (Gesetz zum Schutze der Jugend in der Öffentlichkeit, Gaststättengesetz, Gesetz zum Schutze der arbeitenden Jugend, Jugendgerichtsgesetz, Bürgerliches Gesetzbuch).

Aus dem „Gesetz zum Schutze der Jugend in der Öffentlichkeit" (Jugendschutzgesetz – JÖschG)

§ 3 (1) Der Aufenthalt in Gaststätten darf Kindern und Jugendlichen unter sechzehn Jahren nur gestattet werden, wenn ein Erziehungsberechtigter sie begleitet.

§ 4 (1) In Gaststätten, Verkaufsstellen oder sonst in der Öffentlichkeit dürfen

1. Branntwein, branntweinhaltige Getränke oder Lebensmittel, die Branntwein in nicht nur geringfügiger Menge enthalten, an Kinder und Jugendliche,
2. andere alkoholische Getränke an Kinder und Jugendliche unter sechzehn Jahre weder abgegeben noch darf ihnen der Verzehr gestattet werden.

Kind im Sinne dieses Gesetzes ist, wer noch nicht vierzehn, Jugendlicher, wer vierzehn, aber noch nicht achtzehn Jahre alt ist.

§ 64   Unterbringung in einer Entziehungsanstalt

(I) Hat jemand den Hang, alkoholische Getränke oder andere berauschende Mittel im Übermaß zu sich zu nehmen, und wird er wegen einer rechtswidrigen Tat, die er im Rausch begangen hat oder die auf seinen Hang zurückgeht, verurteilt oder nur deshalb nicht verurteilt, weil seine Schuldunfähigkeit erwiesen oder nicht auszuschließen ist, so ordnet das Gericht die Unterbringung in einer Entziehungsanstalt an, wenn die Gefahr besteht, dass er infolge seines Hanges erhebliche rechtswidrige Taten begehen wird.

(2) Die Anordnung unterbleibt, wenn eine Entziehungskur von vornherein aussichtslos erscheint.

Eine Erziehung zur völligen Alkoholabstinenz in den westlichen Zivilisationsländern wäre völlig unrealistisch. Der Alkohol hat hierzulande als rituelles Getränk eine jahrtausendealte Tradition.

Jeder Einzelne aber hat die Möglichkeit, den Umgang mit Alkohol maßvoll zu gestalten. Mitbürger, die Alkohol ablehnen, sollten respektiert werden. Trinkzwänge darf es nicht geben. Bei Festen und sonstigen Gelegenheiten sollten immer auch alkoholfreie Getränke angeboten werden. Die wichtigste Maßnahme gegen Alkoholmissbrauch ist die persönliche Hilfestellung überall dort, wo Alkoholprobleme sichtbar werden.

Aus dem „Gesetz zum Schutze der arbeitenden Jugend" (Jugendarbeitsschutzgesetz – JArbSchG)

§ 31   Verbot der Abgabe von Alkohol und Tabak

(2) Wer Jugendliche beschäftigt ... darf Jugendlichen unter 16 Jahren keine alkoholischen Getränke und Tabakwaren, Jugendlichen über 16 Jahren keinen Branntwein geben.

3.3 Rauschgifte

3.3.1 Warum Rauschgifte?

Der Rauschgiftkonsum hat in der Bundesrepublik Deutschland bedrohliche Ausmaße angenommen. Besorgnis erregend dabei ist, dass auch Jugendliche und Kinder zu „harten" Stoffen greifen.

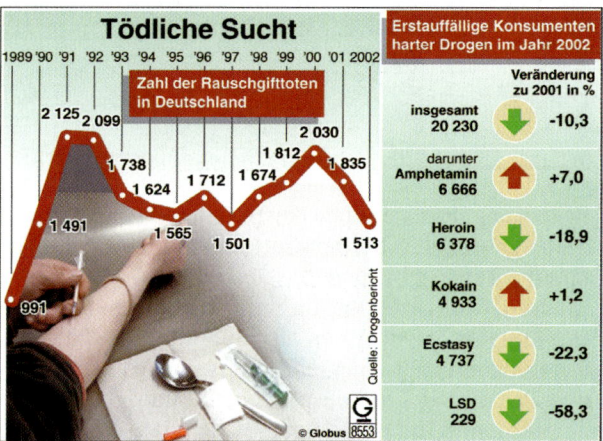

Die Gründe für den Konsum sind vielfältig:
- Gruppendruck, um in der Rauschgift konsumierenden Gruppe anerkannt zu werden;
- Neugierde, etwas „Neues" auszuprobieren;
- Wunsch nach Genuss – das trügerische Glücksgefühl des Rausches vermittelt den scheinbaren Eindruck einer besonderen Erlebnisfähigkeit und Entspanntheit;
- Anhebung der persönlichen Stimmung – Rauschgifte erzeugen eine Traumwelt und lassen so den Alltag vergessen;
- Streben nach Vertiefung und Erweiterung der Beziehungen zu anderen Menschen, insbesondere zum anderen Geschlecht;
- Abbau von eigenen Hemmungen;
- Flucht in eine Scheinwelt.

Rauschgifte sind als Rauschmittel schon seit Jahrtausenden bekannt. Haschisch wurde in China als Arzneimittel gegen Verstopfung, Rheuma, Malaria und andere Beschwerden verwendet. In Indien hat Haschisch seit jeher neben seiner Arzneifunktion auch große religiöse

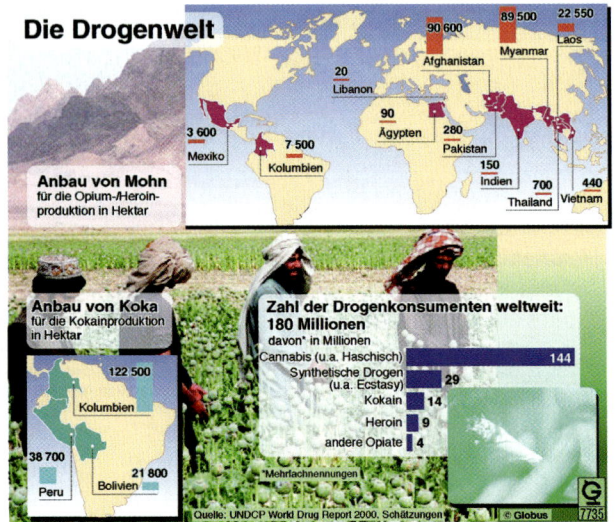

Die Drogenwelt

Anbau von Mohn
für die Opium-/Heroin-
produktion in Hektar

Anbau von Koka
für die Kokainproduktion
in Hektar

Zahl der Drogenkonsumenten weltweit:
180 Millionen
davon* in Millionen
Cannabis (u.a. Haschisch)   144
Synthetische Drogen
(u.a. Ecstasy)   29
Kokain   14
Heroin   9
andere Opiate   4

*Mehrfachnennungen

Quelle: UNDCP World Drug Report 2000, Schätzungen   © Globus   7735

Bedeutung. Priesterinnen der Brahmanen glaubten mithilfe von Haschisch ihren Gott zu erblicken und in die Zukunft sehen zu können.

Opium ist im Orient schon immer verwendet worden. Die Ägypter benutzten es als Heilmittel. In China war das Opiumrauchen einerseits ein feierliches Zeremoniell und andererseits wurde es bei den häufigen Hungerkatastrophen als Appetitzügler benutzt. Rauschgifte kamen in größerem Ausmaße erst nach 1960 in die Bundesrepublik Deutschland. Damit war neben den von der Gesellschaft akzeptierten und tolerierten Drogen Alkohol und Tabak eine dritte, jedoch illegale Drogenart auf dem Markt.

Von der neuen Rauschdroge versprechen sich vor allem junge Menschen eine verführerische und trügerische Hilfe bei der Suche nach der Lösung von Lebensproblemen. Die Rauschgifte sollten ein Symbol für eine neue Lebensform verkörpern. Man suchte nach neuen Möglichkeiten und nach einem neuen Verständnis für das Leben, für das Sich-selbst-Bewusstwerden. Mithilfe von Rauschgiften glaubte man dies verwirklichen zu können. Der Konsum von Rauschgiften war zu Beginn der Drogenszene (1966) gleichzeitig auch ein Politikum. („Zerschlagt mit dem Joint in der Hand den Wohlstandsstaat.") Die auffällig gekleideten Hippies sind verschwunden. Die Politszene hat sich von der Drogenszene getrennt. Heute wird mit Rauschgift ein in der Kriminalität angesiedeltes Geschäft betrieben, in dem immer brutalere, rohere und verbrecherischere Mittel und Methoden angewandt werden.

Der Rausch durch Rauschgift

Die persönliche Stimmungslage ist nie konstant. Sie schwankt ständig. Einmal fühlt man sich pudelwohl und beschwingt, ein andermal ist man in einem Stimmungstief: „Himmelhoch jauchzend – zu Tode betrübt" ist eine Redewendung und besagt, dass die Stimmungslage immer rauf und runter geht. Irgendwann erfolgt ein Erstkontakt mit Rauschgift. Im Rausch steigt die Stimmungslage in einem noch nie erlebten Maße. Ein absolutes Glücksgefühl stellt sich ein. Man ist „high"! Nach kurzer Zeit schlägt dieser Zustand um, Niedergeschlagenheit und Depression treten auf. Man gelangt in ein Stimmungstief wie noch nie zuvor, aus dem der Rauschgiftkonsument sich nur wenig erholt. Die vorherige Stimmungslage wird nicht wieder erreicht. Zwangsweise wird deshalb versucht, durch erneute Rauschgiftanwendung das zuvor im Rausch erlebte „Glücksgefühl" wieder zu erlangen. Es gelingt nicht. Die Stimmungslage sinkt immer mehr, trotz wiederholter Rauschgiftnahme. Gleichzeitig wird der Drang nach mehr „Hochgefühl" immer größer. Der Zwang zur Droge ist zu einer Abhängigkeit vom Rauschgift, zur Sucht, geworden.

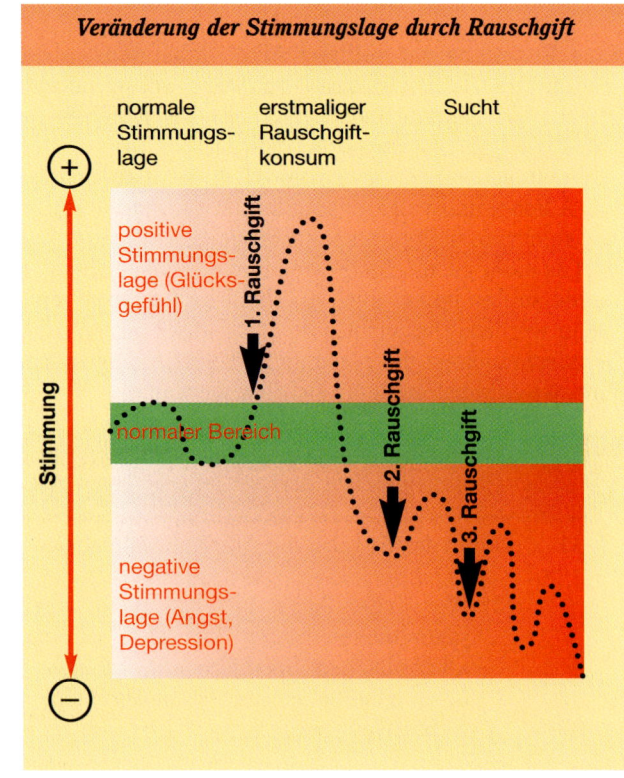

Veränderung der Stimmungslage durch Rauschgift

Übersicht über die Rauschgiftszene heute	
Beginn des Rauschgiftkonsums:	etwa 12 bis 16 Jahre
Schichtzugehörigkeit der Rauschgiftkonsumenten:	alle sozialen Schichten
Berufliche/schulische Ausbildung:	alle Schultypen
Hauptrauschgifte:	1. Haschisch (60 bis 70% aller Rauschgiftstraftaten) 2. Designerdrogen (Ecstasy) und LSD 3. Heroin
Einfuhr und Handel:	Direkteinfuhr durch Gastarbeiter, Touristen, Beschaffungsfahrten einzelner Szenenangehöriger, Internationale Organisationen
Kennzeichnung der Rauschgiftszene:	Die Rauschgiftszene ist in die Kriminalität abgerutscht. Rauschgifthandel ist professionelles Verbrechergeschäft. Das Geld für die Rauschgifte wird auf kriminellen Wegen besorgt (Beschaffungskriminalität)

Einteilung der Rauschgifte

Rauschgifte kann man in „weiche" und „harte" Drogen unterteilen. „Weiche" Drogen sind in erster Linie die Halluzinogene, z. B. Cannabisprodukte (Marihuana und Haschisch), Ecstasy, LSD, Meskalin u. a. Diese Stoffe rufen im Rauschzustand Sinnestäuschungen hervor. Sie können mit der Zeit eine seelische (psychische) Abhängigkeit erzeugen und bei Langzeitkonsum Gesundheitsschäden hervorrufen. Unter den „harten" Drogen versteht man die klassischen Rauschgifte wie die Opiate Morphium und Heroin sowie Kokain. Sie heißen auch Euphorika, weil sie ein erhöhtes subjektives Wohlbefinden erzeugen können. Bei den Opiaten äußert sich dies in einem starken Glücksgefühl, das den Konsumenten von Zwängen des Alltags befreit und ihn seine Probleme vergessen lässt. Dieser Zustand geht einher mit einer Dämpfung der geistigen Aktivität sowie einer allgemeinen Antriebslosigkeit und Bewusstseinstrübungen. Bei Kokain wird das subjektive Wohlbefinden durch die aufputschende Wirkung des Stoffes erzeugt, durch die Hemmungen abgebaut werden. Opiate können, oft schon nach einmaligem Gebrauch, zu einer

Gesetz über den Verkehr mit Betäubungsmitteln (Betäubungsmittelgesetz, BtMG)
Jeglicher Umgang mit Rauschgiften, wie z. B. Haschisch, Ecstasy, LSD, Heroin, Kokain, ist illegal und unterliegt besonderen Strafbestimmungen.

seelischen (psychischen) und körperlichen (physischen) Abhängigkeit führen. Kokainmissbrauch erzeugt eine starke seelische Abhängigkeit. Die Begriffe „weiche" und „harte" Drogen sind kein Maßstab für das Maß ihrer Gefährlichkeit.

3.3.2   Haschisch und Marihuana

Haschisch und **Marihuana** sind Produkte der weiblichen Pflanze des Indischen Hanfs (Cannabis sativa). **Haschisch** (arabisch: Kraut) wird aus dem Harz der Blütenspitzen von Cannabispflanzen hergestellt.

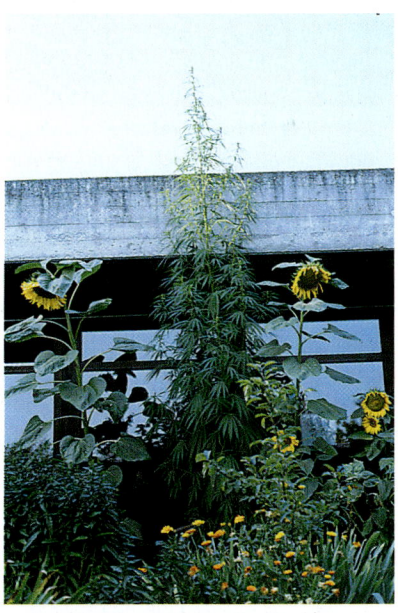

Indischer Hanf (Cannabis sativa)
Eine 5 Meter hohe Haschischstaude inmitten von Sonnenblumen. Im Harz der Pflanze befinden sich rauscherzeugende Wirkstoffe von Haschisch und Marihuana.

Haschischsorten

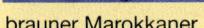

grüner Türke | roter Libanese

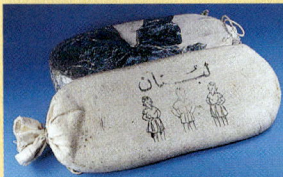

brauner Marokkaner | schwarzer Afghane

Haschischplatten | Haschischplätzchen

Je dunkler die Farbe des Harzes und je östlicher das Anbaugebiet liegt, desto höher ist der Gehalt des rauscherzeugenden Tetrahydrocannabinols (THC).

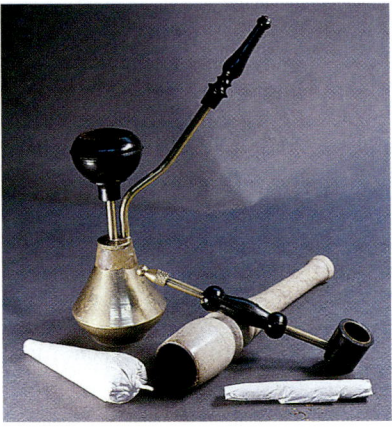

Utensilien von Haschischrauchern

Haschischplatten erhitzt, zerbröselt und dem Tabak einer selbst gedrehten Zigarette oder einer Pfeife beigemengt. Die Wirkung setzt bereits nach wenigen Minuten ein. Haschisch kann auch Kuchen oder Plätzchen zugesetzt werden. Bei der Aufnahme über den Magen wirkt das Rauschgift erst nach 30 bis 60 Minuten und etwa dreimal schwächer als beim Rauchen.

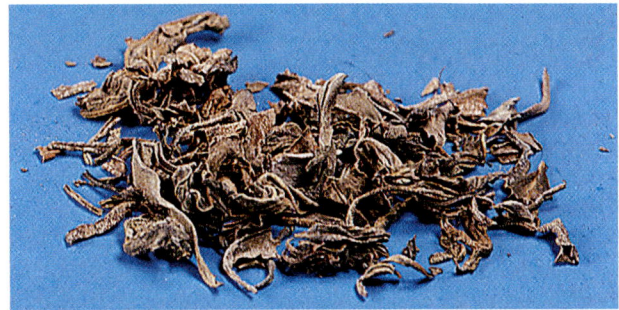

Marihuana (= „pot", „kit", „grass"). Die getrockneten und zerkleinerten Blattspitzen und Blütenstände der weiblichen Pflanze des Indischen Hanfs ergeben Marihuana. Der Wirkstoff Tetrahydrocannabinol (THC) ist der gleiche wie bei Haschisch.

Zur Blütezeit sondert die weibliche Pflanze durch Drüsenhaare ein klebriges Harz aus zum Schutz ihrer Blüten gegen Austrocknen. Dieses Harz enthält den rauscherzeugenden Wirkstoff Tetrahydrocannabinol (THC). Je wärmer das Klima ist, in dem der Indische Hanf wächst, desto höher ist auch der Anteil an THC (5 bis 15%). Auch in Deutschland angepflanzter Indischer Hanf bildet rauscherzeugende Substanzen, allerdings nur in geringen Mengen. Der Anbau der Pflanze, auch als Zierpflanze, ist daher in Deutschland gesetzlich verboten. Das Harz wird zu Klumpen geknetet oder in Holzformen zu Platten oder Stangen gepresst.

Haschisch wird häufig als Haschischzigarette (= joint) geraucht. Dazu werden kleine Stückchen der harten

Marihuana ist ein Deckname für die getrockneten und zerkleinerte Blattspitzen und Blütenstände der weiblichen Pflanze des Indischen Hanfs. Marihuana bedeutet auf spanisch Maria und Juana (Johanna). Der Anteil des im Harz der Blätter enthaltenen Wirkstoffs Tetrahydrocannabinol beträgt etwa 0,5 bis 2% und ist somit durchschnittlich rund fünfmal niedriger als bei Haschisch. Die Anwendungsform ist ähnlich. Marihuana wird auch häufig in Form von Teeaufgüssen eingenommen.

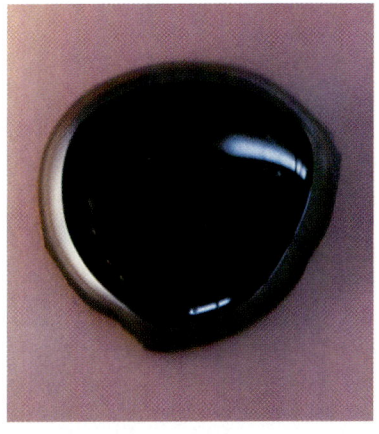

Cannabiskonzentrat
(„Haschischöl")
Die Wirkstoffe des
Haschisch werden auf
chemischem Wege in
einem hochwirksamen
Öl konzentriert.

Viele Verkehrsunfälle unter Drogeneinfluss

Süße Träume am Lenkrad

Unter Haschischeinfluss fährt ein Autofahrer in einen Tunnel. Der Tunnel schließt sich aufgrund optischer Verzerrungen vor ihm, sodass er abrupt bremst, aus Angst er würde gegen das plötzlich zu klein gewordene Ende fahren. Das plötzliche Bremsen führt zu einem Auffahrunfall. Die Drogenbeeinflussung wurde trotz polizeilicher Aufnahme des Unfalls nicht festgestellt.

Cannabiskonzentrat, auch als Haschischöl bekannt, ist ein chemischer Extrakt des Haschischharzes oder von Haschischpflanzenteilen. Der Wirkstoffgehalt liegt bei 60%. Damit hat dieses Produkt die fast 10fache Wirkung von Haschisch.

Wirkungen und Folgen von Haschisch und Marihuana

Tetrahydrocannabinol (THC) ist die eigentliche rauscherzeugende Substanz. Schon winzige Mengen bewirken Stimmungsänderungen. Der Konsument fühlt sich „high", d.h., negative Umwelteinflüsse werden verdrängt. Es stellt sich ein unbeschwertes und unbegründetes Wohlbefinden ein. Trugwahrnehmungen, so genannte Halluzinationen, mit akustischen und visuellen Reizen (z.B. Musik und Farbe) treten verzerrt oder verstärkt auf. Dem Rausch folgt ein Stadium von Depression, Schlafbedürfnis und Niedergeschlagenheit. Die Gefahr einer tödlichen Überdosis, die bei anderen Drogen besteht, tritt bei Cannabisprodukten nicht auf, da nur so viel Rauch bzw. Stoff aufgenommen wird, bis die gewünschte Wirkung eintritt.

Der Wirkstoff Tetrahydrocannabinol (THC) wird im Fettgewebe gespeichert und nur sehr langsam vom Organismus ausgeschieden. Es dauert etwa drei Tage, bis die Hälfte des in einer Marihuanazigarette enthaltenen Rauschgifts abgebaut ist. Deshalb wird bei Haschischabhängigen der Cannabisrausch durch immer kleinere Dosen hervorgerufen.

Haschisch und Marihuana führen zu einer psychischen Abhängigkeit, d.h., der Haschischraucher hat immer ein dranghaftes Verlangen nach der Droge. Ohne Haschisch und Marihuana fühlt er eine innere Leere, Freudlosig-

keit und Antriebsarmut. Das Verlangen nach Haschisch bleibt noch bis zu einem Jahr nach dem letzten Konsum erhalten und beinhaltet somit eine große Rückfallgefahr.

Eine körperliche Abhängigkeit konnte bisher bei wiederholter Einnahme von Haschisch oder Marihuana nicht nachgewiesen werden.

Cannabisprodukte sind aber alles andere als harmlose Drogen. Sie gelten als „Weichmacher" für die „harten Gifte". Viele Drogensüchtige begannen mit Haschisch und stiegen dann auf härtere Drogen um, wie z.B. auf Heroin.

An **gesundheitlichen Schäden** bei Gewohnheitskonsum sind beschrieben worden:

- Schädigungen der Lungen- und Atmungswege – der Teergehalt der „joints" liegt bis zu 60% höher als bei herkömmlichen Zigaretten;
- Verminderung der Zeugungsfähigkeit – bei männlichen Konsumenten sinkt der Testosteronspiegel im Blut und die Spermienproduktion ist eingeschränkt;
- Gehirnschädigungen – die Leistungs- und Konzentrationsfähigkeit lässt deutlich nach;
- Beeinträchtigung des Immunsystems – die Anfälligkeit für Krankheiten ist gesteigert;
- Zerstörung der Persönlichkeitsstruktur.

Der Haschischkonsument bildet als Verkehrsteilnehmer eine Gefahr nicht nur während des Rausches, sondern auch noch längere Zeit danach. Die Reaktionszeit ist verlängert. Sinnestäuschungen schränken die Wahrnehmungsfähigkeit ein, sodass Verkehrssituationen oft falsch eingeschätzt werden und Unfälle entstehen.

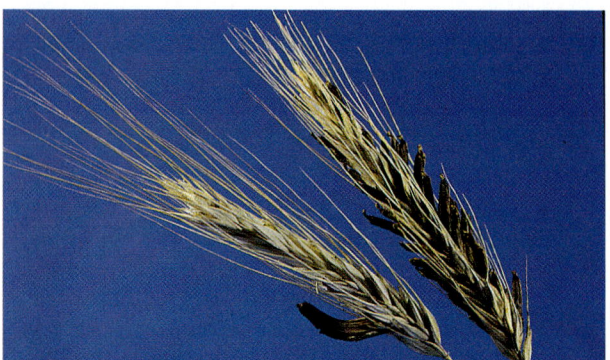

Mutterkornpilz auf einer Roggenähre
Der Pilz enthält giftige Alkaloide, aus denen nützliche Medikamente, aber auch LSD gewonnen werden können.

3.3.3 LSD und Meskalin

LSD ist die Abkürzung der chemischen Substanz Lysergsäurediethylamid.

LSD wird heute vorwiegend chemisch hergestellt. Die wirksame Dosis liegt bei 1/10000 Gramm für einen Rauschzustand, einen Trip von acht bis zehn Stunden Dauer. LSD wird geschluckt. Nach etwa 10 bis 20 Minuten setzt die Wirkung ein. Es ist ein starkes Halluzinogen und verändert die Sinneswahrnehmungen wesentlich stärker als Haschisch. Auch Sinnestäuschungen entstehen. Töne werden „gefühlt", Farben „geschmeckt" und Gefühle „getastet". Gefühle der Zeitlosigkeit oder des Zeitstillstands entstehen. Gegenstände zerfließen in sich.

Der LSD-Rausch ähnelt einem sehr starken Alkoholrausch. Mitunter kommt es zu einem Gefühl der Selbstüberheblichkeit und zu wahnwitzigen Verhaltensweisen. Die Berauschten glauben, wie Christus auf dem Wasser gehen zu können, oder sie stellen sich auf Bahnschienen, in der Absicht den sich nähernden Zug anzuhalten. Besonders gefürchtet ist der „Horror-Trip", bei dem Angst und Panikzustände tiefe Depressionen hervorrufen, die nicht selten in Selbstmordversuchen enden.

Ein besonderes Risiko ist der so genannte „Flash-back". Es handelt sich hierbei um ein Rauscherlebnis, das unvermittelt noch nach Wochen oder Monaten nach dem letzten LSD-Konsum plötzlich und ohne vorherige

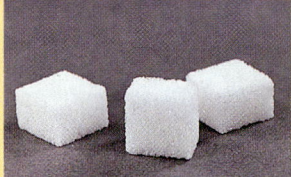
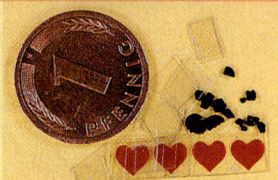
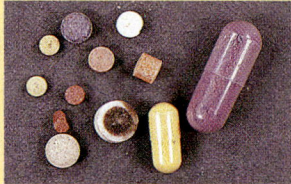
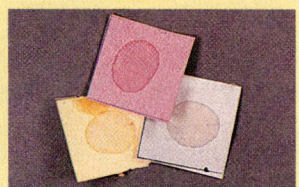

LSD
LSD (Lysergsäurediethylamid) kommt als klare, geruchlose Flüssigkeit in den Handel. LSD wird auf eine Trägersubstanz aufgeträufelt und oral konsumiert.

LSD auf Würfelzucker

LSD als Gelatinetrips und als Mikrotrips

LSD in Tablettenform

LSD als Papiertrips.

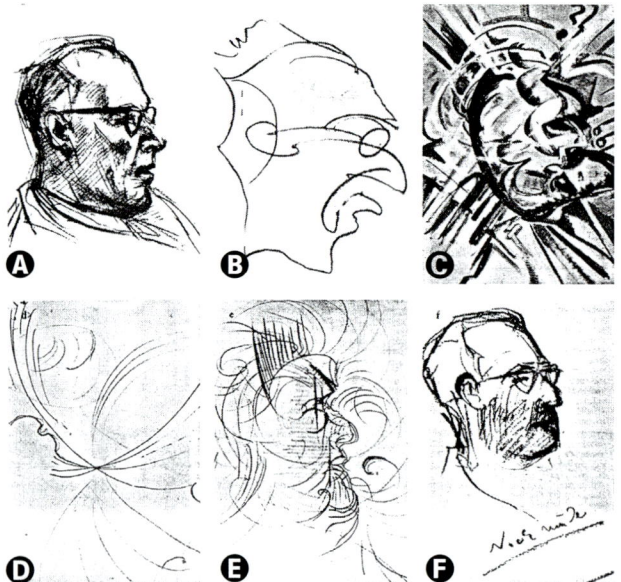

A **B** **C**
D **E** **F**

Die Wirkung von LSD
Ein Zeichner hat die Möglichkeit, etwas von der Rauschwirkung im Bild festzuhalten: Das Porträt A entstand vor der Einnahme von LSD, die Bilder B bis F zwei, drei, vier, fünf und acht Stunden danach.

LSD-Einnahme auftritt. Auch bei Cannabis-Dauerkonsumenten besteht die Gefahr eines solchen „Flash-back". LSD bewirkt eine starke psychische Abhängigkeit. Wie bei Haschisch kommt es allmählich zu einer totalen Persönlichkeitsveränderung. Die Anforderungen des täglichen Lebens werden dem Betroffenen gleichgültig. Schule, Beruf, Familie und Freunde interessieren nicht mehr.

Meskalin

Meskalin ist der Hauptwirkstoff des Peyotl-Kaktus, der in Mexiko und Südamerika vorkommt. Es wirkt ähnlich wie LSD und ruft starke Halluzinationen hervor.

3.3.4 Kokain und Crack

Kokain, andere Ausdrücke sind „Koks", „Schnee", „white stuff", wird aus den Blättern des Kokastrauches gewonnen, der in tropischen Gebieten Südamerikas (Peru und Bolivien) beheimatet ist.

Kokain

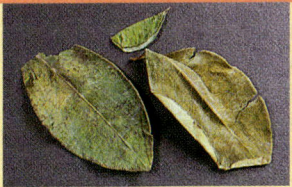

Blätter des Kokastrauchs
(Erythroxylon Coca)
Der Hauptwirkstoff, das Alkaloid Kokain, besitzt die Eigenschaft, Schleimhäute gefühllos zu machen. Die Indios Südamerikas kauen diese Blätter einerseits, um das Hungergefühl zu betäuben, und andererseits, um körperlich leistungsfähiger zu sein.

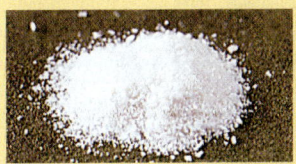

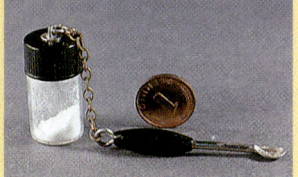

Kokain-Schnupfdöschen mit Schnupflöffel
Bedingt durch das ständige Schnupfen des ätzenden Kokains, wird allmählich der Knorpel der Nasenscheidewand zerstört. Wohlhabende Kokainisten lassen sich deshalb ein Silber-, Goldoder Platinplättchen einsetzen.

Kokain
Reines Kokain ist ein weißes, kristallines Pulver.

Erst Kokain – dann kam der Verfolgungswahn

Der 22-Jährige spürte ein Kribbeln am ganzen Körper. Winzig kleine „Tierchen" lautete die Selbstdiagnose. Er badete, rasierte den ganzen Körper – vergebens: die vermeintlichen „Tierchen" ließen sich auch mit starkem Ungeziefergift nicht vertreiben. Sogar die ganze Wohnung wurde mit Spray eingenebelt, die Familie verließ deshalb vorübergehend die heimischen vier Wände – die Tierchen überdauerten auch diesen Großangriff.

Kokain wird hauptsächlich geschnupft. Die Droge ist sehr teuer. Der Grammpreis liegt derzeit bei ca. 65 EUR. Früher wurde dieses Rauschgift vor allem in den so genannten höheren Gesellschaftsschichten konsumiert. Durch das große Angebot weitet sich der Kokainmissbrauch immer mehr auf breite Bevölkerungskreise aus.

Kokain wirkt wie ein euphorisierendes Aufputschmittel. Müdigkeitsgefühle werden verdrängt, Hunger- und Durstgefühle verschwinden, die körperliche und geistige Leistungsfähigkeit ist erhöht. (Ein Koka kauender Indio kann zum Beispiel 17 Stunden im Dauerlauf ein 30 kg schweres Gepäckstück durch das Bergland schleppen!) – Der Kokainrausch klingt nach einer bis eineinhalb Stunden nach der Kokaineinnahme ab und es folgt der so genannte „Kokainkater". Er ist gekennzeichnet durch Niedergeschlagenheit und Müdigkeit. Außerdem treten Wahnvorstellungen auf.

Kokain bewirkt eine starke seelische (psychische), jedoch weniger eine körperliche (physische) Abhängigkeit. Der Gedanke an das letzte „Rauscherlebnis" zwingt den Kokainisten immer wieder von neuem, das Rauschgift zu nehmen. Mit der Zeit treten körperliche Schäden auf wie vorzeitiges Altern, graue und schlaffe Haut, Schlaflosigkeit, Abnahme der geschlechtlichen Potenz und Psychosen.

Crack ist chemisch weiter „veredeltes" zu weißgelblichen Klümpchen verbackenes Kokain. Es wird ähnlich wie Haschisch geraucht und inhaliert. Die Wirkung entspricht dem des Kokains, mit dem Unterschied, dass der Rausch nach 15 bis 20 Minuten schlagartig eintritt.

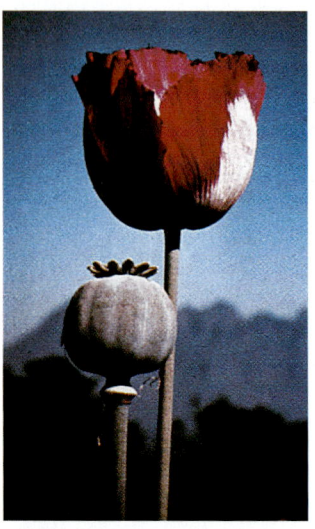

Schlafmohn (Papaver somniferum): Die im Orient beheimatete Pflanze besitzt vier weiße oder purpurviolette bis rötliche Blütenblätter. Früher wurde Schlafmohn auch in Deutschland angebaut. Die blaugrauen Samen werden zu mancherlei „Mohngebäck" verwendet oder es wird daraus Mohnöl gewonnen. Seit 1982 ist der Anbau in der Bundesrepublik Deutschland gesetzlich verboten. Die Türkei, Mexiko, Afghanistan und das „Goldene Dreieck" (Burma, Laos, Thailand) sind die heutigen Hauptanbaugebiete.

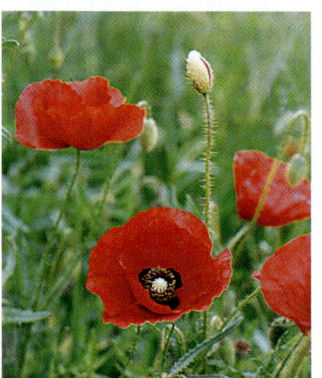

Klatschmohn

*(Papaver rhoeas)
Die vier Blütenblätter sind feuerrot mit schwarzem Fleck am Grund. Diese wunderschöne Feldblume hat in zahlreichen Abarten Eingang in die Hausgärten gefunden. Der Milchsaft ist schwach giftig. Ansonsten enthält die Pflanze keine besonderen oder gar berauschenden Stoffe.*

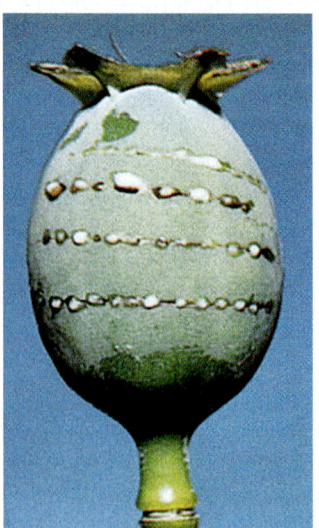

*Gewinnung von Rohopium
An den angeritzten Stellen der halbreifen Mohnkapsel tritt ein opiumhaltiger Milchsaft aus, der abgeschabt und in Gefäßen gesammelt wird.*

3.3.5 Opiate: Rohopium, Morphium, Heroin

Alle Opiate werden aus dem Schlafmohn gewonnen. Die Gewinnung des **Rohopiums** erfolgt aus den halbreifen Samenkapseln. Etwa zehn Tage nach dem Abfallen der Blütenblätter werden die Kapseln mit feinen Messern angeritzt. Aus den Schnittstellen sickert ein weißer, milchiger Saft, der an der Luft braun eintrocknet und sich dabei gummiartig verhärtet.

Der mittelbraune, manchmal fast schwarze Saft wird zu Klumpen oder Broten geformt und gelangt so als Rohopium in den Handel. Reifer Mohn enthält keine Alkaloide mehr, die eine berauschende Wirkung haben. Daher sind reife Mohnsamen und das aus ihnen gewonnene hochwertige Mohnöl harmlos.

Rohopium wird hauptsächlich geraucht. Es kann aber auch gegessen oder gespritzt werden. Das in einer Lösung aufbereitete Opium wird als O-Tinke bezeichnet (umgangssprachlich: „Berliner Tinke").

Opium enthält ca. 40 hochwirksame Alkaloide, aus denen teilweise Medikamente hergestellt werden. Die wichtigsten sind: Morphium, Noscapin, Papaverin und Codein. Die Wirkungsweise dieser Stoffe besteht darin, dass sie Schmerzimpulse im Gehirn dämpfen, die von den schmerzenden Körperstellen dorthin geleitet werden. In der Medizin werden sie als Schmerzmittel (Morphium, Codein), als Hustenmittel (Noscapin) und als Mittel bei Krampfzuständen (Papaverin) verwendet. Noscapin und Papaverin haben keine Sucht erzeugende Wirkung.

Morphium ist mit einem Anteil von 10% das Hauptalkaloid des Schlafmohns. Es ist ein starkes Schmerzmittel und zugleich ein gefährliches Rauschgift, da es eine

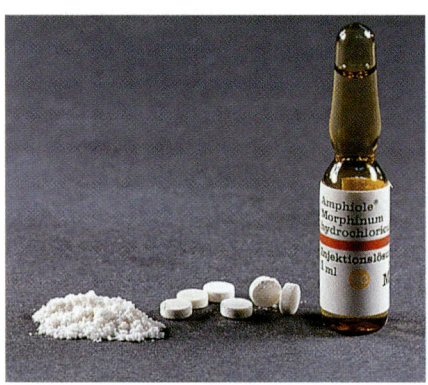

*Morphium
Morphiumpulver wird zur Injektion in Essig oder Zitronensäure gelöst. Eine solche Lösung heißt auch M-Tinke.*

starke physische und psychische Abhängigkeit verursacht. Um bei Patienten, die mit Morphium behandelt werden, eine gleich bleibende Schmerzlinderung zu erreichen, muss die tägliche Dosis laufend erhöht werden, manchmal bis zum 100fachen der ursprünglichen Dosis. Der maßgebliche Bestandteil des Morphiums ist das auch in Heroin enthaltene Morphin.

Heroin ist das gefährlichste Rauschgift überhaupt. Hochwertiges Heroin hat einen Reinheitsgrad bis zu 90%. Das auf dem illegalen Markt erhältliche Heroin ist jedoch meistens mit Streckungsmitteln „gepanscht" und hat daher einen geringeren Heroingehalt. Der „Fixer", der das Rauschgift auf dem Schwarzmarkt erwirbt, kann die Stärke der ihm angebotenen Qualität nur vermuten. Der „Goldene Schuss" ist im Grunde eine bewusst gewollte, in 70% aller Fälle aber eine ungewollte Überdosierung, meist mit tödlichem Ausgang. Die meisten Rauschgifttoten gehen auf das Konto von Heroin.

Bestimmte Zusatzstoffe (wie Strychnin, das in höheren Konzentrationen auch als Rattengift Verwendung findet, und Koffein) wirken anregend. Sie sollen das Rauscherlebnis verstärken. Der Rauschgifthändler mischt häufig auch Traubenzucker, Fruchtzucker oder Zitronensäure unter das Heroin, um es zu strecken. Manchmal werden auch sehr gefährliche Stoffe, wie z. B. Colchizin, das Gift der Herbstzeitlosen, dafür verwendet.

Heroin wird entweder injiziert oder geschnupft. Heroin hat eine beruhigende, schmerzstillende und betäubende Wirkung. Gleichzeitig kommt es zu einem Glücksgefühl durch das Losgelöstsein von der Wirklichkeit und zu einer Steigerung des Selbstbewusstseins. Heroin erzeugt eine starke psychische und physische Abhängigkeit, häufig bereits nach einmaligem Konsum. Dabei spielt es

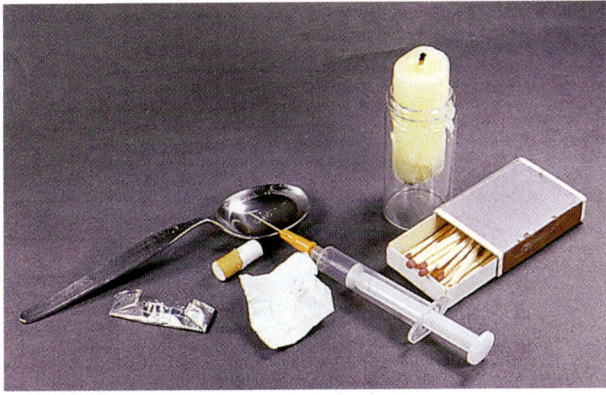

Heroinfixerbesteck: Das in Silberpapier eingewickelte Heroin („Hit"-Schussportion) wird durch Erhitzen in einem Löffel in Lösung gebracht und durch einen Zigarettenfilter in eine Spritze aufgesogen.

keine Rolle, ob das Rauschgift injiziert oder geschnupft wurde. Wenn der Rausch nach vier bis sechs Stunden verebbt, treten quälende Entzugserscheinungen auf, wie starke Schmerzen, Angstzustände, Schüttelfrost und Schlaflosigkeit. Der Heroinabhängige ist gezwungen, die Einnahme fortzusetzen, um den Qualen des Entzugs zu entgehen. Der Körper gewöhnt sich allmählich an das Gift, und die Einzeldosis für den gewünschten Rauschzustand muss ständig gesteigert werden.

Das Leben des Süchtigen ist nur auf das Rauschgift und dessen Beschaffung ausgerichtet. Pflichten, wie Schule, Arbeit und Familie, werden gänzlich vernachlässigt. Pro Tag muss der hochgradige Süchtige zur Zeit ungefähr 50 bis 100 EUR für die Beschaffung von Heroin aufbringen. Dieses Geld wird meist auf kriminelle Art (Einbruch, Erpressung, Prostitution) aufgebracht oder indem der Süchtige als Zwischendealer tätig wird. Nach sechs bis sieben Jahren Heroinkonsum tritt ein völliger körperlicher Verfall ein, der meist auch zum Tode führt. Durch den gemeinsamen Gebrauch von nicht sterilen Spritzen erfolgt sehr häufig eine Ansteckung mit der tödlich verlaufenden Immunschwächekrankheit Aids oder mit Hepatitiserregern, die eine Leberentzündung mit Gelbsucht verursachen.

Besonders tragisch ist es, wenn heroinsüchtige Frauen Kinder gebären, die zwangsweise heroinabhängig zur Welt kommen.

Eine Heroinsucht kann ebenso wie der Alkoholismus nie geheilt werden. Die Sucht lässt sich lediglich durch eine ärztlich kontrollierte Langzeittherapie stilllegen.

Herstellung von Heroin

Extraktion

Kalkbehandlung in heißem Wasser

chemische Umwandlung

Rohopium ➡ Morphinbase ➡ Heroin

	Rausch- und Suchtmittel	Herkunft	Verwendung in der Medizin	Bedeutung als Rausch- oder Suchtmittel
Anregende Mittel	**Cannabis** Haschisch	Cannabinol ist im Harz der in Blüte stehenden Pflanze des indischen Hanfes enthalten	keine	Haschisch hat etwa die fünffache Wirkung von Marihuana
	Marihuana	Marihuana wird aus Blättern und Stängeln gewonnen		Haschisch und Marihuana gelten als Einstiegsdroge
	Halluzinogene LSD Meskalin	LSD (= Lysergsäurediethylamid), chemische Herstellung Meskalin wird aus der mexikanischen Kaktee Peyotl gewonnen	keine (abgesehen von experimenteller Psychose)	Bewirkt Verwirrung der Sinneseindrücke. Töne werden „gefühlt", Farben „geschmeckt", Bewusstseinsstörungen
	Stimulanzien Amphetamine Weckamine	Chemische Herstellung unter Verwendung verschiedener chemischer Stoffe, insbesondere Aminosäuren	Stimulanzien werden bei Stimmungsschwankungen, Unlustgefühl und bei Depressionen verschrieben	Die Wirkung der Stimulanzien verführt leicht zu missbräuchlicher Verwendung, die zu einer Medikamentensucht führen kann
	Kokain Crack	Herstellung aus den Blättern des südamerikanischen Kokastrauches, weißes, bitter schmeckendes Pulver	Die Verwendung als örtliches Betäubungsmittel, vor allem in Augenheilkunde, ist inzwischen durch andere, synthetisch hergestellte Stoffe abgelöst	Hunger, Durst und Müdigkeit werden überspielt, Glücksgefühl (Euphorie), subjektives Gefühl der Leistungssteigerung, objektiv: Leistungsabfall, Atmungsstörungen, Herzschwäche
	Schnüffelmittel	Synthetische Erzeugnisse wie z. B. Verdünnungsmittel, Trichlorethylen und andere	Ether wird als Narkosemittel verwendet	Rauschmittel, vor allem bei jüngeren Menschen. Dauer des Rausches kann bis zu 15 Minuten ausgedehnt werden
Dämpfende Mittel	**Barbiturate** Schlafmittel Schmerzmittel	Chemische Herstellung aus verschiedenen Stoffen, vor allem Barbitursäure	Mittel zur Beeinflussung des Schlafzentrums und zur Dämpfung von Unruhezuständen	Schnelle Gewöhnung, hohe Suchtgefahr, vor allem dann, wenn der Schlafzustand als Erlösung von Unerträglichkeiten empfunden wird
	Opiate Opium Morphium Heroin	Der Wirkstoff Morphin und weitere Abkömmlinge der Opiate werden aus dem Schlafmohn gewonnen	Opium und Morphium werden als betäubende Schmerzmittel verwendet	Dämpfung bestimmter Hirngebiete. Führt zur Flucht in Traumwelt. Vermeintliches Glückserleben
	Synthetische Drogen	Chemische Herstellung im Labor	keine	neueste Drogenart in der Rauschgiftszene

Art der Einnahme	Wirkungen	Folgen	Drogensprache	
rauchen, schlucken evtl. als Tablette (oral gefährlich)	Atembeschwerden, Kreislaufstörungen, Gedächtnis- und Denkstörungen, Halluzinationen, Gewöhnung und psychische Abhängigkeit kann eintreten	Gleichgültigkeit gegenüber anderen, unkontrolliertes Zuneugungsgefühl, Isolation	pot grass joint = Hasch-Zigarette	
schlucken	Verlangsamte oder extrem beschleunigte Denkabläufe, Müdigkeit, Unfallgefahr infolge Sinnestäuschungen, Gefahr der Schädigung des Erbgutes, Charakterveränderungen	Gewalttätigkeiten, Abkapselung von nahe stehenden Menschen, Gleichgültigkeit gegenüber Schule, Beruf, passives Verhalten ohne aktives Handeln	Trip Fahrkarte Reise	
schlucken, spritzen bei Injektion schwere Organschäden, vor allem der Leber	Gesteigerte Wachheit, Gefühl erhöhter Leistungsfähigkeit, Unbeschwertheit, Gefahr einer starken seelischen Abhängigkeit, Psychosen-Gefahr	Bei Missbrauch unkontrolliertes Verhalten, insbesondere Enthemmung, Erleichterung von Kontaktschwierigkeiten führt zu antisozialem Verhalten	Pepps „Stimmus" prelus captas speed	Anregende Mittel
Blätter werden gekaut, Pulver wird geschnupft, gegessen oder aufgelöst in die Venen injiziert	Abmagerung. Verlust körperlicher Widerstandsfähigkeit. Bewusstseinsstörungen, Verwirrungszustände, Verfolgungswahn, Angst, Neigung zu Verbrechen, Selbstmordtendenzen	Deutliche seelische Abhängigkeit. Gewissenskonflikte, auf die Beschaffung von Stoff reduzierte Aktivität. Verlust des Selbstvertrauens, Trend zu Gewalttaten	Koks, Coke, C, Schnee, weißer Stoff	
einatmen	Ohnmachten, Blutschäden, gefährliches Knochenmarkgift (Benzol), Atemlähmung durch Trichlorethylen. Psychische Abhängigkeit kann eintreten	Verschlechterte Anpassung in der sozialen Umwelt (Erziehungsschwierigkeiten)	Sniffing	
schlucken, spritzen. bei Injektionen schwere Organschäden, vor allem der Leber	Müdigkeit, Ruhebedürfnis, Tiefschlaf, Abhängigkeit psychischer Art tritt schnell ein. Physische Abhängigkeit	Allgemeine Gleichgültigkeit, geistige und gefühlsmäßige Abstumpfung. Gesellschaftsfremdes Verhalten	barbs, bombs	
spritzen, rauchen, trinken, bei Injektion schwere Organschäden, vor allem der Leber	Körperliche Abhängigkeit nach kurzer Zeit, evtl. schon nach wenigen Gaben. Zunehmende Verträglichkeit führt zur Notwendigkeit größerer Dosen	Verfall von sozialen Bindungen und Beziehungen zu anderen Menschen	Stoff „0" „M" Harry	Dämpfende Mittel
schlucken, spritzen, schnupfen	Halluzinogen mit Sinnestäuschungen, Wahnvorstellungen. Euphorische Wirkung mit nachfolgender Depression	Schnelle Abhängigkeit. Unkontrollierbare Folgen wegen unbekannter Zusammensetzung	Speed Ecstasy	

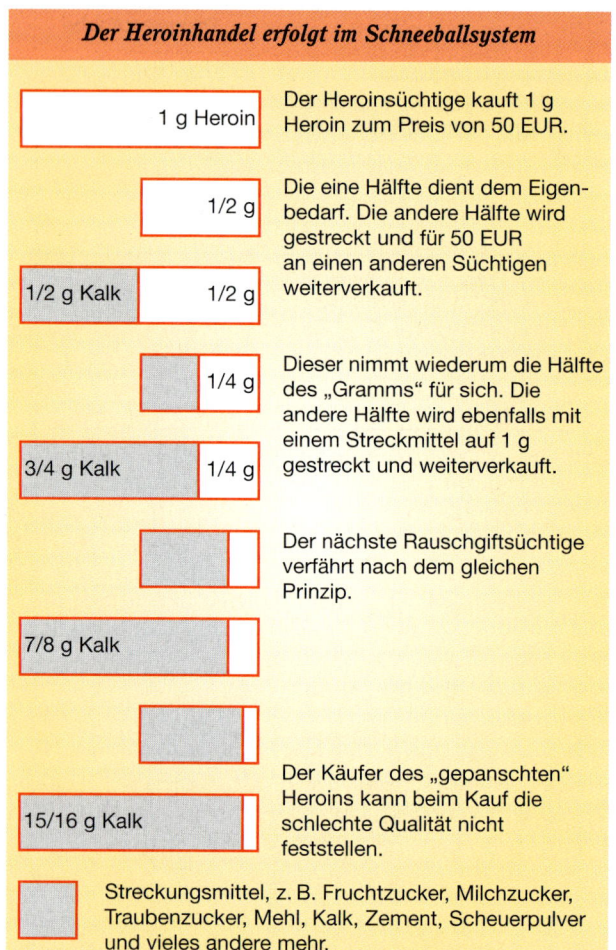

Der Heroinhandel erfolgt im Schneeballsystem

Der Heroinsüchtige kauft 1 g Heroin zum Preis von 50 EUR.

Die eine Hälfte dient dem Eigenbedarf. Die andere Hälfte wird gestreckt und für 50 EUR an einen anderen Süchtigen weiterverkauft.

Dieser nimmt wiederum die Hälfte des „Gramms" für sich. Die andere Hälfte wird ebenfalls mit einem Streckmittel auf 1 g gestreckt und weiterverkauft.

Der nächste Rauschgiftsüchtige verfährt nach dem gleichen Prinzip.

Der Käufer des „gepanschten" Heroins kann beim Kauf die schlechte Qualität nicht feststellen.

Streckungsmittel, z. B. Fruchtzucker, Milchzucker, Traubenzucker, Mehl, Kalk, Zement, Scheuerpulver und vieles andere mehr.

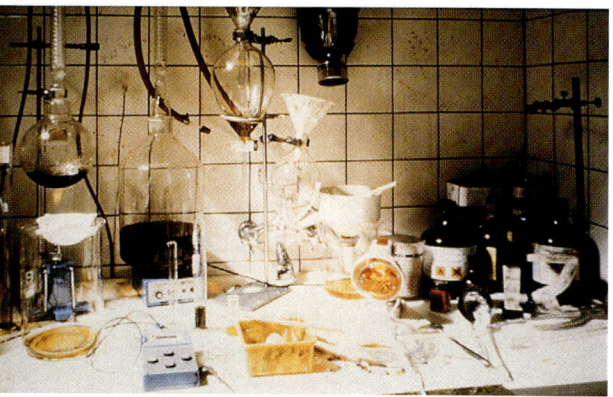

Rauschgift-Labor
Untergrund-Labor zur Herstellung synthetischer Drogen.

Synthetische Drogen (Designerdrogen)

Synthetische Drogen werden ausschließlich in Labors hergestellt. Chemische Grundstoffe, legal und billig im Chemikalienhandel gekauft, oder Arzneimittel werden zu neuen Rauschgiften verarbeitet. Die Zusammensetzung solcher Drogen ist immer wieder neu und ändert sich ständig. Diese Drogen werden deshalb auch als Designerdrogen bezeichnet. (Ein Designer ist ein Formgestalter für immer wieder neue Gebrauchs- und Verbrauchsgüter.) Das Betäubungsmittelgesetz wird zunächst geschickt umgangen. Solange die neue Droge nicht im Gesetz aufgeführt ist, gilt sie nicht als illegal. Durch die nicht genau bekannte und unkontrollierte Zusammensetzung dieser neuartigen Drogen sind Dauer, Stärke und Nebenwirkungen des Rausches nicht ab-

schätzbar. Außerdem wirken sie im Vergleich zu „natürlichen" Drogen rund tausendfach stärker. Zusätzlich werden sie häufig im Labor mit hochgiftigen Stoffen gestreckt. Die Anwendung erfolgt wie bei allen anderen Rauschgiften durch Schlucken, Spritzen oder Schnupfen. Die Rauschwirkung ist je nach chemischer Zusammensetzung unterschiedlich. Manche rufen Halluzinationen hervor. Manche synthetische Drogen wirken dämpfend auf das Nervensystem, ähnlich einem Beruhigungsmittel. Andere lösen Euphorien aus. Der Süchtige erfährt eine augenblickliche heitere und zuversichtliche Gemütsstimmung, die ihm ein scheinbares Hochgefühl vorgaukelt. Diese Euphorie kann sehr schnell in Niedergeschlagenheit, Verfolgungswahn und schwere Depressionen umschlagen.

Speed ist ein Amphetamin, ein Weckamin. Es wirkt aufputschend und wird nicht nur im Sport zur Leistungssteigerung missbraucht. Manche Appetitzügler enthalten als Wirksubstanz ebenfalls Amphetamin. Bei ihnen entsteht, ähnlich wie bei Speed, schnell eine Dauerabhängigkeit.

Ecstasy – die Technodroge

Ecstasy (XTC) ist ein Sammelbegriff für verschiedene Amphetamine (Aufputschmittel) mit ähnlichen Wirkungen. Auch Mixturen, die zusätzlich das Halluzinationen auslösende LSD oder aufputschendes Koffein enthalten, werden auf dem illegalen Markt unter dem Namen Ecstasy verkauft.

Ursprünglich enthielten Ecstasytabletten nur die Droge Methylendioximethylamphetamin (MDMA).

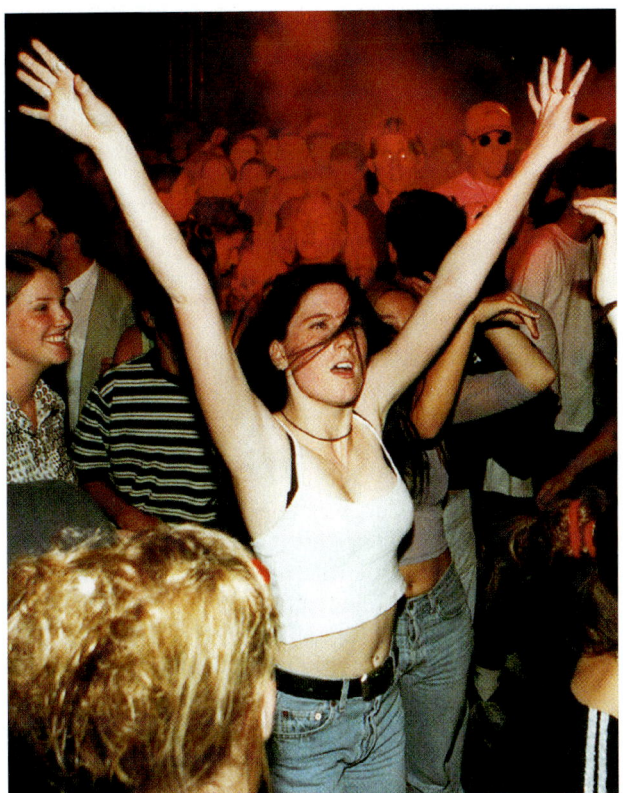

Technoszene

Dieser chemische Abkömmling aus der Muskatnuss wurde 1912 von einem deutschen Pharmaunternehmen patentiert und sollte als Appetitzügler eingesetzt werden. Da sich jedoch „seltsame" Nebenwirkungen einstellten, wurde dieser Stoff nie auf den Markt gebracht. Ecstasy ist dem Betäubungsmittelgesetz unterstellt und jeder Verkehr damit verboten.

Die Droge stimuliert das Bewusstsein und löst Hemmungen. Geräusche, Musik, Berührungen werden intensiver als normal erlebt. Auch das Bewusstsein wird verändert. Es entstehen Hochgefühle des Verliebtseins, Glücklichseins und des Zusammengehörens.

Beim Dauertanz auf Technopartys bei Lautstärken, die zwischen denen eines Presslufthammers und eines startenden Düsenflugzeugs liegen, soll Ecstasy helfen, das Tanzmarathon bis in die Morgenstunden durchzustehen. Die Wirkung setzt 30 Minuten nach der Einnahme ein und hält vier bis sechs Stunden an. Schmerzen, Durst, Unwohlsein oder Erschöpfung werden unterdrückt. Herzschlag und Blutdruck steigen an. Die Pupillen sind

geweitet. Der Körper überwärmt sich gefährlich auf bis zu 41 °Celsius. Durch die körperliche Anstrengung beim Tanzen kommt es zu einem enormen Wasserverlust. Dieser ist vom Ecstasy-Konsumenten meist nicht wahrnehmbar und wird durch gleichzeitigen Alkoholkonsum noch verstärkt.

Bei Langzeitgebrauch kann die Droge schwere psychische Schäden hervorrufen: Wahnvorstellungen, Schwindel und Depressionen.

Ecstasy zusammen mit der Technomusik sollen den Alltag verzaubern. Der Körper wird über seine natürlichen Leistungsgrenzen hinausgeführt. Ecstasy hat einen „Herz-Öffner-Effekt". Die Konsumenten fühlen sich scheinbar glücklich, freundschaftlich und allen Menschen zugewandt. Ecstasy ist mehr als eine Tablette. Das Gesamtdesign aus monotoner, lauter Musik, Lichtshow, Dekoration, Kleidung und die im Rhythmus tanzenden Menschen macht süchtig. Ecstasy ist hierbei nur der Katalysator.

3.3.6 Rauschgifthandel und Betäubungsmittelgesetz

Heroin wird zurzeit für ca. 40 bis 50 EUR pro Gramm auf dem Schwarzmarktgroßhandel angeboten. Der Bauer im Ausland bekommt für 10 kg Rohopium, aus dem 1 kg Heroin gewonnen wird, ca. 500 EUR. Der Rauschgifthändler kassiert dann für 1 kg Heroin 20 000 EUR. Bei dieser Verdienstspanne bleibt die Kriminalität im Rauschgifthandel nicht aus.

Viele Süchtige werden gleichzeitig auch zum „Dealer", um so die Kosten ihrer eigenen Sucht bezahlen zu können.

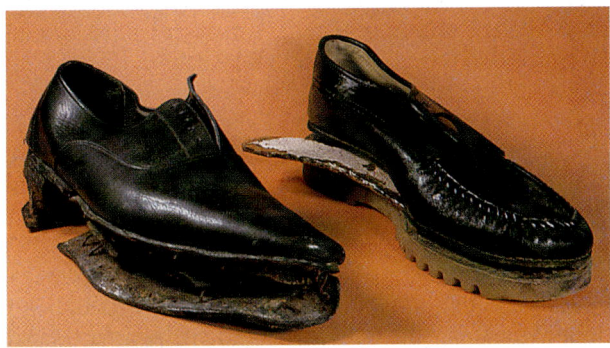

Rauschgiftverstecke

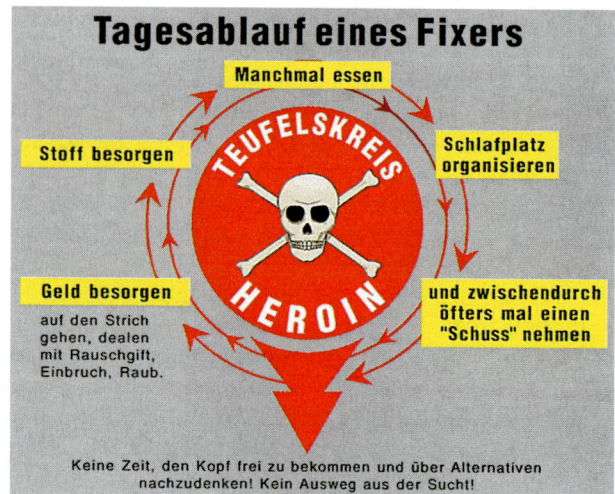

Tagesablauf eines Fixers

Manchmal essen

Stoff besorgen

TEUFELSKREIS

HEROIN

Schlafplatz organisieren

Geld besorgen
auf den Strich gehen, dealen mit Rauschgift, Einbruch, Raub.

und zwischendurch öfters mal einen "Schuss" nehmen

Keine Zeit, den Kopf frei zu bekommen und über Alternativen nachzudenken! Kein Ausweg aus der Sucht!

Ein Heroinsüchtiger benötigt durchschnittlich 8 bis 10 Heroin-„Hits" am Tag. Das sind etwa 0,5 bis 1 g Heroin, je nach Qualität. Für diese Menge Rauschgift muss er, vorausgesetzt, er ist gleichzeitig auch Klein-Dealer, etwa 40 bis 50 EUR aufbringen, da er den Stoff grammweise einkauft. Der letzte in der Rauschgiftkette, der „Nur-Süchtige", kauft meistens nur jeweils den Bedarf für einen „Schuss" und benötigt dafür täglich ca. 50 bis 100 EUR.

Das Betäubungsmittelgesetz (BtMG)
Der §1 verweist auf die Anlagen zum Gesetz, in denen die Stoffe aufgeführt sind, die zu den Betäubungsmitteln und Rauschgiften zählen. Außerdem werden diejenigen Betäubungsmittel benannt, die von einem Arzt bei entsprechender Erkrankung verschrieben werden dürfen. Generell ist der Umgang und Verkehr mit Betäubungsmitteln nur Personen gestattet, denen eine Erlaubnis vom Bundesgesundheitsamt erteilt worden ist, z. B. Ärzten und Apothekern. Ansonsten wird Handel, Abgabe, Erwerb, Anbau, Ein- und Ausfuhr, Herstellung, Gewinnung und Besitz mit Freiheitsstrafen bis zu fünf Jahren bestraft. In schweren Fällen drohen Strafen bis zu 15 Jahren, z. B. bei gewerbsmäßiger oder bandenmäßiger Begehung, Abgabe an Jugendliche oder wenn durch Rauschgift bei anderen schwere Gesundheitsschäden bzw. Tod bewirkt werden.
Von einer Bestrafung kann weitgehend abgesehen werden, wenn der Täter die Betäubungsmittel lediglich in geringen Mengen zum Eigenverbrauch benutzt (Prinzip der Straflosigkeit von Selbstschädigung, wie z. B. auch

**§ 29
Straftaten**
(1) Mit Freiheitsstrafe bis zu fünf Jahren oder mit Geldstrafe wird bestraft, wer
1. Betäubungsmittel unerlaubt anbaut, herstellt, mit ihnen Handel treibt, sie, ohne Handel zu treiben einführt, ausführt, veräußert, abgibt, sonst in den Verkehr bringt, erwirbt oder sich in sonstiger Weise verschafft,
3. Betäubungsmittel besitzt, ohne zugleich im Besitz einer schriftlichen Erlaubnis für den Erwerb zu sein,
10. eine Gelegenheit zum unbefugten Verbrauch, Erwerb oder zur unbefugten Abgabe von Betäubungsmitteln öffentlich oder eigennützig mitteilt, eine solche Gelegenheit einem anderen verschafft oder gewährt oder ihn zum unbefugten Verbrauch von Betäubungsmitteln verleitet.
Die Abgabe von sterilen Einmalspritzen an Betäubungsmittelabhängige stellt kein Verschaffen von Gelegenheit zum Verbrauch im Sinne des Satzes 1 Nr. 10 dar.
(3) In besonders schweren Fällen ist die Strafe Freiheitsstrafe nicht unter einem Jahr. Ein besonders schwerer Fall liegt in der Regel vor, wenn der Täter
1. in den Fällen des Absatzes 1 Nr. 1, 5, 6, 10 oder 13 gewerbsmäßig handelt,
2. durch eine der in Absatz 1 Satz 1 Nr. 1, 6 oder 7 bezeichneten Handlungen die Gesundheit mehrerer Menschen gefährdet.
(5) Das Gericht kann von einer Bestrafung nach den Absätzen 1, 2 und 4 absehen, wenn der Täter die Betäubungsmittel lediglich zum Eigenverbrauch in geringer Menge anbaut, herstellt, einführt, ausführt, durchführt, erwirbt, sich in sonstiger Weise verschafft oder besitzt.

**§ 31
Strafmilderung oder Absehen von Strafe**
Das Gericht kann die Strafe nach seinem Ermessen mildern (§ 49 Abs. 2 des Strafgesetzbuches) oder von einer Bestrafung nach § 29 Abs. 1, 2, 4 oder 6 absehen, wenn der Täter

1. durch freiwillige Offenbarung seines Wissens wesentlich dazu beigetragen hat, dass die Tat über seinen eigenen Tatbeitrag hinaus aufgedeckt werden konnte, oder
2. freiwillig sein Wissen so rechtzeitig einer Dienststelle offenbart, dass Straftaten nach § 29 Abs. 3, § 29 a Abs. 1, § 30 Abs. 1, § 30 a Abs. 1, von deren Planung er weiß, noch verhindert werden können.

§ 31 a
Absehen von der Verfolgung

(1) Hat das Verfahren ein Vergehen nach § 29 Abs. 1, 2 oder 4 zum Gegenstand, so kann die Staatsanwaltschaft von der Verfolgung absehen, wenn die Schuld des Täters als gering anzusehen wäre, kein öffentliches Interesse an der Strafverfolgung besteht und der Täter die Betäubungsmittel lediglich zum Eigenverbrauch in geringer Menge anbaut, herstellt, einführt, ausführt, durchführt, erwirbt, sich in sonstiger Weise verschafft oder besitzt.

des versuchten Selbstmords). Strafmilderung oder Straffreiheit kann nach § 31 ein „Kronzeuge" aus der Drogenszene erwarten.

Strafen, die gegen Rauschgiftabhängige verhängt worden sind, können unter bestimmten Voraussetzungen auch in entsprechenden Entziehungsanstalten abgeleistet werden („Therapie statt Knast", §§ 35 bis 37).

3.3.7 Wege aus der Rauschgiftabhängigkeit

Rauschgiftabhängige schaffen es kaum, aus eigener Kraft von der Droge loszukommen.

So wie eine schwere Krankheit nur von Ärzten geheilt werden kann, sollte auch eine Rauschgiftabhängigkeit von ausgebildeten Spezialisten behandelt werden.

Diese Fachleute in den Drogenberatungsstellen kennen Wege, in jedem individuellen Fall eine Loslösung von der Rauschgiftabhängigkeit zu ermöglichen.

Therapie von Rauschgiftsüchtigen	
Rauschgiftabhängiger	
↓	
Drogen-beratungsstelle	Behandlungsplan + Notschlafstelle, warmes Essen, Wohngemeinschaft
↓	
Klinik	Entzug und Entgiftung (1 bis 2 Wochen)
↓	
Fachkrankenhaus oder ambulante Therapie	Lernen, ohne Rauschguft zu leben (Gruppenbehandlung 12 bis 18 Monate)
↓	
Nachsorge	berufliche Wiedereingliederung, familiärer Zusammenhalt, Selbsthilfegruppen, (lebenslang)

Methadon – ein Weg aus der Sucht?

Methadon ist eine Ersatzdroge für Heroin. Methadon ist selbst Sucht erzeugend und bewirkt lediglich eine Suchtverlagerung weg vom Heroin hin zum Methadon. In Orangensaft aufgelöst und unter ärztlicher Kontrolle eingenommen, nimmt Methadon die Gier nach Heroin für einen Tag.

Argumente gegen Methadon:

- Heroinsüchtige nehmen trotz Methadon weiterhin Heroin. Methadon wird als Zusatzdroge genutzt.
- Heroinsüchtige handeln mit Methadon, da Methadon ebenfalls eine Rauschdroge ist.
- Methadon ist ein starkes Suchtmittel. Deshalb darf der Staat eine Sucht nicht noch unterstützen und gleichsam selbst zum „Drogenhändler" werden.
- Der Erfolg der Methadonausgabe ist fraglich. Mit dem Ersatzstoff erreicht man nur einen Teil der Süchtigen.

Argumente für Methadon:

- Methadon zu haben bedeutet keinen Beschaffungsdruck und damit auch keine Drogenkriminalität oder Drogenprostitution. Es besteht die Möglichkeit, ein menschenwürdiges Leben führen zu können.
- Der Wechsel von Heroin zu Methadon macht Heroinsüchtige wieder ansprechbar für eine Therapie aus der Rauschgiftsucht.

- Für Heroinsüchtige im letzten Stadium ist die Verabreichung von Methadon die letzte Möglichkeit, noch einige Zeit am Leben zu bleiben.
- Heroinsüchtige sind durch den gemeinsamen Gebrauch von Spritzen und durch Beschaffungsprostitution extrem Aids-gefährdet. Methadon ist deshalb auch ein Mittel gegen Aids.

Substitution, das heißt der Ersatz des Suchtstoffes Heroin durch den Suchtstoff Methadon, ist kein Allheilmittel zum Ausstieg aus der Sucht. Sie kann lediglich in Einzelfällen ein Mittel sein auf dem Weg zu einem suchtfreien Leben. Mit einer völligen Drogenfreigabe würde der Wunsch, von der Droge freizukommen, untergraben. Immerhin versuchen 90% der Abhängigen, zum Beispiel durch Selbstentzug, sich aus der Abhängigkeit zu befreien. Die Forderung nach einem „Recht auf Rausch" würde weitgehend die Bemühungen nach Entziehung und dauerhafter Abstinenz zunichte machen.

3.3.8 Suchtberatungsstellen und Rauschgift-Wörterbuch

Suchtberatungsstellen

Adressen und Telefonnummern von Suchtberatungsstellen im gesamten Bundesgebiet können beim Informationstelefon der
Bundeszentrale für gesundheitliche Aufklärung, Ostmerheimer Straße 220, 51109 Köln,
Telefon (0221) 89 92 – 0, Internet: www.bzga.de
erfragt werden.
Bundesweit unterhalten alle Gesundheitsämter, das diakonische Werk und die Caritas Beratungsstellen.

Rauschgift-Wörterbuch

Wer mit Rauschgift in Kontakt kommt, besitzt nicht nur die **Gegenstände**, die er zum Konsum ‚seines' Rauschgiftes benötigt, sondern zeigt auch Veränderungen in seinen Umgangsformen. Hierzu gehört auch der Gebrauch einer eigenen **Sprache**, die beweist, dass man ‚Insider' ist, also dazugehört. Je nach örtlichen und sonstigen Gegebenheiten wechseln diese Fachausdrücke, daher erhebt das folgende ‚Wörterbuch' keinen Anspruch auf Vollständigkeit:

acid	Stoff, Säure, LSD
Affen schieben	Entziehungserscheinungen haben
anfixen	zum Fixen (also Injizieren) anregen
anturnen	mit oder ohne Droge anregen, sich in eine veränderte Wahrnehmungslage versetzen
ausflippen	1. Zustand ‚schlechter Gefühle' unter Drogeneinfluss
	2. durch Drogengebrauch bedingte Umstellung des bisherigen Lebensweges
	3. gefühlsmäßiger Ausbruch, häufig mit Verlust der Eigenkontrolle verbunden
bad trip	schlechtes Gefühl infolge Drogenkonsums
Besteck	Utensilien zum Spritzen
clean	nicht unter Einfluss von Drogen sein
Dealer	Drogenhändler
dope	Drogen
drauf sein	süchtig sein
drücken	spritzen – fixen – knallen = Rauschgift einspritzen
Echo	Bezeichnung für Halluzinationen
einwerfen	(‚... einen Trip einwerfen'); LSD oder ähnliches Rauschgift nehmen
Entzug	Entziehungserscheinungen
feeling	sich wohl fühlen nach Rauschgifteinnahme
Fixe	Spritze, Injektionsspritze
Fixer	Drogenabhängiger, der sich Rauschgift einspritzt
flash	Lustwelle, die den Körper nach dem Eintritt des Rauschmittels in die Blutbahn durchströmt
flash-back	das Wiederkehren von Rauschsymptomen, aber auch Angst und Verfolgungsgefühle nach einer drogenfreien Zeit
freak	Person mit einer bestimmten Lebensart (meist unkonventionell): z. B. Anhänger einer Subkultur
free dope	Schlagwort der Verfechter einer Freigabe des Haschischkonsums

Goldener Schuss	beabsichtigte oder unbeabsichtigte Einnahme einer tödlichen Überdosis	Polnische Suppe	verbrauchsfertige Heroinlösung
grass	Marihuana	pusher	Rauschmittelverteiler, Rauschgifthändler
H	Heroin	Reise	LSD-Rausch, LSD-Trip
hailing	Inhalieren von Heroindämpfen	release center	Informations- bzw. Rehabilitationszentrum zur Bekämpfung der Rauschgiftsucht
Halluzinationen	Sinnestäuschungen		
high	'hoch oben sein', euphorisch-ekstatischer Zustand unter Drogeneinfluss	scene	Drogenmilieu, Treffpunkt von Händlern und Konsumenten
		Schnee	Kokain
Hit	Faltbriefchen mit Pulver (Heroin, Kokain, Amphetamin)	shit	Haschisch, Cannabis
		sniefen	Schnupfen: Einnahme eines Rauschgiftes durch die Nase
Horror-Trip	Angstzustand, der fast ausschließlich nach Einnahme von LSD oder ähnlichen Rauschgiften vorkommt	speed ball	Mischung von Heroin mit zumeist Kokain
		Stoff	Rauschmittel
joint	Tabak und Cannabis in einer Zigarette vermischt	stoned	berauscht sein
		strecken	Vermischen eines Rauschgiftes mit anderen (z. T. sehr gefährlichen) Stoffen
Junkie	die Person, die regelmäßig Drogen spritzt		
Kanten	Haschischstück	Trip einwerfen	LSD schlucken
kiffen	Haschisch und Marihuana rauchen	turkey	Rauschgiftentzug (meist schmerzhaft und unangenehm)
Koks	Kokain	user	Drogenverbraucher
linken	täuschen, betrügen	zu sein	voll mit Drogen sein

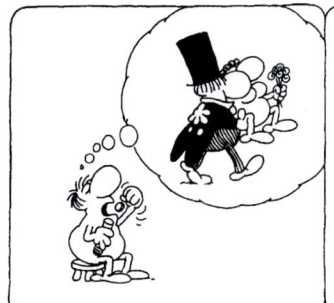 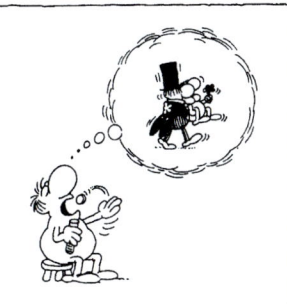 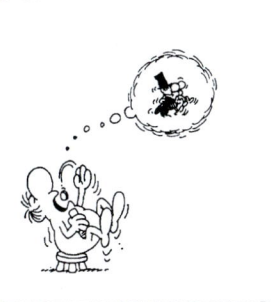 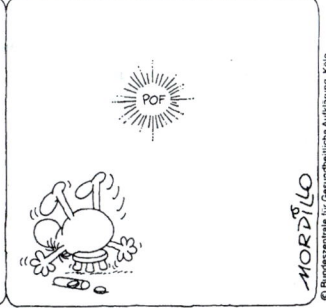

„Damit's klappt — eine zur Beruhigung… … eine gegen die Schwäche… … eine gegen die Angst… …dann klappt's!"

3.4 Medikamentensucht

Immer mehr Menschen nehmen regelmäßig Medikamente ein. Die Gründe sind oft schlechte Leistungen in der Schule oder im Beruf. Sorgen, die Erwartungen und Anforderungen im Alltag nicht ausreichend erfüllen zu können, oder Beeinträchtigungen des Wohlbefindens lassen etwa ein Drittel aller Jugendlichen regelmäßig in den häuslichen Arzneimittelschrank greifen. Erkältungs- und Grippemittel, Schmerzmittel, Mittel gegen Allergien und gegen Atembeschwerden sind die häufigsten Mittel. Aber zwei bis vier Prozent der Jugendlichen nehmen regelmäßig Beruhigungs-, Schlaf-, Anregungs- oder Aufputschmittel ein. Arzneimittel werden wie eine

Droge konsumiert. Chemische Substanzen sollen helfen, die körperliche und geistige Befindlichkeit zu beeinflussen. Die eigentlichen Ursachen, z.B. Stress oder Nichterreichen der Leistungserwartungen, werden nicht verändert oder erst gar nicht erkannt.

So werden legale Drogen (Medikamente) in gleicher Weise wie illegale Drogen missbraucht, um ein vermeintliches persönliches Wohlbefinden zu erlangen.

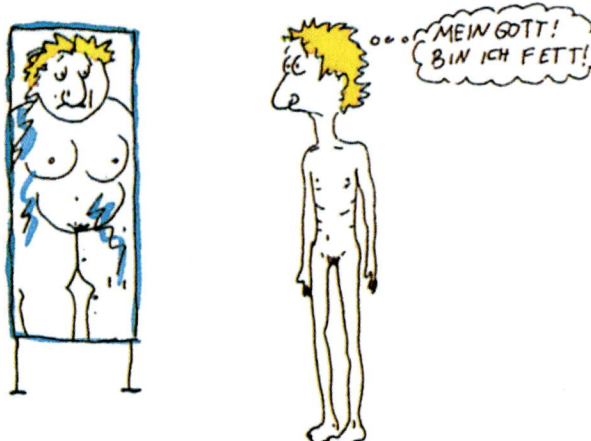

3.5 Essen als Sucht

„Wenn jede Gewichtsschwankung, sei sie auch noch so gering, einen Stimmungsumschwung mit sich bringt, wenn alle Gedanken um Essen oder Nichtessen kreisen, wenn Essen nicht mehr genießen heißt, sondern schlechtes Gewissen, Kalorienzählen, Heimlichkeit, Gier, Depression, wenn Essen zur täglichen Drohung wird, dann muss von einer Essstörung gesprochen werden" (Zitat aus einer Info-Broschüre der Bundeszentrale für gesundheitliche Aufklärung, 51109 Köln).

Jede 10. Frau im Alter zwischen 15 und 50 Jahren hat diesbezüglich Probleme. Bei Männern sind Essstörungen nicht so häufig.

Esssucht

Esssüchtigen wird das Essen zum Ersatz für alle anderen Gefühle, zum Trösten, zum Überbrücken von Lange-

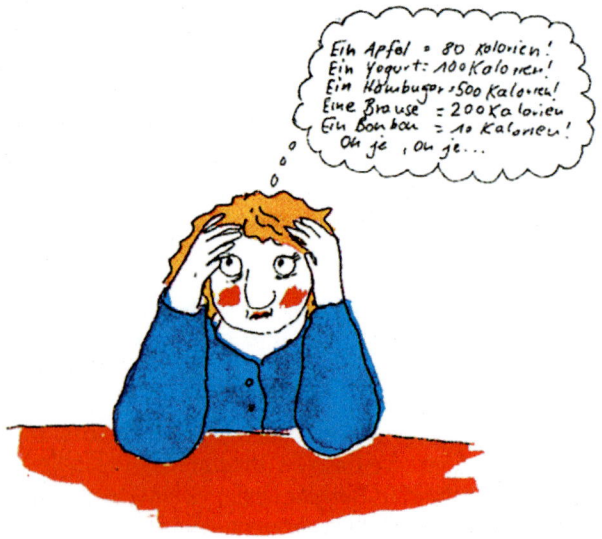

weile, zum Wegfuttern von Aggressionen, zur Beruhigung. Gegessen wird mit schlechtem Gewissen, nie ohne Reue. Das Gefühl, ob man hungrig oder satt ist, geht verloren.

Magersucht (Anorexia nervosa)

Menschen mit Magersucht fühlen sich selbst bei Untergewicht immer noch als zu dick. Fünf Prozent der weiblichen Jugendlichen sind davon betroffen. Die Symptome der Magersucht können sein: Brüchigwerden der Knochen, Ausbleiben der Menstruation, Schuppung der Haut, Verlangsamung des Puls, Absenkung der Körpertemperatur sowie Frieren und Verstopfung. Das starke Untergewicht wird oft durch dicke Kleidung kaschiert. Die Gründe für eine Magersucht sind vielfältig: Schlankheitsideal, Angst vor dem Dickwerden, Angst vor dem Erwachsenwerden, Symptom eines gestörten Familienlebens.

Eine Behandlung ist durch Psychotherapie möglich.

Bulimie (Bulimia nervosa)

Eine Bulimie ist von Außenstehenden schwer erkennbar. Normales Gewicht bis leichtes Untergewicht tarnen die extremen Fressanfälle, die durch absichtlich herbeigeführtes Erbrechen (Finger in den Hals) oder durch Abführmittel ausgeglichen werden. Es sind fast ausschließlich Frauen im Alter zwischen 20 und 35 Jahren davon betroffen. Die Patientinnen sind sich ihrer Krankheit bewusst, im Gegensatz zu Magersüchtigen. Sie sind häufig depressiv und haben große Stimmungsschwankungen.

4

Infektionskrankheiten

4.1 Etwas über das Wesen der Infektionen

Infektionskrankheiten waren in früheren Zeiten eine Geißel der Menschheit. Die Pest entvölkerte im Mittelalter in Deutschland ganze Landstriche. Im napoleonischen Krieg gegen Russland starben mehr Soldaten an Fleckfieber als an den unmittelbaren Kriegseinwirkungen. Heute haben Pest, Cholera, Typhus, Pocken viel von ihrem Schrecken verloren. Durch den Siegeszug der Medizin gelang es, viele Seuchen zu bekämpfen. Eine höhere Lebenserwartung der Menschen war die Folge. Es gelang allerdings bis auf den heutigen Tag nicht, diese Seuchen völlig auszurotten.

Nicht alle Infektionskrankheiten lassen sich durch Medikamente heilen.

Auch hier gilt: Vorsorge ist besser als heilen

Durchschnittliches Lebensalter

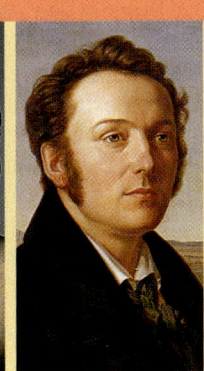
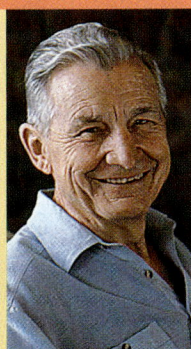

Römer (vor 2 000 Jahren) **23 Jahre**	Europäer (um 1850) **40 Jahre**	Europäer (heute) **78 Jahre** (Frau: 81 Jahre Mann: 75 Jahre)

4.2 Mikroben als Krankheitserreger

Lange Zeit wusste man nicht, woher die Seuchen kamen und welche Ursachen sie hatten. Man glaubte an böse Geister, an Bestrafungen der Menschen durch Götter[1] oder auch einfach an „schlechte Luft"[2].

So erkrankten regelmäßig im Frühjahr am Fuße der Schwäbischen Alb bei Reutlingen die Anwohner an der „Seuch", einer schlimmen Durchfallerkrankung. Man konnte sich die seuchenhafte Infektionskrankheit zunächst nicht erklären. Heute kennt man die Ursache:

Die Bauern oben auf der Alb hatten im Winter ihre Abfälle, darunter auch Tierkadaver, in so genannte Dolinen[3] geworfen. Im Frühjahr gelangten die Zersetzungsprodukte mit der Schneeschmelze in das Grundwasser. Das höhlenreiche Kalkgestein der Alb ließ das Wasser durchsickern. Am Fuße der Alb trat dann dieses Wasser als Quellwasser aus dem Fels und wurde als Trinkwasser benutzt. Mensch und Vieh bekamen schlimme Durchfälle (siehe Seite 86).

Heute weiß man, dass Bakterien die Ursache für diese Darmerkrankungen waren. Die Bakterien konnten sich in den Tierkadavern stark vermehren und verseuchten so das Trinkwasser. Die Erreger von Infektionen sind winzig kleine Lebewesen. Sie werden deshalb als Mikroorganismen oder als Mikroben bezeichnet. Man unterscheidet folgende Krankheitserreger:

Prionen, Viren, Bakterien, Einzeller, Pilze

---

[1] In der Tragödie des griechischen Dichters Sophokles „König Ödipus" kommt die Pest als Strafe über die Stadt Theben. Ödipus hatte seinen ihm unbekannten Vater erschlagen und seine Mutter geheiratet.

[2] Malaria bedeutet wörtlich „schlechte Luft". Malaria kommt hauptsächlich in den Tropen vor und äußert sich durch hohe Fieberanfälle, die alle drei bzw. vier Tage wiederkehren.

[3] Dolinen sind Vertiefungen im Boden, die durch den Einsturz von unterhöhltem Karstgestein entstanden sind.

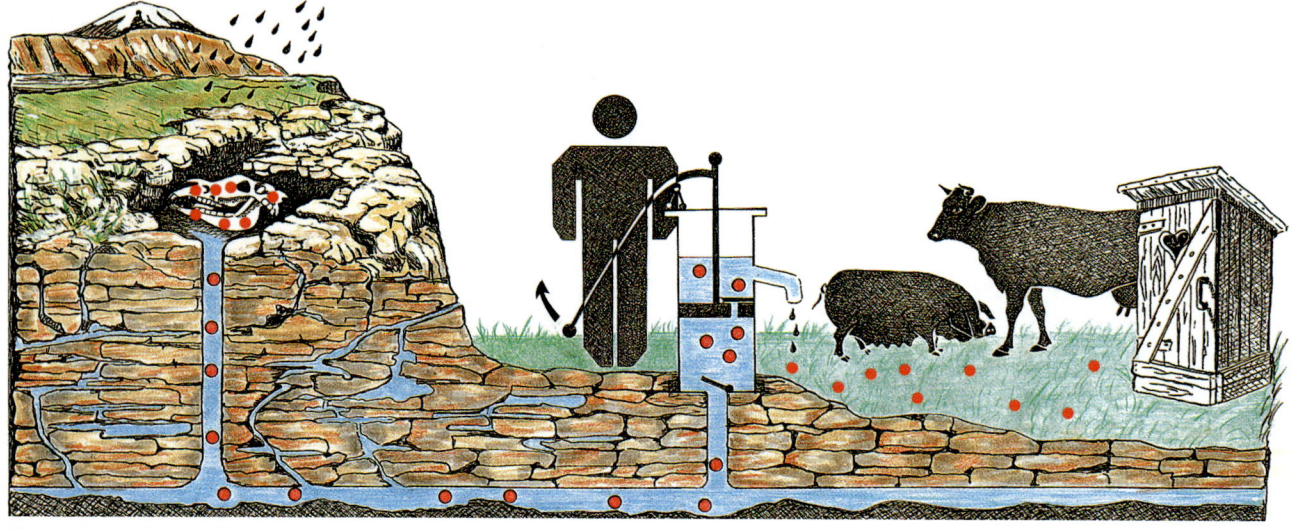

Verseuchung des Trinkwassers bei Reutlingen in der Schwäbischen Alb

4.2.1 Prionen

Das Prion ist ein kleiner infektiöser Eiweißkörper, der Erkrankungen des Nervensystems auslösen kann. Bekanntestes Beispiel ist der Rinderwahnsinn BSE, eine Gehirnerkrankung bei Rindern (BSE = **b**ovine **s**pongioforme **E**nzephalopathie). BSE trat erstmals auf, als infiziertes Tiermehl von verseuchten Schafen an Rinder verfüttert wurde. Prionen sind nicht artspezifisch, sondern können viele Tierarten und auch Menschen infizieren.

Die beim Menschen bekannteste Krankheit, die wahrscheinlich durch Prionen ausgelöst wird, ist die Creutzfeld-Jakob-Krankheit. Es handelt sich dabei um eine sehr seltene neurologische Erkrankung, die durch einen rasch fortschreitenden Abbau der geistigen Fähigkeiten (Demenz) gekennzeichnet ist.

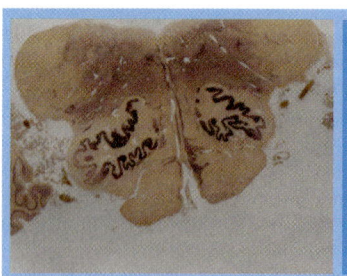

Querschnitt durch das verlängerte Mark des Gehirns bei Prionkrankheit: Die Antigene des Prioneiweiß wurden mit einer immunhistologischen Methode bräunlich angefärbt.

4.2.2 Viren (virus = lat.: Giftstoff)

Viren sind eigentlich keine Mikroorganismen. Sie „leben" nicht in dem Sinne wie andere Organismen. Sie haben keinen eigenen Stoffwechsel, brauchen keine Nahrung und produzieren auch keine Ausscheidungen.

Sie bestehen aus **Nukleinsäure** und einer umgebenden **Eiweißhülle**. Manche Viren haben noch eine zusätzliche Außenhülle. Die Nukleinsäure enthält das Erbgut der Viren. Sie bestehen entweder aus Desoxiribonukleinsäure (DNS) oder aus Ribonukleinsäure (RNS).

Dieses genetische Informationsmaterial der Viren ist genauso aufgebaut wie das menschliche. Auch bei allen Mikroben und übrigen Lebewesen ist das Erbgut in der DNS bzw. RNS enthalten.

Die Eiweißhülle und die Außenhülle sind ein Schutz für die Nukleinsäure und haben außerdem eine wichtige Kontaktfunktion beim Zusammentreffen eines Virus mit einer Wirtszelle.

Viren sind so klein, dass man sie nur mit der starken Vergrößerung des Elektronenmikroskops sichtbar machen kann. Eines der größten Viren ist das Pockenvirus mit einem Durchmesser von 3/10000 mm. Das ist unvorstellbar klein.

Ein Vergleich soll dies veranschaulichen: In der Bundesrepublik Deutschland leben ca. 80 Millionen Menschen. Würden diese sich mit ausgebreiteten Armen anfassen,

Ansteckung durch Viren und Ausbruch der Krankheit

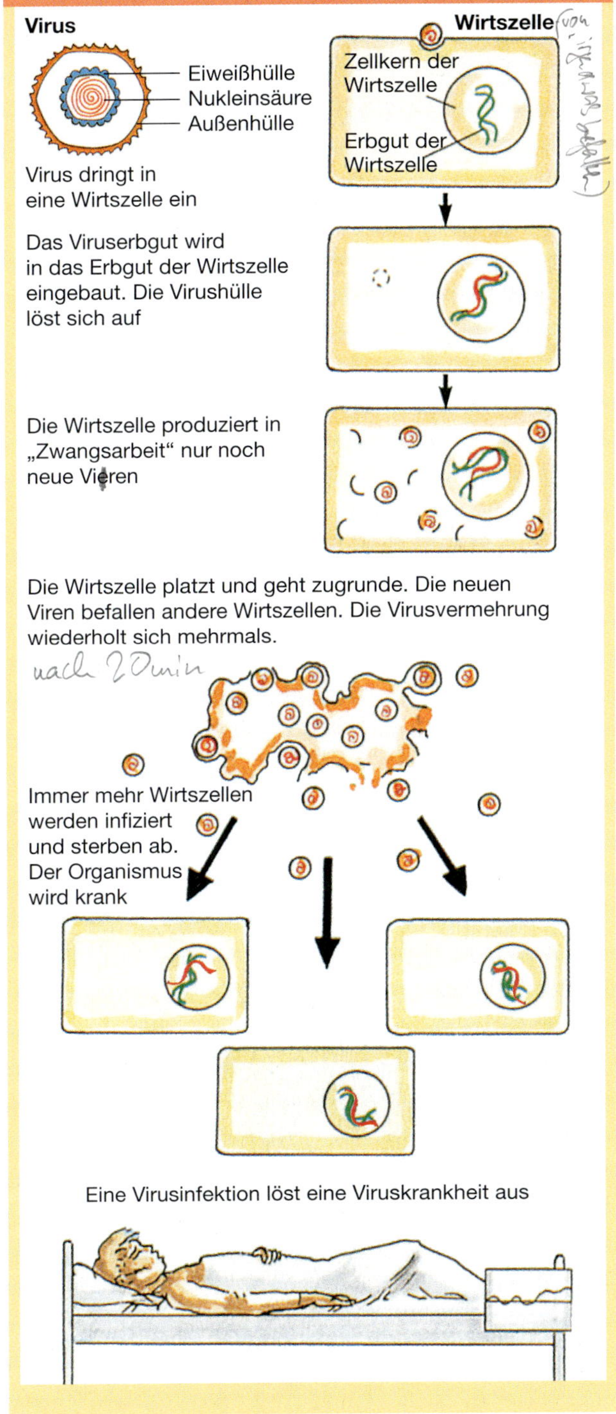

Virus

- Eiweißhülle
- Nukleinsäure
- Außenhülle

Wirtszelle

Zellkern der Wirtszelle

Erbgut der Wirtszelle

Virus dringt in eine Wirtszelle ein

Das Viruserbgut wird in das Erbgut der Wirtszelle eingebaut. Die Virushülle löst sich auf

Die Wirtszelle produziert in „Zwangsarbeit" nur noch neue Viren

Die Wirtszelle platzt und geht zugrunde. Die neuen Viren befallen andere Wirtszellen. Die Virusvermehrung wiederholt sich mehrmals.

Immer mehr Wirtszellen werden infiziert und sterben ab. Der Organismus wird krank

Eine Virusinfektion löst eine Viruskrankheit aus

ergäbe eine solche Menschenkette eine ca. 140 000 km lange Strecke, die rund dreimal um die Erde reicht. Die gleiche Anzahl Viren, dicht aneinander gereiht, ergäbe nur eine Strecke von 24,4 m.

Beispiele für Viruskrankheiten	
Röteln	Pocken
Mumps	Windpocken
Influenza-Grippe	Hepatitis (= Gelbsucht)
Kinderlähmung	Warzen
Tollwut	

Ein einzelner Krankheitserreger verursacht noch keine Krankheit. Erst wenn viele Erreger im Organismus vorhanden sind, wird dieser krank. Zuerst dringt ein Virus in eine Körperzelle ein. Danach erfolgt in der Körperzelle eine massive Vermehrung der Viren. Millionen, ja Milliarden neuer Viren entstehen. Die Erreger breiten sich lawinenartig aus. Der Organismus wird krank.

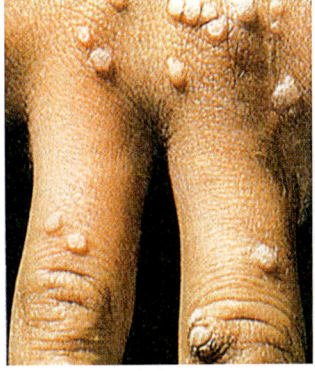

Warzen
Auch Warzen werden durch Viren verursacht. Warzen sind ansteckend. Durch Kratzen können sich die Warzenviren ausbreiten und neue Warzen bilden.

4.2.3 Bakterien

Bakterien sind Mikroorganismen, die nur mit der starken Vergrößerung des Mikroskops zu sehen sind.
Sie sind überall in der Natur in ungeheurer Anzahl verbreitet. Die meisten Bakterien sind für den Menschen völlig harmlos, viele sind sogar sehr nützlich. So sind die Bakterien im Darm des Menschen unentbehrlich. Sie helfen mit bei der Verdauung der Nahrung und bei der Herstellung von lebensnotwendigen Vitaminen.

Auch bei der Lebensmittelherstellung werden Bakterien benötigt. Aus Milch wird mithilfe von Bakterien Käse, Joghurt u. a. produziert.

Kohle ist ein Produkt von Fäulnisbakterien. Wo heute Braunkohle gefördert wird, wie z. B. im Ruhrgebiet, standen vor Urzeiten riesige Wälder. Mit der Zeit starben diese Wälder ab. Bakterien zersetzten das Holz zu Torf, der dann zu Kohle wurde. Nur wenige Bakterienarten sind wirklich gefährlich für den Menschen.

Beispiele für Bakterienkrankheiten

Tetanus	Tuberkulose	Diphterie
Tripper	Angina	Typhus
Syphilis	Eiterungen	Ruhr
Scharlach	Keuchhusten	Cholera

Aufbau einer Bakterie

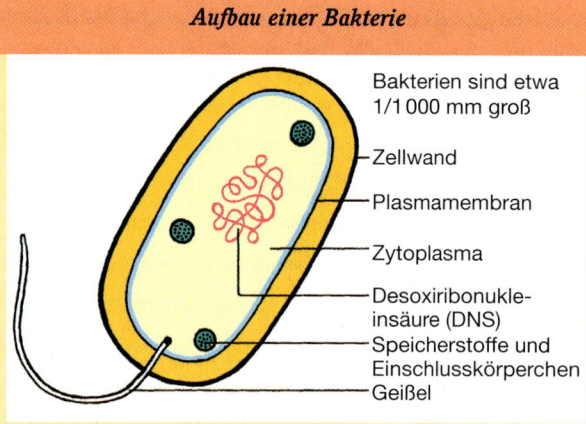

Bakterien sind etwa 1/1 000 mm groß
- Zellwand
- Plasmamembran
- Zytoplasma
- Desoxiribonukleinsäure (DNS)
- Speicherstoffe und Einschlusskörperchen
- Geißel

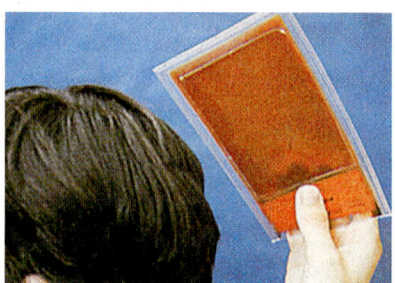

Nachweis von Bakterien an den Haaren: Eine Platte ist mit einem Nähragar beschichtet. Dieser Nähragar enthält alle Stoffe, die Bakterien zum Leben brauchen, und bedeutet sozusagen ein Schlaraffenland für Bakterien. Die Platte wird ganz sanft auf das Kopfhaar gedrückt. Dabei gehen die Bakterien vom Haar auf die Nähragarplatte über und wachsen auf dieser weiter.

Diese krankheitserregende Eigenschaft von Bakterien bezeichnet man als **pathogen**. Bakterien finden sich in der Luft, im Wasser, im Boden, auf der Haut, an den Haaren, auf den Schleimhäuten und im Darm.

Vermehrung von Bakterien

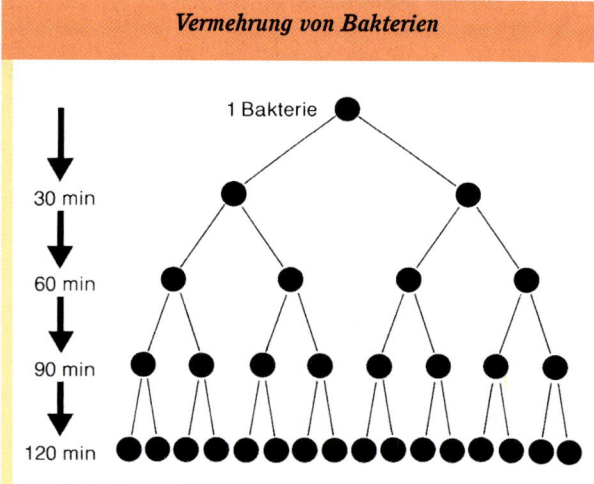

1 Bakterie
30 min
60 min
90 min
120 min

Durch Querteilung vermehren sich die Bakterien etwa alle 30 Minuten. Man kann dann leicht ausrechnen, dass (theoretisch) sich nach 24 Stunden aus einer einzelnen Bakterie insgesamt 2^{48} (= 281 470 000 000 000) Bakterien entwickelt haben. Dieses Milliardenheer ist dann als Fleck, als Bakterienkolonie, oft nicht größer als ein Stecknadelkopf, auf der Platte sichtbar.

Haarabklatsch

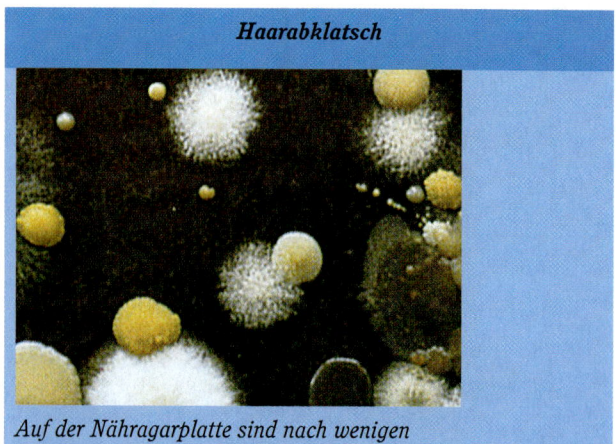

Auf der Nähragarplatte sind nach wenigen Tagen Milliarden von Mikroben (Bakterien und Pilze) gewachsen.

Die Bakterien unterscheiden sich in drei Grundformen: Stäbchen-, Kugel- und Schraubenbakterien.

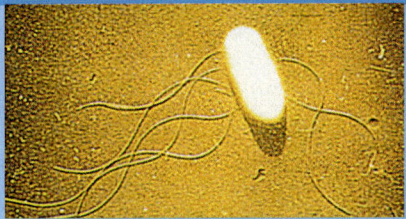

Stäbchenbakterie: Coli-Bakterie
Bestandteil der normalen Darmflora, kann außerhalb des Darms Entzündungen verursachen. Coli-Bakterien im Trinkwasser sind ein Hinweis für Fäkalverunreinigungen. Gefährliche Stäbchenbakterien sind Salmonellen, die Erreger von Durchfallerkrankungen.

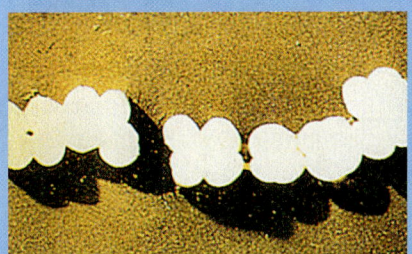

Kugelbakterie: Sarcina
Kugelbakterien werden auch als Kokken bezeichnet. Sarcina ist eine harmlose Bakterie. Nach der Zellteilung bleiben die Tochterbakterien aneinander haften und bilden Zellpakete von acht Kokken. Zu den Kokken zählen auch die Eitererreger Staphylokokken (Haufenkokken) und Streptokokken (Kettenkokken).

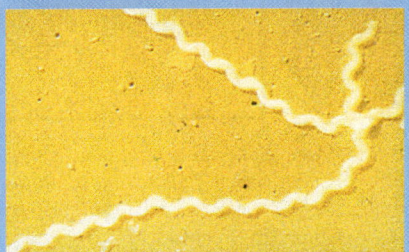

Schraubenbakterie: Leptospira
Die Schraubenbakterien, auch Spirillen genannt, sind mehr oder weniger stark gewunden. Die abgebildete Leptospirenart ist der Erreger der Weil'schen Krankheit, die gekennzeichnet ist durch fiebrige Entzündungen (Leberentzündung mit Gelbsucht, Nieren- und Gehirnhautentzündung). Überträger der Weil'schen Krankheit sind hauptsächlich Ratten, die mit ihrem Urin Wasser und Lebensmittel verseuchen. Todesfälle sind selten.

4.2.4 Einzeller (Protozoen)

Diese Mikroorganismen haben im Gegensatz zu den Bakterien einen richtigen Zellkern.

Beispiele für Einzellerkrankheiten		
Toxoplasmose	Amöbenruhr	Malaria
Trichomoniasis	Schlafkrankheit	

Amöbenruhr: vor allem durch kotverschmutzte Lebensmittel übertragbare Darmentzündung in den Tropen.

Schlafkrankheit: durch Stechfliegen übertragbare fiebrige Infektion. Die Erreger können während des Krankheitsverlaufs in das Zentralnervensystem eindringen und Lähmungen, Krämpfe und Schlafsucht auslösen; unbehandelt nach eineinhalb bis vier Jahren Krankheitsdauer tödlich verlaufend. Die Schlafkrankheit ist in weiten Teilen des tropischen Afrikas verbreitet.

Malaria (Wechsel-, Sumpffieber) ist eine der am weitesten verbreiteten Infektionskrankheiten in tropischen und subtropischen Gebieten. Die Erreger vermehren sich in den roten Blutkörperchen und bringen diese zum Platzen. Da immer wieder eine große Zahl roter Blutkörperchen zugleich platzt, wird binnen kurzer Zeit eine große Giftmenge ins Blut freigesetzt. Dies bewirkt einen hohen Fieberanfall um 40 °C, verbunden mit Schüttelfrost. Je nach Erregerart treten solche Fieberanfälle alle drei oder vier Tage auf.

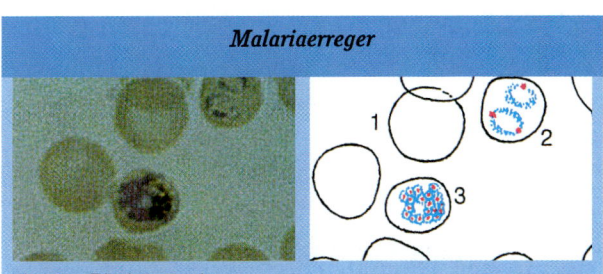

Malariaerreger

1 rotes Blutkörperchen
2 Malariaerreger (ringförmig erscheinende Parasiten in einem roten Blutkörperchen)
3 Malariaerreger (etwa 20 durch Teilung entstandene Parasiten, kurz vor dem Platzen des roten Blutkörperchens)

4.2.5 Pilze

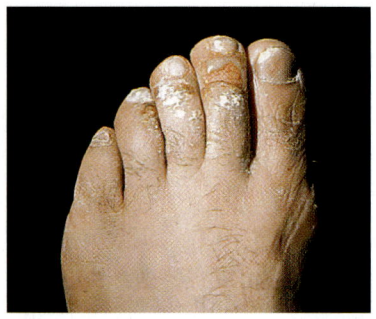

Fußpilz
Der Erreger dieser Krankheit ist ein Pilz.

Pilzbefall in der weiblichen Scheide

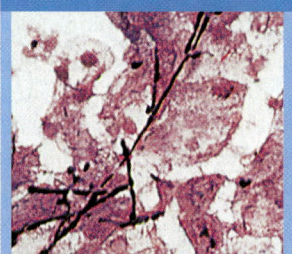

Das Abstrichpräparat zeigt die schwarzen, schlauchartigen Fäden des Pilzes Candida albicans. Dieser Pilz verursacht bei Menschen mit geschwächten Abwehrkräften Mykosen in der Scheide, auf der Haut, in der Mundhöhle und im Rachen.

Durch Pilze hervorgerufene Erkrankungen nennt man Mykosen. Meistens ist die Haut davon betroffen.

Beispiele für Pilzkrankheiten

Fußpilz, Hautflechten, Soor (Bläschenausschlag mit klein-fleckigen, weißlichen Belägen auf den Schleimhäuten von Mund und Speiseröhre, bei Kindern auch als Schwämmchen bekannt).

Ein Pilz ist meist aus schlauchförmigen Fäden, dem My-zel, aufgebaut. Scheidewände (Septen) unterteilen die Fäden.

4.3 Ansteckung durch Mikroben

Mikroben leben überall! Es gibt vielfältige Infektions-quellen. Der an Masern erkrankte Mensch kann seiner-seits andere Menschen anstecken.

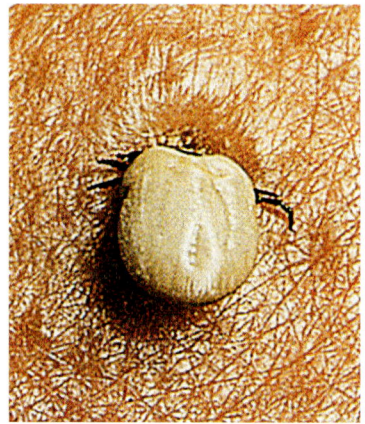

Zecken als Krankheitsüberträger
Zecken, auch als Holz-böcke bezeichnet, können die gefährliche Frühsom-mer-Meningoenzephalitis (FSME, Gehirnhaut-Gehirnentzündung) sowie Rückfallfieber (Borrelio-se) auf den Menschen übertragen.

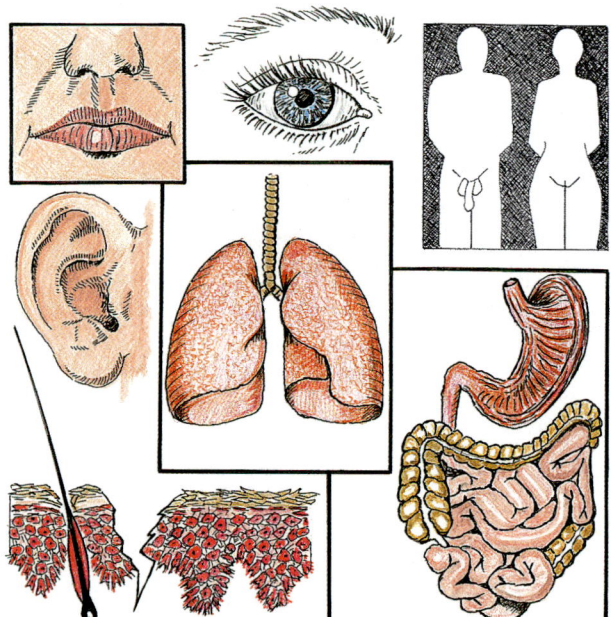

Eintrittspforten von Mikroben: *Mund, Nase, Rachen, Augen, Geschlechtsorgane, Mittelohr, Bronchien, Lunge, Magen, Darm-trakt, Haut und Schleimhäute (über winzig kleine oder größere Wunden gelangen die Erreger in den Organismus)*

Insekten und Spinnentiere können Krankheitsüberträ-ger sein. So können z. B. Zecken Gehirnhautentzündung übertragen. Flöhe waren die Hauptüberträger der Pest, Kleiderläuse übertrugen das Fleckfieber.
Verdorbene Lebensmittel enthalten vielfach Infektions-erreger, wie z. B. die Darmkatarrh verursachenden Sal-monellen.

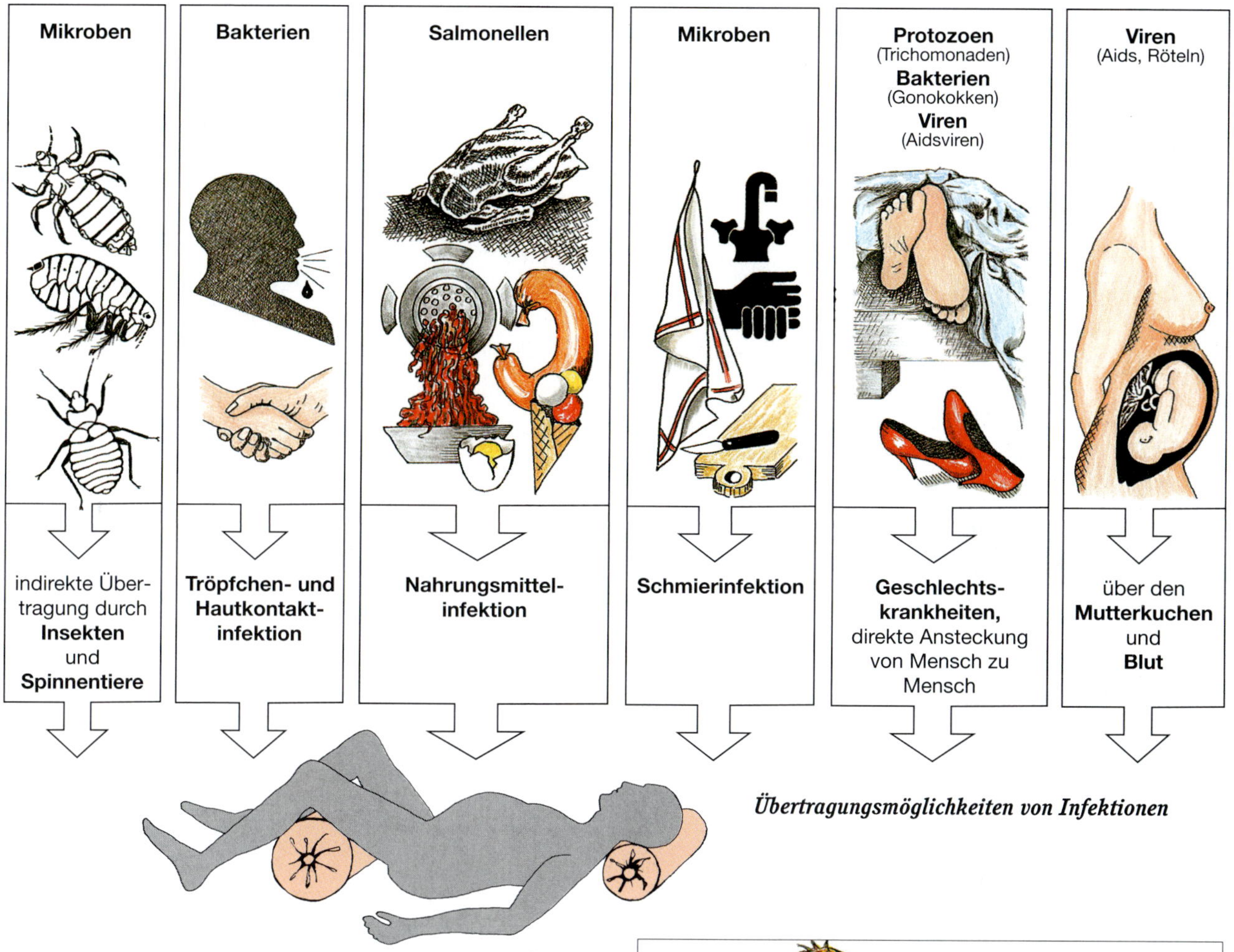

Mikroben
indirekte Übertragung durch **Insekten** und **Spinnentiere**
Bakterien
Tröpfchen- und Hautkontaktinfektion
Salmonellen
Nahrungsmittelinfektion
Mikroben
Schmierinfektion
Protozoen (Trichomonaden)
Bakterien (Gonokokken)
Viren (Aidsviren)
Geschlechtskrankheiten, direkte Ansteckung von Mensch zu Mensch
Viren (Aids, Röteln)
über den **Mutterkuchen** und **Blut**

Übertragungsmöglichkeiten von Infektionen

An schmutzigen Gegenständen haften die Erreger des Wundstarrkrampfes, die Tetanusbazillen. Im Staub der Luft, in Gewässern, im Boden, überall leben unzählige Mikroben in oft unvorstellbar hoher Anzahl. So sind Keimgehalte von 1 Million pro g oder mehr nicht ungewöhnlich. Auch Lebensmittel können eine solch hohe Keimzahl aufweisen, ohne deshalb verdorben zu sein.
Nur die relativ selten vorkommenden pathogenen Erreger können Infektionen verursachen. **Infektion** bedeutet wörtlich „Hineintun“. Gelangen die Mikroben in den Körper des Menschen und vermehren sich darin, dann sprechen wir von einer Infektion.
Als Eintrittspforte für die Mikroben kommen alle Körperöffnungen sowie Wunden und kleinste Schleimhauteinrisse in Betracht.

KEUCHHUSTEN
Ansteckung durch Tröpfcheninfektion beim Sprechen, Niesen, Husten
Inkubationszeit 17 Tage
Ausbruch der Krankheit
°C
40
39
38
37

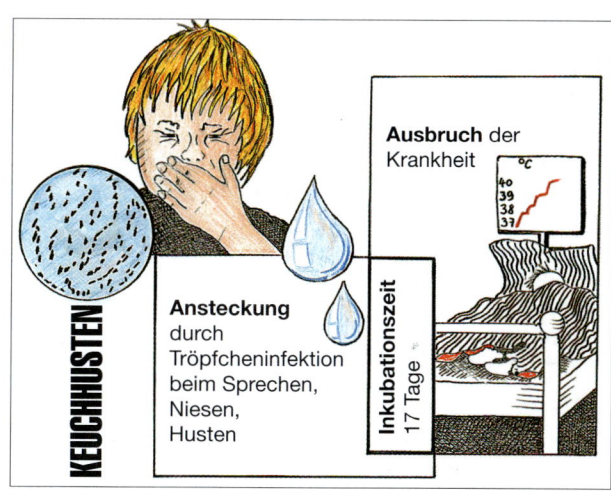

Das Infektionsgeschehen am Beispiel Keuchhusten

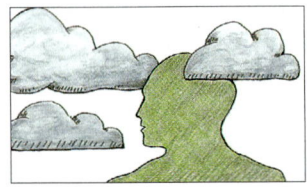

Erste Krankheitszeichen bei einer Infektion:

Gestörtes Allgemeinbefinden, *Kopf- und Gliederschmerzen, Abgeschlagenheit, Appetitlosigkeit.*

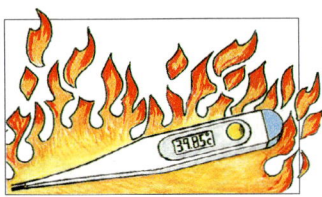

Fieber,
38 bis 38,5 °C mäßiges Fieber,
39 bis 40,5 °C hohes Fieber,
über 40,5 °C sehr hohes Fieber.

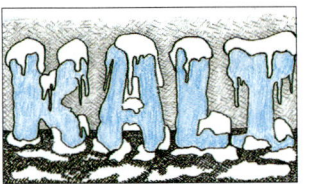

Kreislaufstörungen,
erhöhter (oder unregelmäßiger) Puls, erniedrigter Blutdruck, blasse, kalte Glieder.
Ausschläge *auf Haut und Schleimhäuten.*

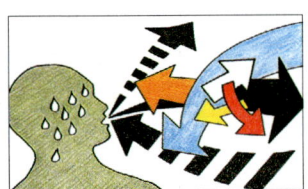

Atmungsstörungen,
schnelle und kurze Atmung.
Husten, Halsschmerzen.

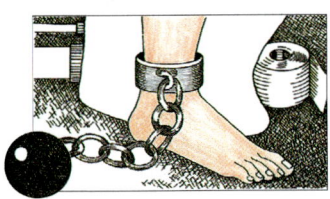

Verdauungsstörungen,
belegte Zunge, Appetitlosigkeit und Übelkeit, Durchfall, Erbrechen.

Veränderung des Blutbildes:
Blutausstrich: links, normales Blutbild; rechts, Leukozytose. Bei einer Infektion ist die Zahl der weißen Blutkörperchen (Leukozyten) erhöht (= Leukozytose).

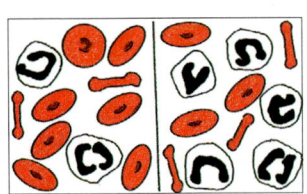

Lymphknotenschwellung unter dem Kinn.
Leber- und Milzschwellung:
Leber und Milz erfahren durch eine Entzündung eine tastbare Vergrößerung.

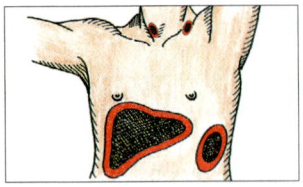

4.4 Erste Krankheitszeichen

Nicht sofort, nachdem die Erreger in den Körper gelangt sind, fühlt man sich krank. Nach der Ansteckung folgt eine Zeitspanne, in der sich die Mikroben im Körper vermehren und den menschlichen Organismus unbemerkt zunehmend schädigen.

Danach treten die ersten Krankheitserscheinungen auf. Diese Zeitspanne, auch **Inkubationszeit** genannt, ist für die meisten Infektionskrankheiten immer etwa gleich lang.

Inkubationszeiten einiger Krankheiten		
Grippe	1 – 4	Tage
Röteln	2 – 3	Wochen
Scharlach	3 – 4	Tage
Tripper (Gonorrhoe)	2 – 3	Tage
Lues (Syphilis)	3	Wochen
Kinderlähmung	2 – 3	Wochen
Mumps	2 – 3	Wochen
Windpocken	8 – 17	Tage
Keuchhusten	2 – 3	Wochen
Typhus	1 – 3	Wochen
Pocken	11 – 14	Tage
Hepatitis A	2 – 3	Wochen
Hepatitis B	7 – 26	Wochen

4.5 Hygiene – der beste Schutz gegen Infektionen

„Keine Mikroben, keine Infektionskrankheiten !"
Diese Aussage ist nur bedingt richtig. Eine Welt ohne Mikroorganismen wäre eine tote Welt. Auch wir Menschen könnten in einer solchen mikrobenfreien Welt nicht leben. Die Mikroben erfüllen im Kreislauf der Natur lebenswichtige Funktionen. Totes organisches Material wird abgebaut zu Mineralstoffen. Diese Mineralstoffe dienen den Pflanzen als Dünger und zum Aufbau von neuem organischen Material, wie z. B. Blätter, Samen, Früchte. Auch die im Darm des Menschen angesiedelten Mikroben sind unentbehrliche und nützliche Helfer bei der Verdauung der Nahrung.

Die Mikroben haben im Kreislauf der Stoffe wichtige Funktionen: Aus totem organischem Material entstehen durch sie Mineralstoffe, aus denen die Pflanze organi-

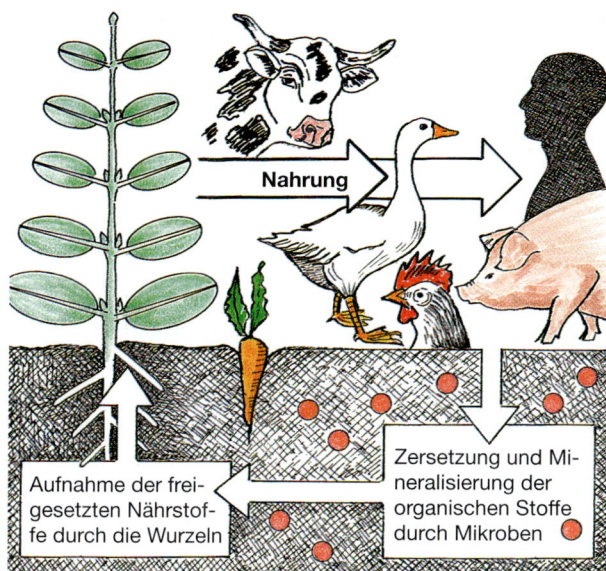

Nahrung

Aufnahme der freigesetzten Nährstoffe durch die Wurzeln

Zersetzung und Mineralisierung der organischen Stoffe durch Mikroben

Die Bedeutung der Mikroben im Kreislauf der Natur

Keimgehalt in Lebensmitteln	
Mehl:	10 000 – 1 000 000/g
Brot:	100 – 1 000/g
Hackfleisch:	10 000 – 1 000 000/g
Tatar (mit Ei und Gewürzen):	100 000 – 30 000 000/g
Leberwurst:	bis 500 000/g
Trinkmilch pasteurisiert:	bis 10 000/ml
Speiseeis:	bis zu 100 000/ml
Pfeffer, gemahlen:	30 000 – 1 000 000/g

sche Bestandteile herstellt. Diese dienen Mensch und Tier als Nahrung. Es kommt also nicht darauf an, in einer **völlig keimfreien** Welt zu leben. Wichtiger ist vielmehr, überall dort für eine saubere, hygienische und **keimarme** Umwelt zu sorgen, wo die Gefahr einer möglichen Infektion besteht.

Beispiele für mögliche Infektionsquellen:

Lebensmittel
Lebensmittel enthalten immer mehr oder weniger viele Keime, darunter auch mögliche pathogene.
Einzelne pathogene Keime verursachen im Allgemeinen noch keine Infektion, da sie im menschlichen Organismus durch körpereigene Abwehrmechanismen sofort vernichtet werden (vgl. Kap. 4.6).
Erst wenn durch Vermehrung eine Ansammlung von Krankheitserregern erfolgt, ist die Infektionsgefahr groß. Deshalb muss dafür gesorgt werden, dass die Gesamtkeimzahl in Lebensmitteln niedrig bleibt.

Lebensmittelhygiene
Nur eine einwandfreie Beschaffenheit von Lebensmitteln verhütet eine gesundheitliche Gefährdung des Verbrauchers. Verschiedene Lebensmittelgesetze regeln Herstellung, Behandlung, Aufbewahrung, Inverkehrbringen und Beförderung von Lebensmitteln. Aber auch

jeder einzelne Mensch muss durch ein korrektes Verhalten im Umgang mit Lebensmitteln dafür sorgen, dass Lebensmittelvergiftungen nicht begünstigt werden. Plötzliche Erkrankungen nach einem Essen sind meist darauf zurückzuführen, dass eine Vergiftung durch bestimmte Mikroorganismen stattgefunden hat.
Die häufigsten Lebensmittelvergifter sind Salmonellenbakterien, Eiterbakterien und die Erreger von Botulismus.

Salmonellen verursachen die so genannte Salmonellose. Zwei bis 36 Stunden nach der Ansteckung treten Erbrechen, Durchfall, Bauchschmerzen und Fieber auf.

Salmonellen-Verordnung vom 30. Mai 1993

– Hühnereier müssen vor Verschmutzungen und vor unmittelbarer Sonneneinstrahlung geschützt sein.
– Lagerung von Hühnereiern zwischen + 5 °C und + 8 °C (spätestens vom 18. Tag nach der Legung).
– Hühnerei oder -verpackung mit Kennzeichnung des Legedatums und Angabe der Mindesthaltbarkeit.
– Einrichtungen zur Gemeinschaftsverpflegung sowie Gaststätten dürfen Speisen mit rohen Bestandteilen von Hühnereiern nicht später als zwei Stunden nach der Herstellung und nur zum unmittelbaren Verzehr an Ort und Stelle an den Verbraucher abgeben. Nur wenn solche Speisen bei mindestens + 7 °C aufbewahrt werden, dürfen sie auch innerhalb von 24 Stunden abgegeben werden.
– Rückstellproben müssen bei Herstellung von mehr als 30 Portionen mit rohen Hühnereibestandteilen bei + 4 °C mindestens 96 Stunden lang aufbewahrt werden.

Hygiene im Umgang mit Lebensmitteln	
Maßnahme	**Begründung**
Personal	
Körper und Kleidung sauber halten	Übertragung von Schmutz und Erregern wird vermieden
Vor Arbeitsbeginn Handschmuck ablegen	Nur so ist eine gründliche Reinigung der Hände möglich
Vor der Arbeit und nach jedem Toilettengang Hände waschen	Die Hände sind unbedingt sauber zu halten
Wunden an Händen und Armen sorgfältig verbinden und mit wasserundurchlässigem Material versorgen	Wunden können mit Mikroorganismen infiziert sein
Küchenbereich und Umgang mit Lebensmitteln	
Beim Husten und Niesen muss man sich von Lebensmitteln abwenden	Keime im Nasen- und Rachenbereich können durch Tröpfcheninfektion übertragen werden
Bei der Küchenarbeit Kopfbedeckung tragen	Haare in und auf Lebensmitteln sind unhygienisch und Ekel erregend
Küchenbereich stets sauber halten	Vermeidung von Lebensmittelinfektionen schon von vornherein
Keine „küchenfremden" Sachen und Gegenstände im Küchenbereich	Schirme, Blumentöpfe, Regenmantel o. Ä. können übertragbare Keime enthalten
Fertige Speisen, Besteck und die Innenseiten von Tellern und Tassen nicht mit der Hand anfassen	Auch saubere Hände enthalten übertragbare Keime
Lebensmittel vor Insekten und anderen Schädlingen schützen	Vermeidung einer Übertragung von Krankheitserregern
Leicht verderbliche Lebensmittel immer gekühlt aufbewahren	Kühlung vermindert das Keimwachstum
Das Anbraten von Fleisch für den darauf folgenden Tag ist hygienisch bedenklich	Keimvermehrung wegen des langsamen Abkühlens
Tiefgefrorenes Geflügel muss vor der Zubereitung vollständig aufgetaut sein	Keime in dickeren, nicht vollständig aufgetauten Teilen könnten die zur Abtötung notwendige Temperatur nicht erreichen
Speisen nicht bei Temperaturen unter 60 °C warm halten	Vermehrung der Mikroorganismen. Speisen entweder heiß halten oder rasch kühlen
Kühl gelagerte Speisen für den Warmverzehr auf mindestens 80 °C erhitzen	Das Erhitzen tötet eventuell vorhandene Keime ab
Reste von Suppen, Eintöpfen, Soßen u. Ä. nicht in ein neues Ausgabegefäß geben	Der Inhalt des frischen Behältnisses könnte durch die Reste mit Keimen beimpft werden
Bei Spülmaschinen nicht an Temperatur oder Spülzeit manipulieren	Eine ungenügende Reinigung hinterlässt Essensreste mit Keimen
Aufgetaute tiefgefrorene Lebensmittel nicht wieder einfrieren	Keimvermehrung

Die Beschwerden dauern meist einige Tage. Salmonellen gedeihen besonders gut auf Geflügelfleisch, Eiern und daraus hergestellten Lebensmitteln, auf Trockenmilch, Speiseeis und rohem Fleisch, wie Hackfleisch oder Tatar.

Eiterbakterien können zum Beispiel aus eiternden Wunden auf Lebensmittel gelangen und sich dort gegebenenfalls rasch vermehren. Besonders leicht verderblich sind Geflügel, Fleisch, Fisch, Milch, Puddings, Soßen und Dressings. Eine Lebensmittelvergiftung durch Eiterbakterien macht sich schon ein bis zwei Stunden nach der Mahlzeit durch plötzliche Übelkeit, Erbrechen, Durchfall und Bauchkrämpfe bemerkbar. Fieber tritt selten auf. Nach ein bis zwei Tagen ist die Erkrankung meist vorüber.

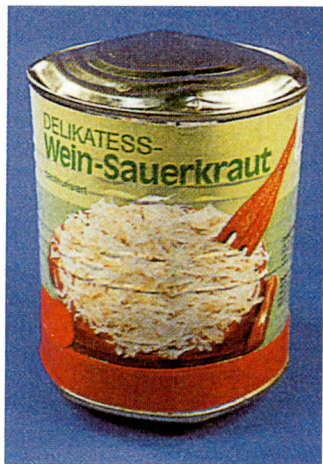

„Bombage" einer verdorbenen Konserve
Die Wölbung von Deckel und Boden der Konservendose zeigt an, dass in der Konserve Gasbildung infolge einer Bakterienvermehrung stattgefunden hat. Durch die hohe Zahl der Keime ist die Konserve verdorben. Ein Verzehr wäre lebensgefährlich.

Botulismus ist lebensgefährlich. Er entsteht meist infolge einer unzureichenden Konservierung von Lebensmitteln, zum Beispiel in Konservendosen oder Einmachgläsern. Die Inkubationszeit beträgt zwei Stunden bis acht Tage. Neben den allgemeinen Krankheitserscheinungen von Lebensmittelvergiftungen treten Doppeltsehen, Schluckbeschwerden, Sprechbehinderungen und Atemlähmungen auf. In solchen Fällen muss sofort ein Arzt hinzugezogen werden.

Krankheiten durch verunreinigtes Trinkwasser	
Typhus	Darmentzündung
Ruhr	Kinderlähmung
Cholera	Leberentzündung (Hepatitis A)

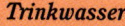
Trinkwasser

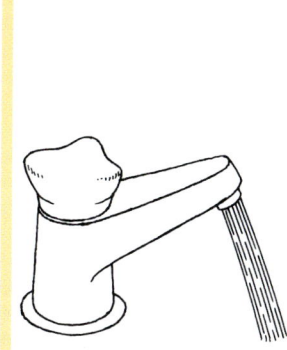 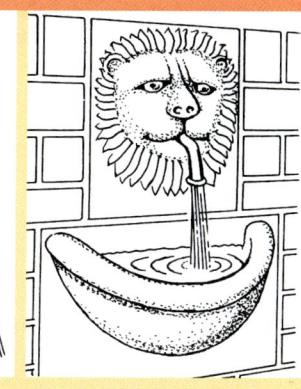

Leitungswasser wird in den Wasserwerken durch Chlorzusätze keimarm aufbereitet und darf dann nicht mehr als 20 Keime pro ml enthalten. Trinkwasser aus dem Wasserhahn darf höchstens 100 Keime pro ml enthalten.

Brunnenwasser muss laufend untersucht werden, da es durch Abwässer sehr leicht mit Fäkalien verunreinigt sein kann. Trinkwasser aus einem Brunnen zur Einzelwasserversorgung und Trinkwasser, das in geschlossenen Behältern verkauft wird, darf höchstens 1 000 Keime pro ml enthalten.

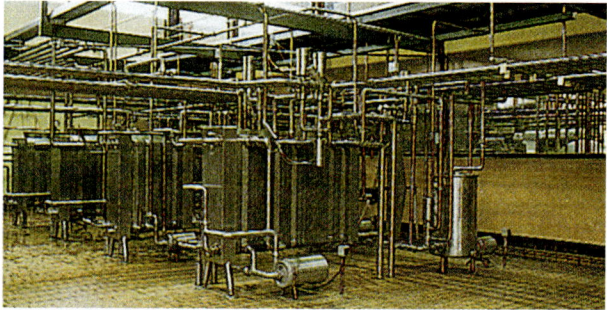

Pasteurisierung von Milch
Milch wird für einige Zeit auf 60 bis 80 °C erhitzt. Dadurch werden die meisten Keime abgetötet und eine geringe Keimzahl wird erreicht. Die Milch ist somit frei von Krankheitserregern.

Milch
Milch kann Tuberkulosebakterien, Salmonellen und Ruhrerreger enthalten. Deshalb wird Milch pasteurisiert.[1] Höchste Sauberkeit ist bei der Verarbeitung von Milch und auch von anderen Lebensmitteln unbedingt notwendig.

---

[1] Nach Louis Pasteur (1822 bis 1895), franz. Mikrobiologe

Desinfektionsmittel			
Desinfektionsmittel	**Wirkstoffe**	**Wirkungsweise**	**Anwendung**
Alkohole	Ethylalkohol (70%ig) Isopropylalkohol (60%ig)	Gerinnung des Mikrobeneiweißes	Hautdesinfektion
Jod	elementares Jod, Jodtinktur	Oxidationsmittel, zerstört Mikrobeneiweiß	Haut- und Wunddesinfektion (Allergiegefahr!)
Phenole	Phenol, Chlorphenol, Kresol, Chlorkresol	Gerinnung des Mikrobeneiweißes, mit Reinigern kombinierbar	Desinfektion von Räumen, Gegenständen und Wäsche
Formalin	Formaldehyd (38%ige wässrige Lösung)	Gerinnung des Mikrobeneiweißes	Raum- und Flächendesinfektion (Allergie- und Krebsgefahr!)
Tenside	oberflächenaktive, amphotere Verbindungen	Veränderungen der Zellmembran von Bakterien	Haut- und Flächendesinfektion
Chlor-Verbindungen	Chlor + elementarer Sauerstoff	Oxidationsmittel (Eiweißfehler)	Gerätschaften, Wäsche, Scheuerdesinfektion, Fäkalien
Peressigsäure	Bei der Zersetzung entsteht Sauerstoff	Oxidationsmittel	Instrumente (wirkt hautätzend und korrosiv)

Ärztliche Instrumente

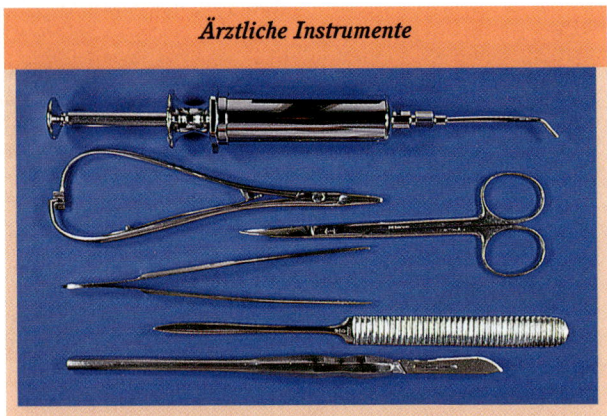

Diese Geräte müssen völlig keimfrei, d. h. steril sein. Dies wird in besonderen Sterilisationsgeräten erreicht:
a) in Autoklaven (ähnlich dem Dampfkochtopf) unter erhöhtem Druck im Wasserdampf bei 121 °C für 20 Minuten oder
b) im Heißluftsterilisierschrank bei 170 °C für 2 Stunden.

Medizinische Geräte

Bei Drogensüchtigen werden nicht selten Drogen mit einer unsterilen Spritze in die Venen gespritzt. Oft wird die gleiche Spritze noch an andere Personen weitergereicht. So ist zu erklären, dass Drogenabhängige häufig mit HI-Viren (Erreger von Aids) und/oder mit Hepatitisviren (Erreger von Leberentzündungen mit Gelbsucht) infiziert sind.

Hygiene ist also der beste Schutz gegen Infektionen
Unter Hygiene versteht man allgemeine Sauberkeit. Überall dort, wo Mikroben für Menschen gefährlich werden können, muss für keimarme, hygienische Verhältnisse gesorgt werden (z. B. Lebensmittelhygiene, Körperhygiene). Nur in besonderen Fällen, wie z. B. in der Anwendung der ärztlichen Instrumente, ist eine absolute Keimfreiheit notwendig.

Desinfektionsmittel sind chemische Stoffe, die Krankheitserreger abtöten können, sodass diese nicht mehr ansteckungsfähig sind. Desinfektionsmittel werden fast ausschließlich im medizinischen Bereich angewendet, so z. B. in Krankenhäusern (typischer Geruch nach Desinfektionsmitteln) und in Arztpraxen.
Heute werden aus Angst vor Mikroben häufig im Haushalt und im Betrieb „Hygienesprays" mit desinfizierender Wirkung verwendet, was nicht immer erforderlich ist, ja sogar gefährlich werden kann. Viele solcher Mittel enthalten Stoffe, die Hautausschläge, Allergien und andere Schädigungen verursachen können.

Beispiele für Hygienemaßnahmen: Keime an den Händen

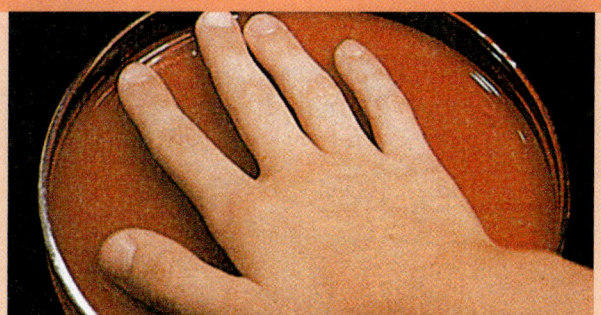

Eine Hand wird vorsichtig auf eine Nähragarplatte gedrückt (Abklatsch). Die Keime gehen auf die Nähragarplatte über und vermehren sich dort.

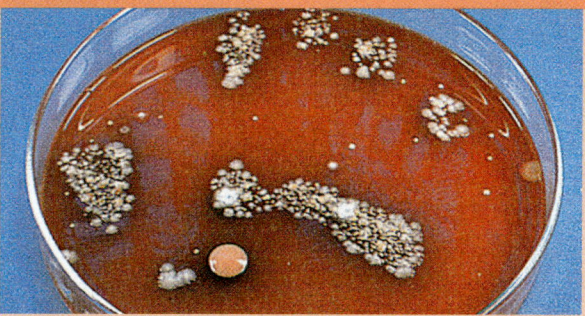

Abklatsch einer mit Seife gewaschenen Hand. Die Zahl der Keime ist gegenüber der ungewaschenen Hand verringert.

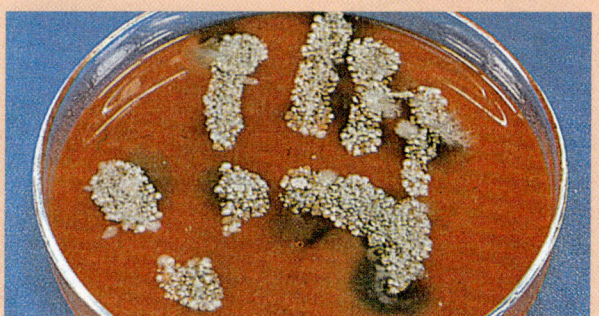

Nach ein paar Tagen ist aus jedem Keim eine Kolonie von vielen Keimen geworden. Solche Keimkolonien sind als runder „Fleck" sichtbar. Die Koloniezahl ist gleich der ursprünglichen Keimzahl.

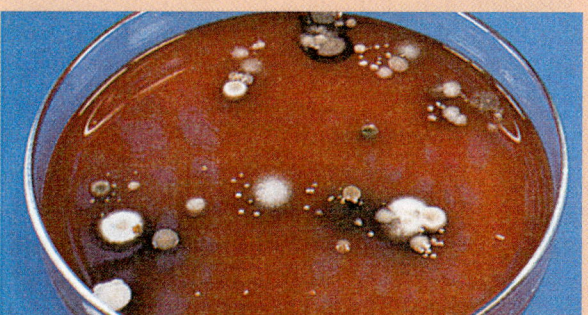

Abklatsch einer Hand, die mit einem speziellen Handedesinfektionsmittel gewaschen wurde. Solche Desinfektionsmittel verwenden zum Beispiel Chirurgen.

Im privaten Haushalt genügen Wasser und die üblichen Reinigungsmittel.

Nicht alle Keime werden durch Desinfektionsmittel abgetötet. Einige Keime sind fast immer resistent, d. h. unempfindlich. Je häufiger Desinfektionsmittel verwendet werden, desto größer ist die Gefahr einer Resistenzentwicklung der Bakterien. Im Ernstfall kann daher u. U. ein Desinfektionsmittel wirkungslos sein. In Krankenhäusern führte dies zum Problem des „Hospitalismus". Hospitalkeime sind gegen Desinfektionsmittel und Medikamente resistent geworden. Patienten, die wegen anderer Grundleiden in Behandlung sind, können von solchen Erregern infiziert werden.

Hygiene bedeutet Sauberkeit

In den allermeisten Fällen genügen dazu Wasser und Seife. Wäsche und andere Gegenstände (z. B. Baby-

fläschchen) werden durch Auskochen ausreichend hygienisch sauber. Desinfektionsmittel sollten auf die Medizin und auf spezielle Lebensmittelbetriebe beschränkt bleiben.

4.6 Körpereigene Abwehr von Krankheitserregern

Zwei Eigenschaften spielen beim Zustandekommen einer Infektionskrankheit eine Rolle:

die Virulenz des Mikroorganismus,
die Resistenz des Menschen.

97

Virulenz

Unter der Virulenz versteht man die Gefährlichkeit der Erreger. Die Ansteckung durch Mikroben ist abhängig von:

- der Anzahl der Mikroben (Keimzahl). Je mehr Keime vorhanden sind, desto größer ist die Wahrscheinlichkeit einer Infektion.
- der Fähigkeit der Mikroben, den menschlichen Körper zu infizieren. Der Erreger muss dazu in den menschlichen Organismus eindringen können.
- der Giftigkeit (Toxizität) der Mikroben. Erreger der gleichen Gruppe unterscheiden sich manchmal sehr in ihrer Giftigkeit. So gibt es in manchen Jahren harmlose Grippeviren. In anderen Jahren dagegen sind Grippeviren so gefährlich, dass auch Todesfälle vorkommen. An der asiatischen Influenza-Pandemie, einer Seuche, die sich 1957 über die ganze Erde ausbreitete, sind viele Menschen gestorben. Der Erreger dieser Seuche war ein gefährliches Influenzavirus.

Resistenz

Nicht jedes Grippevirus, nicht jede Tuberkulosebakterie macht einen Menschen krank! Bei jeder Seuche bleibt immer eine mehr oder weniger große Anzahl von Menschen gesund. Diese Menschen sind widerstandsfähig und haben genügend Abwehreigenschaften. Man spricht von einer Resistenz. Normalerweise hat jeder Organismus eine gewisse Resistenz gegenüber Mikroben. Es gibt aber verschiedene Umstände, die diese Resistenz herabsetzen können.

Worin besteht die Resistenz des Organismus?

Eine intakte Haut bietet einen **mechanischen Schutz** gegen das Eindringen von Erregern. Wenn die Haut verletzt wird, d. h., wenn eine Wunde vorhanden ist, können die Bakterien leicht in den Körper eindringen (z. B. Erreger von Tetanus, dem Wundstarrkrampf).

Der **natürliche Säuremantel** der Haut sorgt zusammen mit einer harmlosen Bakterienflora dafür, dass Krankheitserreger nicht zu üppig auf der Haut wachsen. Dieser Säureschutz ist sehr wichtig für einen gesunden Organismus. Beim Abbau der Fettsäuren entstehen häufig übel riechende Stoffe. Viele Menschen „lösen" dieses Geruchsproblem mit so genannten „Desodorants", deren Werbung „duftige Frische" und andere Wohlgerüche verspricht. Wasser und Seife sind allerdings immer noch das bessere Mittel, um die mikrobiellen Zersetzungsprodukte wirksam vom Körper zu entfernen und übel riechende Stoffe nicht einfach zu überdecken.

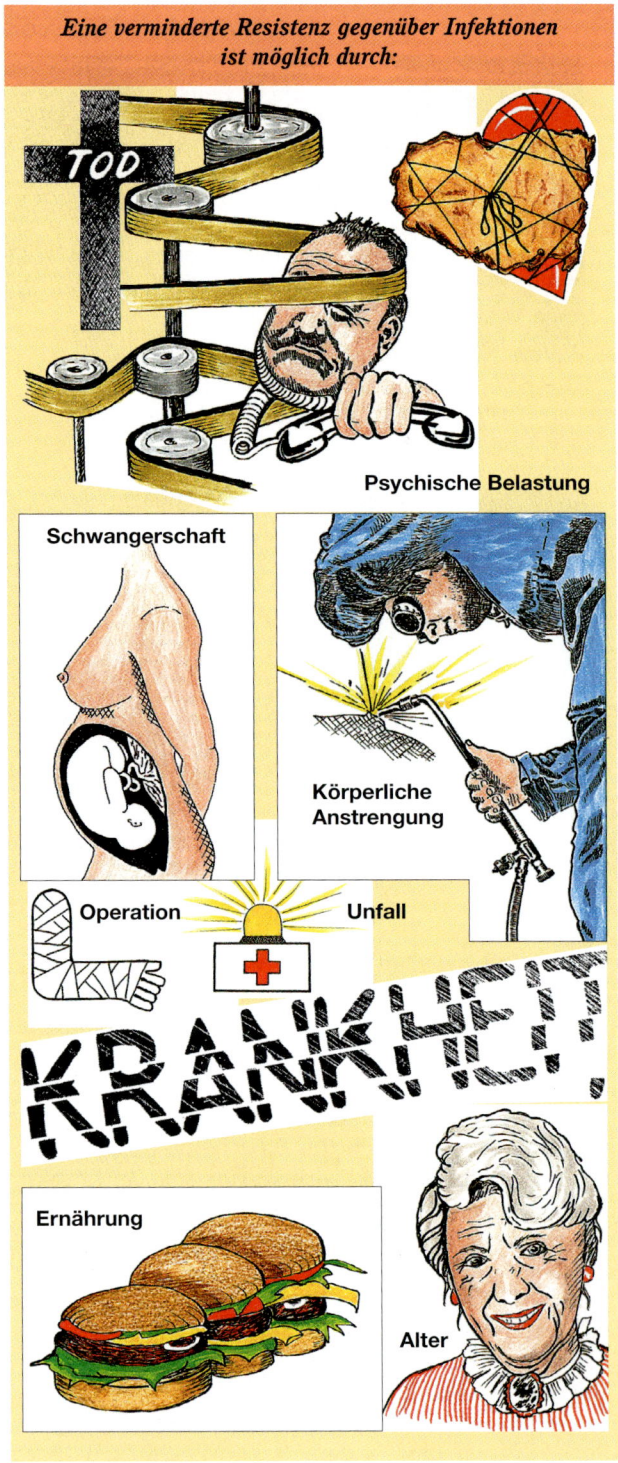

Eine verminderte Resistenz gegenüber Infektionen ist möglich durch:

TOD

Psychische Belastung

Schwangerschaft

Körperliche Anstrengung

Operation   **Unfall**

KRANKHEIT

Ernährung

Alter

Vorbeugung bei Halsschmerzen

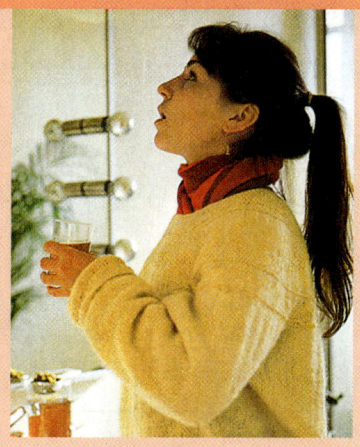

Bei Halsentzündungen sollte statt mit stark desinfizierenden Stoffen mit Kamillen-, Salbei- und Thymianauszügen, mit milchsäurehaltigen oder anderen milden Mitteln gegurgelt werden. So wird die natürliche Bakterienflora nicht gänzlich zerstört und die Krankheitserreger werden wirkungsvoll verdrängt.

In der weiblichen Scheide ist durch die dort natürlicherweise vorhandenen Milchsäurebakterien ein physiologischer Säureschutz vorhanden. Wird, z. B. durch die Antibabypille, dieser Säuremantel mitunter gestört, so können sich dort leichter Pilze ansiedeln und ausbreiten. Oftmals ist dies mit der Bildung von Ausfluss verbunden.

Die Schleimhäute der Atemwege bilden schleimige Sekrete, die eingedrungene Mikroorganismen und andere kleine Fremdkörper einhüllen. **Flimmerhärchen** befördern diese Partikel zurück in den Rachenraum. Dort werden sie mittels eines Hustenreflexes abgehu-

In die Atemwege eingedrungene Krankheitserreger und Fremdkörper

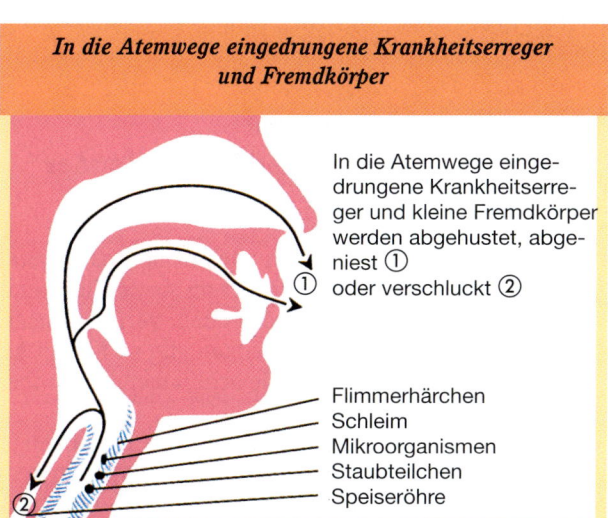

In die Atemwege eingedrungene Krankheitserreger und kleine Fremdkörper werden abgehustet, abgeniest ① oder verschluckt ②

— Flimmerhärchen
— Schleim
— Mikroorganismen
— Staubteilchen
— Speiseröhre

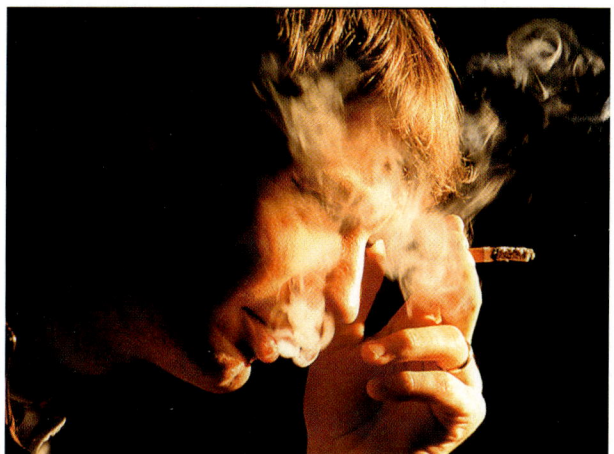

Ich bin Raucher! Dafür huste ich auch öfter!

stet oder aber verschluckt und von der Salzsäure des Magens und den Verdauungssäften unschädlich gemacht.

Tabakrauch lähmt diese Flimmerhärchen. Dies ist der Grund, warum Raucher anfälliger gegenüber Infektionen der Atemwege sind (Raucherhusten).

Auch andere körpereigene Stoffe sind wirksam gegen Mikroben:

Milchsäure und Fettsäuren haben bakterienabtötende Wirkung. Sie werden mit dem Schweiß auf die Hautoberfläche ausgeschieden und bilden den physiologischen Schutzmantel der Haut.

Im Magen wirken die **Salzsäure** und die **eiweißauflösenden Enzyme** ebenfalls keimtötend.

Nasensekret und **Tränenflüssigkeit** enthalten das keimhemmende Enzym Lysozym.

Die **Muttermilch** besitzt ebenfalls keimhemmende Substanzen.

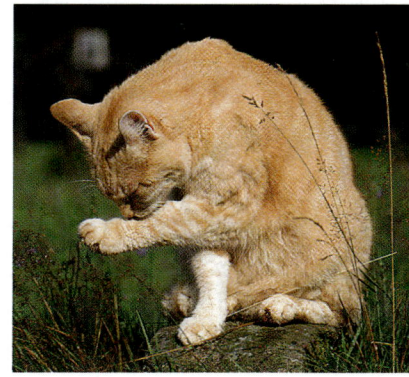

Keimhemmende Wirkung des Speichels
Katzen und andere Tiere belecken häufig ihre Verletzungen. Speichel enthält Hemmstoffe (Inhibine), welche die Vermehrung von Bakterien hemmen.

Wirkungsweise der weißen Blutkörperchen (Leukozyten)

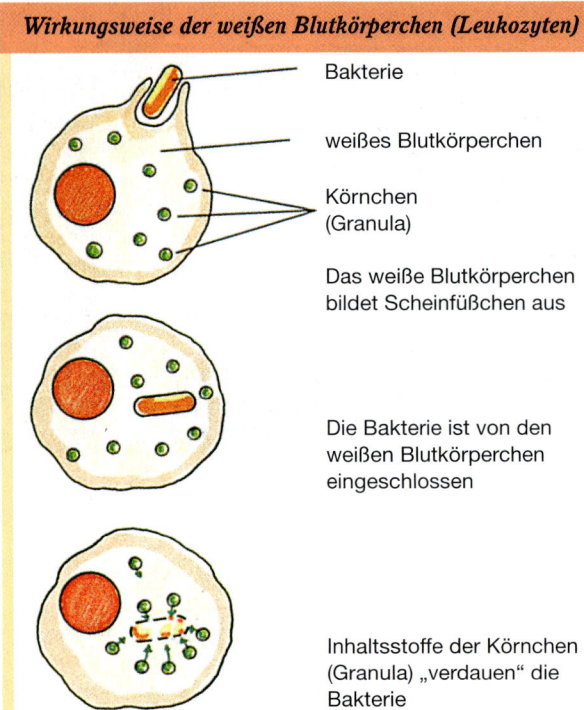

Bakterie

weißes Blutkörperchen

Körnchen (Granula)

Das weiße Blutkörperchen bildet Scheinfüßchen aus

Die Bakterie ist von den weißen Blutkörperchen eingeschlossen

Inhaltsstoffe der Körnchen (Granula) „verdauen" die Bakterie

1. Auffressen von Mikroben (Phagozytose). Eine Bakterie wird von einem weißen Blutkörperchen umflossen. Die Bakterie ist nun im Zellinneren des weißen Blutkörperchens eingeschlossen und wird anschließend aufgelöst.

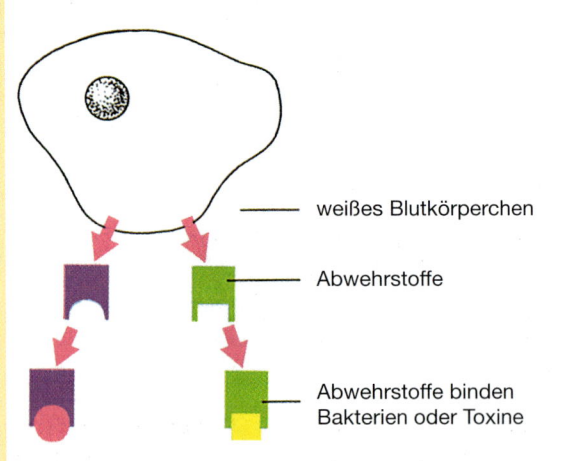

weißes Blutkörperchen

Abwehrstoffe

Abwehrstoffe binden Bakterien oder Toxine

2. Bildung von Abwehrstoffen gegen Erreger oder deren Gifte. Weiße Blutkörperchen bilden besondere Abwehrstoffe. Diese Stoffe „neutralisieren" Krankheitserreger, d. h., sie machen sie oder deren Gifte unwirksam.

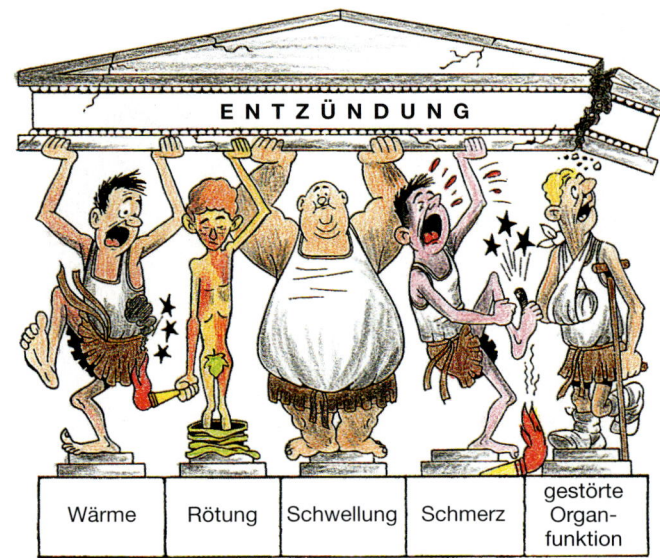

| Wärme | Rötung | Schwellung | Schmerz | gestörte Organfunktion |

Klassische Entzündungszeichen (nach Houck und Forscher)

Wenn Krankheitserreger in die Blutbahn gelangt sind und eine Infektion im Körper verursacht haben, spielen die **weißen Blutkörperchen** (Leukozyten) eine ganz wichtige Rolle bei der körpereigenen Abwehr. Sie werden deshalb oftmals auch „Polizei des Körpers" genannt, weil sie für „Ordnung" sorgen.

Bei Infektionen ist meist die Zahl der weißen Blutkörperchen erhöht. Deshalb ist für den Arzt bei der Diagnose einer Infektion die Bestimmung der genauen Anzahl der weißen Blutkörperchen sehr wichtig.

Eine Entzündung ist ein äußeres Zeichen dafür, dass der Körper sich gegen eine Infektion wehrt.

4.7 Impfungen und Impfkalender

Im Mittelalter, als die Pocken noch in Europa wüteten, waren die Menschen „heilfroh", wenn sie an Kuhpocken erkrankten, denn diese Kuhpocken verliefen meist harmlos. Hinzu kam, dass Personen, die an Kuhpocken erkrankt waren, nicht mehr die schlimmen „Menschenpocken" bekamen.

Schon früher versuchte man sich gegen Pocken zu schützen. Man hat den Inhalt von Pockenpusteln in die Haut von Personen eingeritzt, die bis dahin noch nicht an Pocken erkrankt waren. Es entstand dadurch eine

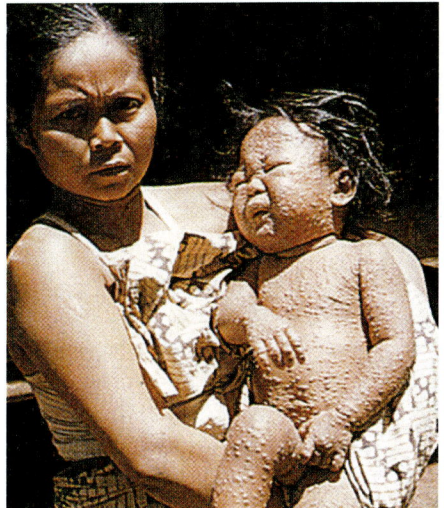

Pocken bei einem indischen Kind: *Pocken, auch „Schwarze Blattern" genannt, waren eine der verheerendsten Weltseuchen. Die Sterblichkeit betrug oft bis zu 80%. Die Überlebenden waren durch furchtbare Narben entstellt. Heute gelten die Pocken weltweit als ausgestorben. Deshalb ist auch die gesetzliche Pflichtimpfung gegen Pocken aufgehoben worden.*

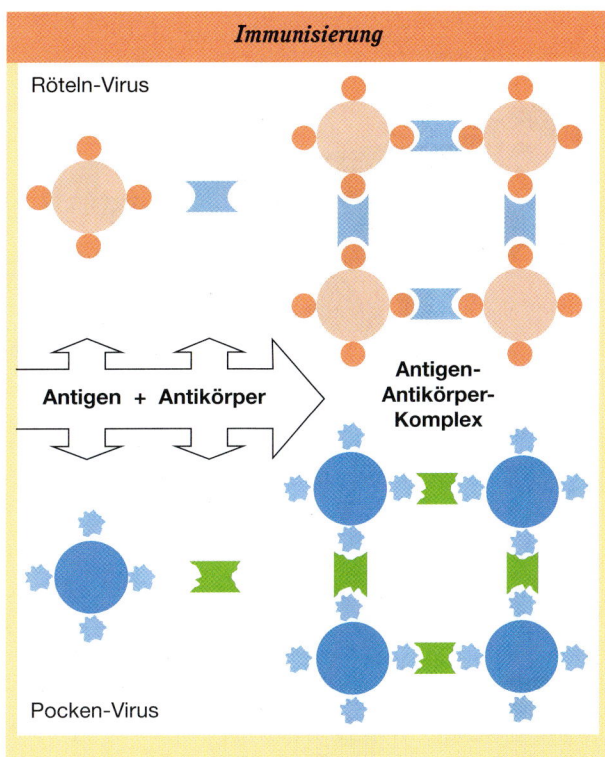

Impfpocken: *Dieses bisher gegen Pocken nicht geimpfte Mädchen wurde von ihrer Schwester, die gegen Pocken geimpft wurde, mit Impfpocken angesteckt. Kuhpocken (= Impfpocken) nehmen beim Menschen nur einen leichten Verlauf.*

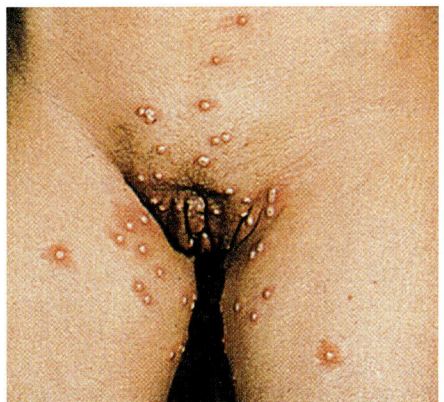

echte Pockenerkrankung, die aber von leichterem Verlauf war. Nach ein paar Tagen trat dann Heilung ein, ohne dass es zur Ausbildung von entstellenden Narben kam. Wer einmal die echten Pocken überstanden hatte, bekam sie zeitlebens nie wieder. Er war immun („geschützt", „gefeit") geworden gegen die Krankheit.

Diese Methode des Pockenschutzes führte 1769 dazu, dass auf Jamaika die Negersklaven „billiger" wurden. Von 3 000 Sklaven, die auf diese Weise gegen Pocken behandelt worden waren, war nur ein einziger gestorben. Von den nicht gegen Pocken behandelten Sklaven wurden dagegen viele von dieser Seuche hinweggerafft. Das Überleben der Sklaven schaffte ein Überangebot, das ihren Preis senkte und den Gutsbesitzern einen höheren Profit im Zucker- und Rumgeschäft sicherte.

Man kennt heute viele Infektionskrankheiten, die vorwiegend nur einmal (meist in der Jugendzeit) auftreten und dann zeitlebens eine Immunität hinterlassen. Ein Beispiel hierfür sind die Röteln.

Wie kommt nun diese Immunität zustande?

Die Krankheitserreger bestehen aus Eiweiß. Dieses körperfremde Eiweiß bezeichnet man als **Antigen**. Gegen dieses Antigen bilden so genannte Plasmazellen des Körpers ganz spezifische **Antikörper**. Plasmazellen sind Abkömmlinge der weißen Blutkörperchen und befinden sich in der Milz, im Knochenmark, in den Lymphknoten und in der Leber. Antigen und Antikörper verbinden sich miteinander zu einem Komplex. (Die Folge

Passive Immunisierung

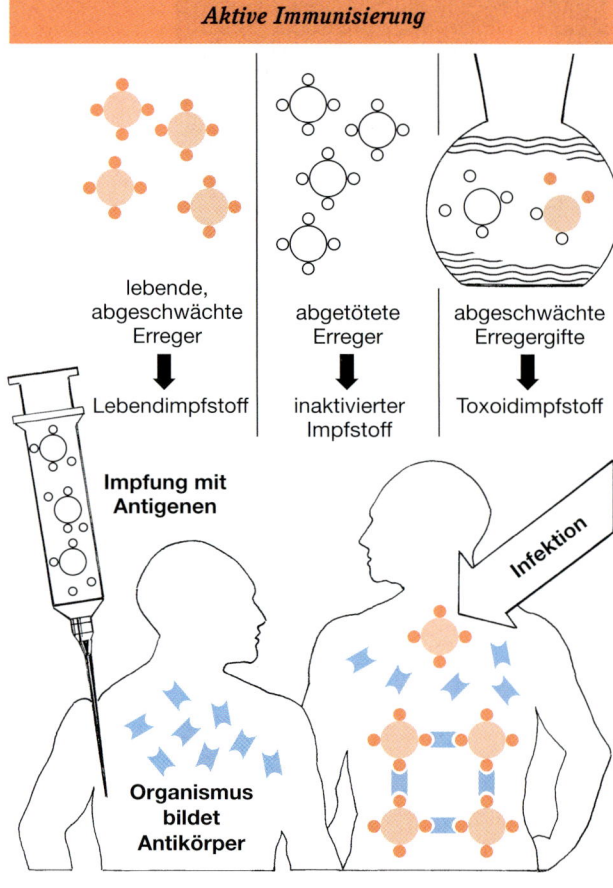

Ein Tier wird mit Erregern oder mit Erreger-Bestandteilen infiziert und bildet Antikörper.

Infektion

Impfung mit Antikörpern

krank   **gesund**

Aktive Immunisierung

lebende, abgeschwächte Erreger

abgetötete Erreger

abgeschwächte Erregergifte

Lebendimpfstoff

inaktivierter Impfstoff

Toxoidimpfstoff

Impfung mit Antigenen

Organismus bildet Antikörper

Infektion

---

davon ist, dass das Antigen, d. h. der Krankheitserreger, unschädlich gemacht wird.) Dieser Vorgang wird als **Antigen-Antikörper-Reaktion** bezeichnet.

Gegen ein Antigen eines bestimmten Typs werden immer nur ganz spezielle Antikörper gebildet, d. h., diese Antikörper können immer nur mit einem bestimmten Typ eines Antigens reagieren.

Das Rötelnvirus ist ein Antigen. Gegen dieses Antigen bilden die Plasmazellen Röteln-Antikörper. Diese Röteln-Antikörper sind nur gegen das Rötelnvirus-Antigen wirksam. Gegen Pockenviren haben diese Röteln-Antikörper keine Wirkung. Antikörper sind also immer nur gegen eine einzige Erregerart spezifisch wirksam.

Diese Antikörper können längere Zeit im Blut verweilen. Auch die Fähigkeit, Antikörper zu bilden, bleibt je nach Erregerart mehr oder weniger lang erhalten. Der

Organismus ist dann gegen eine Erkrankung immun, wenn er gegen die jeweiligen Erreger Antikörper besitzt oder die Fähigkeit hat, solche schnell neu zu bilden.

Immunität wird also durch ein spezifisches Abwehrsystem erreicht. Sie kann auf zweierlei Arten erworben werden: 1. passiv (untätig),
                        2. aktiv (tätig).

Passive Immunisierung

In diesem Falle werden den Kranken bereits fertige Antikörper zugeführt. Fertige Antikörper können z. B. aus dem Blut von Menschen stammen, die kurz zuvor diese Krankheit, an der der Patient leidet, selbst durchgemacht haben und genesen sind. Oder man kann diese Heilseren aus Tieren gewinnen, die man zuvor mit dieser Krankheit infiziert hat (siehe Abb.).

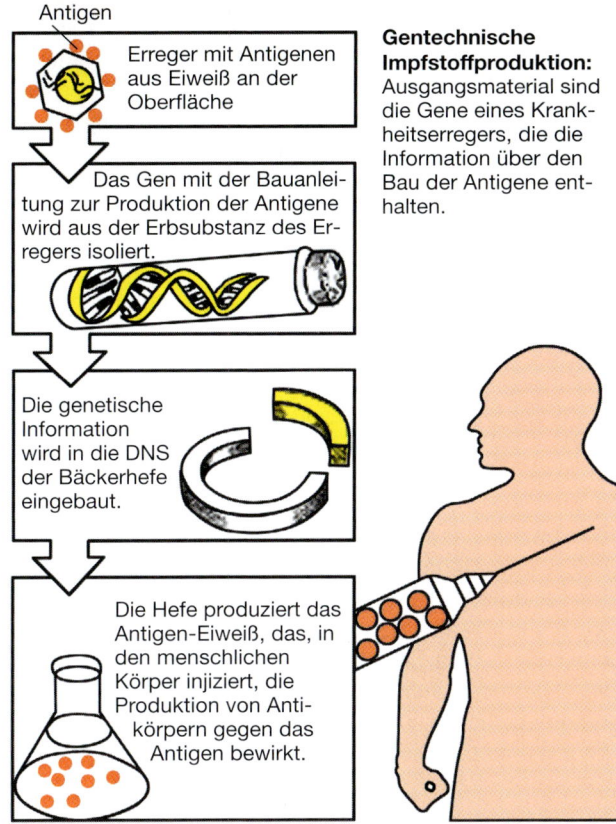

Gentechnische Impfstoffproduktion

Antigen

Erreger mit Antigenen aus Eiweiß an der Oberfläche

Das Gen mit der Bauanleitung zur Produktion der Antigene wird aus der Erbsubstanz des Erregers isoliert.

Die genetische Information wird in die DNS der Bäckerhefe eingebaut.

Die Hefe produziert das Antigen-Eiweiß, das, in den menschlichen Körper injiziert, die Produktion von Antikörpern gegen das Antigen bewirkt.

Gentechnische Impfstoffproduktion: Ausgangsmaterial sind die Gene eines Krankheitserregers, die die Information über den Bau der Antigene enthalten.

Aktive Immunisierung

In diesem Fall bildet der Organismus selbst die Antikörper. Dies ist auf verschiedene Weise möglich:

1. Man hat selbst eine Infektionskrankheit durchgemacht und ist anschließend gegen die Infektion immun. Die Krankheit kann auch „stumm" verlaufen und wird oft vom betroffenen Menschen gar nicht bemerkt. Trotzdem wird eine Immunität erworben.

2. Immunisierung durch Impfungen – Krankheitserreger werden in abgeschwächter oder abgetöteter Form in den Körper gebracht.
Die Erreger dürfen nicht mehr pathogen, d. h. krankheitserregend sein. Bei Tetanus und Diphtherie dürfen wegen der Gefährlichkeit lediglich abgeschwächte und ungefährliche Bakteriengifte als Impfstoff verwendet werden.

Der **Impfschutz** bei der aktiven Immunisierung beginnt erst 10 bis 14 Tage nach der Impfung. Diese Zeit wird für die Bildung der Antikörper benötigt. Danach ist der Schutz oft langjährig.

Die aktive Immunisierung wird deshalb allgemein als Vorbeugemaßnahme durchgeführt. Wie wichtig die Impfung als Vorbeugung gegenüber Infektionen ist, zeigt die Tatsache, dass sich in Mitteleuropa innerhalb von nur 100 Jahren die Lebenserwartung verdoppelt hat.

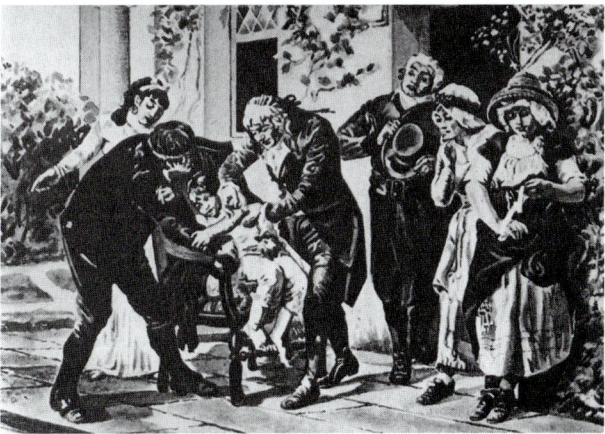

Die erste aktenkundige Impfung: 1796 infizierte der englische Arzt Edward Jenner einen achtjährigen Jungen mit Kuhpocken und sechs Wochen später noch mal mit hoch infektiöser Flüssigkeit aus den Pusteln eines Pockenkranken. Der Junge blieb gesund – die Impfung war erfunden.

Von dieser passiven Immunisierung profitieren schon Babys im Mutterleib. Über den Mutterkuchen treten die vom mütterlichen Organismus gebildeten Antikörper auch in den Kreislauf des Kindes über. Bei der Geburt bleiben diese Antikörper im Blut und sind ein Grund dafür, dass Babys während der ersten Lebensmonate selten von einer Infektionskrankheit befallen werden.
Auch die Muttermilch enthält solche Schutzstoffe. Beim Stillen erhalten Babys einen gewissen Immunschutz.
Der passive, ohne eigenes Zutun erworbene Schutz setzt sofort ein. Die **Schutzdauer** ist allerdings kurzfristig, nur einige Wochen. Deshalb wird die passive Immunisierung meist nur zu Behandlungszwecken durchgeführt. Beispiele sind Wundstarrkrampf, Masern, Mumps, Tollwut, infektiöse Gelbsucht sowie eine durch Zecken hervorgerufene Gehirnhautentzündung (FSME).

Impfempfehlungen der Ständigen Impfkommission (Stand: Juli 2002)	
Ab vollendetem 2. Lebensmonat	Diphtherie Tetanus (Wundstarrkrampf) Pertussis (Keuchhusten) Poliomyelitis (Kinderlähmung) Haemophilus Typ b (Hib) (Infektion der Atemwege) Hepatitis B (Leberentzündung)
Vollendeter 11.–14. Lebensmonat	Masern, Mumps, Röteln Auffrischungsimpfungen gegen: Polio, Diphterie, Tetanus, Hib, Pertussis, Polio, Hepatitis B
Vollendeter 15.–23. Lebensmonat	Auffrischungsimpfungen gegen: Masern, Mumps, Röteln
Vollendetes 4.–5. Lebensjahr	Auffrischungsimpfungen gegen: Diphterie und Tetanus
Vollendetes 9.–17. Lebensjahr	Auffrischungsimpfungen gegen: Diphterie und Tetanus (danach Wiederimpfung jeweils 10 Jahre nach der letzten vorangegangenen Dosis) Auffrischungsimpfungen gegen: Keuchhusten und Polio Hepatitis-Grundimmunisierung aller noch nicht geimpften Jugendlichen
Regelimpfungen für Erwachsene	Influenza (Virusgrippe): jährlich mit dem von der WHO empfohlenen aktuellen Impfstoff Pneumokokken (Erreger von Lungen-, Hirnhaut-, Bauchfellentzündung): Impfung mit Polysaccharid-Impfstoff; Wiederimpfung im Abstand von sechs Jahren

Auffrischimpfungen sollten möglichst nicht früher als fünf Jahre nach der vorhergehenden letzten Dosis erfolgen. Alle Impfungen sind in Deutschland freiwillig und liegen in der Entscheidungskompetenz jedes Einzelnen. Um die Zahl der Impfinjektionen möglichst gering zu halten, können Kombinationsstoffe verwendet werden. Ein Sechsfachimpfstoff enthält Antigene gegen Diphterie, Tetanus, Polio, Pertussis, Hib und Hepatitis B. Damit sind nur vier Impftermine im vollendeten 2., 3., 4. und 11.–14. Lebensmonat für eine komplette Grundimmunisierung notwendig.

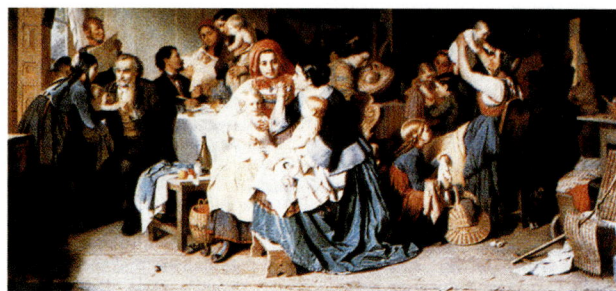

„Impfstube" – *ein Gemälde des schwäbischen Malers Reinhard Sebastian Zimmermann aus dem 19. Jahrhundert. Ort der Handlung dürfte eine oberschwäbische Rathausstube sein.*

4.8 Allergien

Das Immunsystem kann normalerweise zwischen harmlosem Eiweiß (z. B. in Nahrungsmitteln oder eigenes Körpereiweiß), gefährlichem Fremdeiweiß und dem Eiweiß von Krankheitserregern unterscheiden. Bei manchen Menschen liegt jedoch eine Überempfindlichkeit vor. Harmlose Substanzen wie Fischeiweiß werden für ein gefährliches Fremdeiweiß gehalten und bewirken eine immunologische Antwort. Eine solche Abwehrreaktion bezeichnet man als Allergie.

Frühlingszeit – Heuschnupfenzeit *Was man selber tun kann*
Pollen meiden, *z. B. kein Sport im Freien,* *Urlaub in pollenarmer Luft (Meer, Hochgebirge)* **Pollenflugkalender** *beachten* **Fenster** *morgens und bei Wind geschlossen halten* **im Auto Lüftung ausschalten,** *Fenster schließen* **täglich staubsaugen** *und abends Haare waschen*
Was der Arzt tun kann
Allergietest **Hyposensibilisierung zur pollenfreien Zeit** *Pollenextrakte werden in allmählich steigender Dosis unter* *die Haut gespritzt, sodass sich der Körper langsam an die* *Reizstoffe gewöhnen kann; Erfolgsquote: 90 %* **Therapie mit antiallergischen Medikamenten**

Ablauf einer allergischen Reaktion

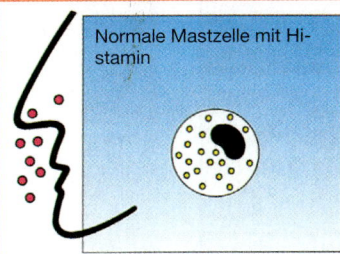

Normaler Mensch
Bei Kontakt mit Pollen: Keine Reaktion an den Mastzellen

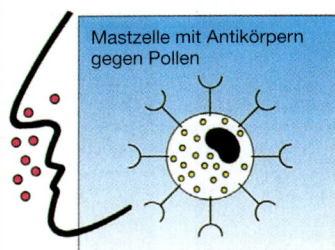

Allergisch veranlagter Mensch
Bildung von Antikörpern bei Kontakt mit Pollen (Sensibilisierung)

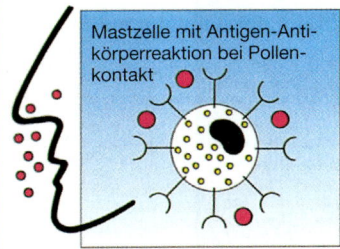

Allergiekranker Mensch
Bei erneutem Pollenkontakt Reaktion der Antikörper auf den Mastzellen mit den eindringenden Pollen

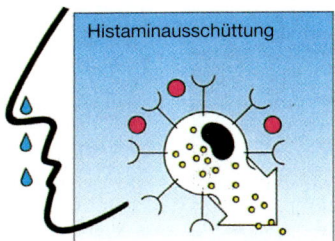

Allergiekranker Mensch
Histaminausschüttung aus den Mastzellen mit den Folgen von Niesanfällen und Fließschnupfen

Mastzellen sind eine Art weiße Blutkörperchen an den Schleimhäuten der Nase oder in der Haut. Sie besitzen im Zytoplasma Grana mit Histamin.
Histamin weitet kleinere Blutgefäße, was sich durch Hautrötung und Quaddelbildung äußert. Außerdem wirkt es auf sensible Nervenendigungen und verursacht Juckreiz und Schmerzen.

Test auf Allergene

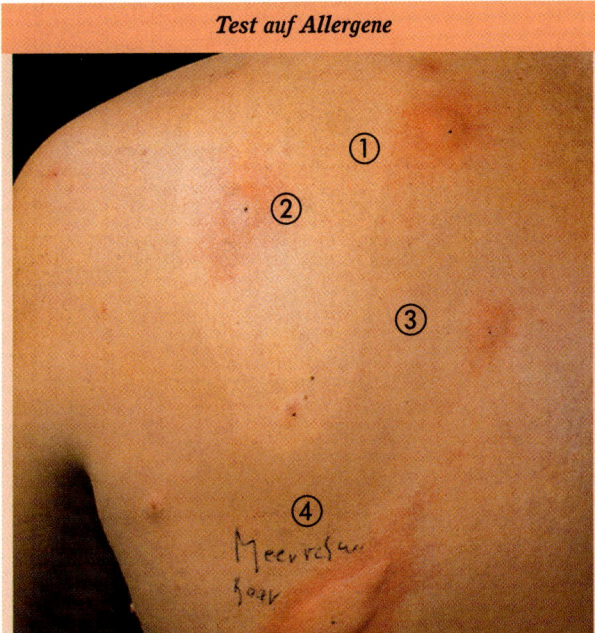

In einem Provokationstest werden allergieverdächtige Stoffe in direkten Kontakt mit der Haut gebracht. Eine Hautrötung zeigt eine Antigen-Antikörper-Reaktion an mit hochgradiger Empfindlichkeit gegen einen allergieverursachenden Stoff. Im Bild ist eine massive Allergie gegen Meerschweinchenhaare ④ sowie eine mittelgradige Allergie gegen Katzenhaare ② und Hausstaub ③ zu sehen Der Histamintest ① ist positiv. Histamin wird bei Allergikern vermehrt gebildet und kann Niesanfälle oder Fließschnupfen auslösen.

Nach einem ersten Kontakt mit einem allergieauslösenden Stoff, dem so genannten Allergen, bildet der Organismus Antikörper und Gedächtniszellen. Bei erneutem Kontakt kommt es zu einer immunologischen Reaktion wie gegen gefährliche Krankheitserreger. Bei der **Allergie vom Soforttyp (Frühtyp)** treten innerhalb von Sekunden, Minuten oder Tagen nach dem Allergenkontakt Juckreiz, Hautausschläge oder Quaddeln auf. In ein bis zwei Tagen entwickeln sich Schwellungen, Heuschnupfen oder asthmatische Beschwerden. Sogar Fieber kann als allergisch bedingtes Symptom auftreten. Bei der **Allergie vom verzögerten Typ (Spättyp)** bilden durchs Gewebe zirkulierende weiße Blutkörperchen (Leukozyten) nach Stunden bis Tagen entzündliche Stoffe. Beispiele hierfür sind Kontakt- und Arzneimittelallergien. Bei besonders empfindlichen Menschen kann eine Allergiereaktion einen lebensgefährlichen Schock auslösen.

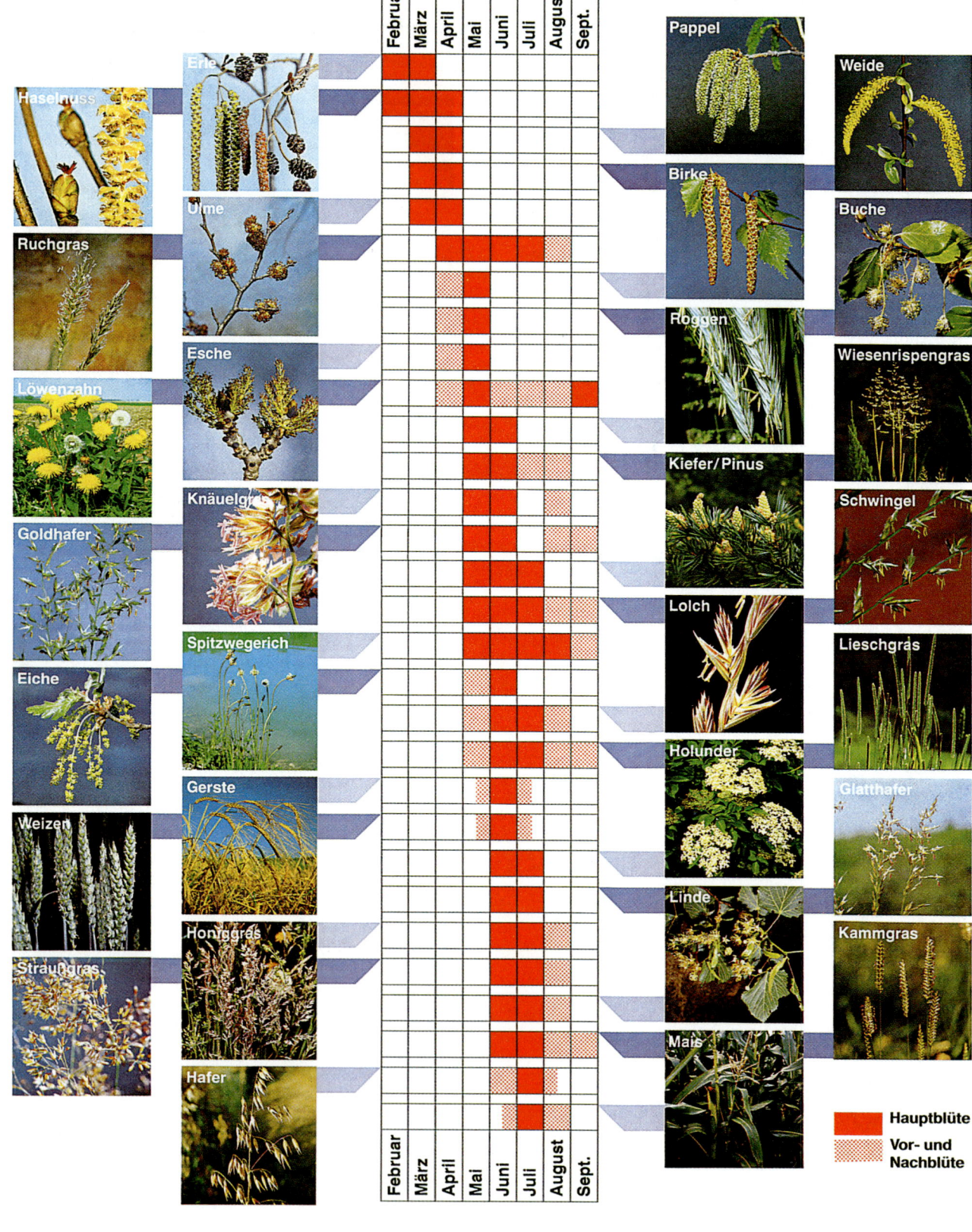

	Februar	März	April	Mai	Juni	Juli	August	Sept.

Haselnuss, Erle, Pappel, Weide

Ruchgras, Ulme, Birke, Buche

Löwenzahn, Esche, Roggen, Wiesenrispengras

Goldhafer, Knäuelgras, Kiefer/Pinus, Schwingel

Eiche, Spitzwegerich, Lolch, Lieschgras

Weizen, Gerste, Holunder, Glatthafer

Straußgras, Honiggras, Linde, Kammgras

Hafer, Mais

| | Hauptblüte |
| | Vor- und Nachblüte |

Allergene verursachen Allergien

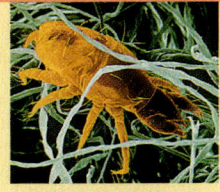
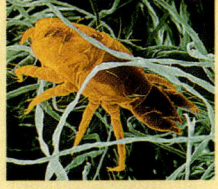

Hausstaub

Hausstaubmilbe
(Ausscheidungen und zerfallende Chitinpanzer)

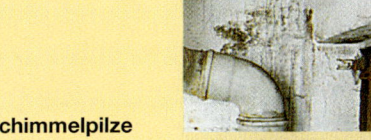

Schimmelpilze

Schimmel in feuchten Wohnungen (Sporen der Pilze)
und auf Zimmerpflanzen

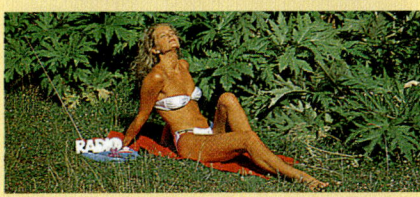

Licht

Sonnenlicht
Manche Substanzen, z. B. in Sonnenschutzmitteln und
Kosmetika, werden erst durch Sonnenlicht zu einem
Allergen verändert.

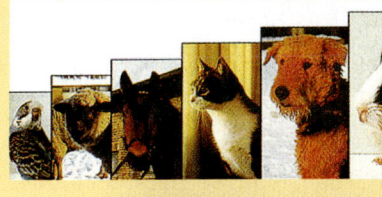

Tiere

Hamster, Meerschweinchen und Katzen bzw. deren Haare
und Hautabschilferungen (aggressive Allergene)
Hunde und Hasen (mittelgradige Allergene)
Vögel (geringes Allergierisiko)

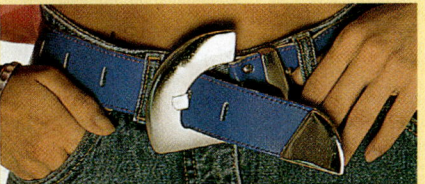

Chemikalien

Chrom (chromgegerbtes Leder)
Nickel (Jeansknöpfe, Modeschmuck; Nickel ist auch
in Schokolade, Kakao und in Nüssen enthalten)
viele Industriechemikalien
Farbstoffe, besonders in billigen Textilien
und in manchen Nahrungsmitteln

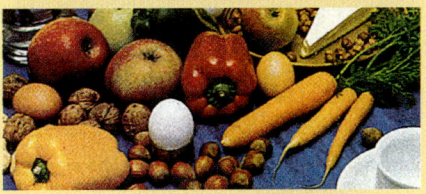

Nahrungsmittel

Eiklar des Hühnereis
Fisch, Erdbeeren, Milch

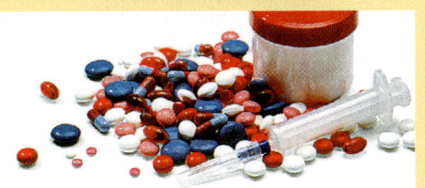

Medikamente

Penicillin u. a. Antibiotika
Acetylsalicylsäure (Schmerzmittel)
Impfstoffe und viele andere
Medikamentensubstanzen

4.9 Medikamente im Kampf gegen Mikroben

Heute sind längst die Zeiten der großen Seuchen wie Pest, Lepra, Fleckfieber, Cholera, Pocken und Syphilis vergessen. Der modernen Medizin stehen viele Heilmittel zur Verfügung, die bei der Vorbeugung und Behandlung von Infektionen helfen. Neben Impfstoffen und Heilseren kennen wir die **Antibiotika** (z. B. Penicillin und Sulfonamide). Sie greifen wirksam in den Stoffwechsel der Mikroben ein, ohne jedoch den Wirtsorganismus, z. B. den erkrankten Menschen, zu schädigen. Die Wirkungsweise besteht darin, dass das Medikament einen falschen Baustein für den Stoffwechsel der Mikrobe enthält, der von den Mikroben nicht als falsch

Der Schimmelpilz Penicillium

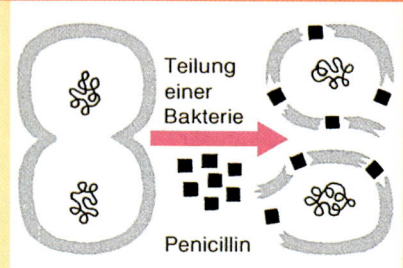

1 Spore 2 Sporenträger 3 Pilzfaden (Hyphe)
4 Pilzgeflecht (Myzel)

Der Schimmelpilz mit dem lateinischen Namen Penicillium bildet Penicillin. Penicillin wirkt gegen viele Krankheitserreger, wie z. B. gegen die Erreger von Wundstarrkrampf, Syphilis, Tripper und Lungenentzündung. Noch heute werden in manchen osteuropäischen Ländern Wunden durch Auflegen von Brotschimmel behandelt – mit Erfolg. Penicillium heißt auch Pinselschimmel. Der „Pinsel" trägt die Pilzsporen, die zur Verbreitung des Pilzes beitragen.

Wirkungsweise von Penicillin

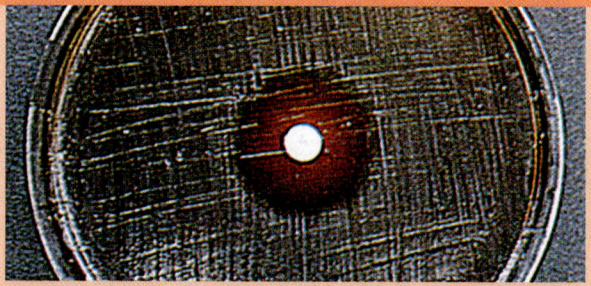

Teilung einer Bakterie

Penicillin

Penicillin ist ein falscher Baustein für die Bakterienzellwand. Die Bakterien können sich deshalb nicht mehr vermehren.

Hemmung des Bakterienwachstums durch Penicillin

Eine Nähragarplatte wird mit Bakterien beimpft. In die Mitte wird ein weißes Filterpapier aufgelegt, das zuvor mit Penicillin getränkt wurde. Das Penicillin dringt in den Nähragar ein und hemmt das Bakterienwachstum. Deutlich hat sich ein Hemmhof (rot) um das Filterpapier gebildet. Außerhalb des Wirkungsbereichs des Antibiotikums gedeiht ein dichter Bakterienrasen (braun).

erkannt wird. Beim **Penicillin** z. B. wird der Bakterie ein falscher Baustein zur Herstellung der Bakterienzellwand angeboten. Tatsächlich versucht die Bakterie diesen falschen Baustein in ihre Zellwand einzubauen. Das Ergebnis ist etwa so, als wenn ein Haus anstatt mit Bausteinen mit steinähnlichen Papiergebilden gebaut würde. Die „Papiersteine" sind die falschen Bausteine und entsprechen dem Penicillin. Ein fertiges, stabiles Haus kommt nicht zustande, da es vorher wie ein Kartenhaus zusammenfällt.

Antibiotika

Antibiotika sind Stoffe, die früher ausschließlich aus Mikroorganismen, meist aus niederen Pilzen, gewonnen wurden. Heute werden viele Antibiotika auch von Chemikern hergestellt. Sie hemmen das Wachstum von anderen Mikroorganismen (bakteriostatische Wirkung) oder töten diese ab (bakterizide Wirkung).
Es gibt heute weit über 1 000 verschiedene Antibiotika. Aber nur etwa 100 davon werden in der Medizin verwendet. Ein bedeutendes Antibiotikum ist die von Chemikern entwickelte Gruppe der **Sulfonamide**.

Einige Antibiotika und deren Wirkungsweise

Antibiotika	Wirkung gegen	Wirkungsweise
Penicillin	Mandelentzündung, Scharlach, Lungenentzündung, Syphilis, Tripper	tötet Bakterien (bakterizid), in niedriger Dosierung wachstumshemmend (bakteriostatisch)
Streptomycin	Tuberkulose, Harnwegsinfektionen	tötet Bakterien (bakterizid)
Tetrazyklin	Darminfektionen, Chronische Bronchitis, Brucellose, Cholera, Papageienkrankheit	hemmt Bakterienwachstum (bakteriostatisch). Breitbandantibiotikum (wirkt gegen besonders viele Erreger)
Chloramphenicol	(nur wenn andere Mittel keine Wirkung mehr zeigen gefährliche Nebenwirkungen)	hemmt Bakterienwachstum (bakteriostatisch)
Sulfonamide	Darm-, Blasen- und Harnwegsinfektionen	hemmt Bakterienwachstum (bakteriostatisch)
Griseofulvin	Hautpilze	hemmt Pilzwachstum (fungistatisch)

Sterblichkeit an übertragbarer Hirnhautentzündung

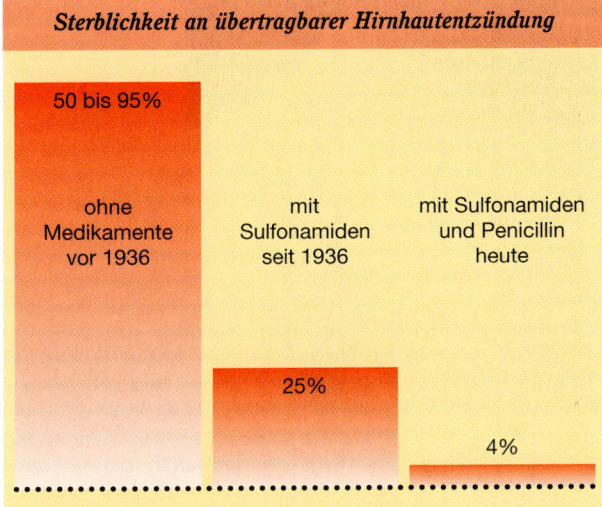

Die Erreger sind Meningokokken, kugelförmige Bakterien. Nach einer Inkubationszeit von ein bis zwei Tagen kommt es zu hohem Fieber und einer eitrigen Entzündung der Hirnhaut. Außerdem treten starke Kopfschmerzen und Genickstarre hinzu. Die Krankheit ist sehr gefährlich. Ohne Medikamente beträgt die Sterblichkeit weit über 50%. Wenn die Bakterien die Hirnhäute geschädigt haben, besteht selbst bei einer Heilung die Gefahr von bleibenden Hirnschäden.

Die Wirkungsweise besteht darin, dass manche Bakterien daraus einen „falschen" Wuchsstoff herstellen. Dieser erfüllt jedoch nicht die Funktion des richtigen Wuchsstoffes, nämlich der Folsäure.

In der Folge können die Bakterien keine Zellteilung mehr vornehmen und sich nicht weiter vermehren. Sie sind also bakteriostatisch wirksam. Sulfonamide werden bei bakteriellen Darminfektionen sowie Blasen- und Harnwegsentzündungen angewendet.

Die Antibiotika erwiesen sich bei der Bekämpfung von Infektionen als wahre Wundermittel. Viele Millionen Menschen haben sie das Leben gerettet.

Bei der Anwendung von Antibiotika ist zu beachten:

Viele Antibiotika und Chemotherapeutika töten die Erreger nicht ab, sondern hemmen lediglich deren weitere Vermehrung. Die in den Organismus eingedrungenen Mikroben und die in der Folge stark vermehrten Keime müssen deshalb von den natürlichen Abwehrkräften, den weißen Blutkörperchen und dem Immunsystem, bekämpft werden.

Es ist wichtig, dass bei einer Infektion die folgenden Richtlinien beachtet werden:

Richtlinien bei der Antibiotikabehandlung:
- **Antibiotika nur dann anwenden, wenn unbedingt notwendig! (Der Arzt entscheidet darüber)**
- **Ausreichend hohe und lange Dosierung! (mindestens fünf Tage nach Vorschrift des Arztes)**
- **Gegen Virusinfektionen (Grippe, Kinderlähmung) sind die allermeisten Antibiotika wirkungslos.**

Neuerdings gibt es einige wenige Virustatika, die die Vermehrung von Viren hemmen, z. B. die von Herpesviren (Bläschenausschlag an den Lippen).

Nebenwirkungen der Antibiotika

1. Allergiebildung

Viele Menschen vertragen Antibiotika nicht. Es kommt zu Hautausschlägen, die von starkem Juckreiz oder von

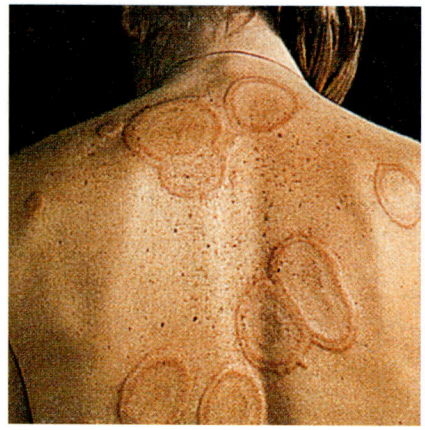

Penicillinallergie bei Penicillin-unverträglichkeit

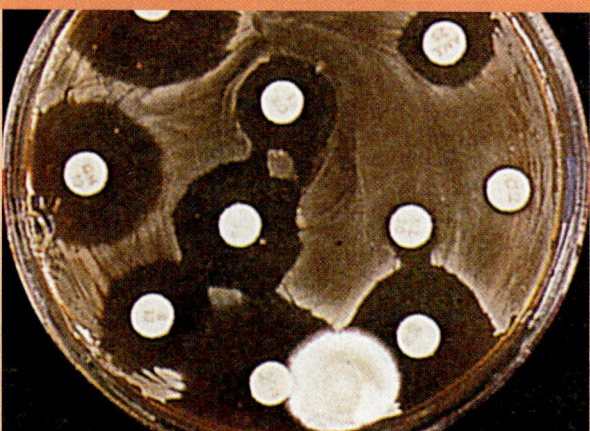

Resistenzprütung von Bakterien auf verschiedene Antibiotika (Antibiotika-Biogramm)

Eine Nähragarplatte ist mit einem Krankheitserreger geimpft. Filterpapierstückchen (weiß) werden mit verschiedenen Antibiotika getränkt und auf die Nähragarplatte aufgelegt. Je größer der Hemmhof, desto geringer ist die Resistenz der Erreger und um so besser ist im Allgemeinen die Antibiotikumwirkung. Der hellbraune Bakterienrasen hebt sich deutlich von den dunklen Hemmhöfen ab. Unten im Bild kam zufällig ein Pilz (weißer, größerer Fleck) zum Wachsen, gegen den die betreffenden Antibiotika wirkungslos sind.

Fieber begleitet sein können. Das Allergie verursachende Antibiotikum sollte auf keinen Fall ein weiteres Mal angewendet werden. Es besteht sonst u. U. die Möglichkeit eines tödlichen Ausgangs infolge eines so genannten anaphylaktischen[1] Schocks.

2. Resistenz

Manche Mikroben werden durch bestimmte Medikamente nicht abgetötet oder in ihrem Wachstum gehemmt. Diese Eigenschaft nennt man Resistenz. Bei einer Infektion ist es wichtig, dass der Arzt ein Antibiotikum verordnet, bei dem keine Erregerresistenz vorliegt. Eine Resistenzprüfung ist durch ein Antibiotika-Biogramm im Labor in ein bis zwei Tagen durchführbar. Zu einer Resistenz kann es kommen, wenn sich in einer einzelnen Bakterie das Erbgut in den Chromosomen plötzlich ändert und die Bakterie dadurch unempfindlich gegenüber einem bestimmten Antibiotikum wird. Eine solche sprunghafte Veränderung des Erbgutes wird auch als Mutation bezeichnet. In der Folgezeit wird sich die mutierte Bakterie gegenüber den nicht mutierten Bakterien stark vermehren und einen resistenten Bakterienstamm entwickeln.

Darüber hinaus können resistent gewordene Bakterien ihre Resistenzeigenschaften auch an andere, zuvor nicht resistente Bakterien übertragen. So können resistente Bakterienstämme entstehen, die selbst nie mit dem entsprechenden Medikament in Berührung gekommen sind. Bei jeder Antibiotika-Therapie ist es daher

wichtig, dass die Dosierung des Medikaments entsprechend hoch und ausreichend lange erfolgt. So werden die Erreger nachhaltig in ihrer Vermehrung gehemmt und die Gefahr einer Resistenzentwicklung wird gemindert. Eine Folge der Resistenzentwicklung ist das Auftreten des so genannten **Hospitalismus** in Krankenhäusern. Resistent gewordene Krankheitserreger überleben auf der Haut oder der Kleidung von gesunden Ärzten und anderem Pflegepersonal oder auf Gebrauchsgegenständen wie Decken und Matratzen. Diese Erreger können im Krankenhaus sehr leicht Patienten zusätzlich infizieren. Zur Vermeidung des Hospitalismus muss die Resistenzentwicklung verhindert werden. Antibiotika sollten nur verabreicht werden, wenn es die Behandlung einer bestimmten Krankheit unbedingt erfordert. Das Krankenhauspersonal, das resistent gewordene Krankheitserreger aufweist, muss sich einer entsprechenden Behandlung unterziehen. Die Räume, Gebrauchsgegenstände und die Kleidung bedürfen einer wirksamen Entseuchung (Desinfizierung).

---

[1] Anaphylaxie = hochgradige Überempfindlichkeit vom Soforttyp (vgl. Seite 105), die nach einer Sensibilisierungsphase bei erneutem Kontakt mit dem spezifischen Antigen auftritt.

Arzneimittel oder Medikamente gibt es in vielerlei Formen

Darreichungsformen von Medikamenten:

zum Schlucken (orale Einnahme)

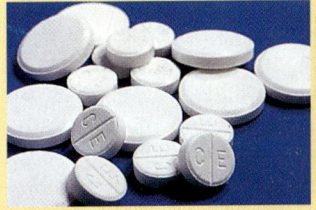 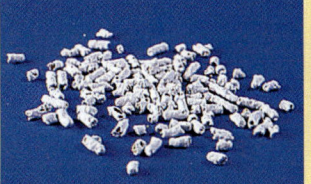 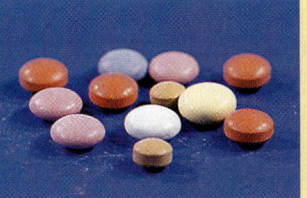 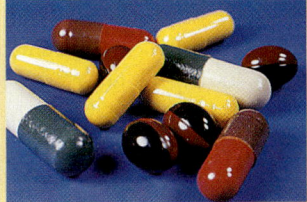

Tabletten **Granulat** **Dragees** **Kapseln**

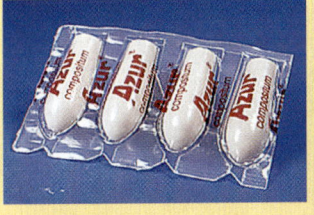 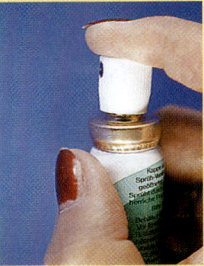 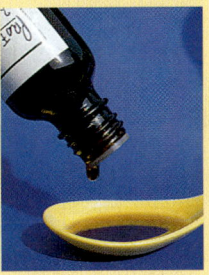

Zäpfchen zum Einführen in den After (rektale Einnahme)

Sprays zum Versprühen auf die Haut oder auf die Schleimhäute der Atemwege

Tinkturen zur äußeren und inneren Anwendung (enthalten pflanzliche Arzneimittel in Alkohol)

zum Auftragen auf die Haut

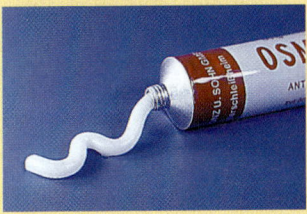 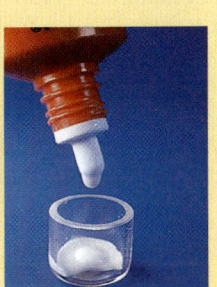 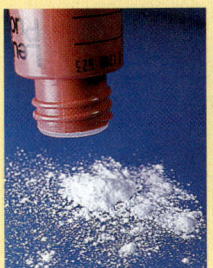 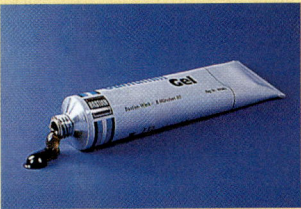

Salben

Emulsionen

Puder

Gelee

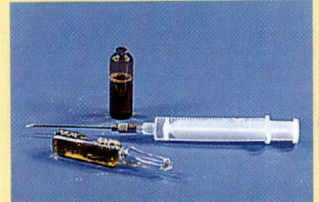 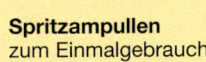 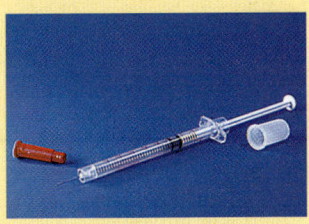

Injektionslösungen
zum Spritzen

Spritzampullen
zum Einmalgebrauch

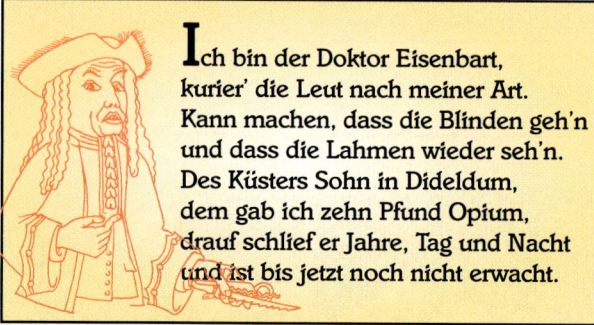

Ich bin der Doktor Eisenbart,
kurier' die Leut nach meiner Art.
Kann machen, dass die Blinden geh'n
und dass die Lahmen wieder seh'n.
Des Küsters Sohn in Dideldum,
dem gab ich zehn Pfund Opium,
drauf schlief er Jahre, Tag und Nacht
und ist bis jetzt noch nicht erwacht.

Arzneimittel und deren Wirkungsweise

Tabletten bestehen aus gepresstem Pulver, das neben dem Arzneimittel meist Stärke enthält, die die Auflösung der Tabletten in den Verdauungssäften beschleunigt. Tabletten werden industriell hergestellt. Dies garantiert eine immer gleich bleibende Zusammensetzung der Arzneistoffe und somit auch die erhoffte Wirkung.

Pillen wurden früher vom Apotheker selbst hergestellt und werden heute kaum noch verwendet. Die so genannte Antibabypille ist eigentlich eine Tablette.

Dragees sind mit einer oft farbigen Masse überzogen.

Kapseln haben den Vorteil, dass sich die Kapselhülle aus Gelatine erst durch die Verdauungssäfte im Dünndarm auflöst und so das Arzneimittel erst im Dünndarm freigesetzt wird. Es entsteht beim Schlucken kein bitterer Beigeschmack und das Arzneimittel wird nicht von der Magensäure zersetzt.

Anwendungsformen von Arzneimitteln

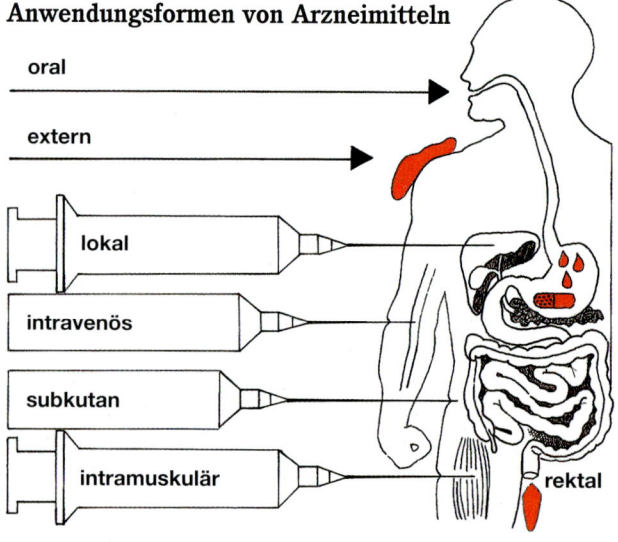

oral
extern
lokal
intravenös
subkutan
intramuskulär
rektal

Zäpfchen lösen sich im After unter der Körperwärme auf. Das freigesetzte Arzneimittel gelangt über die Schleimhäute des Darms in den Körper. Zäpfchen sind eine sehr schonende Art, dem Körper Arzneimittel zuzuführen. Sie verursachen kaum Übelkeit oder Erbrechen. Die Arzneimittelwirkung setzt rascher ein als bei oraler Anwendung.

Spritzen oder Injektionen zeigen die rascheste Wirkung, da das Arzneimittel sofort in die Blutbahn gelangt. Injektionen können verschieden gespritzt werden.

Arzneimittel werden über die Blutbahn im gesamten Körper verteilt. So wirkt ein Herzmittel auch in anderen Organen, besonders in solchen, die stark durchblutet werden. **Jede Arznei ist zugleich Heilmittel und Gift.** Es kommt nur auf die Dosis an. Deshalb kann es zu unerwünschten Nebenwirkungen kommen. Die Dosis richtet sich nicht allein nach dem Körpergewicht. Alter, Geschlecht und die persönliche Veranlagung spielen ebenfalls eine Rolle. Kinder sind nicht „halbe Erwachsene", die einfach nur die „halbe Erwachsenendosis" benötigen. Sie haben einen anderen Wasserhaushalt, eine andere Hormonsteuerung, einen anderen Leberstoffwechsel. Deshalb muss bei der Anwendung von Kinderarzneimitteln die Anweisung des Arztes besonders beachtet werden.

Alle Arzneimittel unterliegen einem strengen Arzneimittelgesetz. Das Bundesgesundheitsamt lässt geprüfte Arzneimittel zu, die nur in Apotheken verkauft werden dürfen. Viele davon sind verschreibungspflichtig und somit nicht frei verkäuflich. Durch diese Maßnahme soll sichergestellt werden, dass ausschließlich wirksame und unbedenkliche Arzneien auf den Markt kommen. Eine mögliche Gefährdung soll so weitgehend ausgeschlossen werden.

4.10 Einige Infektionskrankheiten

4.10.1 Lippenherpes

Diese Virusinfektion ist die häufigste überhaupt. Das Virus dringt durch die Mundschleimhaut oder winzige, kaum sichtbare Lippenverletzungen in den Körper ein.

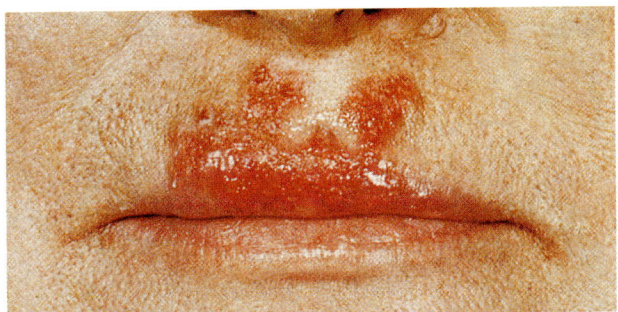

Lippenherpes *(Herpes simplex labilis)*

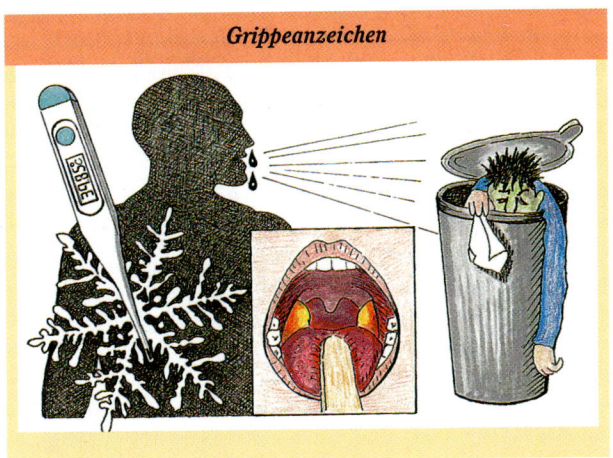

Grippeanzeichen

Auch eine Übertragung auf die äußeren Geschlechtsorgane ist durch Kontakt möglich. Es bilden sich schmerzhafte Bläschen, die nach wenigen Tagen aufplatzen und sich entzünden. Für die Behandlung gibt es eine verschreibungspflichtige Virustatika-Creme, zum Beispiel mit dem Wirkstoff Aciclovir, die auch vorbeugend angewendet werden kann.

Die Viren schlummern das ganze Leben lang in den Nervenknoten. Bei Erkältungen, Menstruation, starker Sonnenbestrahlung oder Stress werden sie sehr leicht aktiv und wandern in Richtung Mund. Dort dringen sie in Hautzellen ein, vermehren sich explosionsartig und verursachen erneut Herpesbläschen.

4.10.2 Grippe (Influenza) und Erkältungskrankheiten

Fast jeder von uns ist schon einmal an Grippe erkrankt. Alle ein bis zwei Jahre breiten sich – vor allem in den Monaten Februar bis April – regelrechte Epidemien aus. Manchmal geht die Grippe über mehrere Kontinente. Man spricht dann von einer Pandemie (z. B. 1968 – Hongkong-Grippe oder asiatische Grippe).

Unter „Grippe" versteht man im allgemeinen Sprachgebrauch alle akuten Erkrankungen der Atemwege, die folgende **Krankheitserscheinungen** umfassen können: Ein bis zwei Tage nach der Ansteckung beginnt die Krankheit plötzlich mit hohem Fieber (39 bis 40 °C). Hinzu kommen Unpässlichkeit, Abgeschlagenheit sowie Hals-, Kopf- und Muskelschmerzen. Eine normale Grippe dauert etwa sieben bis zehn Tage. Die Ansteckung erfolgt durch Tröpfcheninfektion.

Grippekranke geben beim Husten und Niesen Grippeviren in die Umgebung ab. In feinste Wassertröpfchen ein-

gehüllt werden so die Erreger in der Umgebung verbreitet, wo sie von anderen Menschen eingeatmet werden. Aber auch durch direkten oder indirekten Kontakt (Hand geben, Türklinken, Telefonhörer) kann eine Ansteckung erfolgen.

Das Grippevirus schädigt die Oberfläche der Atemwege und vermindert so die Abwehrkraft des Organismus gegen weitere Infektionen, z. B. mit Bakterien. Eine solche zusätzliche Infektion wird als Sekundärinfektion bezeichnet.

Alte Menschen, insbesondere Personen mit Herzleiden und Kreislaufschwächen, sind durch Grippe gefährdet. Die eigentliche Influenza-Grippe wird durch verschiedene Influenzaviren verursacht. Die so genannten Erkältungskrankheiten können dagegen durch verschiedene Erreger (Viren, Bakterien) ausgelöst werden.

Was kann man gegen eine Erkältung oder Grippe tun?

Am besten ist immer noch Bettruhe, leichte Kost und viel Flüssigkeit in Form von verdünnten Säften, Tee und Mineralwasser sowie heiße Getränke. Lindenblüten- und Holunderblütentee stärken besonders in der Fieberphase durch Schwitzen die körpereigene Abwehr.

Antibiotika, die bakterielle Infekte bekämpfen, helfen beim Grippe-Virus nicht.

Neuerdings gibt es Arzneimittel, die die Grippe-Erreger direkt angreifen. Sie enthalten Neuraminidasehemmer, die die Ablösung der Grippe-Viren von der infizierten Zelle verhindern und so die weitere Ausbreitung der Erreger unterbinden. Die Medikamente müssen innerhalb von 48 Stunden nach Beginn der Grippe über fünf Tage

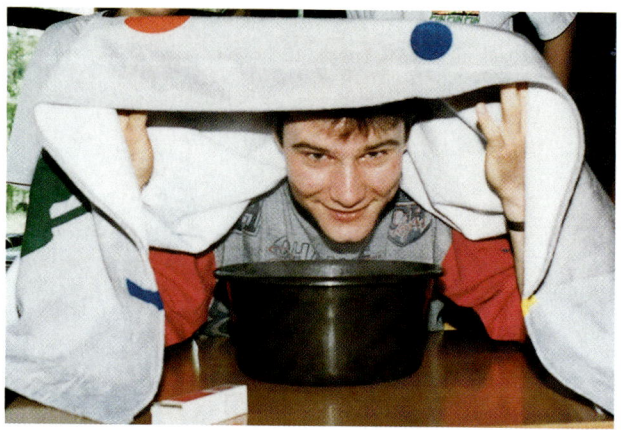

Inhalation von ätherischen Ölen hilft bei Erkältungen

inhaliert bzw. eingenommen werden. Die Beschwerden werden dadurch deutlich gelindert und die Grippedauer um 2,5 Tage verkürzt. Jedoch können sie die Grippeimpfung keinesfalls ersetzen.

Die Nasenspülung mittels einer Nasendusche ist eine altbewährte Methode zur Vorbeugung und Behandlung des Schnupfens. Die 0,9%ige, physiologische Salzlösung (0,9 g Kochsalz oder Emser Salz auf 100 ml Wasser) spült Schleimpartikel samt Viren und Bakterien von den Nasenschleimhäuten und befeuchtet diese.

Beschwerdenlinderung kann durch Inhalation von Dämpfen ätherischer Öle erreicht werden. Diese Öle hemmen Entzündungen und verflüssigen Nasen- und Rachenschleim. Vorsicht: Ätherische Öle sind für Kleinkinder nicht geeignet (vgl. Seite 237)! Auch feuchte Tücher, die über die Heizkörper gehängt werden und die Raumluft anfeuchten, bringen Linderung.

Zur Anregung der körpereigenen Abwehr werden so genannte Immunstimulanzien empfohlen. Es handelt sich dabei um pflanzliche und homöopathische Mittel wie zum Beispiel Präpaparate des Roten Sonnenhuts (Echinacea purpurea)). Auch hohe Dosen von Vitamin C (Zum Beispiel in Hagebuttentee) sind wirksam.

Fieber ist ein wichtiger Abwehrmechanismus gegen Erkältungsviren. Aber zu hohes Fieber (41 °C) belastet den Kreislauf und wird als unangenehm empfunden.

Kalte Wadenwickel sind ein altbewährtes Hausmittel zur Fiebersenkung

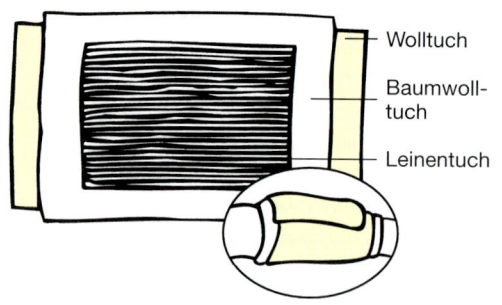

Wolltuch

Baumwolltuch

Leinentuch

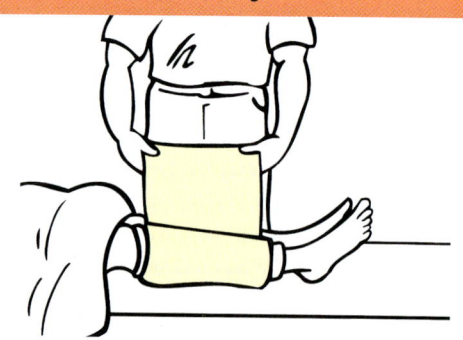

Für Wadenwickel benötigt man für jedes Bein drei Tücher: ein Leinentuch, ein Baumwolltuch und ein Wolltuch. Das Leinentuch wird in kaltes Wasser getaucht, leicht ausgewrungen und straff um die nackten Waden gewickelt. Darüber kommt das trockene, luftdurchlässige Baumwolltuch, welches wiederum von dem trockenen Wolltuch abgedeckt wird. Gut zudecken und Bettruhe! Die Liegedauer beträgt 15 bis 20 Minuten, mindestens aber so lange, bis der Wickel nicht mehr als kalt empfunden wird. Die Wickelanwendung mehrmals wiederholen.

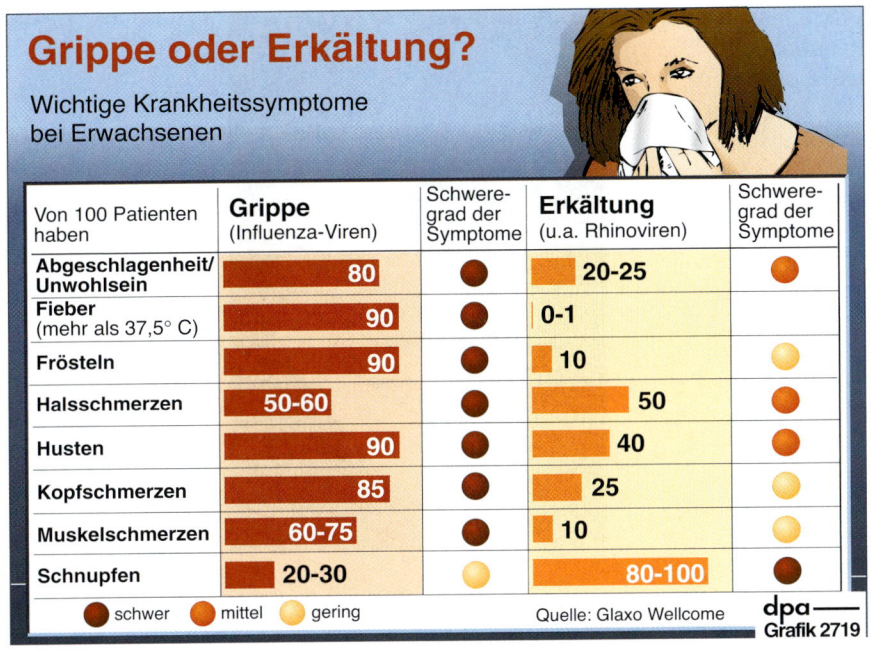

Grippe oder Erkältung?

Wichtige Krankheitssymptome bei Erwachsenen

Von 100 Patienten haben	Grippe (Influenza-Viren)	Schweregrad der Symptome	Erkältung (u.a. Rhinoviren)	Schweregrad der Symptome
Abgeschlagenheit/ Unwohlsein	80	●	20-25	●
Fieber (mehr als 37,5° C)	90	●	0-1	
Frösteln	90	●	10	●
Halsschmerzen	50-60	●	50	●
Husten	90	●	40	●
Kopfschmerzen	85	●	25	●
Muskelschmerzen	60-75	●	10	●
Schnupfen	20-30	●	80-100	●

● schwer ● mittel ● gering

Quelle: Glaxo Wellcome

dpa—
Grafik 2719

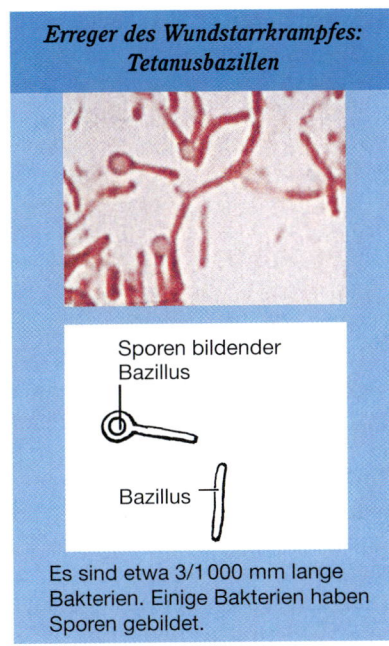

Erreger des Wundstarrkrampfes: Tetanusbazillen

Sporen bildender Bazillus

Bazillus

Es sind etwa 3/1000 mm lange Bakterien. Einige Bakterien haben Sporen gebildet.

Mit **Wadenwickeln** kann das Fieber um ein bis zwei Grad gesenkt werden. Sie dürfen nur angewendet werden, wenn der Kranke nicht dabei fröstelt. Bei sehr hohem Fieber sollen deshalb die Wickel eher lauwarm sein.

4.10.3 Tetanus (Wundstarrkrampf)
(tetanus = gr.: Spannung)

Wunden können mit Schmutz oder Erde verunreinigt werden. Jeder von uns weiß, dass dies wegen einer möglichen Tetanusinfektion lebensgefährlich sein kann. Ein Arztbesuch ist in solchen Fällen unerlässlich. Eine passive Immunisierung mit fertigen Antikörpern beugt einer möglichen Infektion vor.

Überall in Schmutz und Erde leben die Erreger des Wundstarrkrampfes, die **Tetanusbazillen**.

Als Bazillen bezeichnet man solche Bakterien, die eine Spore bilden. Auf dem Foto ist auf der Endseite der Bakterien deutlich die Spore zu sehen. Sporen sind eine besondere Überlebensform der Bakterien. Selbst einfaches Abkochen tötet solche Bazillen nicht ab.

Gelangen nun solche Tetanusbazillen in eine verschmutzte Wunde, so vermehren sie sich im Bereich der

Wunde sehr stark. Die Vermehrung erfolgt nur bei Abschluss von Sauerstoff. Solche Organismen, die ohne Sauerstoff leben, bezeichnet man als Anaerobier.

Die **Inkubationszeit** beträgt vier Tage bis zu vier Wochen. Die Bazillen geben ein Gift (Toxin) ab, das besonders die Nerven schädigt.

Krankheitsbild

Das Nervengift, das die Tetanusbazillen produzieren, hemmt die Nervenbahnen. Die Muskeln können deshalb nicht mehr von den Nerven gesteuert werden. Es kommt zu folgenden Krankheitszeichen:

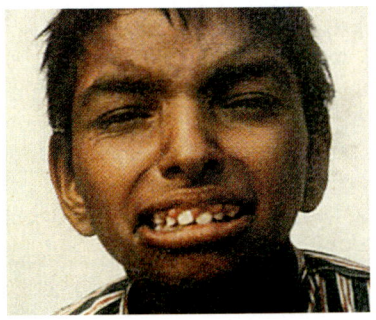

Tetanus (Wundstarrkrampf) infolge einer verschmutzten Wunde. Der Kranke zeigt ein scheinbares Lachen, das durch die Krampfstarre der Gesichtsmuskeln bedingt ist.

1. **Muskelstarre**: Verschiedene Muskeln lassen sich nicht mehr bewegen, z. B. die Gesichtsmuskeln. Die Patienten haben dann einen grinsenden oder oftmals weinerlichen Ausdruck. Auch die Muskeln von Rücken, Armen und Beinen können starr werden.

2. **Muskelkrampf**: Es kommt zu krampfhaften Muskelzuckungen, zu Muskelkrämpfen, von denen der ganze Körper geschüttelt werden kann. Die Krankheit dauert etwa acht Wochen. Die Sterblichkeit ist sehr hoch, etwa 50%. Werden die ersten fünf Tage überlebt, so sind die Heilungsaussichten sehr gut. Jährlich sterben in der Bundesrepublik Deutschland immer noch etwa 250 Menschen, die es versäumt hatten, sich rechtzeitig gegen Tetanus impfen zu lassen.

Vorbeugung

Jede verschmutzte Wunde muss ärztlich behandelt werden. Zunächst wird der Arzt die Wunde chirurgisch versorgen und verbinden. Der Schutz gegen eine mögliche Tetanusinfektion erfolgt durch eine passive Immunisierung. Hierzu wird Heilserum mit fertigen Tetanusantikörpern in den Muskel gespritzt. Meistens wird gleichzeitig mit der passiven Immunisierung eine aktive Immunisierung vorgenommen. Mit dem unschädlich gemachten Gift (Toxin) der Tetanusbazillen wird der Organismus zu einer eigenen Antikörperproduktion gegen die Erreger angeregt. Ein bleibender Schutz wird erst durch drei aufeinander folgende Impfungen erreicht und kann jederzeit und außerhalb der Impftermine vom Hausarzt durchgeführt werden.

Impfung gegen Wundstarrkrampf
1. Impfung
2. Impfung: vier Wochen später
3. Impfung: nach einem Jahr
• Zehn Jahre Schutz vor Tetanus

Erfolgt eine Verletzung, nachdem die Schutzimpfungen länger als ein Jahr zurückliegen, so führt der Arzt eine aktive Wiederholungsimmunisierung durch.

4.10.4 Diphtherie

Diphtherie wird durch Bakterien verursacht. Die Übertragung erfolgt durch Tröpfcheninfektion oder durch

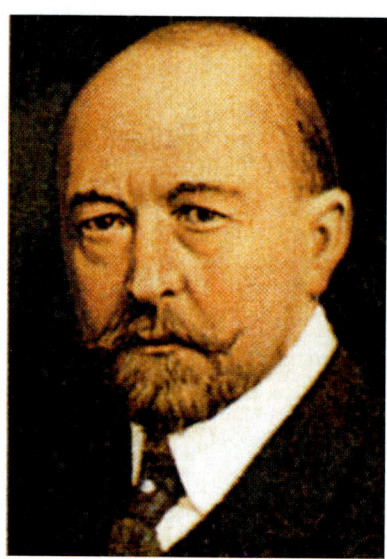

Emil von Behring, der Erfinder der passiven Immunisierung gegen Diphtherie.

verunreinigte Nahrungsmittel. Die Inkubationszeit beträgt zwei bis sieben Tage. Die Krankheitsbeschwerden sind zunächst Fieber, Kopfschmerzen, Hals- und Schluckbeschwerden. Die Diphtheriebakterien sondern außerdem ein Gift ab, das auf das Nervensystem wirkt und die Gaumenmuskeln lähmt. Dadurch und durch die Entzündung kann es zu Atemnot bis hin zum Erstickungstod kommen. Auch der Herzmuskel kann betroffen sein. Die Schleimhäute im Rachenbereich weisen gelbliche Beläge auf, die sich dann bräunlich verfärben. Das Wort Diphtherie stammt aus dem Griechischen und bedeutet wörtlich übersetzt „Rachenbräune".
Die Diphtherie war vor 100 Jahren die am meisten gefürchtete Infektionskrankheit im Kindesalter. Sie forderte in Deutschland jährlich 40000 bis 70000 Todesopfer und hieß deshalb auch „Würgeengel der Kinder". Heute ist die Krankheit in der Bundesrepublik Deutschland selten geworden. Leider sind nur 80% der Kinder gegen Diphtherie geimpft. Eine erfolgreiche Impfung verspricht noch lange nicht eine lebenslange Immunität. Deshalb und da in einigen Ländern die Diphtherie immer noch häufig auftritt, ist eine Erwachsenenimpfung spätestens alle 10 Jahre angezeigt. Zur Behandlung der Diphtherie steht ein Heilserum zur Verfügung, das ursprünglich Emil von Behring entwickelt hat.
Antibiotika können die Serumbehandlung nur unterstützen, da sie das Diphtherie-Toxin nicht binden können. Wichtig ist deshalb eine wirksame aktive Immunisierung im Kindesalter.

4.10.5 Pertussis (Keuchhusten)

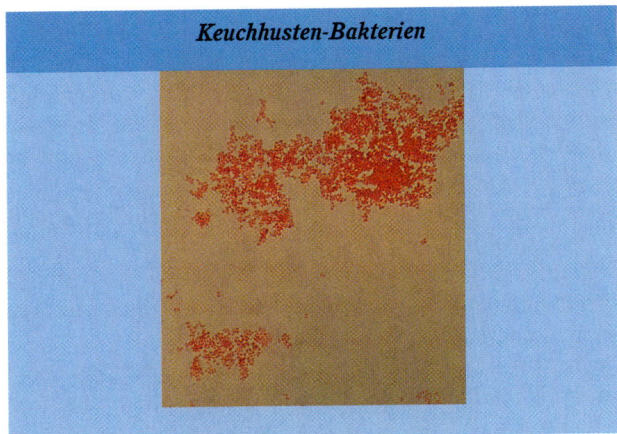

Keuchhusten-Bakterien

Keuchhusten ist eine sehr ansteckende Krankheit und dauert auch lange. Man sagt: „Drei Wochen kommt er, drei Wochen steht er, drei Wochen geht er." Die Inkubationszeit beträgt ein bis zwei Wochen. Der Erreger ist eine Bakterie, deren Giftstoffe das Hustenzentrum des Gehirns befällt. In den ersten beiden Wochen ähnelt der Keuchhusten einer Erkältung und wird deshalb meist nicht erkannt. Erst danach kommt es zu den typischen Hustenanfällen mit heftigen Hustenstößen und Atemnot (Stickhusten), die dem Keuchhusten seinen Namen gaben. Keuchhusten ist in den ersten beiden Wochen am ansteckendsten. Säuglinge sind besonders gefährdet durch Atemstillstände und Lungenentzündungen.

Die Behandlung erfolgt durch hustenstillende Medikamente. Heilseren können durch eine passive Immunisierung den Krankheitsverlauf mildern. Antibiotika werden lediglich bei Kleinkindern eingesetzt oder wenn durch eine zusätzliche Infektion eine besondere Gefährdung besteht. Auch bei Keuchhusten ist eine frühe aktive Immunisierung die wichtigste Vorbeugemaßnahme.

4.10.6 Hämophilus influenzae Typ b (Hib)

Diese Krankheit ist nach seinem Erreger, dem Hib-Bakterium, benannt. Sie ist vor allem für Säuglinge und Kleinkinder gefährlich. Krankheitsmerkmale sind eitrige Entzündungen der Hirnhaut oder des Kehldeckels, manchmal mit tödlichem Verlauf. Eine Hib-Hirnhautentzündung tritt besonders bei Zweijährigen auf und ist die häufigste Ursache erworbener körperlicher und geistiger Behinderungen. Eine Hib-Kehldeckelentzündung äußert sich in hohem Fieber, Schluckbeschwerden, Speichelfluss und zunehmender Atemnot.

Eine aktive Immunisierung ist deshalb ein vorbeugender Schutz. Es ist möglich, mit einer einzigen Impfung gleichzeitig gegen Hib, Diphtherie, Pertussis (Keuchhusten) und Tetanus (Wundstarrkrampf) eine aktive Immunisierung vorzunehmen (kombinierte Hib-/DPT-Impfung).

4.10.7 Röteln

Die Röteln sind in den allermeisten Fällen eine harmlose Krankheit, die vor allem Kinder befällt. Die Erreger sind sehr ansteckende Viren. Vor allem durch Husten und Niesen werden sie von Rötelnpatienten auf andere Menschen übertragen (Tröpfcheninfektion).

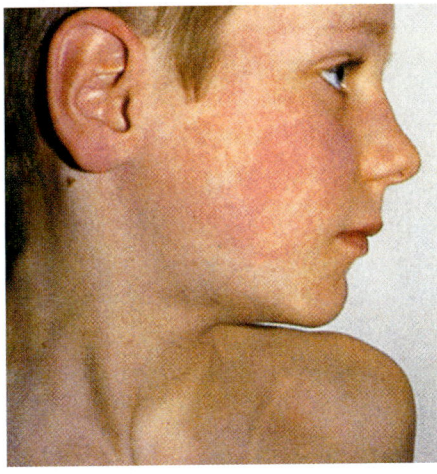

Hautausschlag bei Röteln

Erst nach weiteren zwei bis drei Wochen haben sich die Rötelnviren im Körper so stark vermehrt, dass es zu den ersten Krankheitszeichen kommt: Fieber, Schnupfen sowie Hals- und Kopfschmerzen. Nach weiteren zwei Tagen treten rosarote Flecken auf. Der Ausschlag beginnt am Kopf und breitet sich dann über Hals, Brust und Rücken auf Arme und Beine aus. Gleichzeitig schwellen die Lymphknoten an Hals und Nacken an.

Aber nur etwa die Hälfte der an Röteln bekommt einen Hautausschlag. In den übrigen Fällen bleibt die Krankheit unerkannt. Deshalb kann man nicht unbedingt wissen, ob man Röteln früher schon einmal durchgemacht hat.

Wer sich aber einmal mit Röteln angesteckt hat, ist meist zeitlebens immun gegen diese Krankheit.

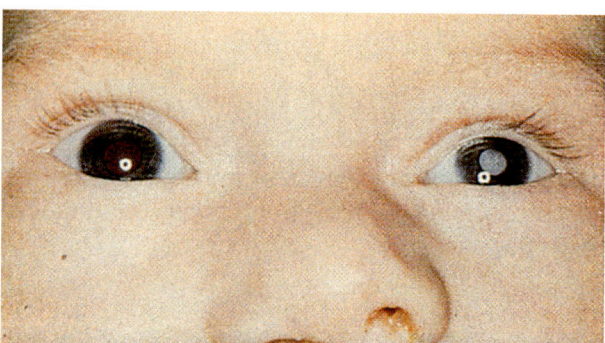

Rötelnembryopathie: Angeborene Trübung der Augenlinse. Dieses Kind kam (fast) blind auf die Welt, weil die Mutter nicht gegen Röteln geschützt war.

Embryoschädigungen durch Röteln

- Linsentrübung-Blindheit
- Taubheit
- Herzschäden
- Gehirnschädigungen
- Tot- oder Frühgeburten
  sind möglich

Warum Röteln trotzdem gefährlich sein können

Wenn eine schwangere Frau sich mit Röteln ansteckt, so besteht die Gefahr, dass das werdende Kind Missbildungen davonträgt. Dies gilt besonders für die ersten drei Schwangerschaftsmonate.

Die Rötelnviren stecken das noch ungeborene Kind an und verursachen schwere Missbildungen.

Maßnahmen für Frauen und Mädchen zum Schutz gegen Röteln

Den sichersten Schutz gewähren in der Kindheit durchgemachte Röteln. In den allermeisten Fällen (97 von 100) ist man dann vor einer erneuten Ansteckung sicher.

Was ist zu tun, wenn man nicht weiß, ob man die Röteln bereits hatte? Der Arzt kann dies durch eine einfache Blutuntersuchung feststellen. Sind im Blut keine Abwehrstoffe gegen Röteln feststellbar, so ist eine Impfung durch den Hausarzt unbedingt zu empfehlen. Allerdings darf zum Zeitpunkt einer Rötelnimpfung im Erwachsenenalter keine Schwangerschaft vorliegen. In einem solchen Falle könnte der Embryo in ähnlicher Weise geschädigt werden wie bei einer echten Erkrankung.

Der beste Zeitpunkt für eine ungefährliche Rötelnschutzimpfung liegt für Mädchen im Alter von ungefähr 12 Jahren, also noch vor der Pubertät. Die Gesundheitsämter bieten sogar eine kostenlose Rötelnreihenschutzimpfung für Mädchen an.

Was aber ist vorzunehmen, wenn eine Schwangere ohne ausreichende Rötelnimmunität Kontakt mit an Röteln Erkrankten hatte? In diesem Fall kann eine passive Immunisierung bis zum vierten Tag nach der Ansteckung Schäden des Kindes im Mutterleib möglicherweise noch verhindern.

Rötelnvorsorge heißt Rötelnschutzimpfung!
Nur die Rötelnschutzimpfung schützt ungeborenes Leben vor schweren Schädigungen.

4.10.8 Geschlechtskrankheiten

Geschlechtskrankheiten haben im letzten Jahrzehnt fast überall zugenommen. In der Bundesrepublik Deutschland weisen die Großstädte die höchsten Erkrankungsraten auf. Dabei fällt auf, dass junge Menschen, vor allem junge Mädchen, besonders gefährdet sind.

Nach dem Gesetz (Gesetz zur Bekämpfung der Geschlechtskrankheiten) bezeichnet man folgende vier Infektionen als Geschlechtskrankheiten:

Gonorrhoe
  oder auch Tripper genannt,
Syphilis
  (andere Namen sind Lues oder harter Schanker),
Ulcus molle
  oder weicher Schanker,
Venerische Lymphknotenentzündung
  (Venus = Göttin der Liebe).

Sie werden fast ausschließlich durch Geschlechtsverkehr übertragen.

Daneben gibt es noch weitere Infektionskrankheiten, die ebenfalls durch Geschlechtsverkehr übertragen werden können, aber nach dem Gesetz nicht zu den Geschlechtskrankheiten gerechnet werden. Hierzu zählt die bei Frauen häufig vorkommende Scheidenentzündung Trichomoniasis. Ansteckungen in Bädern, auf Toiletten oder auch durch schmutzige Waschlappen sind unwahrscheinlich und daher extrem selten, da die Erreger außerhalb des Körpers schnell absterben!

Das Gesetz schreibt vor: „Wer an einer Geschlechtskrankheit leidet, dies weiß oder den Umständen nach annehmen muss, muss einen Arzt aufsuchen und sich behandeln lassen." Der Arzt meldet jede Geschlechtskrankheit dem Gesundheitsamt, jedoch anonym, ohne Namensnennung. Nur wenn ein Geschlechtskranker sich nicht behandeln lässt, erfolgt eine Namensnennung. Der Arzt ist auch verpflichtet, mithilfe des Patienten die Ansteckungsquelle zu ermitteln. Kommt dafür eine Person in Betracht, die im Verdacht steht, Geschlechtsverkehr mit häufig wechselnden Partnern zu haben, so muss der Arzt diese Person dem Gesundheitsamt namentlich melden. In diesem Fall kann eine ärztliche Untersuchung angeordnet werden.

Beim Verdacht einer Infektion durch Geschlechtskrankheiten beraten und untersuchen kostenlos auch die Beratungsstellen für Geschlechtskranke der Gesundheitsämter.

Gonorrhoe oder Tripper

Der Tripper ist die häufigste Geschlechtskrankheit. Erste Krankheitsanzeichen sind beim Mann Juckreiz im Glied und gelegentliche Schmerzen beim Wasserlassen. Es kann auch ein eitrigschleimiger Ausfluss an der Harnröhre auftreten. Diese Anzeichen können bereits zwei bis drei Tage nach der Ansteckung vorhanden sein. Bei der Frau tritt meist erst am sechsten Tag nach der Ansteckung ein eitriger Ausfluss auf. Dieser Ausfluss wird von vielen Frauen leicht übersehen, insbesondere auch deshalb, weil er ohne Behandlung nach drei Wochen verschwindet.

In vielen Fällen merken deshalb oft viele Frauen anfänglich nicht, dass sie sich infiziert haben.

Der Infekt wird erst Wochen später bemerkt, wenn die Krankheit bereits schmerzhafte Entzündungen im Unterleib verursacht hat.

Die Erreger des Trippers sind Kugelbakterien, so genannte **Gonokokken**.

Die Ansteckung durch Tripper

Die Erreger werden ausschließlich beim Geschlechtsverkehr übertragen. Sofort nach der Ansteckung, also noch vor dem Auftreten der ersten Krankheitszeichen, kann der infizierte Mensch für andere eine Ansteckungsquelle sein. Wird nicht frühzeitig eine Behandlung bei einem Arzt vorgenommen, können sich die Erreger in den Geschlechtsorganen weiter ausbreiten und schwer wiegende Entzündungen verursachen. Im schlimmsten Falle können beim Mann zwei bis sechs Monate nach der Ansteckung sehr schmerzhafte Nebenhodenentzündungen auftreten. Häufig bleibt dann auch nach der Heilung der Krankheit eine Unfruchtbarkeit des Mannes zurück.

Bei der Frau können die Trippererreger die Gebärmutter, die Eileiter und nach zwei bis vier Wochen die Eierstöcke infizieren. Auch hier kann eine Unfruchtbarkeit auftreten, wenn durch die Infektion beide Eierstöcke geschädigt worden sind. Andere Organe, wie z. B. die Herzinnenwand, Sehnenscheiden und Gelenke, können durch die Trippergonokokken ebenfalls infiziert und geschädigt werden.

In früheren Jahren haben sich Neugeborene einer tripperkranken Frau beim Geburtsvorgang durch die eigene Mutter infiziert. Die Tripperbakterien gelangten in die

Gonokokken *(Neisseria gomorrhoeae)*

Diplokokken   weißes Blutkörperchen

Die Gonokokken sind die Erreger des Trippers (Gonorrhoe). Gonokokken bestehen aus zwei fast halbrunden aneinander haftenden Einzelkokken (= Diplokokken). Im Bild werden sie von weißen Blutkörperchen eingeschlossen und unschädlich gemacht.

Augen der Neugeborenen und infizierten die Augenbindehaut, was zur Blindheit führte. Diese Tripperentzündung und vor allem aber andere Bindehautentzündungen werden heute durch die Einträufelung von **Penicillin** oder seltener einer Silbernitratlösung in die Augen Neugeborener sicher verhütet (Credé-Prophylaxe).

Syphilis (Lues oder harter Schanker)

Der Name dieser Krankheit geht angeblich auf den Hirten Syphilus zurück, der wegen Gotteslästerung von dieser Krankheit befallen wurde. So wurden im Altertum und im Mittelalter, als man noch nicht den Zusammenhang zwischen Erregern und Infektion beim Geschlechtsverkehr kannte, Erkrankungen der Geschlechtsorgane als Strafe der Götter angesehen.

Die Syphilis ist im Vergleich zum Tripper seltener, aber weitaus gefährlicher. Die Erreger der Syphilis sind Schraubenbakterien, so genannte Spirochaeten.

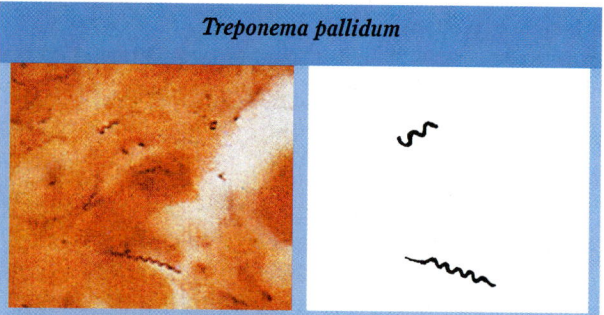

Treponema pallidum

Diese Schraubenbakterien sind die Erreger der Syphilis.

Die Ansteckung erfolgt über winzige Haut- oder Schleimhautrisse, meistens an den Geschlechtsorganen. Aber auch an den Fingern, am Mund oder am After kann es zur Ansteckung kommen.

Die Krankheit verläuft – unbehandelt – in drei Stadien:

1. Stadium

Etwa drei Wochen nach der Ansteckung entsteht an der Ansteckungsstelle ein hartes Geschwür (harter Schanker). Dieses Geschwür ist schmerzlos. Es ist voll von Syphilisbakterien und daher hochinfektiös.

In den weiteren zwei bis drei Wochen schwellen meist ebenfalls schmerzlos die der Infektionsstelle nächstgelegenen Lymphknoten an. Bei Ansteckung der Geschlechtsorgane schwellen die Lymphknoten im Leistenbereich an.

2. Stadium

Bisher war die Infektion örtlich auf die Infektionsstelle begrenzt. Wird die Krankheit nicht behandelt, gelangen die Erreger über die Lymphe in das Blut und verbreiten sich so über den gesamten Körper. Nach etwa zehn Wochen ist die gesamte Körperoberfläche mit einem fleckenförmigen Hautausschlag übersät.

Diese Ausschläge sind linsenförmige Verdickungen und voll von Syphiliserregern. Der Ausschlag selbst verursacht keinerlei Beschwerden, er juckt und schmerzt nicht und die Papeln heilen nach einiger Zeit ab. Alle Symptome einer Syphiliserkrankung verschwinden. Es entsteht der Eindruck, als ob die Krankheit scheinbar geheilt wäre. In Wirklichkeit ist sie nach wie vor im Verborgenen vorhanden. Man spricht in diesem Falle von einem **latenten Stadium**.

3. Stadium

Meist erst nach mehreren Jahren oder Jahrzehnten können einzelne Organe so sehr geschädigt sein, dass es zu schweren Krankheiten kommt. Schädigungen im Gehirn und in den Nerven führen zu Gedächtnisschwäche, Sehstörungen, Lähmungen von Blase und Darm. Spätfolgen sind Depressionen sowie Verblödung und Größenwahn. Auch das Knochensystem mit abnormer Knochenbrüchigkeit und die Kreislauforgane können befallen sein.

Weicher Schanker (Ulcus molle)

Der weiche Schanker wird durch Bakterien hervorgerufen. Die Erkrankung ist auf die Geschlechtsorgane begrenzt. Die den Geschlechtsorganen benachbarten Lymphknoten können entzündlich anschwellen und eiternde Geschwüre bilden.

In der Bundesrepublik Deutschland werden nur etwa 100 Fälle pro Jahr gemeldet.

Venerische Lymphknotenentzündung

Diese in der Bundesrepublik sehr seltene Krankheit (ca. 30 Fälle pro Jahr) wird durch Viren übertragen. Die Viren verursachen Entzündungen in den Lymphknoten, meist in der Leistengegend.

Trichomoniasis

Die Erreger sind schmarotzende Einzeller, die zu den Geißeltieren zählen. Sie leben in der Scheide der Frau oder in der Harnröhre des Mannes.

Die Krankheit äußert sich durch Juckreiz, Brennen und Ausfluss. Oft fehlen auch diese Symptome, sodass keinerlei Beschwerden auftreten. Die Übertragung erfolgt

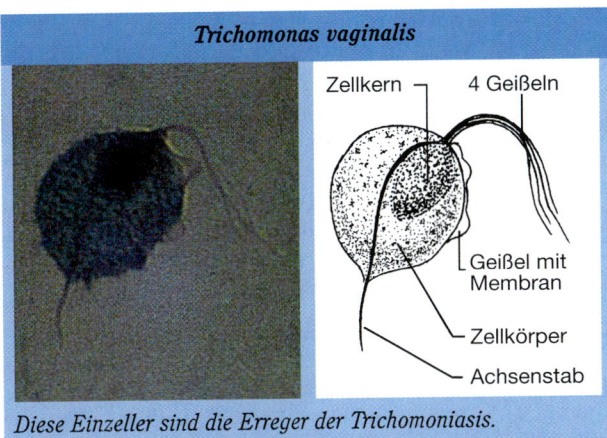

Trichomonas vaginalis

Zellkern — 4 Geißeln

Geißel mit Membran

Zellkörper

Achsenstab

Diese Einzeller sind die Erreger der Trichomoniasis.

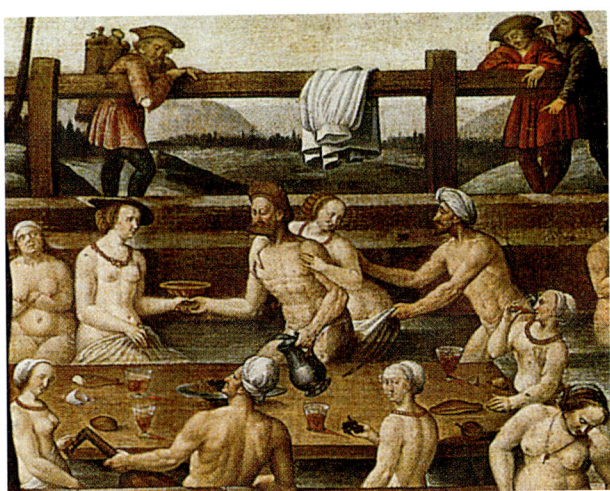

„Das Bad zu Leuk", Hans Bock d. Ä., 1597, öffentliche Kunstsammlung Basel (Ausschnitt). Ein allzu sorgloser sexueller Umgang führte im Mittelalter zu regelrechten Seuchen von Geschlechtskrankheiten.

häufig durch Geschlechtsverkehr. Aber auch über mehrfach benutztes Badewannenwasser, unsaubere Handtücher und unhygienische Toiletten ist eine Ansteckung möglich.

Die Heilung ist in den allermeisten Fällen unproblematisch. Eine wenige Tage dauernde Kur bringt volle Heilung. Allerdings müssen sich immer beide Partner einer solchen Behandlung unterziehen, auch wenn bei einem Partner keine Krankheitsanzeichen zu bemerken sind. Die Wahrscheinlichkeit bei einer solchen Infektion ist sehr groß, dass beide Partner von Trichomonaden befallen werden.

Heilung von Tripper und Syphilis

Den modernen Antibiotika, vor allem dem Penicillin, ist es zu verdanken, dass diese Geschlechtskrankheiten viel von ihrem früheren Schrecken verloren haben. Die Medikamente ermöglichen heute eine 100%ige Heilung. Wichtig ist jedoch eine frühzeitige Behandlung durch den Arzt. Da der Arzt an seine Schweigepflicht gebunden ist, erfährt niemand etwas von der Geschlechtskrankheit.

Vermeidung und Vorbeugung von Geschlechtskrankheiten

Ohne geschlechtlichen Verkehr keine Ansteckung! Der Gefahr einer möglichen Ansteckung setzt sich besonders aus, wer häufig den Partner wechselt oder den Partner nur flüchtig kennt. Ein wirksamer Schutz sind Kondome oder Präservative. Sie verhindern den direkten Hautkontakt und damit das Übertreten der Erreger von einem Partner auf den anderen.

Sprays und Salben sind kein zuverlässiger Schutz. Gründliches Waschen vor oder nach dem Geschlechtsverkehr bietet nur einen ganz geringen Schutz gegen Syphilis. Gegen Tripper ist diese Methode wirkungslos. Die Pille schützt nur vor ungewollter Schwangerschaft, aber nicht vor Geschlechtskrankheiten. Gerade der sorglose Umgang mit der Pille dürfte der Grund sein, dass die Zahl der Geschlechtskrankheiten im Zunehmen begriffen ist. Eine Immunität gegen Geschlechtskrankheiten gibt es nicht. Auch eine einmal durchgemachte Geschlechtskrankheit hinterlässt keine Immunität. Schutzimpfungen sind nicht möglich. Der wirksamste Schutz bleibt die Vorbeugung, das heißt die verantwortungsbewusste Partnerwahl.

4.10.9 Erkrankungen der Atmungsorgane

Zu den wichtigsten infektiösen Erkrankungen der Atmungsorgane zählen **Bronchitis, Lungenentzündung und Tuberkulose**.

Bronchitis.

Bronchitis ist eine akute Entzündung der Bronchienschleimhäute. Häufig sind Bakterien die Ursache.

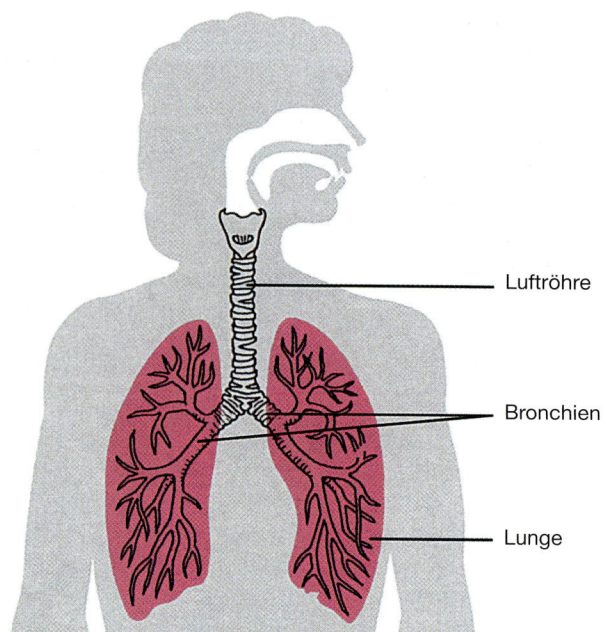

Die Atmungsorgane des Menschen

Luftröhre

Bronchien

Lunge

Sie zerstören die Schleimhäute und bilden einen Eiterbelag. Dadurch kommt es zu Hustenreiz, wobei ein schleimig-eitriger Auswurf (Sputum) abgehustet wird. Für eine **chronische Bronchitis** sind besonders Raucher und Bergleute anfällig, da die Schleimhäute durch Rauch und Staub ständig gereizt werden. Ein quälender Dauerhusten mit schleimigem Auswurf ist die Folge. Die Widerstandskraft gegenüber allgemeinen Infektionen ist herabgesetzt.

Lungenentzündung (Pneumonie)

Lungenentzündung ist eine Sammelbezeichnung für entzündliche Vorgänge in der Lunge.

Meist handelt es sich dabei um Infektionen. Als pathogene Erreger kommen **Bakterien** (z. B. Pneumokokken) oder **Viren** in Betracht. Aber auch zufällig über die Luftröhre in die Lunge gelangte Fremdkörper können eine Lungenentzündung auslösen.

Kinder können versehentlich Gegenstände „verschlucken", die in die Lunge gelangen. Bei Neugeborenen kann Fruchtwasser, bei ins Wasser Gefallenen kann Wasser in die Lunge gelangen und eine Lungenentzündung auslösen. Bei diesen „Schluckpneumonien" ist die Gefahr sehr groß, dass sich eine bakterielle Infektion zusätzlich einstellt.

Die **Symptome** einer Lungenentzündung sind Fieber, Husten mit Auswurf und allgemeine Körperschwäche.

Die **Behandlung** einer Lungenentzündung erfolgt durch Antibiotika. Dadurch werden die bakteriellen Erreger in ihrer Vermehrung gehemmt oder abgetötet. Auch bei einer Viruspneumonie werden diese Medikamente meist vorsorglich gegeben. Sie sind zwar gegen Viren völlig unwirksam, aber man verhindert dadurch, dass zusätzlich zu der ursprünglichen Viruspneumonie eine zweite Infektion durch Bakterien, eine so genannte Superinfektion, hinzukommt.

Tuberkulose (Tbc, Tb, Schwindsucht)

Die Tuberkulose ist eine Infektionskrankheit, die jedes Gewebe im Körper befallen kann. Besonders kennzeichnend sind die dabei gebildeten Knötchen, die auch als Tuberkeln bezeichnet werden.

Die Tuberkulose war in früheren Jahren eine weit verbreitete Seuche. Noch vor 100 Jahren betrug der Anteil an Todesfällen in Deutschland 12%, heute unter 0,2%. Bei den Sterbefällen aller Infektionskrankheiten in Deutschland steht die Tuberkulose mit 50% immer noch an erster Stelle.

Erreger

Die Erreger der Tuberkulose wurden 1882 von Robert Koch entdeckt.

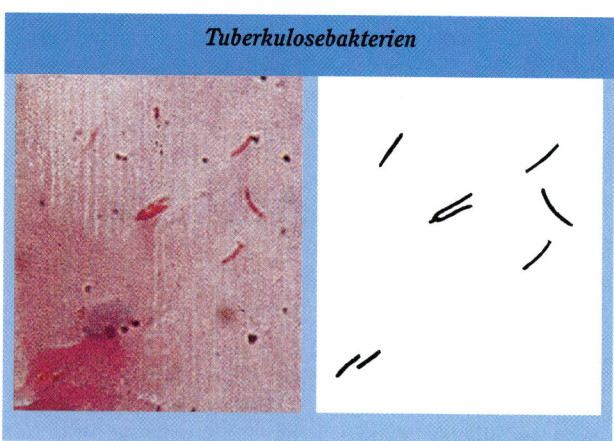

Tuberkulosebakterien

Die unbeweglichen, sporenlosen **Stäbchenbakterien** haben eine hohe Widerstandskraft gegen äußere Einflüsse.

Für die Erkrankung an Tuberkulose kommen **folgende Erreger** in Betracht:

- Mycobacterium tuberculosis, Koch-Bazillus;
- Mycobacterium bovis (diese Bakterie verursacht die Rindertuberkulose, kann aber auch den Menschen befallen);
- atypische Mycobacterien. Sie lösen nur bei abgeschwächten Menschen tuberkuloseähnliche Krankheitsbilder aus.

Die Krankheit kann in **drei Stadien** verlaufen:

Primärstadium

Am Infektionsort, meistens in der Lunge oder im Darm, entsteht eine lokale Entzündung. Ein Knötchen, ein Tuberkel, bildet sich als Erst- oder Primärherd. Auch benachbarte Lymphknoten sind betroffen. Dieses Stadium wird nur manchmal durch Fieber offensichtlich. Auch sonst fühlt sich der Betroffene nicht krank. In den allermeisten Fällen heilt die Tuberkulose in diesem Stadium von alleine aus. Die Primärherde kapseln sich ab, verkalken und schließen die Tuberkulosebakterien ein. Diese können allerdings noch für viele Jahre in den verkapselte Tuberkeln lebensfähig bleiben.

Sekundärstadium

Bei etwa 10% der Tbc-Erkrankungen schreitet die Infektion weiter. Das befallene Gewebe wird zerstört und stirbt ab. Die zersetzten Teile haben ein gelblich weißes Aussehen. Man spricht daher auch von einer Verkäsung. Über die Blut- und Lymphbahn können sich die Erreger ausbreiten und andere Organe befallen. Organtuberkulosen entstehen.

Die Gehirnhauttuberkulose war früher vor der Entdeckung wirksamer Medikamente absolut tödlich. Bei der Miliartuberkulose (milium = lat.: das Hirsekorn) ist der gesamte Körper von hirsegroßen Knötchen befallen, die in ihrem Inneren Tuberkulosebakterien enthalten.

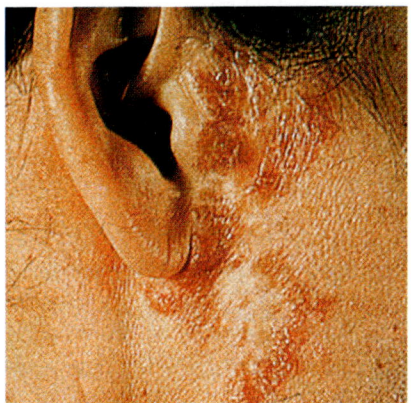

*Tuberkulose
der Haut*

Tertiärstadium

Dieses Stadium ist gekennzeichnet durch ausgeprägte Gewebezerstörungen. Die Organtuberkulosen schreiten fort, oft mit schubweisem Verlauf und hohem Fieber.

In der Lunge kann der Zerstörungsprozess so weit gehen, dass Bronchien und Blutgefäße zersetzt werden. Das abgestorbene Gewebe gelangt in die Bronchien und wird über die Luftröhre als bröckliger, oft mit Blut durchsetzter Auswurf abgehustet. Der Auswurf enthält auch ansteckungsfähige Tuberkulosebakterien. Eine offene Tbc entsteht. In der Lunge bilden sich ausgeprägte Höhlen oder Kavernen. Es kommt zu einem allgemeinen Kräfteverfall, zur Schwindsucht, wie man die Tuberkulose früher oft bezeichnete.

Übertragung

Die Übertragung erfolgt fast ausschließlich durch Tröpfcheninfektion. Jeder Mensch mit offener Tuberkulose kann andere bei direktem Kontakt anstecken.

Auch eine ruhende, abgekapselte, so genannte geschlossene Tuberkulose kann jederzeit wieder aufbrechen und ansteckungsfähig werden.

Durch Nahrungsmittel und über verseuchte Gegenstände können die Erreger ebenfalls übertragen werden. In früheren Zeiten war die Übertragung durch Kuhmilch tuberkulöser Rinder nicht selten. Die Zeit von der Ansteckung bis zum Ausbruch der ersten Krankheitszeichen beträgt 19 bis 56 Tage (**Inkubationszeit**).

Anfällig sind besonders Menschen, die in unhygienischen Wohnverhältnissen leben, unterernährt oder Alkoholiker sind. In Kriegszeiten war stets ein Ansteigen der Tuberkuloseerkrankungen zu beobachten.

Auch familiäre und persönliche Dispositionen sind für die Ansteckung von Bedeutung. Nicht jeder Mensch, der mit Tuberkulosebakterien in Kontakt kommt, erkrankt an Tuberkulose. Dies ist abhängig von der persönlichen Widerstandskraft und von ererbten Eigenschaften des Immunsystems. Man nimmt an, dass sich über 90% aller Menschen irgendwann in ihrem Leben mit Tuberkulosebakterien infiziert haben, ohne augenscheinlich an Tuberkulose zu erkranken.

Erkennung der Tuberkulose

Eine Methode der Früherkennung ist der **Tuberkulintest**. Tuberkulin ist ein Extrakt aus Tuberkulosebakterien. Auf die Haut aufgerieben oder in die Haut eingekratzt, bewirkt es eine Antigen-Antikörper-Reaktion (vgl. Kap. 4.7).

Röntgenbild einer tuberkulösen Lunge

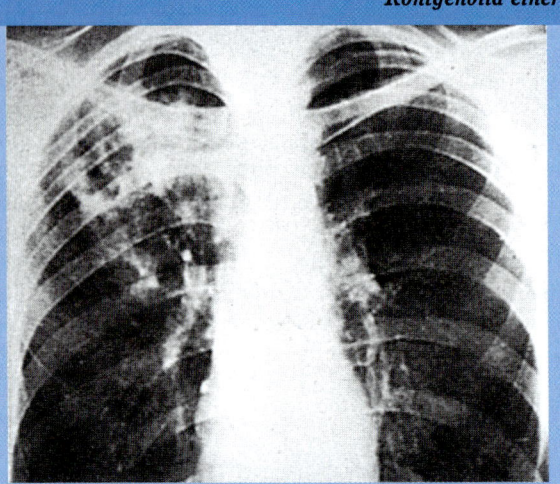

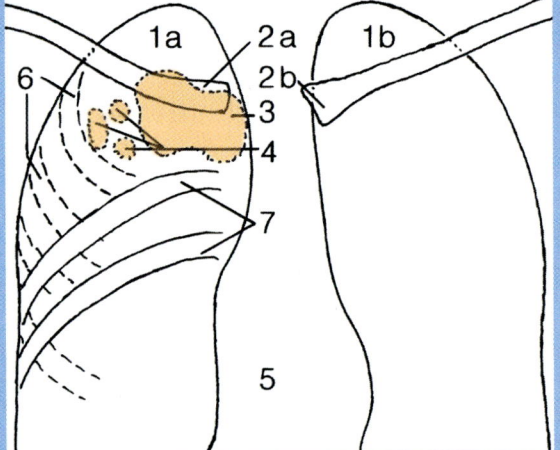

Der rechte Lungenoberlappen zeigt eine offene Lungentuberkulose.
Die linke Lunge ist (noch) gesund.
Im Hauptentzündungsbereich (3) kommt es zum Zerfall von Lungengewebe.
Das abgestorbene Gewebe erweicht und kann abgehustet werden.
Es bilden sich Hohlräume (Kavernen) (4).

1 a rechte Lungenhälfte
1 b linke Lungenhälfte
2 a rechtes Schlüsselbein
2 b linkes Schlüsselbein
3   Hauptentzündungsbereich mit Zerfall
     von Lungengewebe
4   Kavernen
5   Herz
6   hintere Rippen
7   vordere Rippen

Tuberkulintest (Tine-Test)

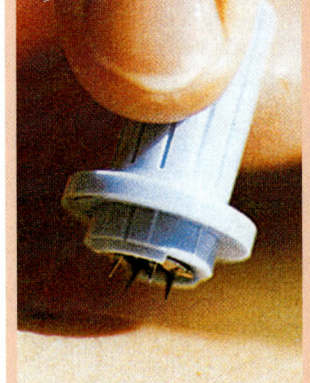

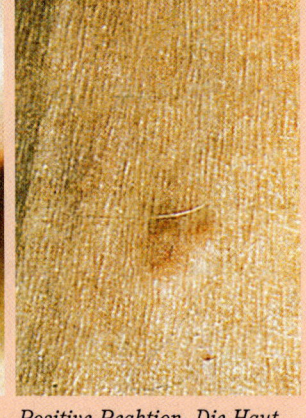

Die vier Zinken des Stempels enthalten Tuberkulin. Sie werden in die Haut eingedrückt

Positive Reaktion. Die Haut zeigt eine Schwellung mit Papelbildung (Erhebung über dem Hautniveau liegend). Eine Rötung allein reicht nicht aus.

Das Ergebnis ist nach zwei bis drei Tagen abzulesen. Eine positive Reaktion ist durch eine Hautrötung gekennzeichnet und bedeutet, dass gegen das Antigen (Tuberkulin) Antikörper gegen Tbc-Bakterien im Organismus vorhanden sind.

Eine positive Reaktion bedeutet lediglich, dass der Betroffene irgendwann einmal mit Tuberkulosebakterien in Kontakt gekommen ist, sei es durch eine möglicherweise unerkannte Tbc oder durch eine erfolgreiche Tbc-Schutzimpfung. Der Tuberkulintest sagt deshalb nichts aus über eine akut vorliegende Tuberkulose. Bei einer positiven Reaktion müssen deshalb weitere Untersuchungen angestellt werden.

Röntgenuntersuchung

Früher wurden Erwachsene (ab 16 Jahren) alle zwei Jahre in einer Röntgenreihenuntersuchung auf bisher unerfasste Tuberkulosefälle untersucht. Manche Berufsgruppen (z. B. Lehrer) müssen sich vor Antritt ihrer Tätigkeit einer Röntgenaufnahme der Atmungsorgane sowie einem Tuberkulosetest auf der Haut unterziehen.

Mikrobiologische Untersuchungen

Bei Tuberkuloseverdächtigen schließt sich eine mikrobiologische Untersuchung des Sputums (Auswurf) an. Das Sputum wird zunächst mikroskopisch auf Tbc-Bakterien untersucht. Ein Teil wird auf spezielle Nährböden aufgebracht. auf denen Tbc-Bakterien besonders gut wachsen können.

Schließlich werden verdächtige Bakterien auf Meerschweinchen überimpft. Bei einem positiven Befund erkranken die Tiere an Tuberkulose.

Diese mikrobiologischen Untersuchungen dauern etwa acht Wochen und ergeben eine fast 100%ige Diagnose.

Behandlung

Patienten mit offener Tuberkulose werden in Fachkrankenhäusern und Sanatorien behandelt. Heute stehen wirksame Medikamente gegen Tuberkulose zur Verfügung, die meist kombiniert eingesetzt werden. Einige dieser Tuberkulostatika sind Isoniacid (INH), Streptomycin, Rifampicin (RMP) und Ethambutol (EMB). Die Behandlung dauert etwa sechs bis neun Monate, wobei die ersten drei Monate im Krankenhaus verbracht werden müssen. Die Heilungschancen betragen bei rechtzeitiger Erkennung der Tbc nahezu 100%.

Vorbeugung

Die französischen Tuberkuloseforscher Calmette und Guérin haben aus abgeschwächten Rindertuberkulosebakterien einen zuverlässigen Impfstoff gegen Tbc entwickelt. Die Impfung wird nach den Forschern als BCG-Impfung bezeichnet (**B**azillus **C**almette-**G**uerin). Es ist eine **aktive Immunisierung**. Geimpft werden sollen Neugeborene in der ersten Lebenswoche und Kinder ab

dem fünften Lebensjahr, wenn die Tuberkulinprobe negativ ist. Der Impfschutz dauert fünf bis zehn Jahre. Eine erfolgreiche Impfung wird durch die Entstehung eines erbsengroßen Knötchens an der Impfstelle angezeigt. Ebenfalls können der Impfstelle benachbarte Lymphknoten anschwellen.

Früher spielte auch die Ansteckung durch Rindertuberkulose eine große Rolle. Durch nicht pasteurisierte Milch von tuberkulösen Kühen wurden die Erreger auf den Menschen übertragen.

Tuberkulöse Rinder wurden geschlachtet. Durch die Ausrottung dieser Tierseuche ist es gelungen, diese Ansteckungsgefahr auszuschalten.

4.10.10 Kinderlähmung
(Poliomyelitis)

Die Erreger der Kinderlähmung befallen bevorzugt Kinder im Alter von 1 bis 16 Jahren. Es handelt sich dabei um drei verschiedene Typen von Poliomyelitisviren.

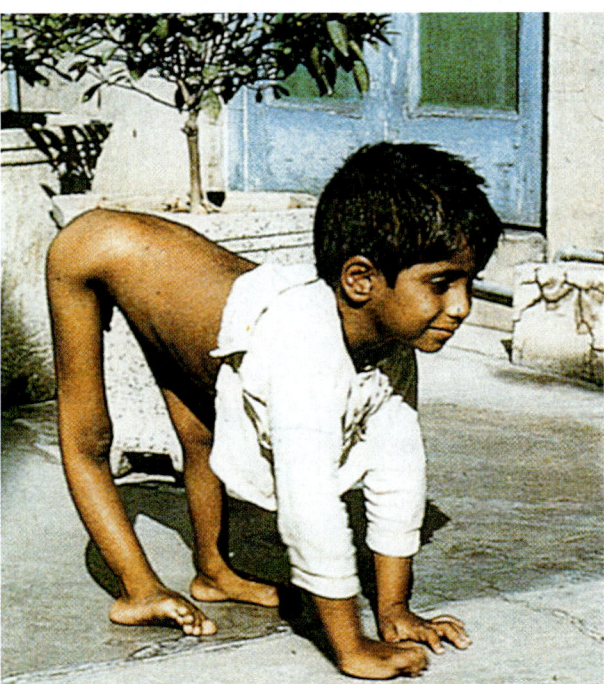

Kinderlähmung: *Die Eltern dieses Kindes hatten es versäumt, ihr Kind an einer Impfung teilnehmen zu lassen. Das Kind läuft auf allen vieren.*

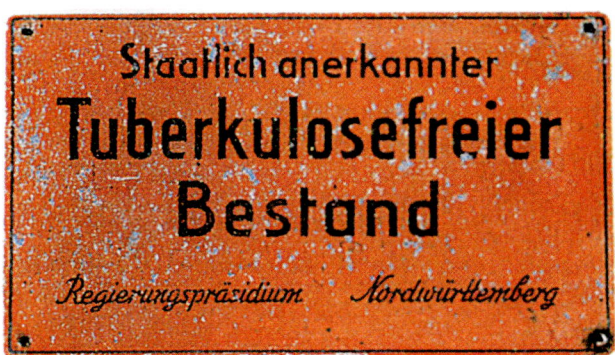

Tbc-freier Rinderbestand: *Viele Bauernhöfe tragen diese Tafel. Sie zeigt an, dass keine Tbc-kranken Rinder auf dem Hof sind.*

Infektionsquellen sind an Kinderlähmung erkrankte Menschen, aber auch gesunde, mit den Viren behaftete Menschen.

Die Übertragung geschieht durch Schmier- und Tröpfcheninfektion. Auch durch verseuchte Nahrungsmittel ist eine Ansteckung möglich. Die Inkubationszeit beträgt ein bis zwei Wochen, in Einzelfällen bis fünf Wochen. Die Viren dringen durch die Schleimhäute des Darmes in den Organismus ein, vermehren sich und gelangen über das Blut in das Rückenmark.

Im Rückenmark schädigen die Viren die Nervenzellen. Es kommt zu Lähmungen der Muskulatur. Häufig sind die Beinmuskeln betroffen. Aber auch andere Gliedmaßen und Körperteile können gelähmt werden. Lebensgefährlich wird die Erkrankung, wenn die Atmung gelähmt ist oder Teile des Gehirns betroffen sind.

Diese Lähmungen verschwinden oft wieder nach einigen Tagen, manchmal aber erst nach Wochen oder nach Monaten. Zurück bleiben Verkrüppelungen, meist der Füße oder der Wirbelsäule.

Behandlung und Vorbeugung

Medikamente und andere Heilmittel gegen Kinderlähmung gibt es nicht. Antibiotika wie Penicillin sind gegen Kinderlähmung und alle anderen Virusinfektionen unwirksam. Die einzige wirkliche Hilfe ist die rechtzeitige Impfung.

Die Poliomyelitisschutzimpfung wird seit 1998 nur noch mit einem inaktivierten Impfstoff IPV (**i**naktivierte **P**olio-**V**akzine; Vakzine = Impfstoff) durchgeführt. Es handelt sich um einen so genannten Totimpfstoff, der aus nicht vermehrungsfähigen Polio-Viren gewonnen und injiziert wird.

Die neue Impfart ersetzt die früher übliche Schluckimpfung, bei der ein Impfstoff aus lebenden aber abgeschwächten Polio-Viren auf ein Zuckerstückchen geträufelt und geschluckt wurde. „Schluckimpfung ist süß, Kinderlähmung ist grausam" lautete seinerzeit der Werbeslogan für die Schluckimpfung. Personen, die eine Schluckimpfung vorgenommen hatten, konnten für eine kurze Zeit nach der Impfung andere Menschen anstecken. Diese Gefahr besteht bei dem neuen Impfstoff nicht mehr. Die Impfung wird für alle Kinder aber auch für alle Erwachsene mit nicht ausreichendem Impfschutz unbedingt empfohlen.

In Deutschland ist seit über zehn Jahren kein Fall von einheimischer Kinderlähmung beobachtet worden. 1961 waren es noch über 4000 Erkrankungen. Das Ansteckungsrisiko für nicht geimpfte Personen ist sehr hoch. Deshalb sollte bei Reisen in subtropische und tropische Regionen, vor allem Afrika und Indien, in denen die Kinderlähmung noch häufig ist, ein ausreichender Impfschutz vorhanden sein. Auch für Personen mit Kontakten zu Erkrankten und Personen aus Gebieten mit Polio-Risiko wie z.B. Aussiedler, Flüchtlingen und Asylbewerbern ist eine IPV-Impfung unbedingt geboten. Eine routinemäßige Auffrischungsimpfung nach dem 18. Lebensjahr wird heute nicht mehr empfohlen.

4.10.11 Mumps

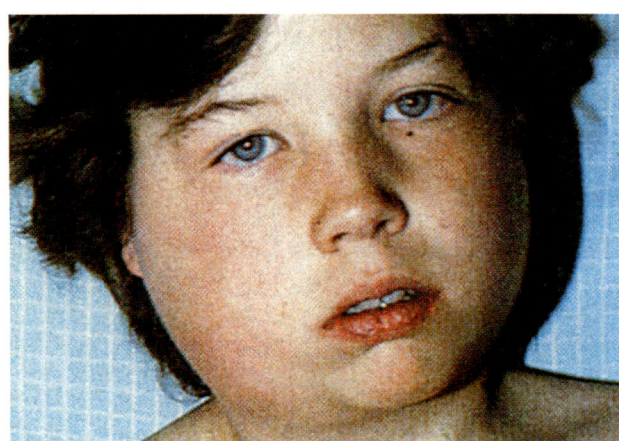

Mumps, *auch Ziegenpeter oder Wochentölpel genannt, ist eine Virusentzündung der Ohrspeicheldrüse.*

Die Erreger dieser nicht besonders ansteckenden Infektion sind **Viren**. Sie befallen mit Vorliebe Drüsengewebe, vor allem die Ohrspeicheldrüsen. Durch das schmerzhafte Anschwellen der Ohrspeicheldrüsen wird der Gesichtsausdruck entstellt. Der Patient bekommt ein tölpelhaftes Aussehen. Da der fieberhafte Infekt etwa eine Woche dauert, erhielt er die Bezeichnung „Wochentölpel".

Die Ansteckungsquelle ist überwiegend der kranke Mensch. Durch Tröpfcheninfektion wird der Erreger übertragen. Meist sind es Schulkinder, die besonders im Winter und Frühjahr Mumps bekommen. Jungen sind häufiger davon betroffen als Mädchen. Die **Inkubationszeit** beträgt 12 bis 25 Tage. Mumps hinterlässt eine lebenslange Immunität.

Obwohl Mumps im Allgemeinen als harmlos zu bezeichnen ist, kann es dennoch zu Komplikationen kommen. Recht häufig befallen die Mumpsviren bei jungen Männern das Drüsengewebe der Hoden. Es kommt zu einer Entzündung der Hoden. Meistens ist aber nur ein Hoden betroffen. Die Infektion führt zu einem Hodenschwund. Werden beide Hoden befallen, so kann es zu Unfruchtbarkeit kommen.

Auch Mädchen und Frauen sind gefährdet. In sehr seltenen Fällen können auch die Eierstöcke infiziert werden. Ebenfalls können andere Drüsen, wie z. B. die Bauchspeicheldrüse, in Mitleidenschaft gezogen werden.

Heilung und Vorbeugung

Medikamente gegen die Mumpsviren gibt es nicht. Die einzigen Mittel sind kühlende Umschläge und Bettruhe. Ein wirksamer Schutz gegen Mumps ist die aktive Immunisierung durch eine Schutzimpfung ab dem 12. Lebensmonat.

4.10.12 Scharlach

Scharlach ist eine infektiöse Krankheit, die vor allem im Kindesalter auftritt. Die **Erreger** sind Streptokokkenbakterien.

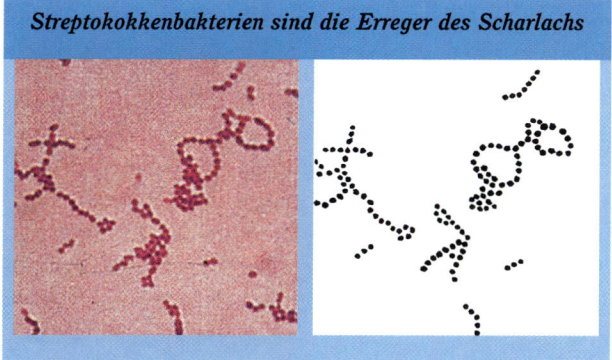

Streptokokkenbakterien sind die Erreger des Scharlachs

Die Ansteckung erfolgt entweder von Mensch zu Mensch oder durch Schmierinfektion. Neben dem kranken Menschen können der bereits von Scharlach genesende (Rekonvaleszent) oder der trotz eines Infekts gesund gebliebene Überträger sein. Aber auch durch

Gegenstände aus der Umgebung des Kranken kann eine Ansteckung erfolgen.

Die **Inkubationszeit** beträgt zwei bis vier Tage.

Die Krankheit beginnt mit Schluckbeschwerden, Fieber und Kopfschmerzen. Die Mandeln sind eitrig entzündet, die Lymphknoten im Halsbereich geschwollen.

Zwei bis drei Tage nach Ausbruch des Fiebers entsteht der kleinfleckige, dichte, rote Ausschlag am ganzen Körper, außer im Mundbereich. Die Zunge ist zunächst weiß belegt, später wird sie hochrot und ähnelt in ihrem Aussehen der Oberfläche einer Himbeere (Himbeerzunge).

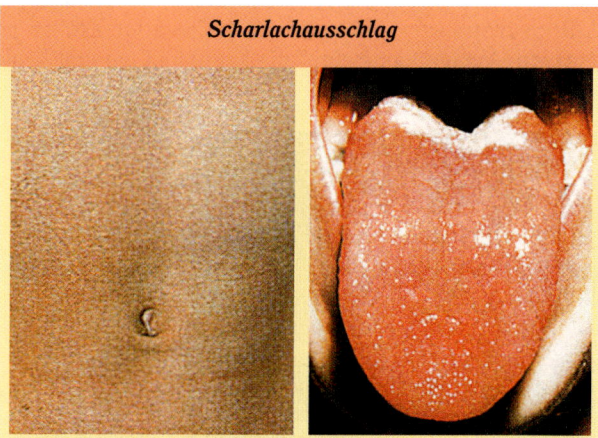

Scharlachausschlag

Unzählige kleine (ca. 1 mm) scharlachrote Pünktchen überziehen den ganzen Körper. Der Mundbereich bleibt blass. Die Zunge ist himbeerrot.

In der zweiten Woche beginnt die Haut sich abzuschuppen, vor allem an Händen und Füßen. Bei Scharlach treten häufig auch Folgekrankheiten auf. In der zweiten bis dritten Woche kann es zu Mittelohr- oder Nierenentzündungen, aber auch Gelenkentzündungen (Scharlachrheumatismus) und Entzündungen des Herzmuskels kommen.

Die **Behandlung** erfolgt durch Antibiotika, z. B. durch Penicillin. 24 Stunden nach Beginn einer solchen antibiotischen Therapie gelten die Patienten als nicht mehr ansteckungsfähig, unbehandelt dagegen bis zu drei Wochen. Weitere Pflegemaßnahmen sind Bettruhe, leichte Kost mit viel Obst und Obstsäften sowie eine sorgfältige Mundhygiene (Zähneputzen und Gurgeln).

Eine vorbeugende **Immunisierung** wird wegen der meist gutartigen Scharlachverläufe kaum noch durchgeführt. Eine einmal durchgemachte Scharlachinfektion verleiht keine lebenslange Immunität. Neugeborene besitzen gegen Scharlach wie gegen viele Infektionskrankheiten (ausgenommen Keuchhusten und Windpocken) eine angeborene, etwa sechs Monate anhaltende Immunität.

4.10.13 Masern

Bei Masern handelt es sich um eine sehr ansteckende, durch einen Virus verursachte Kinderkrankheit. In Mitteleuropa erkranken nahezu 100% aller Kinder an Masern. Am häufigsten tritt die Krankheit bei den 3- bis 4-Jährigen auf.

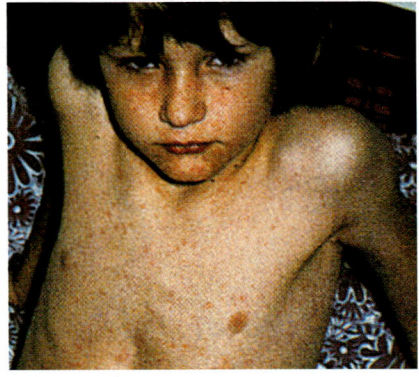

Masern
Neben den „roten Flecken" sind kalkspritzerartige Flecken in der Mundschleimhaut charakteristisch.

Das Krankheitsbild der Masern
Die Ansteckung erfolgt durch Tröpfcheninfektion. Über die Augenbindehaut und über den Atmungstrakt gelangen die Masernviren in den Körper. Die **Inkubationszeit** beträgt etwa 8 – 14 Tage. Die Ansteckungsfähigkeit dauert fünf Tage vor bis vier Tage nach dem Hautausschlag und ist am höchsten vor dem Auftreten des Hautausschlags.
Erste Krankheitszeichen sind Fieber und Entzündungen in Hals und Mund, begleitet von Husten. Die Innenseite der Wangenschleimhaut ist gerötet und mit kalkspritzerartigen weißen Flecken versehen. Sie werden auch als Koplik-Flecken bezeichnet.
Etwa vier Tage danach tritt der Masernhautausschlag auf. Die „roten Flecken" sind unregelmäßig großflächig, von bläulich roter Farbe und jucken nicht. Das Fieber ist einige Tage sehr hoch, über 39 °C ; zwischen dem fünften und siebten Krankheitstag sollte mit dem Verschwinden des Hautausschlags die Temperatur schnell und endgültig abfallen. Ein erneuter Fieberanstieg deutet meist auf Komplikationen hin, z. B. auf eine Mittelohrentzündung. Sehr gefährlich ist auch die Masern-Gehirnentzündung (Häufigkeit ca. 1 auf 1000 Masernerkrankungen), die eine hohe Tödlichkeitsrate hat. Oftmals bleibt nach der Heilung ein Gehirndefekt zurück. In solchen Komplikationsfällen muss der Patient besonders gepflegt werden. Durch Antibiotika wird verhindert, dass eine zweite Infektion den Körper befällt. Es ist nämlich bekannt, dass Masern die Resistenz gegenüber anderen Infektionen, z. B. Tuberkulose, erheblich mindern.
Die beste Gesundheitsvorsorge gegen Masern ist die **Schutzimpfung** durch aktive Immunisierung. Hierfür steht ein Masern-Lebendimpfstoff zur Verfügung. Geimpft wird ein einziges Mal ab dem 13. Lebensmonat, meist in Kombination mit Impfstoffen gegen Mumps und Röteln. Der Impfschutz dauert in den meisten Fällen lebenslang. Impfschäden treten nicht auf. Gelegentlich kann sich fünf bis zehn Tage nach der Impfung leichtes Fieber einstellen. Auch ein leichter Hautausschlag, so genannte Impfmasern, kann auftreten. Es besteht jedoch keine Ansteckungsgefahr.

4.10.14 Windpocken (Varizellen)

Windpocken – andere Bezeichnungen sind Varizellen, Wasserpocken oder auch Schafblattern – sind eine meist harmlos verlaufende **Viruskrankheit**, hauptsächlich im Kindesalter. Durch die hohe Ansteckungsquote tritt die Krankheit häufig seuchenartig auf. Die Übertragung erfolgt überwiegend durch Tröpfcheninfektion bei direktem Kontakt mit Kranken. Es sind aber auch Übertragungen der Erreger über größere Entfernungen möglich. Über offene Fenster und Türen kann ein Luftzug die Viren verteilen – daher wohl auch der Name „Windpocken"!

Krankheitsbid
Etwa zwei Wochen nach der Ansteckung beginnt die Krankheit mit Kopfweh und leichtem Fieber. Auf der Haut entstehen zunächst blassrote Flecken, die sich in wenigen Stunden in dünnwandige Bläschen umwandeln.

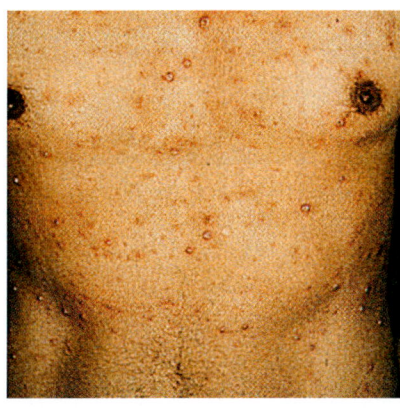

Hautausschlag bei Windpocken
Die linsengroßen Bläschen jucken heftig und sind mit Windpockenviren gefüllt

Die Bläschen sind von einem roten Hof umgeben. Der zunächst wasserklare Inhalt trübt sich allmählich, um schließlich nach zwei Tagen einzutrocknen. Zurück bleibt eine gelbbraune Kruste, die nach ein bis zwei Wochen abfällt.

Der Hautausschlag ist mit heftigem Juckreiz verbunden. Häufig werden deshalb die Bläschen aufgekratzt, sodass sie sich entzünden und eitern. In diesem Falle entstehen nach der Abheilung hässliche Narben, die eine gewisse Ähnlichkeit mit den echten Pockennarben aufweisen.

Behandlung

Es ist angezeigt, dass der Juckreiz des Windpockenhautausschlags gelindert wird. Dies kann durch vorsichtige Hautwaschungen mit lauwarmem Essigwasser oder durch juckreizstillenden Puder erfolgen.

Auch die Schleimhäute sind von dem Bläschenausschlag befallen. Bei Befall der Mundschleimhäute soll mit Kamillentee oder mit einem leichten Desinfektionsmittel gespült werden. Bläschen an den Geschlechtsorganen und am After werden mit einer schmerzstillenden Salbe eingestrichen.

Sehr ernst sind Windpocken bei Neugeborenen. Hier gibt es eine Behandlungsmöglichkeit mit virushemmenden Mitteln (Virustatika).

Vorbeugung

Ein Windpockenkranker sollte etwa zwei bis drei Wochen, bis zum Abfallen der Krusten, abgesondert werden, damit nicht andere Personen angesteckt werden.

Die Kranken sind besonders ansteckend zwei Tage vor bis fünf Tage nach Auftreten des Hautausschlags.

Nach überstandener Krankheit besteht lebenslange Immunität.

Für abwehrgeschwächte Menschen (z. B. Aidskranke) und Schwangere gibt es eine passive Immunisierung. Wenn Schwangere an Windpocken erkranken, kann – allerdings sehr selten – das ungeborene Kind Schäden wie Hautnarben oder unterentwickelte Gliedmaßen aufweisen.

4.10.15 Angina (Mandelentzündung)

Angina oder Tonsillitis ist eine Entzündung der Gaumenmandeln. Als Erreger kommen verschiedene **Viren** und **Bakterien** in Betracht.

Die **katarrhalische Mandelentzündung** wird durch Viren verursacht und ist meist harmlos. Sie beginnt mit schnellem Fieberanstieg auf 38 bis 40 °C , Schüttelfrost und Kopfschmerzen. Die Rachenschleimhaut ist gerötet. Die beiden Mandeln sind geschwollen und zunächst gerötet; nach einigen Stunden sind sie mit kleinen gelblichen Belägen übersät. Schluckbeschwerden und Halsweh stellen sich ein.

Die **akute Mandelentzündung** ist eine der häufigsten Infektionen. Die Erreger sind meist Blut auflösende, Eiter bildende Streptokokken. Die Krankheitsanzeichen sind hohes Fieber, Schluckbeschwerden, Kopf- und Gliederschmerzen. Nach zwei bis drei Tagen haben die Mandeln einen grauweißen Belag. Nach vier bis fünf Tagen klingt die Erkrankung normalerweise langsam ab.

Die **chronische Mandelentzündung** entsteht bei wiederholten eitrigen Mandelentzündungen. Die Mandeln können groß sein und verborgene Eiterhöhlen enthalten.

Akute und chronische Mandelentzündungen sind nicht ungefährlich. Nach verschleppten Anginen können durch den Eiter Herzschäden oder eine Blutvergiftung vorkommen. Die Eiter bildenden Streptokokken enthalten außerdem bestimmte Antigene, die eine überempfindliche Gewebsreaktion im Körper auslösen und so **rheumatisches Fieber** oder eine **Nierenentzündung** mit sich bringen. Eitrige Mandelentzündungen müssen deshalb mit Antibiotika, z. B. Penicillin, behandelt werden. Bei häufiger Anginaerkrankung (mehr als dreimal im Jahr) empfiehlt sich eine operative Entfernung der Mandeln (Tonsillektomie).

4.10.16 Toxoplasmose

Die Toxoplasmose ist eine weit verbreitete Infektionskrankheit. Man schätzt, dass über die Hälfte der Erwachsenen diese Krankheit einmal hatte, ohne es zu merken.

Meistens verläuft die Krankheit ohne Beschwerden. Manchmal sind nur die Lymphknoten am Hals etwas geschwollen, verbunden mit leichtem Fieber. Nur in ganz seltenen Fällen kann bei einer frischen Infektion eine Entzündung des Gehirns oder der Hirnhäute auftreten. Gefährlich wird die Toxoplasmose, wenn eine Frau in der zweiten Schwangerschaftshälfte sich damit ansteckt. Dann kann der Erreger nämlich über die Plazenta auf das werdende Kind übertragen werden. Es kann zu Fehlgeburten kommen. Verschiedene Organe des Kindes können durch die Erkrankung schwer geschädigt werden. Die erkrankten Kinder werden häufig zu früh geboren und weisen oft eine typische Zusammenstellung von Fehlbildungen auf: Entzündung der Ader- und Netzhaut der Augen, Wasserkopf (Hydrocephalus) und Verkalkungen im Gehirn. Auch bei Säuglingen und Kindern, die an Toxoplasmose erkranken, sind diese Schädigungen möglich. Man **vermutet**, dass jedes sechste mit angeborenem Schwachsinn geborene Kind nur deswegen geisteskrank wurde, weil die Mutter sich während der Schwangerschaft mit Toxoplasmose infiziert hatte.

Die Erreger sind winzig kleine, nur etwa 7/1 000 mm große einzellige Sporentierchen. Sie leben hauptsächlich als Parasiten in den Körperzellen vieler Säugetierarten einschließlich des Menschen sowie der Vögel. Hauptwirte sind Katzen und Schweine. Die Übertragung der Krankheit erfolgt auf folgenden Wegen:

- durch den Genuss von rohem Fleisch, z. B. Tatar, oder ungenügend gekochtem Fleisch, besonders vom Schwein;
- durch verunreinigte Lebensmittel und durch verschmutztes Wasser (z. B. mit Katzenkot);
- durch Schmierinfektion mit Tieren, vor allem mit Katzen, die frisch mit Toxoplasmen infiziert sind.

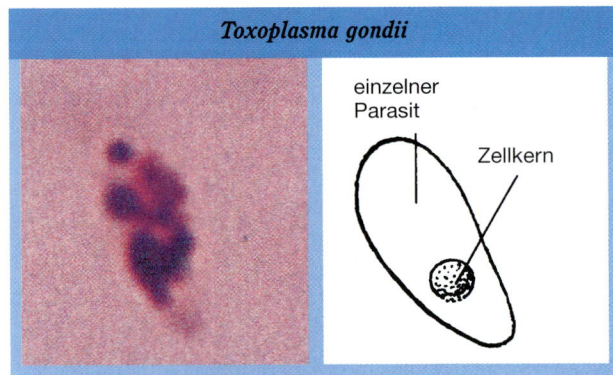

Toxoplasma gondii

einzelner Parasit

Zellkern

Der Erreger der Toxoplasmose ist ein Einzeller (Sporentierchen).

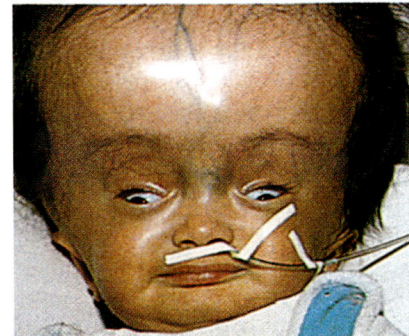

Wasserkopfbildung bei einem Neugeborenen (Hydrocephalus)
Die Mutter hatte sich während der Schwangerschaft mit Toxoplasmose infiziert.

Einen vorbeugenden Schutz gegen Toxoplasmose durch aktive oder durch passive Immunisierung gibt es nicht. **Schwangere** müssen deshalb unbedingt einige **Verhütungsmaßnahmen** gegen Toxoplasmose beachten:
- Kein rohes Fleisch essen.
- Engen Kontakt mit Tieren, besonders mit Katzen, meiden.
- Kotkästen von Katzen täglich säubern (mit Gummihandschuhen) und desinfizieren.

4.10.17 Tollwut

Folgende Tafeln werden von den Behörden aufgestellt, wenn ein tollwütiges Tier, z. B. ein tollwütiger Fuchs, aufgefunden wurde. Die Tollwuterreger werden im Gehirn des toten Tieres in einem medizinischen Institut nachgewiesen.

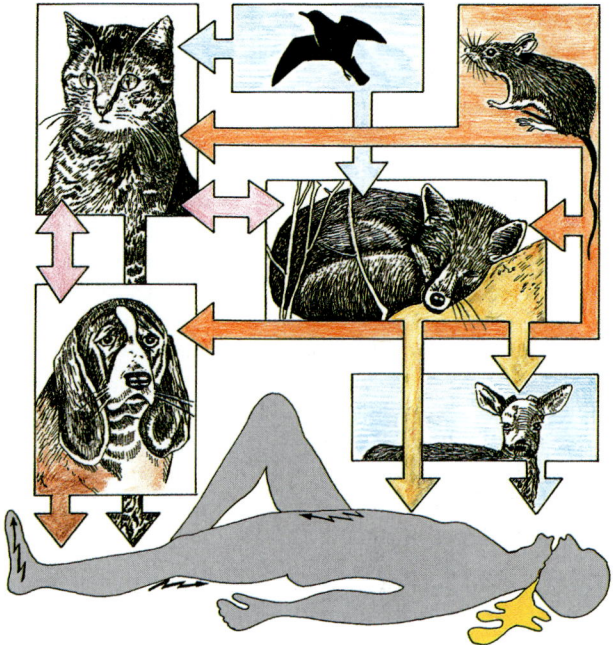

Tollwutgefährdeter Bezirk. *Tafeln am Ortseingang warnen vor Tollwutgefahr.*

Ansteckung

Die Erreger sind meistens **Viren**, die sich besonders im Zentralnervensystem, im Gehirn, ansiedeln. Aber auch im Speichel von tollwütigen Tieren und auch von Menschen sind die Erreger nachzuweisen. Beim Biss durch tollwütige Tiere werden die Tollwutviren auf den Menschen übertragen. Biss- und Kratzwunden sind also die Eintrittspforten der Erreger.

Krankheitsbild

Die **Inkubationszeit** beträgt etwa ein bis zwei Monate. Erste Anzeichen sind Kopf- und Halsschmerzen, Fieber sowie ein Jucken der bereits abgeheilten Bissstelle. Nach ein paar weiteren Tagen tritt dann die eigentliche Tollwut auf: Krämpfe im Halsbereich, Erstickungsanfälle, Krämpfe des gesamten Körpers. Der Speichel läuft aus dem Mund heraus, weil die Schluckmuskulatur gelähmt ist. Das Fieber steigt bis zu 41 °C . Die tollwütigen Patienten schreien und toben.

Infizierte Tiere wechseln ihr Temperament. Bis dahin friedliche Tiere werden bissig und gereizt. Wildtiere, z.B. Rehe und Füchse, werden plötzlich zahm und zutraulich. Diese Form der Tollwut dauert etwa drei Tage. Dann treten Lähmungen auf, die fast immer zum Tode führen.

Vorbeugung und Behandlung

Es gibt heute die Möglichkeit, durch Impfung der Tollwut bei Menschen und Tieren vorzubeugen. Auch bei einem Infektionsverdacht ist eine solche Impfung unbedingt notwendig. Der Impfstoff besteht aus abgetöteten und abgeschwächten Viren. Es handelt sich also um eine **aktive Immunisierung durch eine Schutzimpfung**. Diese Schutzimpfung ist selbst nach bereits erfolgter Infektion möglich, weil die **Inkubationszeit** bei

Infektionskette bei Tollwut
Die Erreger der Tollwut, winzige Viren, können über verschiedene Tiere auf den Menschen übertragen werden.

Tollwut ein bis zwei Monate dauert. Das ermöglicht dem Organismus, das Wettrennen – Vermehrung und Vordringen der Tollwutviren in das Gehirn gegen Antikörperproduktion – zu gewinnen. Noch vor Ablauf der Inkubationszeit stehen genügend Antikörper zur Verfügung. Es kommt deshalb nicht zum Ausbruch der Krankheit.

Für Füchse und andere Wildtiere gibt es eine neue Impfmöglichkeit. Flüssiger Tollwutimpfstoff ist in einer Kapsel verpackt und von einer Masse aus Tiermehl und Fett umgeben. Dieser schokoladenähnliche Happen ist ein

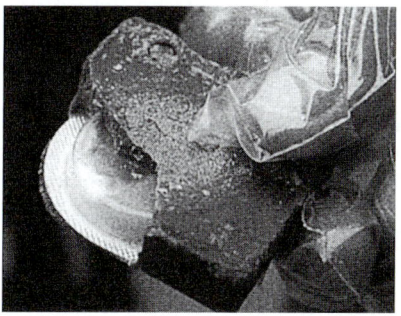

„Fuchsschokolade"
enthält versteckt eine Kapsel mit Tollwutimpfstoff.

besonderer Leckerbissen für Füchse und wird auf Fuchsfährten ausgelegt. Zerbeißt der Fuchs den Köder, wird er wie bei einer Schluckimpfung immun gegen Tollwut und kommt als Tollwutüberträger nicht mehr in Betracht.

Verhaltensmaßregeln in Tollwutzeiten
- **Kein fremdes Tier streicheln.**
- **Zutrauliche Wildtiere, wie Füchse und Rehe, nicht anfassen. Der Polizei oder dem Förster Bescheid geben.**
- **Haustiere (Hunde und Katzen) nicht frei herumlaufen lassen. Hunde dürfen nur mit Maulkorb an der Leine ausgeführt werden.**
- **Bei einem Biss unbedingt zum Arzt! (Schutzimpfung!) Das beißende Tier wird eingesperrt. Bei Tollwutverdacht wird das Tier getötet und auf Tollwutviren untersucht.**

4.10.18 Aids

Aids steht für **a**cquired **i**mmune **d**eficiency **s**yndrome (= Erworbene Immunschwäche).
Die Erreger dieser Krankheit sind Viren. Ihre wissenschaftliche Bezeichnung lautet HIV (= **H**uman **I**mmunodeficiency **V**irus, deutsch: menschliches Immunschwäche-Virus).

Übertragung und Ansteckung
Zu einer Ansteckung kann es nur dann kommen, wenn erregerhaltige Körperflüssigkeiten, wie z. B. Blut und Sperma, in die Blutbahn eines anderen gelangen. Bei ungeschützten geschlechtlichen Kontakten kommt es sehr häufig zu kleinsten, nicht wahrnehmbaren Schleimhautrissen, die eine Übertragung der Erreger von einem Partner auf den anderen ermöglichen. Der zweithäufigste Übertragungsweg ist die Blut-zu-Blut-Infektion.
Heroinsüchtige (Fixer) spritzen sich die Droge direkt in die Blutbahn. Sehr häufig werden Spritzen und Nadeln ohne vorherige Desinfizierung untereinander ausgetauscht. So können HI-Viren wie auch andere Viren, z. B. die Gelbsucht und Leberentzündung auslösenden Hepatitis-B-Viren, übertragen werden. Auch Spenderblut kann HI-Viren enthalten. Deshalb werden seit 1985

alle Blutspender auf Aids-Antikörper untersucht und bei positivem Befund ausgeschieden. Blutplasmapräparate werden seitdem hitzesterilisiert und sind dadurch frei von HI-Viren.
Auch eine Mutter-Kind-Infektion ist möglich. Das Virus kann während der Schwangerschaft über die Gebärmutter übertragen werden, auch dann, wenn die Mutter noch keine erkennbaren Krankheitszeichen aufweist. Des Weiteren ist eine Ansteckung während der Geburt oder beim Stillen über die Muttermilch möglich.
Eine Ansteckung mit Aids ist durch flüchtiges Küssen, Anhusten oder durch den gemeinsamen Gebrauch von Essgeschirr, Kleidungsstücken oder durch Händeschütteln unmöglich. HI-Viren gehen außerhalb der menschlichen Körperflüssigkeiten sehr schnell zugrunde. Deshalb ist auch eine Übertragung über Nahrungsmittel oder durch Insekten oder in Schwimmbädern und Saunen unmöglich.

Krankheitsstadien einer Aids-Infektion
HI-Viren befallen hauptsächlich eine bestimmte Art von weißen Blutkörperchen, die Lymphozyten. Diese spielen eine Schlüsselrolle bei der Bildung von Antikörpern,

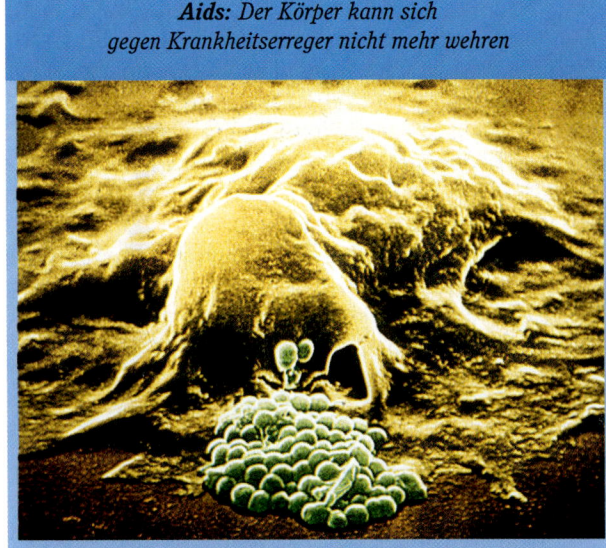

Aids: Der Körper kann sich gegen Krankheitserreger nicht mehr wehren

Ein weißes Blutkörperchen umschlingt mit seinen Fortsätzen eine Gruppe kugelförmiger Bakterien und greift sie auf. HI-Viren zerstören mit Vorliebe diese weißen Blutkörperchen. Dadurch ist das Immunsystem so geschwächt, dass es seine Abwehraufgabe gegen viele Krankheitserreger nicht mehr wahrnehmen kann.

Großes Risiko **Geringes Risiko**

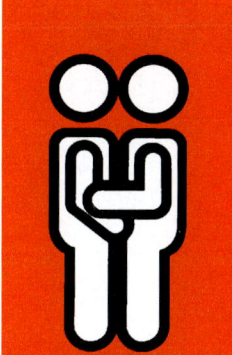 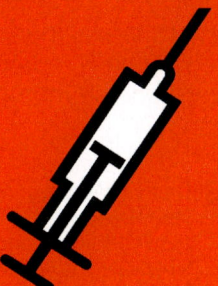 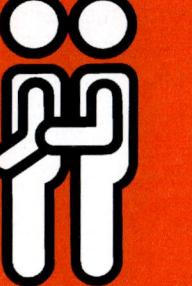 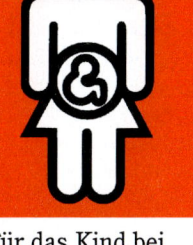 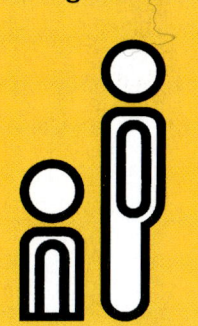

Ungeschützter Vaginalverkehr (Scheidenverkehr)

Rat: Kondome verwenden!

Gemeinsame Benutzung von Spritzen und Nadeln (Drogenabhängige)

Rat: unbedingt vermeiden. Spritzbesteck sterilisieren.

Ungeschützter Analverkehr (Darmverkehr)

Rat: unbedingt Kondome benutzen.

Für das Kind bei Schwangerschaft einer HIV-infizierten Frau

Rat: HIV-Antikörpertest. Beratung beim Arzt.

Oralverkehr (Mundverkehr bei Mann/Frau): durch Aufnahme von HIV-haltiger Samenflüssigkeit in den Mund ist eine Infektion möglich. Auch Scheidenflüssigkeit kann HIV enthalten.
Rat: Vermeiden. Mundverkehr beim Mann nur mit Kondom.

Kein Risiko

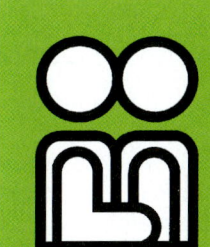  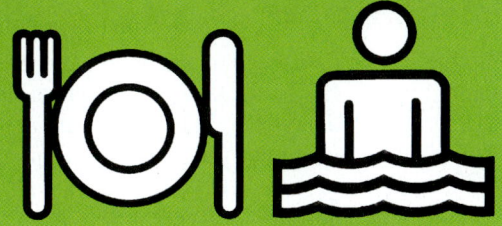

Küsse, Zungenküsse: kein Risiko beim Küssen. Bei Zungenküssen ist ein Risiko theoretisch nicht auszuschließen, aber weltweit in keinem Fall als Übertragungsweg nachgewiesen.

Körperkontakte, Hautkontakte, Familienleben, Gemeinschaftsleben: niemand kann sich anstecken, auch wenn er mit einem Infizierten in einer Familie oder Wohngemeinschaft eng zusammenlebt.

Übertragung über die Luft, Essen, Restaurant; Geschirr, Kleidung, Wäsche; Schwimmbad, Sauna, Toiletten, Waschräume: HIV kann bei der gemeinsamen Benutzung von Gemeinschaftsein-

richtungen nicht übertragen werden.

Arzt, Zahnarzt, Krankenhaus; Friseur, Maniküre, Tätowieren, Ohrlochstechen; Insektenstiche: Kein Risiko.

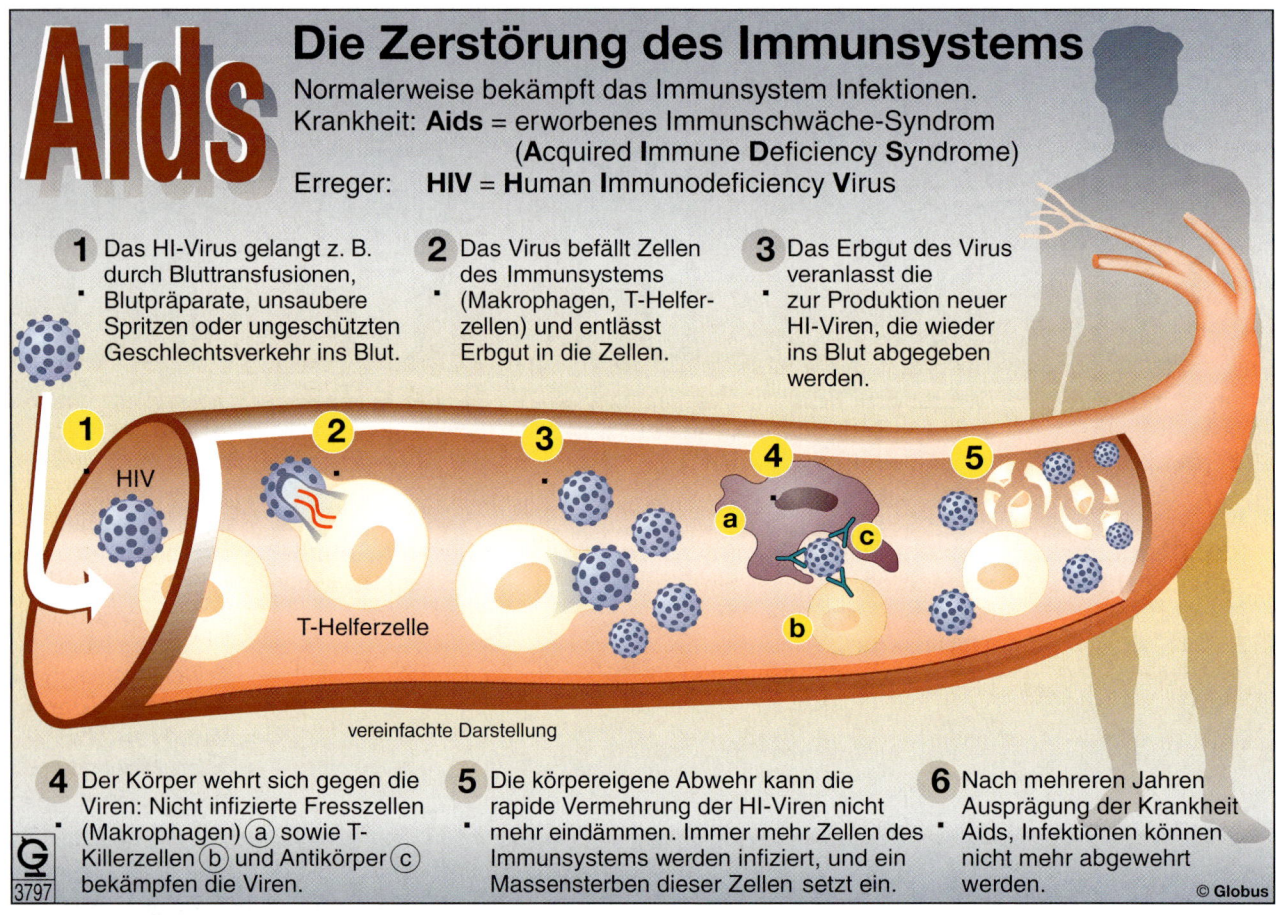

Aids

Die Zerstörung des Immunsystems

Normalerweise bekämpft das Immunsystem Infektionen.
Krankheit: **Aids** = erworbenes Immunschwäche-Syndrom
(**A**cquired **I**mmune **D**eficiency **S**yndrome)
Erreger: **HIV** = **H**uman **I**mmunodeficiency **V**irus

1 Das HI-Virus gelangt z. B. durch Bluttransfusionen, Blutpräparate, unsaubere Spritzen oder ungeschützten Geschlechtsverkehr ins Blut.

2 Das Virus befällt Zellen des Immunsystems (Makrophagen, T-Helfer-zellen) und entlässt Erbgut in die Zellen.

3 Das Erbgut des Virus veranlasst die zur Produktion neuer HI-Viren, die wieder ins Blut abgegeben werden.

HIV

T-Helferzelle

vereinfachte Darstellung

4 Der Körper wehrt sich gegen die Viren: Nicht infizierte Fresszellen (Makrophagen) (a) sowie T-Killerzellen (b) und Antikörper (c) bekämpfen die Viren.

5 Die körpereigene Abwehr kann die rapide Vermehrung der HI-Viren nicht mehr eindämmen. Immer mehr Zellen des Immunsystems werden infiziert, und ein Massensterben dieser Zellen setzt ein.

6 Nach mehreren Jahren Ausprägung der Krankheit Aids, Infektionen können nicht mehr abgewehrt werden.

© Globus

3797

die für die Vernichtung von Krankheitserregern (= Antigene) notwendig sind. Die HI-Viren vermehren sich in den Lymphozyten, wobei diese absterben und die Viren daraufhin neue Lymphozyten befallen. Dadurch erfährt der Organismus eine Immunschwäche, d. h., er kann selbst gegen „harmlose" Erreger keine Abwehrstoffe (= Antikörper) bilden. Die Krankheit nimmt ihren Lauf.

Aids verläuft in drei möglichen Stadien:

1. Stadium
Die Inkubationszeit beträgt etwa sechs Monate bis zu zwölf Jahre. Während dieser Zeit verläuft die Infektion „stumm", d. h. ohne äußere Krankheitszeichen. Im Blut der angesteckten Personen finden sich jedoch HI-Viren bzw. Antikörper gegen HI-Viren. In diesem Stadium ist bereits eine Übertragung der Krankheit auf andere Menschen möglich. Ein Aids-Test ist frühestens sechs bis acht Wochen nach erfolgter Ansteckung möglich.

Aids-positiv bedeutet, dass HI-Viren vorhanden sind.

2. Stadium
Erste Störungen im Immunsystem treten auf. Anzeichen sind Schwellungen von Lymphknoten im Hals- und Nackenbereich. Weitere Krankheitsanzeichen können sein: fortdauerndes Fieber, Hautausschläge, Durchfälle und Darmkrämpfe, andauernde Müdigkeit, Appetitlosigkeit sowie Gewichtsabnahme.

3. Stadium
Die volle Entwicklung des Krankheitsbildes im dritten Stadium wird als Aids bezeichnet. Die Lymphknoten sind zerstört, sodass die Immunschwäche deutlich erkennbar wird. Viele Mikroben, die beim gesunden Menschen durch das Immunsystem ausgeschaltet werden, können zu einer tödlichen Gefahr für den Aids-Patienten werden. Durch Schädigung des Zentralnervensystems treten Wesensveränderungen, Gedächtnis- und Konzentrationsstörungen auf. Lähmungen bewirken,

dass Gefühls- und Sinnesreize nicht mehr wahrgenommen werden und dass Blasen- und Darmschließmuskeln nicht mehr funktionieren. Im Bereich der Lunge treten Husten und Atemnot auf. Viele Aids-Kranke sterben an einer besonderen Art von Lungenentzündung, die durch Sporentierchen hervorgerufen wird.

Die Haut kann Flecken oder Bläschen am ganzen Körper aufweisen. Häufig kommt es auch zu Hautkrebs.

Behandlung von Aids

Nach drei Jahren sind zwischen 80 bis 100 Prozent der Aids-Patienten verstorben. Der Grund ist, dass es gegen alle Viruskrankheiten, also auch gegen Aids, fast keine wirksamen Medikamente gibt. Neue Aids-Medikamente (AZT, ddI, ddC), die in jüngster Zeit entwickelt wurden, hemmen lediglich die Vermehrung der HI-Viren. Die Wirkstoffe ahmen Bausteine der Erreger-Erbsubstanz nach. Werden bei der HIV-Vermehrung diese Nachahmungen eingebaut, entstehen defekte Viren. Diese Aids-Medikamente können die Immunschwächekrankheit Aids nicht heilen. Sie verzögern den Krankheitsverlauf und verlängern so lediglich die Lebenserwartung eines Aids-Kranken. Daneben besitzen sie erhebliche Nebenwirkungen.

4.10.19 Hepatitis (Leberentzündung)

Die Hepatitis ist eine akute oder chronische Entzündung der Leber. Sie entsteht als Folge einer Infektion oder durch chronische Gifteinwirkung, zum Beispiel durch dauernden Alkohol- oder Medikamentenmissbrauch.

Am häufigsten ist die Infektion mit Hepatitis-Viren. Diese führen in der Regel zu einer so genannten akuten Hepatitis, die zunächst relativ gleichartige Krankheitsanzeichen aufweist. Das Vorstadium beginnt mit Abgeschlagenheit, Appetitlosigkeit, Übelkeit, Erbrechen, Durchfall, leicht erhöhter Temperatur, Bauchschmerzen und häufig auch Juckreiz. Dann erst tritt vielfach eine Gelbfärbung der Haut auf.

Der Stuhl ist hell, graugelb und der Urin dunkel. Leber und

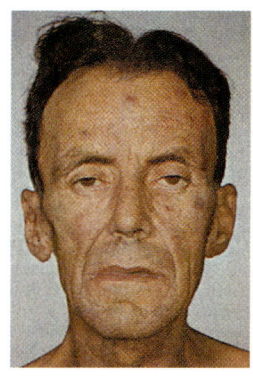

Leberzirrhose
Patient mit Gelbsucht und dunkelroten Lippen

Milz nehmen an Größe zu. Die Vergrößerung der Leber ist dann unter dem rechten Rippenbogen zu ertasten.

Der Arzt kann durch Laboruntersuchungen des Bluts die verschiedenen Formen der akuten Hepatitis diagnostizieren. Eine ursächliche Behandlung der Virushepatitis ist derzeit nicht möglich. Bei einigen Hepatitiden ist aber eine prophylaktische Impfung möglich.

Hepatitis B ist zehnmal ansteckender als Aids. Die Inkubationszeit bei Hepatitis B beträgt zwischen einem und sechs Monaten. Dann erst dringt das Virus in die Leberzellen ein. Die akute Hepatitis B dauert meist nicht länger als 12 Wochen. In einigen Fällen kommt es zu einem akuten Leberversagen, das bei über 80% der Patienten zum Tode führt. 5 bis 10% der akuten Hepatitis gehen nach 6 bis 12 Monaten in eine chronische Hepatitis über, bei der sich eine Leberzirrhose bilden kann (vgl. Kapitel 3.2.3).

Akute Hepatitiden					
	Hepatitis A	**Hepatitis B**	**Hepatitis C**	**Hepatitis D**	**Hepatitis E**
Risikogruppe	Personal in Kindergärten, Küchen, med. Einrichtungen, Kanalarbeiter, Reisende in trop. und subtrop. Länder, Homosexuelle	med. Personal, Dialysepatienten, Intravenös-Drogenabhängige, Gepiercte, Tätowierte, Menschen, die häufig wechselnden Geschlechtsverkehr haben oder in engerer Gemeinschaft mit Hep.-B-Infizierten leben, Homosexuelle	wie bei Hepatitis B sowie Menschen, die vor 1990 Bluttransfusionen und Blutprodukte erhielten	Hepatitis-B-Infizierte, Menschen aus dem Mittelmeerraum, Intravenös-Drogen-Abhängige, Bluterkranke	Menschen aus Indien, Afrika, Südamerika und Reisende dorthin
Übertragung	meist oral	Blut, Blutprodukte, Körpersekrete, bei der Geburt	wie bei Hepatitis B	wie bei Hepatitis B	oral
chronische verläufe	nein	ja	ja	ja	nein
Impfung möglich	ja	ja	nein	Hepatitis-B-Impfung	nein

Umwelthygiene

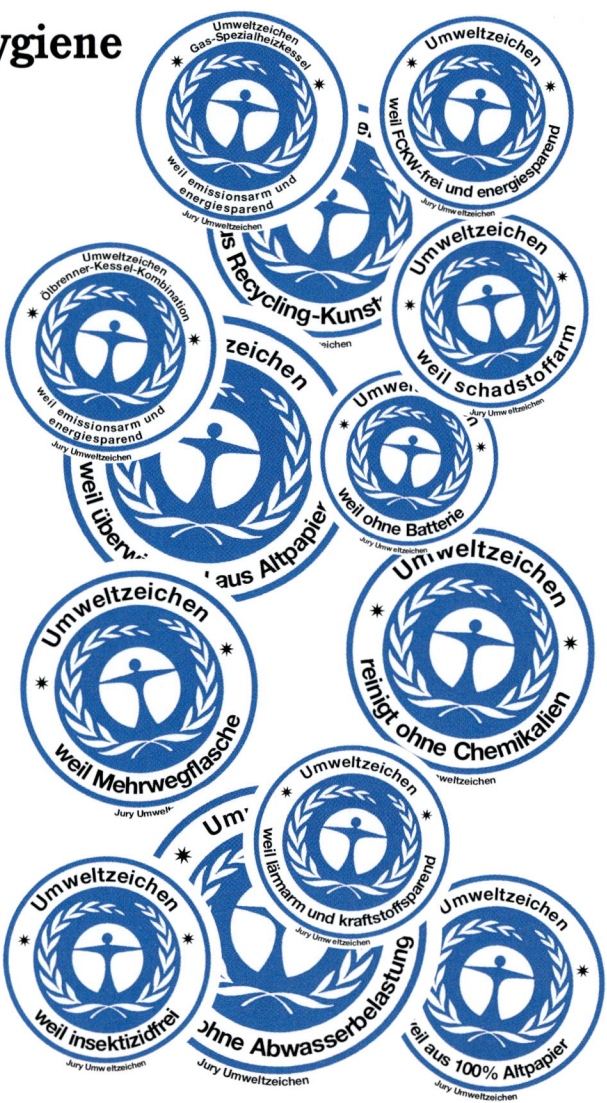

In Jahrtausenden haben es die Menschen allmählich geschafft, sich die Erde unterzuordnen. Häuser und Städte wurden gebaut, Straßen, Schienenwege und Flugplätze angelegt. Maschinen, die Luft und Wasser belasten, wurden erfunden.

Die Naturschätze der Erde, wie Kohle, Metallerze, Erdöl, werden für menschliche Zwecke abgebaut und allmählich verbraucht. Der Planet Erde muss dabei mit der Zeit Schaden nehmen!

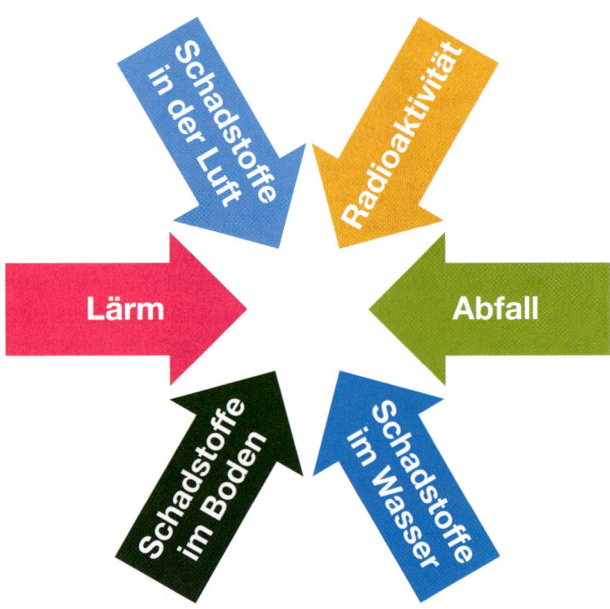

Umweltbelastungen wie Lärm, Abfall, Radioaktivität sowie Schadstoffe in der Luft, im Wasser und im Erdreich sind Bedrohungen für die Gesundheit der Menschen.

Da die Erde von immer mehr Menschen bevölkert wird, muss es unser Ziel sein, die Umwelt so zu erhalten, dass auch für spätere Generationen ein menschenwürdiges Leben möglich ist.

Blauer „Umweltengel" für umweltfreundliche Produkte

Seit über 20 Jahren gibt es ein Gütesiegel in Sachen Umweltverträglichkeit. Das staatliche Umweltzeichen „Blauer Umweltengel" bewertet ökologische Aspekte von Produkten. Das Zeichen soll den Verbrauchern einen verlässlichen Hinweis geben, welches Produkt sich im Vergleich zu anderen durch besondere Umweltverträglichkeit auszeichnet. Bisher wurden etwa 3 700 Produkte und Dienstleistungen mit dem Umweltengel ausgestattet.

5.1   Lärm

Lärmschwerhörigkeit ist heute die häufigste Berufskrankheit. Lärm ist sozusagen ein Abfallprodukt der Zivilisation. Durch die Technisierung der Industrie und durch die Zunahme des Verkehrs entstehen immer neue Lärmquellen.

5.1.1   Was ist Lärm?

Lärm ist unerwünschter, störender und gesundheitsschädlicher Schall.

Die Frequenz des Schalls

Als Frequenz bezeichnet man die Zahl der Schwingungen pro Sekunde. Die Maßeinheit ist Hertz, nach dem Physiker Heinrich Hertz. Ein Hertz (Hz) bedeutet eine Schwingung pro Sekunde.
Der menschliche Hörbereich liegt zwischen 16 Hz (tiefster Ton) und 20 000 Hz (ganz hoher Ton). Töne unter 16 Hz werden als Erschütterung empfunden. Töne über 20 000 Hz liegen im Ultraschallbereich und werden vom Menschen nicht mehr gehört. Fledermäuse können solche Ultraschalltöne (über 90 000 Hz) noch wahrnehmen.
Die obere Hörgrenze sinkt mit zunehmendem Lebensalter ab (natürliche Altersschwerhörigkeit).

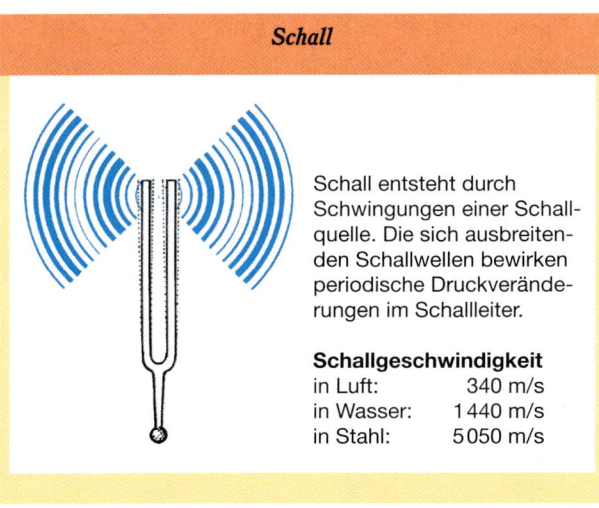

Schall

Schall entsteht durch Schwingungen einer Schallquelle. Die sich ausbreitenden Schallwellen bewirken periodische Druckveränderungen im Schallleiter.

Schallgeschwindigkeit
in Luft: 340 m/s
in Wasser: 1 440 m/s
in Stahl: 5 050 m/s

Schalldruck

Der Druck der Schallwelle wird in Newton pro Quadratmeter (N/m²) gemessen. Der Schalldruck muss ein Mindestmaß erreichen, um gehört zu werden. Der geringste vom menschlichen Ohr noch wahrnehmbare Schalldruck liegt für Töne zwischen 1 000 und 2 000 Hz bei etwa $2 \cdot 10^{-5}$ N/m². Mit zunehmendem Schalldruck wird ein Ton immer lauter. Sehr laute Töne haben bis zu zehnmillionenfach höhere Schalldruckwerte.

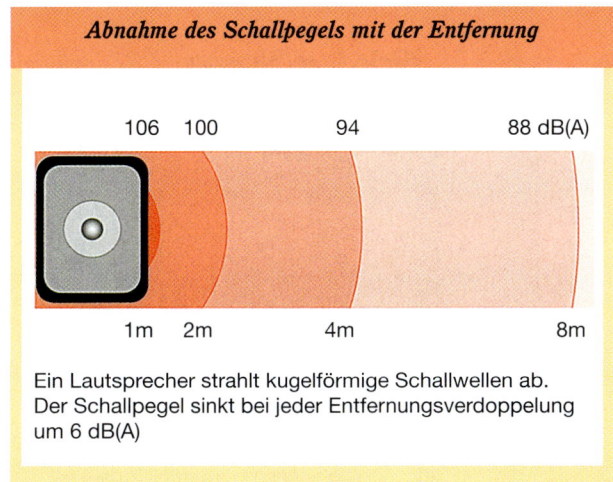

Abnahme des Schallpegels mit der Entfernung

106   100   94   88 dB(A)

1m   2m   4m   8m

Ein Lautsprecher strahlt kugelförmige Schallwellen ab. Der Schallpegel sinkt bei jeder Entfernungsverdoppelung um 6 dB(A)

Schalldruckpegel (Dezibel)

Das Dezibel (dB) ist die internationale Maßeinheit für den Schalldruckpegel. Es wurde nach Graham Bell benannt, dem Erfinder des Telefons. (Dezi bedeutet 1/10) Als 0 dB wurde die Hörschwelle von $2 \cdot 10^{-5}$ N/m² festgesetzt. Jede zehnfache Zunahme des Schalldrucks ergibt eine Erhöhung des Schalldruckpegels um 20 dB ($2 \cdot 10^{-4}$ N/m² entsprechen 20 dB; $2 \cdot 10^{-3}$ N/m² entsprechen 40 dB).
Die größte Hörempfindlichkeit liegt zwischen 2 000 und 5 000 Hz. Bei höheren und tieferen Frequenzen sind zum Überschreiten der Hörschwelle höhere Schalldruckpegel notwendig.
Für hohe Töne ist das menschliche Ohr wesentlich empfindlicher als für tiefe Töne. Schallmessgeräte tragen diesem unterschiedlichen menschlichen Hörempfinden Rechnung. Sie enthalten entsprechende Filter für hohe und tiefe Frequenzbereiche. Je nach Filtersorte – man unterscheidet die Filter A, B und C – gibt es drei Bewertungskurven dB(A), dB(B) und dB(C). International gebräuchlich ist das dB(A).

Lautstärkepegel (phon)

Das menschliche Ohr besitzt die Eigentümlichkeit, dass es Töne mit gleichem Schalldruckpegel, aber unterschiedlicher Frequenz nicht als gleich laut empfindet. Töne, die subjektiv als gleich laut gehört werden, haben den gleichen Lautstärkepegel. Er wird in phon angegeben. International wurde vereinbart, dass bei 1 000 Hz die phon- und dB-Werte übereinstimmen. Bei anderen Frequenzen ergeben sich vom Dezibel unterschiedliche phon-Werte.

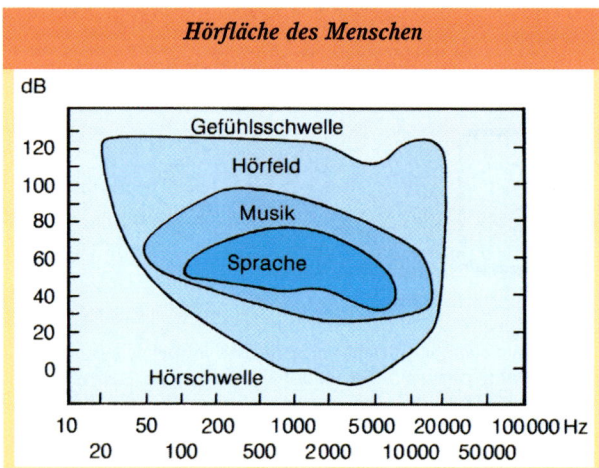

Hörfläche des Menschen

Die Sprache liegt in einem Bereich von 100 bis 7 000 Hz und in einem Lautstärkebereich von 40 bis 80 dB(A). Der übliche Sprachpegel liegt in den 4 Oktaven von 300 bis 4 800 Hz.

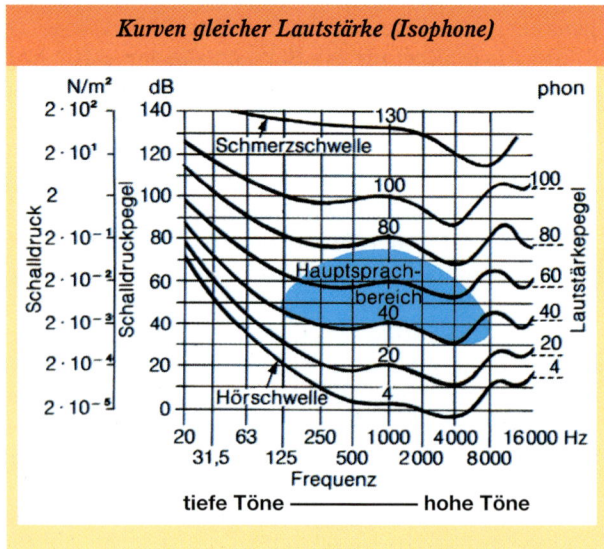

Kurven gleicher Lautstärke (Isophone)

Schallintensitäten

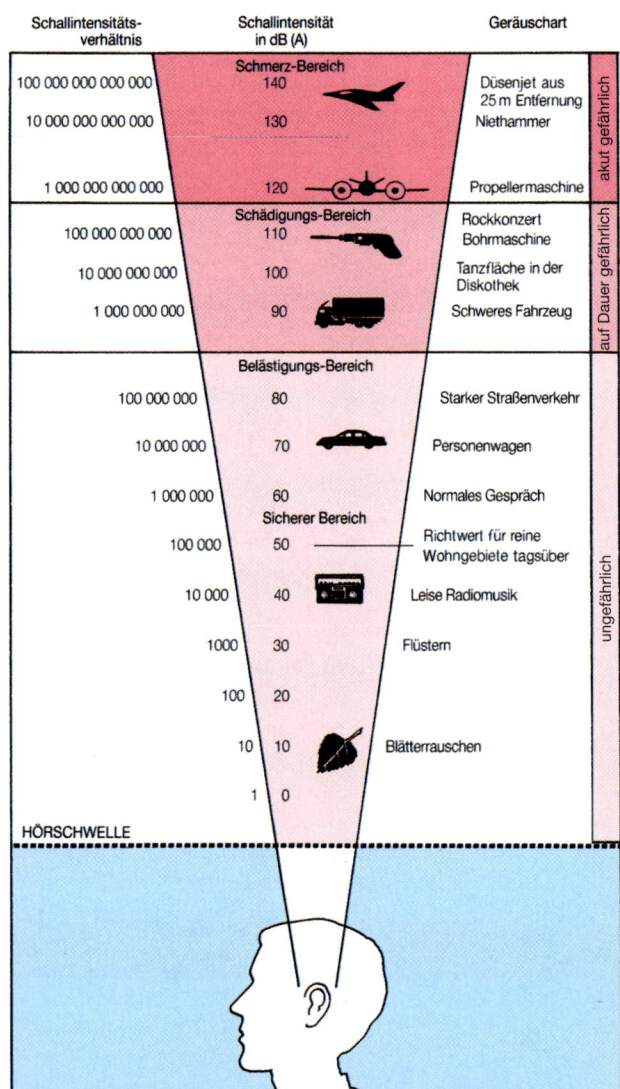

Kurven gleicher Lautstärkepegel (Isophone)

Töne gleicher Lautstärke sind in einer Kurve dargestellt. Die mittlere Hörschwelle gesunder Menschen liegt bei 4 phon. Dies entspricht einem Schalldruckpegel von 0 dB bei 2 000 Hz. Die Schmerzschwelle liegt bei 130 phon. Solch hohe Lautstärkepegel verursachen Ohrenschmerzen. Die Bewertungskurve A ist die international übliche Bewertung des Schalldruckpegels [dB(A)].

Das menschliche Ohr

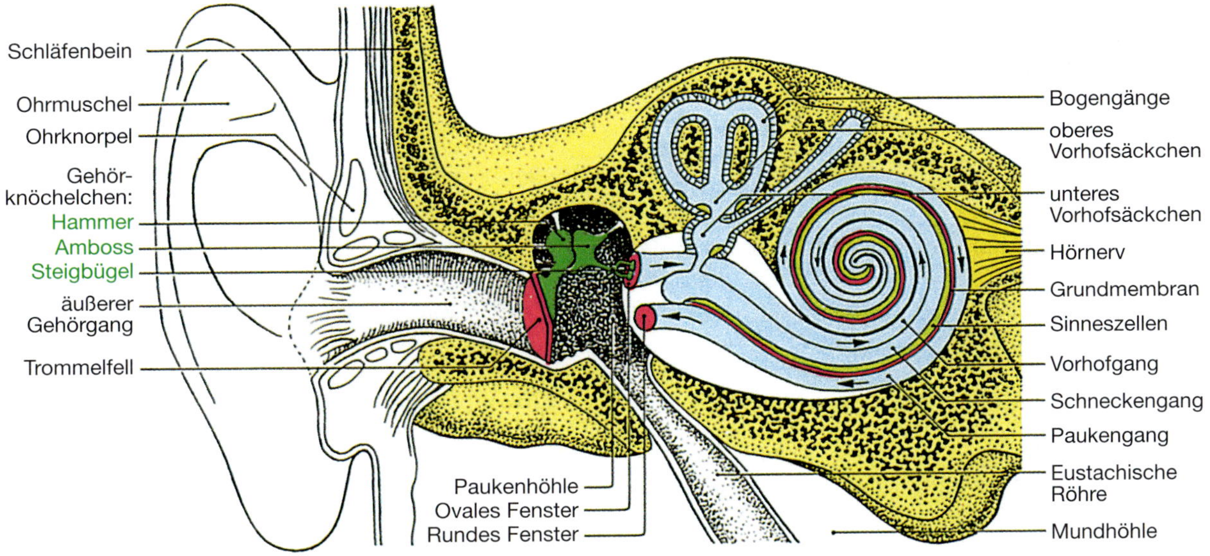

Schläfenbein

Ohrmuschel

Ohrknorpel

Gehör-
knöchelchen:
Hammer
Amboss
Steigbügel

äußerer
Gehörgang

Trommelfell

Paukenhöhle
Ovales Fenster
Rundes Fenster

Bogengänge

oberes
Vorhofsäckchen

unteres
Vorhofsäckchen

Hörnerv

Grundmembran

Sinneszellen

Vorhofgang

Schneckengang

Paukengang

Eustachische
Röhre

Mundhöhle

Das Corti'sche Organ
Vegrößerter Schnitt durch eine Schneckenwindung

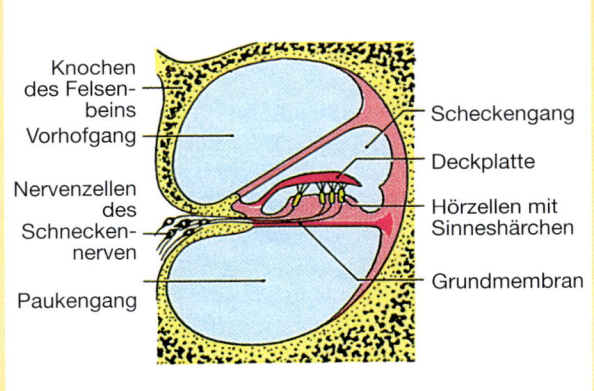

Knochen
des Felsen-
beins

Vorhofgang

Nervenzellen
des
Schnecken-
nerven

Paukengang

Scheckengang

Deckplatte

Hörzellen mit
Sinneshärchen

Grundmembran

Die Hörzellen mit den Sinneshärchen bilden das Gehörorgan, nach Alfonso de Corti auch als Corti'sches Organ benannt. Die mechanische Energie von Schallwellen wird in elektrische Energie in Form von Nervenimpulsen umgewandelt.

5.1.2   Physiologie des Hörens

Schallwellen bringen das Trommelfell zum Schwingen. Die Gehörknöchelchen Hammer, Amboss und Steigbügel verstärken die Auslenkung des Trommelfells und übertragen diese über die Membran des ovalen Fensters auf die Innenohrflüssigkeit der Schnecke. Eine Druckwelle entsteht in der Lymphe des Vorhofgangs. Sie pflanzt sich bis zur Schneckenspitze fort, wo der Vorhofgang in den Paukengang übergeht. Über den Paukengang läuft die Druckwelle wieder aus der Schnecke heraus zur Membran des runden Fensters.

Die Druckwelle in der Schnecke führt zu einer Erschütterung der Grundmembran an einer für jede Tonfrequenz charakteristischen Stelle. Die Grundmembran ist am Schneckenanfang schmaler. Zur Schneckenspitze hin verbreitert sie sich. Hohe Töne, d. h. Töne mit einer hohen Frequenz, bringen die Grundmembran in der Nähe der Schneckenbasis zum Schwingen. Tiefe Töne mit niedrigerer Tonfrequenz führen zu einer Auslenkung der Grundmembran im Bereich der Schneckenspitze. Durch diese Veränderung der Grundmembran verbiegen sich die Sinneshärchen der Hörsinneszellen. Nervenimpulse entstehen in den Hörsinneszellen und werden über den Hörnerv zu den Hirnzentren geleitet. Dort wird der Code der Nervenimpulse entschlüsselt und zu einem Schalleindruck umgewandelt.

Das Hörvermögen des Menschen beginnt bei 0 dB(A). Eine Erhöhung des Schallpegels um 10 dB(A) wird als Verdoppelung der Lautstärke empfunden. Demnach sind 60 dB(A) doppelt so laut wie 50 dB (A), 50 dB (A) wiederum doppelt so laut wie 40 dB (A). Schallstärken über 130 dB (A) werden als Schmerz empfunden.

Prüfung des Hörvermögens

Das Hörvermögen kann durch einen einfachen Test überprüft werden. Geflüsterte Zahlen sollen normalerweise auf eine Entfernung von 6 m noch gehört werden. Die Hörschärfe wird durch Zahlen von 6 bis 1 ausgedrückt, je nach dem Abstand, aus dem die Zahlen noch gehört werden.

Der Arzt kann mit einem elektroakustischen Hörmessgerät den genauen Grad der Schwerhörigkeit feststellen (Audiometrie).

5.1.3 Gesundheitsschäden durch Lärm

Der Hörsinn ist einer der wichtigsten Sinne. Er ermöglicht mitmenschliche Beziehungen und hat somit eine bedeutende soziale Funktion. Ein taub geborenes Kind kann seine Eltern und andere Menschen nicht hören. Es lernt deshalb auch nicht sprechen, denn das Hören ist eine Voraussetzung für das Sprechen. Taubstummheit ist die Folge. Schlecht hören bedeutet immer eine gewisse Einschränkung des Lebens. Hörgeschädigte stehen oft im „Abseits" und sind isoliert von den Mitmenschen. Nicht selten werden Hörgeschädigte auch zu Unrecht als „geistig beschränkt" angesehen.

Häufig ist Lärm (über 85 dB(A)) die Ursache von Schwerhörigkeit. Schäden, die durch kurzzeitig anhaltenden Lärm verursacht werden, können sich meist wieder zurückbilden. Dauert Lärm aber stetig an – die Grenze liegt bei drei Jahren –, so entstehen bleibende Gesundheitsschäden. Der Beginn von Lärmschäden

Ursachen von Schwerhörigkeit

- angeborene Innenohrschwerhörigkeit
- Lärm
- Altersschwerhörigkeit
- Infektionen wie
  - Masern
  - Scharlach
  - Hirnhautentzündung
- Ernährungsmangelerscheinungen wie
  - Vitaminmangel
- Eisenmangel
- Verletzungen durch Explosionen
- Vergiftungen durch
  - Alkohol
  - Blei
  - Kohlenstoffmonoxid
  - Arzneimittel (Aspirin, Streptomycin u. a.)
- Hörsturz
  - Durchblutungsstörungen

Geräuschpegel, die an Arbeitsplätzen nicht überschritten werden dürfen

55 dB (A) bei überwiegend geistigen Tätigkeiten sowie in Pausen-, Bereitschafts- und Sanitärraumen.

70 dB(A) bei einfachen Bürotätigkeiten

85 dB (A) bei allen sonstigen Tätigkeiten

Lärm und seine Folgen

- Kopfschmerzen
- Hörschäden
- Neurosen
- Stress
- Schlafstörungen
- Übermüdung

äußert sich durch Vertaubungsgefühl und Kopfschmerzen. Ein Hörabfall, besonders im Bereich von 4 000 Hz, entsteht. Zuerst werden hohe Mitlaute nicht mehr gehört: Anstelle von **F**isch wird **T**isch verstanden. Später werden dann auch verschiedene Vokale nicht mehr verstanden. Lärm schädigt nicht nur das Gehörorgan, sondern auch das vegetative und das Zentralnervensystem. Lärmneurosen können entstehen. Überhöhte Reizbarkeit und Erregbarkeit, Nervosität sowie die Entstehung von Magengeschwüren sind mögliche Folgen.

Eine weitere Lärmfolge ist die Erzeugung von Stress. Lärm ist ein Stressor für den Organismus und erzeugt typische Stressreaktionen. Die Blutgefäße verengen sich, der Herzschlag wird gesteigert und der Blutdruck erhöht. Damit wird die Entstehung weiterer Krankheiten begünstigt (vgl. Kap. 2.2.7).

Schädigung des Hörorgans durch Lärm

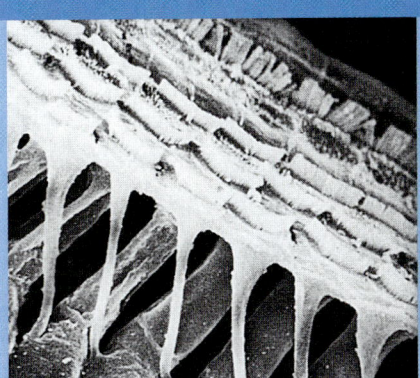

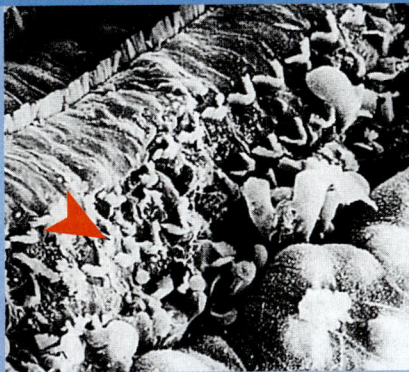

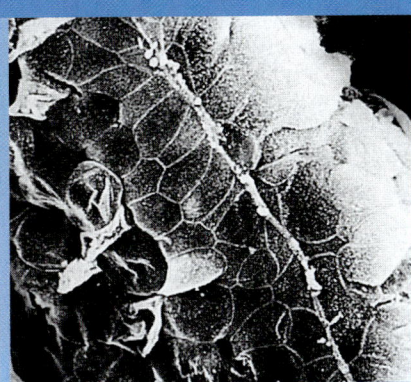

Die Abbildung zeigt eine normale Rasterstruktur der Sinneszellen des Innenohres beim Meerschweinchen. Auf den Stützzellen sind die drei äußeren Haarzellenreihen sowie die innere Zellreihe sichtbar. Die Vergrößerung ist ca. 2 000fach.

Ein Teil der Haarzellen ist durch ein wiederholtes Knalltrauma (Trauma: Verletzung durch Gewalteinwirkung) zerstört (siehe Pfeil).

Das Sinnesepithel ist durch ein wiederholtes Schusstrauma aus nächster Entfernung völlig zerstört.

Eine Lärmschädigung ist ebenfalls die Beeinträchtigung des Schlafs und damit der Erholung des Menschen. Das Gehör hat für den Menschen eine gewisse Warnfunktion. Dies gilt insbesondere im Schlaf, wo optische Warnfunktionen weitgehend ausgeschlossen sind. Lärmreize während des Schlafs unterbrechen den Schlaf oder verändern die Schlafphasen, wie z. B. die Schlaftiefe. Schlafstörungen beeinträchtigen den Erholungswert des Schlafes erheblich. In Wohngebieten ist deshalb die nächtliche Ruhe eine unbedingte Voraussetzung für die Gesundheit des Menschen.

Tinnitus

Als Folge einer Schädigung der Hörzellen kann ein Pfeifen, Klingeln oder Rauschen im Ohr auftreten, obwohl kein entsprechender Schall auf das Ohr trifft. Tinnitus wird diese Erscheinung genannt. Als Hauptursachen gelten Stress, Verletzungen im Ohrbereich (z. B. auch durch Explosionen), Kreislauferkrankungen u. a. Eine Heilung ist selten, eine Linderung aber sehr wohl möglich.

Hörsturz

Darunter versteht man einen meist einseitigen, plötzlich auftretenden Hörverlust, oft verbunden mit einem Druckgefühl im Ohr oder mit Geräuschen. Hauptursa-

che ist eine Durchblutungsstörung im Innenohr, manchmal ausgelöst durch anhaltenden Stress. Eine **sofortige Behandlung** in einem Krankenhaus mit durchblutungsfördernden Infusionen ist fast die einzige Chance auf Heilung.

5.1.4 Bekämpfung von Lärm

Die Schäden der Lärmschwerhörigkeit können medizinisch nicht geheilt werden. Deshalb kommt es darauf an, Lärm überall dort zu vermeiden, wo es nur möglich ist. Die Arbeitsstättenrichtlinien und die Unfallverhütungsvorschrift „Lärm" verpflichten jeden Arbeitgeber,

Gebotszeichen „Gehörschutz tragen"

Immissionsgrenzwerte
für Straßenlärm beim Neubau und bei wesentlicher Änderung von Straßen nach der Verkehrslärmschutzverordnung

Grenzwerte in dB(A) (Mittelungspegel)

	Tag	Nacht
an Krankenhäusern, Schulen, Kur- und Altenheimen	57	47
in reinen und allgemeinen Wohngebieten und Kleinsiedlungsgebieten	59	49
in Kerngebieten, Dorfgebieten und Mischgebieten	64	54
in Gewerbegebieten	69	59

■ Tag ■ Nacht

Zulässige Schallleistungspegel von neu gekauften Motorrasenmähern

Schnittbreite des Rasenmähers	Zulässiger Schallleistungspegel
bis 50 cm	96 dB(A)
über 50 cm bis 120 cm	100 dB(A)
über 120 cm	105 dB(A)

Rasenmäherlärm-Verordnung

Rasenmähen ist werktags von 7 bis 19 Uhr erlaubt. Werktags von 19 bis 22 Uhr dürfen nur solche Rasenmäher betrieben werden, die durch eine Plakette mit einem Schallleistungspegel von weniger als 88 dB (A) gekennzeichnet sind oder die vor dem 1.8.1987 erstmals in den Verkehr gebracht worden sind und in zehn Meter Entfernung einen Emissionswert von weniger als 60 dB (A) erzeugen. An Sonn- und Feiertagen ist Rasenmähen mit einem Motormäher verboten. In vielen Orten gelten strengere Vorschriften.

Persönlicher Gehörschutz

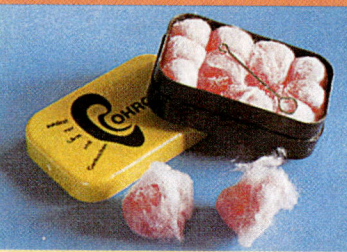

Lärmschutzwatte dämmt Lärm bis zu 30 dB(A).

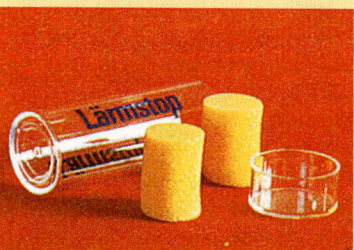

Gehörschutzstöpsel dämmen Lärm bis zu 30 dB(A) (wirken bis zu 110 dB(A).

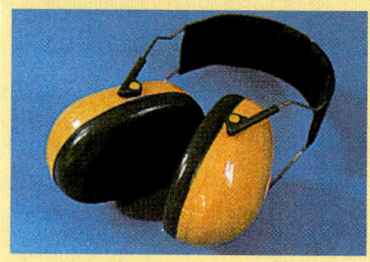

Gehörschutzkapseln werden wie Kopfhörer getragen, dämmen Lärm bis zu 40 dB(A) und wirken bis zu 130 dB(A).

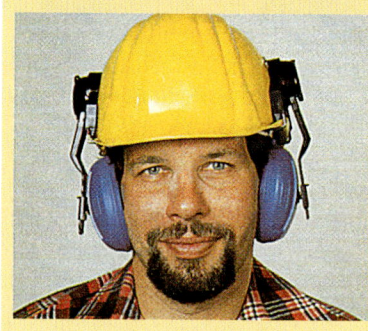

Schallschutzhelme bedecken die Ohrmuscheln und wesentliche Teile des Kopfes. Der Wirkungsbereich liegt bei über 130 dB(A). Einen zusätzlichen Schutz geben Lärmschutzanzüge.

den Schallpegel am Arbeitsplatz so gering wie möglich zu halten. Die Grenze von 90 dB(A) darf nicht überschritten werden. Maschinen können durch technische Veränderungen, z. B. durch Abdämmung, leiser gemacht werden.

In Wohn- und Arbeitsräumen ist durch bauliche Konstruktionen ein Schallschutz möglich. So können Wände schallgedämmt werden. Bei Decken muss der „schwimmende Estrich" durch weiche Dämmstoffe von Mauerwerk und Rohdecke getrennt sein. Normale Fenster können durch besondere Schallschutzfenster ersetzt werden.

Der Verkehrslärm kann durch ausgewogene Bauleitplanung vermindert werden. Verkehrsberuhigung und „Zone 30" in Wohngebieten vermindern Kraftfahrzeuglärm und bringen mehr Lebensqualität für die Anwohner.

Wenn Lärm ein erträgliches Maß überschreitet, verhindert nur ein persönlicher Gehörschutz das Eindringen des Schalls in den Gehörgang.

Bei Geräuschpegeln über 85 dB (A) müssen laut Verordnung persönliche Gehörschutzmittel verwendet werden. Entscheidend ist, dass ein solcher Gehörschutz auch konsequent getragen wird. Die Schalldämmung durch einen Gehörschutz bedarf einer kurzen Eingewöhnungszeit. Sie darf auch nicht zu klein oder zu groß sein. Sprache und Maschinengeräusche müssen noch gehört werden können.

Auch eine Reihe von gesetzlichen Bestimmungen sind Maßnahmen zur Lärmbekämpfung (Verordnungen zum Sportanlagenlärmschutz, Bahn- und Freizeitlärm, Lärmminderungspläne in Städten, Flugverkehrslärm).

5.2 Luft

Luft ist ein Gemisch von Gasen.

Mensch, Tier und Pflanze benötigen Luftsauerstoff zur Atmung. Der Sauerstoff gelangt über die Lunge mit dem Blut in die Körperzellen. Dort werden die Nährstoffe,

Zusammensetzung der reinen Luft		
Sauerstoff (O_2)	20,93	Vol.%
Stickstoff (N_2)	78,10	Vol.%
Argon (Ar)	0,93	Vol.%
Kohlenstoffdioxid (CO_2)	0,034	Vol.%
Wasserstoff (H_2)	0,01	Vol.%
Sonstige Edelgase	0,0024	Vol.%

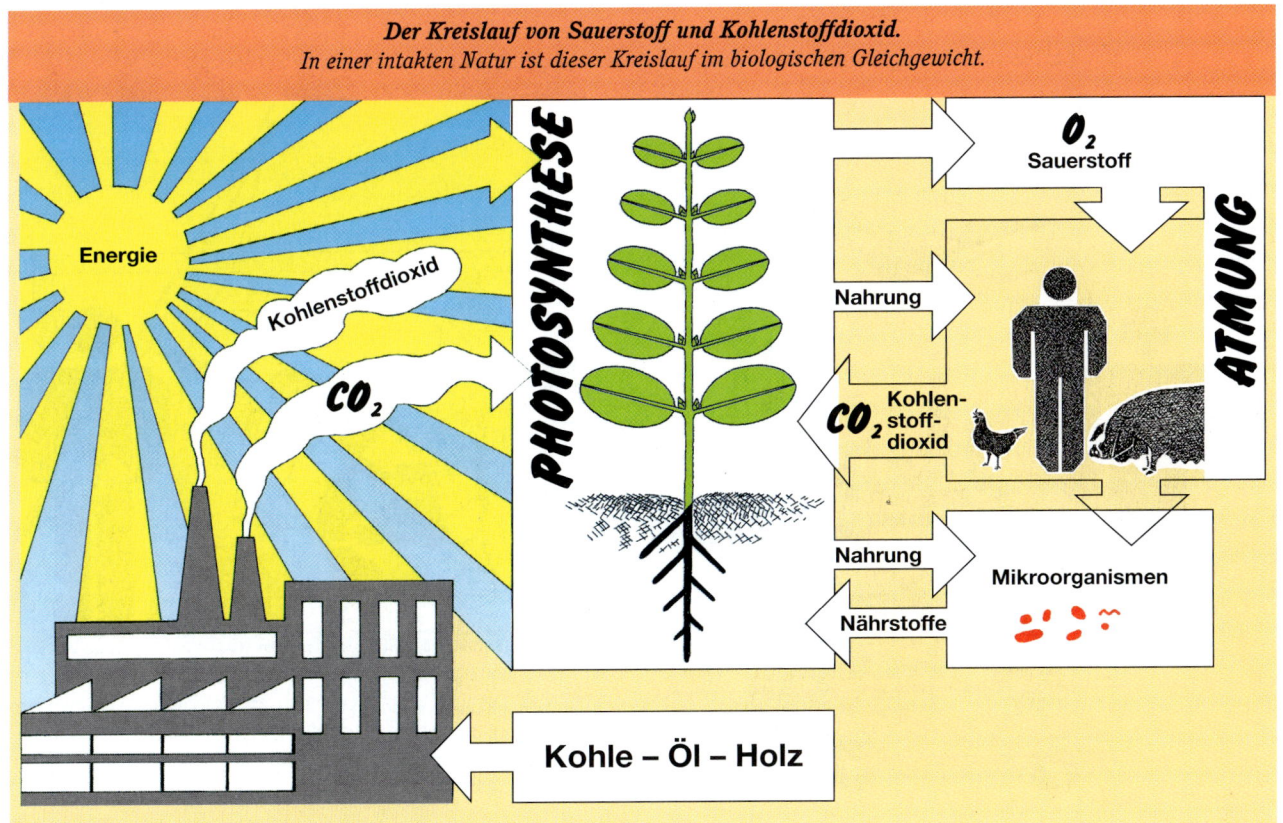

Der Kreislauf von Sauerstoff und Kohlenstoffdioxid.
In einer intakten Natur ist dieser Kreislauf im biologischen Gleichgewicht.

Luftverschmutzung früher – *Die Schadstoffe waren ausschließlich naturbedingt.*

Luftverschmutzung heute – *Die Schadstoffe werden hauptsächlich durch Menschen verursacht.*

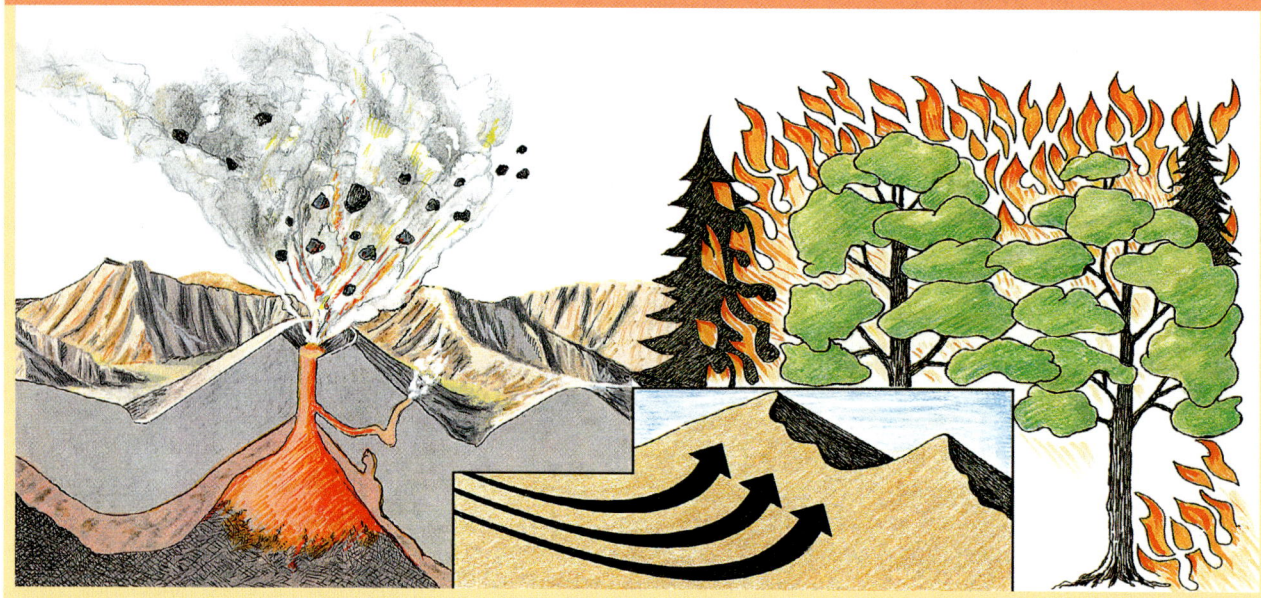

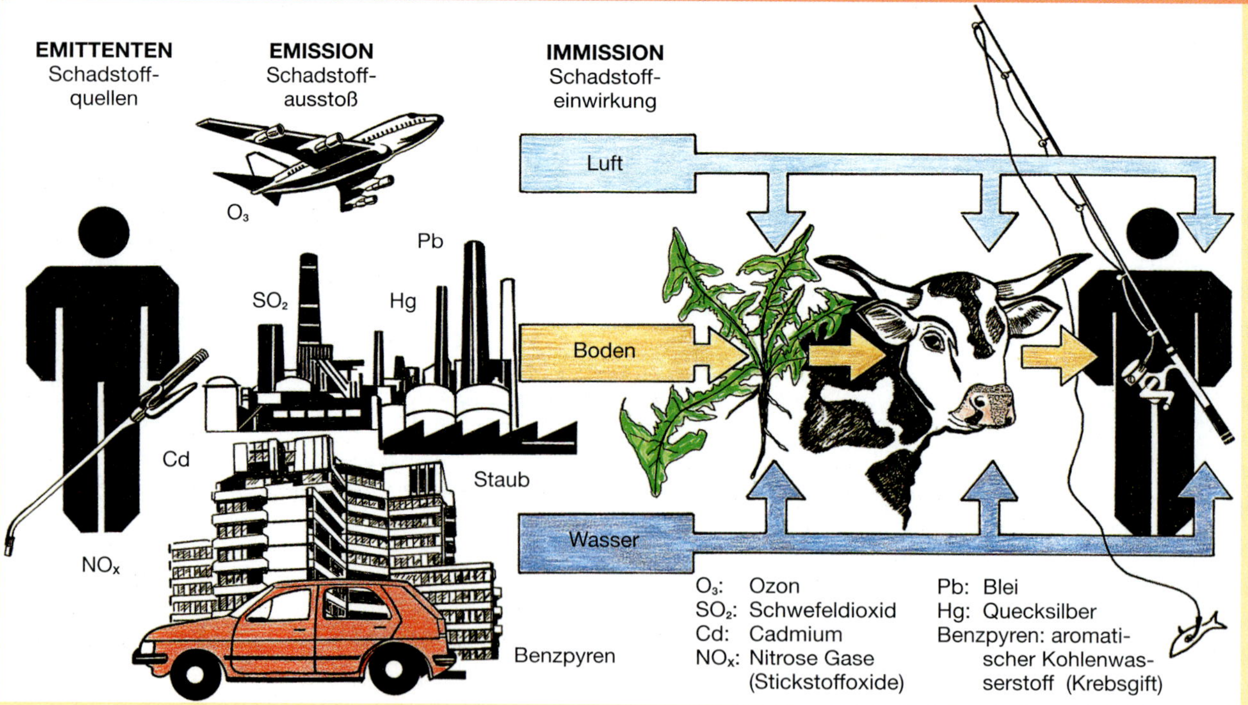

EMITTENTEN
Schadstoff-
quellen

EMISSION
Schadstoff-
ausstoß

IMMISSION
Schadstoff-
einwirkung

O_3

Luft

Pb

SO_2 Hg

Boden

Cd

Staub

NO_x

Wasser

Benzpyren

O_3: Ozon
SO_2: Schwefeldioxid
Cd: Cadmium
NO_x: Nitrose Gase
(Stickstoffoxide)

Pb: Blei
Hg: Quecksilber
Benzpyren: aromati-
scher Kohlenwas-
serstoff (Krebsgift)

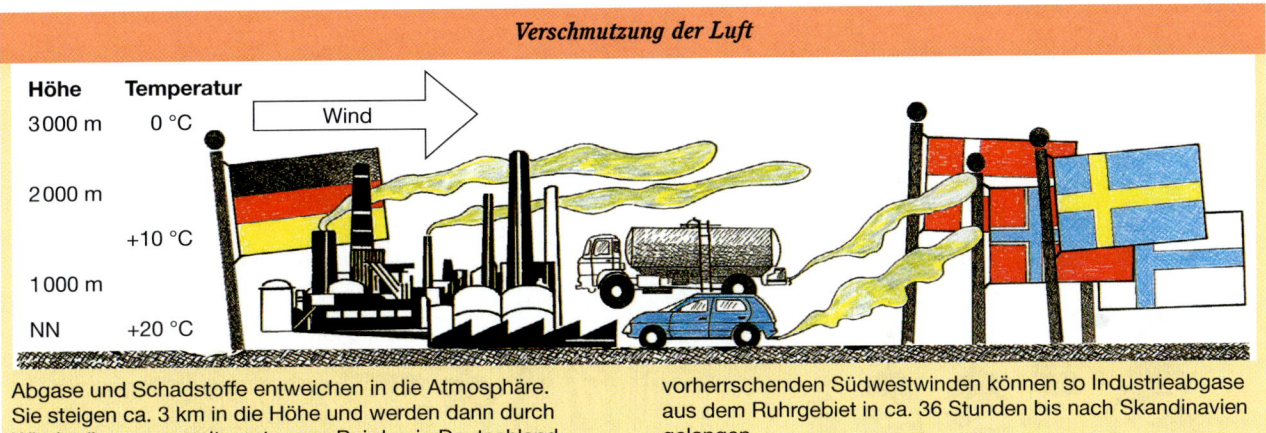

Verschmutzung der Luft

Abgase und Schadstoffe entweichen in die Atmosphäre. Sie steigen ca. 3 km in die Höhe und werden dann durch Windströmungen weitergetragen. Bei den in Deutschland vorherrschenden Südwestwinden können so Industrieabgase aus dem Ruhrgebiet in ca. 36 Stunden bis nach Skandinavien gelangen.

vor allem Traubenzucker, abgebaut. Es entsteht dabei Energie, die für Stoffwechselreaktionen notwendig ist. Außerdem entsteht als Abfallprodukt Kohlenstoffdioxid, das ausgeatmet wird. Die ausgeatmete Luft enthält deshalb 4% Kohlenstoffdioxid und nur noch 16% Sauerstoff. Das Kohlenstoffdioxid wiederum wird von den grünen Pflanzen aufgenommen. Diese bilden aus Kohlenstoffdioxid und Wasser mithilfe von Lichtenergie Traubenzucker und Sauerstoff (Photosynthese).
Der Kohlenstoffdioxidgehalt der Luft nimmt in neuerer Zeit laufend zu. Gründe dafür sind die zunehmende Verbrennung von Kohle und Heizöl und zu einem geringen Teil auch das Abholzen von Wäldern und die Vernichtung von Grünlandschaften.

5.2.1 Luftverschmutzung

Heizöl, Kohle und Benzin sind die hauptsächlichen Verursacher der Luftverschmutzung. Bei der Verbrennung dieser Stoffe in den Heizungsanlagen von Haushalten, Öl- und Kohlekraftwerken und Industriebetrieben sowie in den Verbrennungsmotoren der Kraftfahrzeuge werden zahlreiche Schadstoffe freigesetzt. Es sind dies Gase, Säuren- und Öltröpfchen, Staub und Ruß. Aber auch in Zementfabriken, Hüttenwerken und anderen Industriebetrieben entstehen Stoffe, die ebenfalls die Luft verunreinigen können.
Die Schadstoffabgabe bezeichnet man als **Emission**. Im Gegensatz dazu ist **Immission** die Gesamtheit der in der Luft vorhandenen Verunreinigungen, wie sie von Pflanzen, Tieren und Menschen aufgenommen werden können. Die Luftverschmutzung in dem heutigen Ausmaß wird fast ausschließlich von den Menschen verursacht. Zwar gab es auch schon vor dem technischen Zeitalter naturbedingte Luftverschmutzungen, die aber im Vergleich zum heutigen Verschmutzungsgrad nur eine geringe Bedeutung haben.

Auswirkungen der Luftverschmutzung
Viele Luftverunreinigungen sind gefährliche Schadstoffe für den Menschen, für Pflanzen und Tiere sowie für die unbelebte Natur. Der biochemische Giftmechanismus ist im Einzelnen z. T. noch unbekannt. Jedoch ist heute unbestritten, dass die Luftverunreinigungen viele Gesundheits- und Umweltschäden verursachen. Einige der Luftschadstoffe reagieren chemisch miteinander oder mit Luftbestandteilen, z. B. mit Ozon. Dabei können noch giftigere Verbindungen entstehen.
Im Dezember 1952 forderte in London eine so genannte Smogkatastrophe[1] 4 000 Todesopfer. Bei nasskaltem, nebligem Wetter reicherten sich in der Luft Schwefeldioxid, Rauch, Ruß und andere Stoffe an. Smog entstand. Das Schwefeldioxid setzte sich in den Nebeltröpfchen zu Schwefelsäure um. Ein gefährliches, schleimhautreizendes Atemgift entstand. Alte und kranke Menschen waren davon besonders betroffen.
Dramatische Ausmaße kann die Luftverschmutzung in Gebieten mit hohen Emissionswerten (Großstädte oder

---

[1] smog: zusammengesetztes Wort aus **sm**oke und f**og** = engl.: Rauch und Nebel

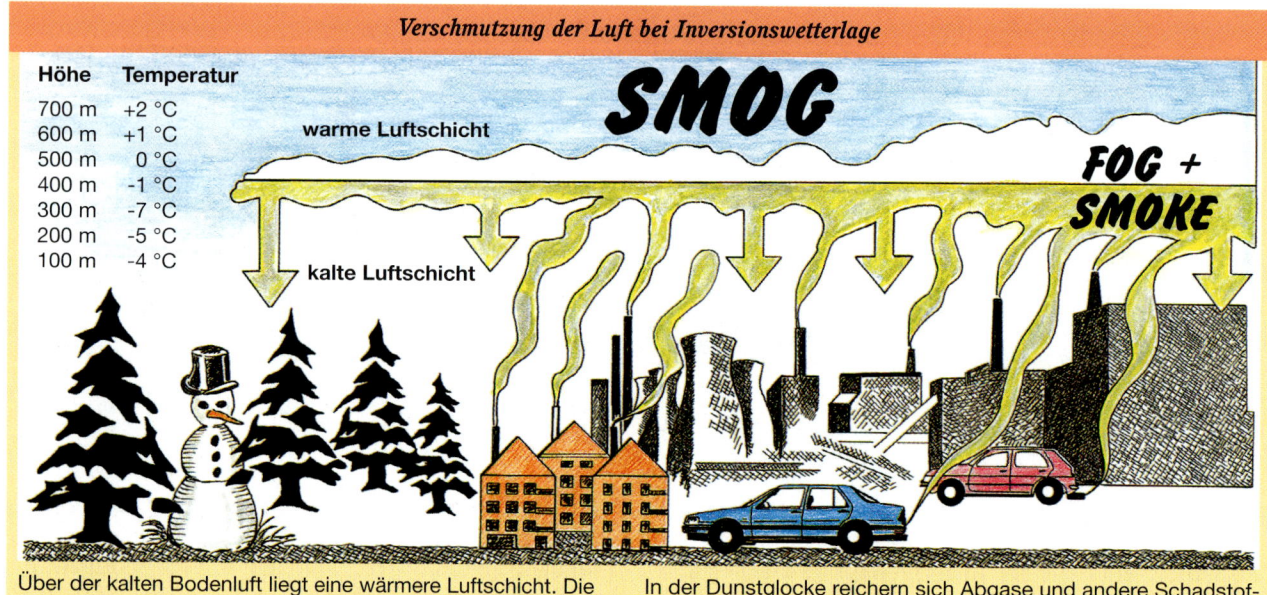

Verschmutzung der Luft bei Inversionswetterlage

Höhe	Temperatur
700 m	+2 °C
600 m	+1 °C
500 m	0 °C
400 m	-1 °C
300 m	-7 °C
200 m	-5 °C
100 m	-4 °C

warme Luftschicht

SMOG

FOG + SMOKE

kalte Luftschicht

Über der kalten Bodenluft liegt eine wärmere Luftschicht. Die Emissionen können nicht mehr in die Atmosphäre entweichen.

In der Dunstglocke reichern sich Abgase und andere Schadstoffe an, die zwangsläufig mit eingeatmet werden. Smog entsteht.

Industriegebiete) bei so genannten **Inversionswetterlagen** annehmen. Eine Inversionswetterlage entsteht meist im Winter: Am Boden lagert eine kalte Luftschicht. Darüber befindet sich in größerer Höhe eine Warmluftschicht. Normalerweise nimmt die Lufttemperatur mit steigender Höhe ab. Bei einer Inversion (= lat.: Umkehrung) ist dies nicht der Fall. Die Warmluftschicht wirkt wie eine Barriere. Dunst und Emissionsstoffe können nicht weiter in die Atmosphäre entweichen. Die Schadstoffe reichern sich in einer riesigen Dunstglocke am Boden an und bilden so eine erhebliche Smoggefahr. Notfalls müssen dann der Kraftfahrzeugverkehr und die Produktion in Industriebetrieben eingeschränkt werden.

5.2.2 Schadwirkungen einiger Luftverunreinigungen

Schwefeldioxid (SO_2)
Schwefeldioxid entsteht hauptsächlich beim Verbrennen von schwefelhaltiger Kohle, schwefelhaltigem Heizöl und Dieselkraftstoff sowie bei der Verhüttung von schwefelhaltigen Metallerzen.

Chemische Reaktionen von Schwefel

S Schwefel	+	O_2 Sauerstoff	**Verbrennung** ➡ SO_2 Schwefeldioxid
SO_2 Schwefeldioxid	+	H_2O Wasser	➡ H_2SO_3 schweflige Säure
$2 SO_2$ Schwefeldioxid	+	O_2 Sauerstoff	➡ $2 SO_3$ Schwefeltrioxid
SO_3 Schwefeltrioxid	+	H_2O Wasser	➡ H_2SO_4 Schwefelsäure

Schwefeldioxid bildet mit dem Wasserdampf der Luft schweflige Säure. Außerdem kann Schwefeldioxid durch Sonnenlicht zu Schwefeltrioxid oxidiert werden, das wiederum mit Wasser die viel stärkere Schwefelsäure bildet. Schwefelsäure ist ein starkes Reizgift für die Atemwege.

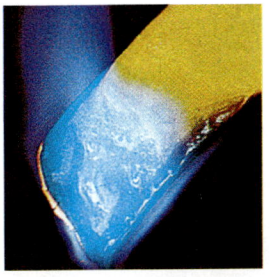

Schwefel verbrennt zu Schwefeldioxid

Saurer Regen

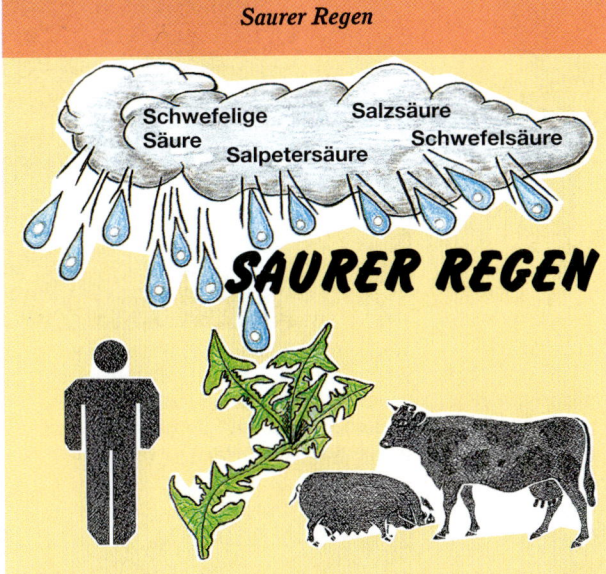

SAURER REGEN

Die Wassertröpfchen der Luft binden Schwefelsäure und schweflige Säure. Der Regen reagiert sauer. Auch andere Säuren können an der Bildung von saurem Regen beteiligt sein.

Der pH-Wert kennzeichnet den Säuregrad von Flüssigkeiten

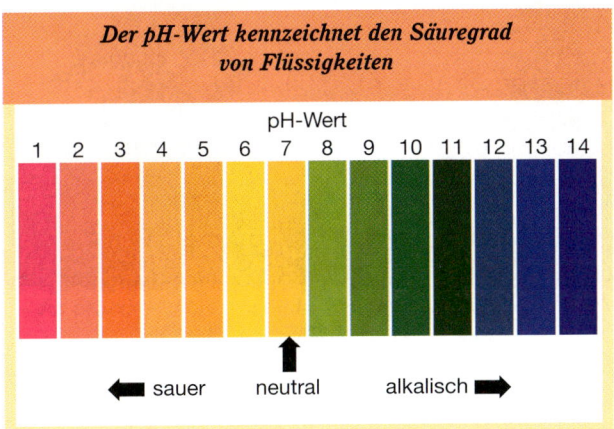

pH-Wert

| 1 | 2 | 3 | 4 | 5 | 6 | 7 | 8 | 9 | 10 | 11 | 12 | 13 | 14 |

⬅ sauer   neutral   alkalisch ➡

Saurer Regen zerfrisst Baudenkmäler und Gestein

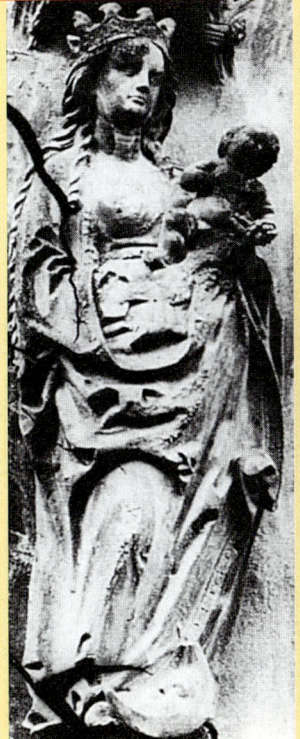 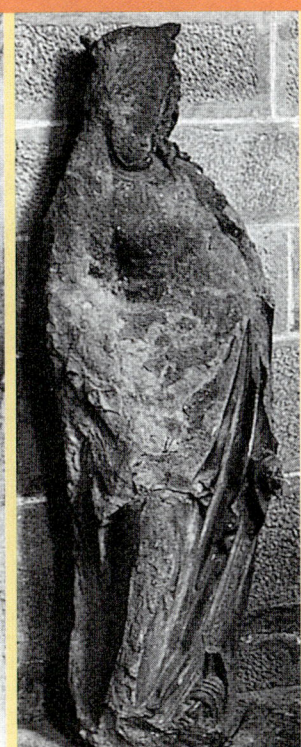

Sandsteinplastik der Madonna mit dem Kind
(Foto vom Jahr 1900)

Die letzten Reste des gotischen Kunstwerkes
(Foto vom Jahr 1984)

Die Sandsteinplastik entstand zu Beginn des 16. Jahrhunderts. Vier Jahrhunderte hat sie nahezu unversehrt auf einem Strebepfeiler an der Stadtkirche Marbach am Neckar überstanden.

Von der Madonna mit dem Kind ist außer drei Faltenwürfen des Mantels und einem Teil der Mondsichel zu ihren Füßen nichts mehr zu erkennen.

Auf diese Weise können die Wassertröpfchen der Luft schweflige Säure und Schwefelsäure enthalten. Beim Abregnen entsteht **saurer Regen**, d. h., die Niederschläge weisen einen sauren pH-Wert auf. Um 1800, vor Beginn der Industrialisierung, hatte Regenwasser einen nahezu neutralen pH-Wert von 6,0 bis 7,6. Niederschläge aus dieser Zeit sind im grönländischen Gletschereis konserviert aufgefunden worden. Heute haben die Niederschläge in der Bundesrepublik Deutschland einen sauren pH-Wert von durchschnittlich 5,0.

Schadwirkung der Luftverschmutzung, insbesondere durch sauren Regen, bei Waldbäumen

Schwefeldioxid gelangt als saurer Regen auf und in die Pflanzen. Die Aufnahme von Kohlenstoffdioxid wird gehemmt, sodass die Photosynthese zum Erliegen kommt. Die Pflanzenzellen sterben ab, erkennbar am Braunwerden der Nadeln. Ältere Nadeln, die schon längere Zeit den Schadstoffen ausgesetzt waren, werden zuerst braun.

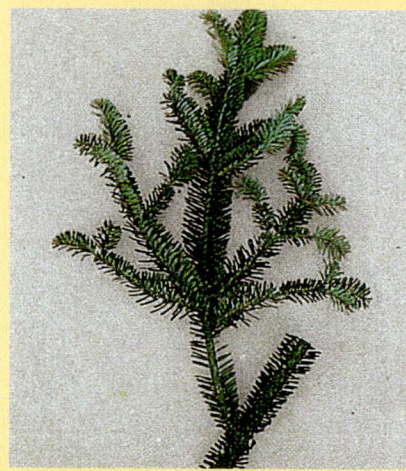

Beginn des Tannensterbens: Normalerweise sind 7 bis 12 Nadeljahrgänge vorhanden. Bei Schädigung des Tannenzweigs sind die vorjährigen Nadeln kürzer als die endständigen diesjährigen Nadeln.

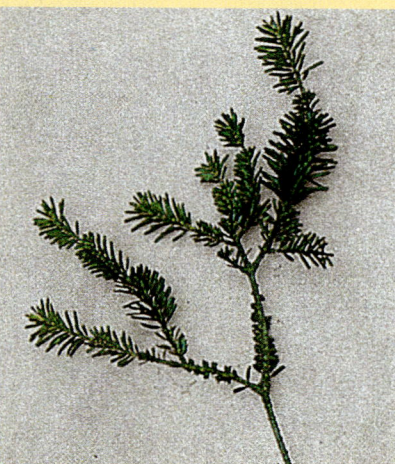

Todkranke Tanne: Nur noch 2 bis 3 Nadeljahrgänge sitzen am Zweig, wobei die vorjährigen Nadeln eigenartig kurz sind.

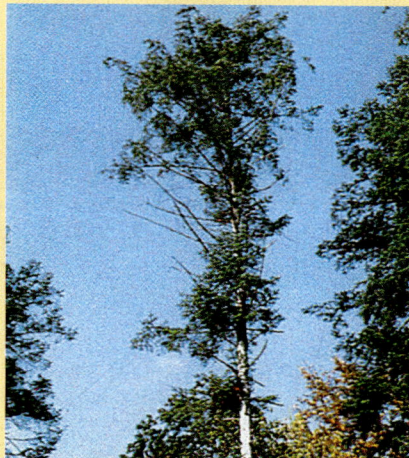

Todkranke Tanne: Zweige und Äste verlieren ihre Nadeln. Die Baumkronen verkahlen und werden „durchsichtig" (Storchennest). Am Stamm bilden sich so genannte Angsttriebe. Der Baum stirbt.

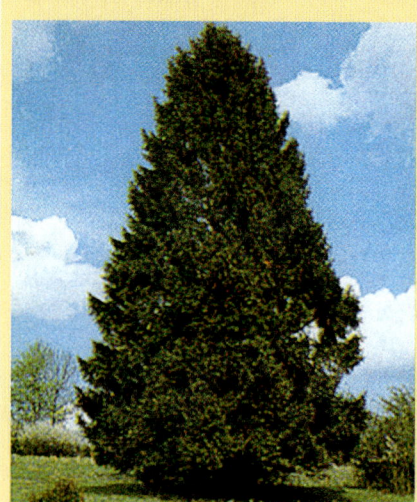

Gesunde Fichte: Alte Fichten haben eine nahezu undurchsichtige Krone

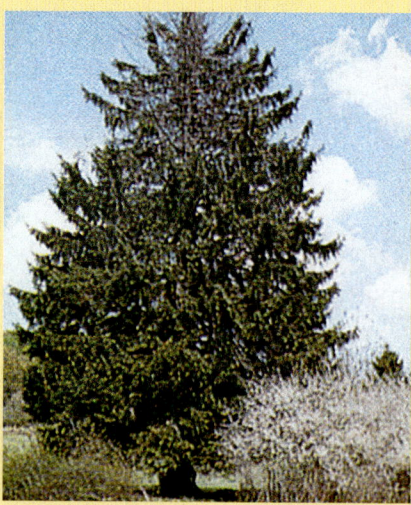

Sterbende Fichte: Jahrzehnte dauert der natürliche Baumtod. Der jährliche Holzwuchs nimmt langsam ab, erste Teile der Krone sterben.

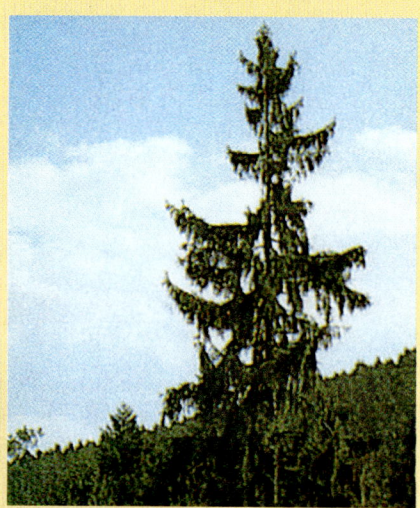

Kranke Fichte: Die Zweige hängen wie Lamettafäden; Lamettaeffekt!

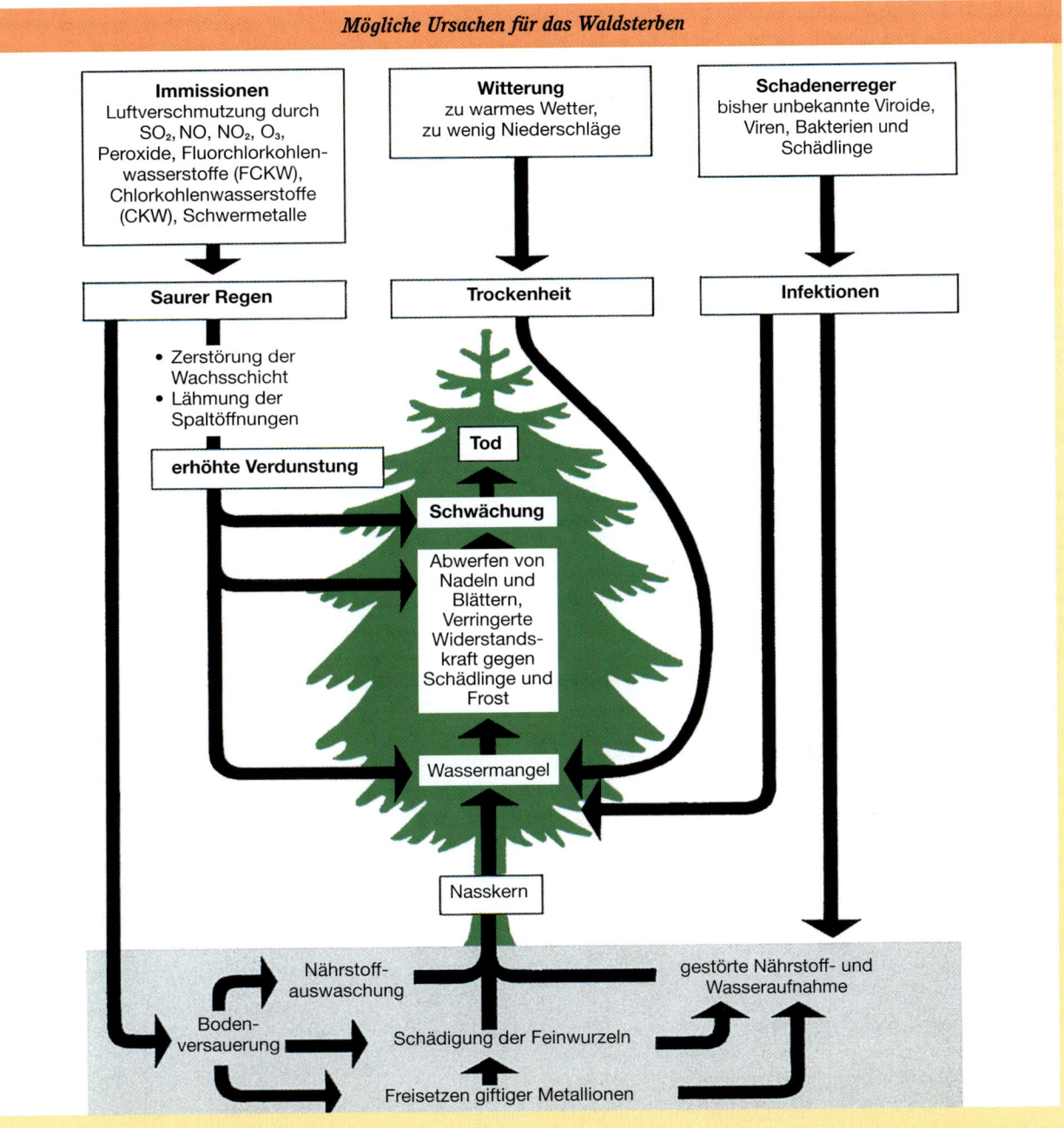

Mögliche Ursachen für das Waldsterben

Immissionen
Luftverschmutzung durch
SO_2, NO, NO_2, O_3,
Peroxide, Fluorchlorkohlen-
wasserstoffe (FCKW),
Chlorkohlenwasserstoffe
(CKW), Schwermetalle

Witterung
zu warmes Wetter,
zu wenig Niederschläge

Schadenerreger
bisher unbekannte Viroide,
Viren, Bakterien und
Schädlinge

Saurer Regen

Trockenheit

Infektionen

• Zerstörung der
  Wachsschicht
• Lähmung der
  Spaltöffnungen

erhöhte Verdunstung

Tod

Schwächung

Abwerfen von
Nadeln und
Blättern,
Verringerte
Widerstands-
kraft gegen
Schädlinge und
Frost

Wassermangel

Nasskern

Nährstoff-
auswaschung

gestörte Nährstoff- und
Wasseraufnahme

Boden-
versauerung

Schädigung der Feinwurzeln

Freisetzen giftiger Metallionen

Die Ursachen können vielfältig sein. Verschiedene Faktoren können unabhängig voneinander einwirken oder einander in ihrer Wirkung verstärken. Zum Beispiel können Schädlinge geschwächte Bäume leichter angreifen. Schadeinwirkungen, besonders aus der Luft, bewirken das heutige Waldsterben. Bereits junge Bäume zeigen Anzeichen von Schäden und können binnen kurzer Zeit absterben. Anzeichen des Waldsterbens: Nadelbäume verlieren ihre Nadeln, die Kronen werden von innen nach außen durchsichtig, die Seitenzweige hängen schlaff, lamettaartig herab (Lamettaeffekt).

In Schottland wurden im Regenwasser pH-Werte von 2,5, in Florida (USA) von 1,5 gemessen. Dies entspricht schon dem Säuregrad einer Autobatterie. Der saure Regen hat verheerende Auswirkungen auf die Natur. Der Wald ist zu 20 Prozent deutlich geschädigt. Nur 41 Prozent der Waldbäume gelten als nicht geschädigt. Besonders betroffen sind Eichen, bei denen 46 Prozent deutlich geschädigt sind. Der Anteil der deutlich geschädigten Buchen beträgt 29 Prozent, der Fichten 18 Prozent und der Kiefern 12 Prozent (Angaben für das Jahr 1997).

Eine weitere Schadwirkung des sauren Regens ist die Zersetzung von Gebäuden und Denkmälern.

Kohlenstoffmonoxid (CO)

Kohlenstoffmonoxid entsteht hauptsächlich bei der Verbrennung von Benzin und Kohle, weniger von Heizöl und Dieselkraftstoff.

Kohlenstoffmonoxid ist ein starkes Atemgift, denn es blockiert die Aufnahme von Sauerstoff durch die roten Blutkörperchen. Das Hämoglobin der roten Blutkörperchen bindet Kohlenstoffmonoxid etwa 200-mal stärker als Sauerstoff. Bei CO-Anwesenheit entsteht dabei giftiges Carboxihämoglobin. Es kommt zu einem Sauerstoffmangel in den Körperzellen. Gesundheitsschädigende Auswirkungen sind zunächst eine Herabsetzung

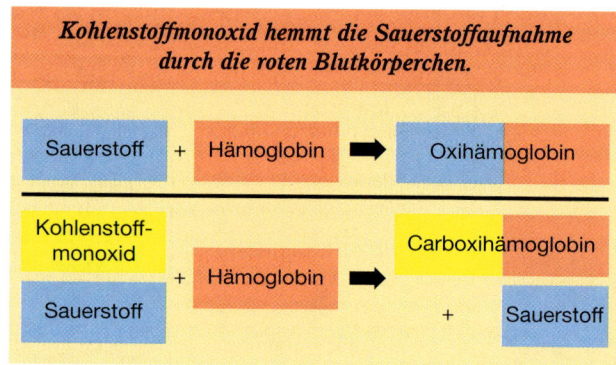

der Konzentrations- und Reaktionsfähigkeit sowie Kopfschmerzen. Größere Mengen Kohlenstoffmonoxid verursachen Nerven- und Herzschäden.

Kohlenstoffmonoxid entsteht auch beim Zigarettenrauchen. Kinder von Raucherinnen haben ein geringeres Geburtsgewicht im Vergleich zu Kindern von Nichtraucherinnen. Der Sauerstoffmangel, der durch das Zigaretten-Kohlenstoffmonoxid verursacht wird, führt vermutlich zu einer Beeinträchtigung der Entwicklung (vgl. hierzu Kap. 3).

Stickstoffoxide

Stickstoffoxide entstehen hauptsächlich in den Verbrennungsmotoren von Kraftfahrzeugen, in Kohle- und Ölkraftwerken, zum Teil auch in der Industrie, z. B. in Salpetersäurefabriken. Stickstoffoxide entstehen auch auf natürlichem Wege durch Vulkane, Blitze und durch Bakterien im Erdreich. Sie können in der Luft mit Wasser reagieren und zu Salpetersäure werden. Diese Säure ist mitverantwortlich für den sauren Regen.

Stickstoffoxide sind Gase, die die Schleimhäute der Atemwege reizen. Bei hohen Konzentrationen können sie schwere Lungenschädigungen hervorrufen, bei denen sich die Lungenbläschen mit Wasser füllen (Lungenödem).

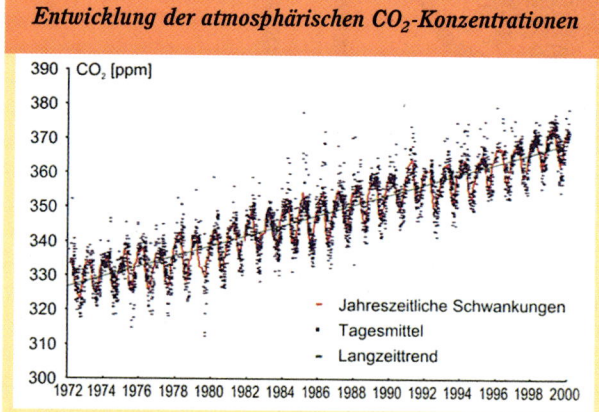

Seit 1750, mit Beginn der Industrialisierung, ist die CO_2-Konzentration in der Atmosphäre um 31% von 280 ppm auf über 360 ppm gestiegen und hat vermutlich das höchste Niveau innerhalb der letzten 20 Mio. Jahre erreicht. In den letzten Jahrzehnten betrug der Anstieg jährlich 1,5 ppm (0,4%). Bei Weiterführung der anthropogenen Emissionen muss mit weiter zunehmenden globalen Klimaänderungen gerechnet werden.

Quelle: Bundesumweltamt

Umweltproblem Ozon:
Unten zu viel und oben zu wenig

Bodennahes Ozon (Sommersmog)

Ozon (O_3) ist ein farbloses bis blaues Gas und hat einen eigentümlichen, frischen Geruch, der an Chlor erinnert.

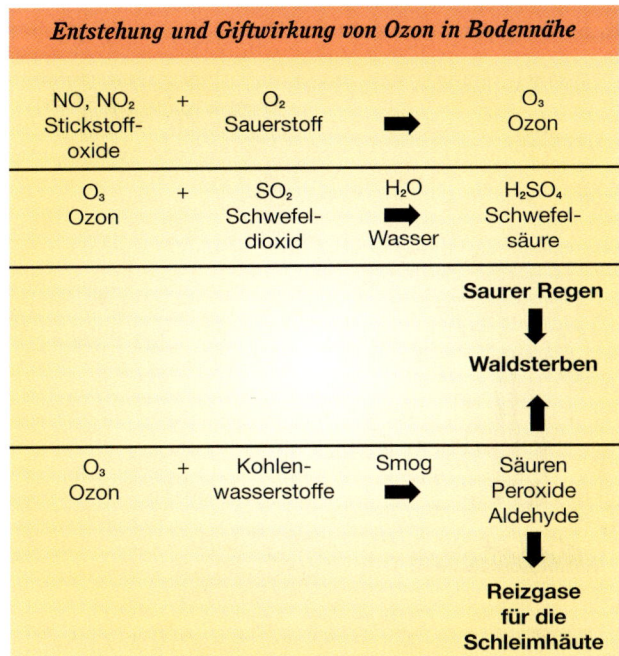

Entstehung und Giftwirkung von Ozon in Bodennähe

NO, NO₂ Stickstoffoxide	+	O₂ Sauerstoff	➡	O₃ Ozon
O₃ Ozon	+	SO₂ Schwefeldioxid	H₂O Wasser ➡	H₂SO₄ Schwefelsäure

Saurer Regen

⬇

Waldsterben

⬆

O₃ Ozon	+	Kohlenwasserstoffe	Smog ➡	Säuren Peroxide Aldehyde

Reizgase für die Schleimhäute

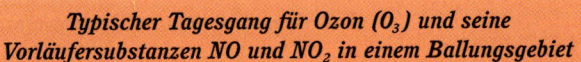

Typischer Tagesgang für Ozon (O₃) und seine Vorläufersubstanzen NO und NO₂ in einem Ballungsgebiet

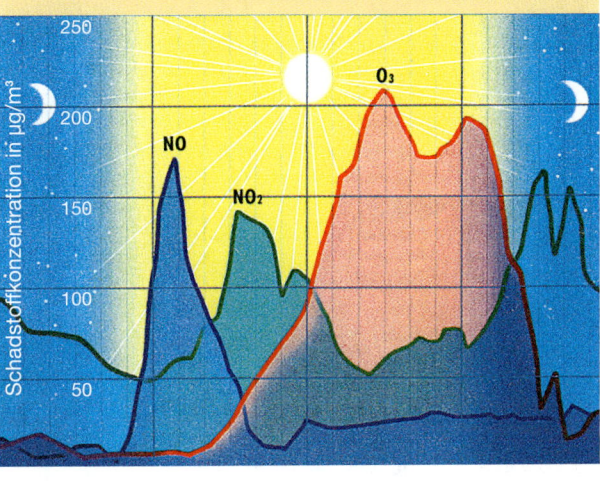

Es entsteht z. B. bei elektrischen Entladungen, bei Gewittern und auch beim Gebrauch einer Höhensonne. Das Gas wirkt stark oxidierend und tötet Bakterien ab. Deshalb wird es in Schwimmbädern neben Chlor zur Wasseraufbereitung verwendet. Der früher oft zitierte Ozongehalt der Waldluft hat sich nicht bewahrheitet. Der Frischeduft in Wäldern wird durch ätherische Öle der Nadelhölzer hervorgerufen.

Ozon ist ein Giftgas. Es verursacht Augenbrennen, Kopfweh, Halsschmerzen und Husten. Auch das Lungengewebe kann von Ozon angegriffen werden. Deshalb sind Menschen, die bereits an einer Atemwegserkrankung wie z. B. an Asthma leiden, besonders betroffen. Ihr Leiden wird unter Ozoneinfluss verstärkt. Bodennahes Ozon wird aus den Auspuffgasen Stickstoffoxide und Kohlenwasserstoffe unter dem Einfluss von Sonnenlicht gebildet. Kohlenwasserstoffe sind Bestandteil des Benzins und können beim Tanken, wenn die Zapfsäule noch ohne einen so genannten Saugrüssel ausgestattet ist, in die Luft entweichen. Die Ozonbildung ist demnach an schönen warmen Sommertagen am größten. Nachts entsteht kein Ozon. Im Gegenteil, da Ozon auch mit anderen Luftschadstoffen reagiert, wird es dort, wo besonders viele Schadstoffe in der Luft vorhanden sind, nachtsüber wieder abgebaut.

Die Ozonbildung geschieht mit einer zeitlichen Verzögerung. Die Schadstoffe aus dem großen Verkehrsaufkommen in den Ballungsgebieten können je nach Windstärke und Windrichtung in weiter entfernte Gebiete abgedriftet sein. Deshalb werden die höchsten Ozonwerte nicht in Großstädten, sondern in vermeintlich gesunder Landluft gemessen.

Dieser gefährliche Sommersmog ist fast ausschließlich auf menschliche „Tätigkeiten" zurückzuführen. Ozon ist nur in sehr geringen Mengen ein natürlicher Bestandteil der bodennahen Luft.

Noch vor 100 Jahren waren lediglich 20 Mikrogramm Ozon in einem Kubikmeter Luft enthalten. Heute steigen die Werte bis auf 200 Mikrogramm. Im Sommer werden sogar Spitzenwerte von 550 Mikrogramm Ozon gemessen.

Bei Ozongehalten über 180 Mikrogramm pro Kubikmeter Luft sollten vorsorglich ungewohnte, körperlich anstrengende Tätigkeiten vermieden werden. Auch Ausdauersport wie z. B. Jogging sollte man nicht betreiben. Bei Werten über 360 Mikrogramm pro Kubikmeter sollte man möglichst auf Frischluftaktivitäten verzichten. Über aktuelle Luftmesswerte informieren Zeitung, Radio, Fernsehen und Videotext im dritten Fernsehprogramm.

Das Ozonschild in der Stratosphäre wirkt als Sperre gegen ultraviolette Strahlung

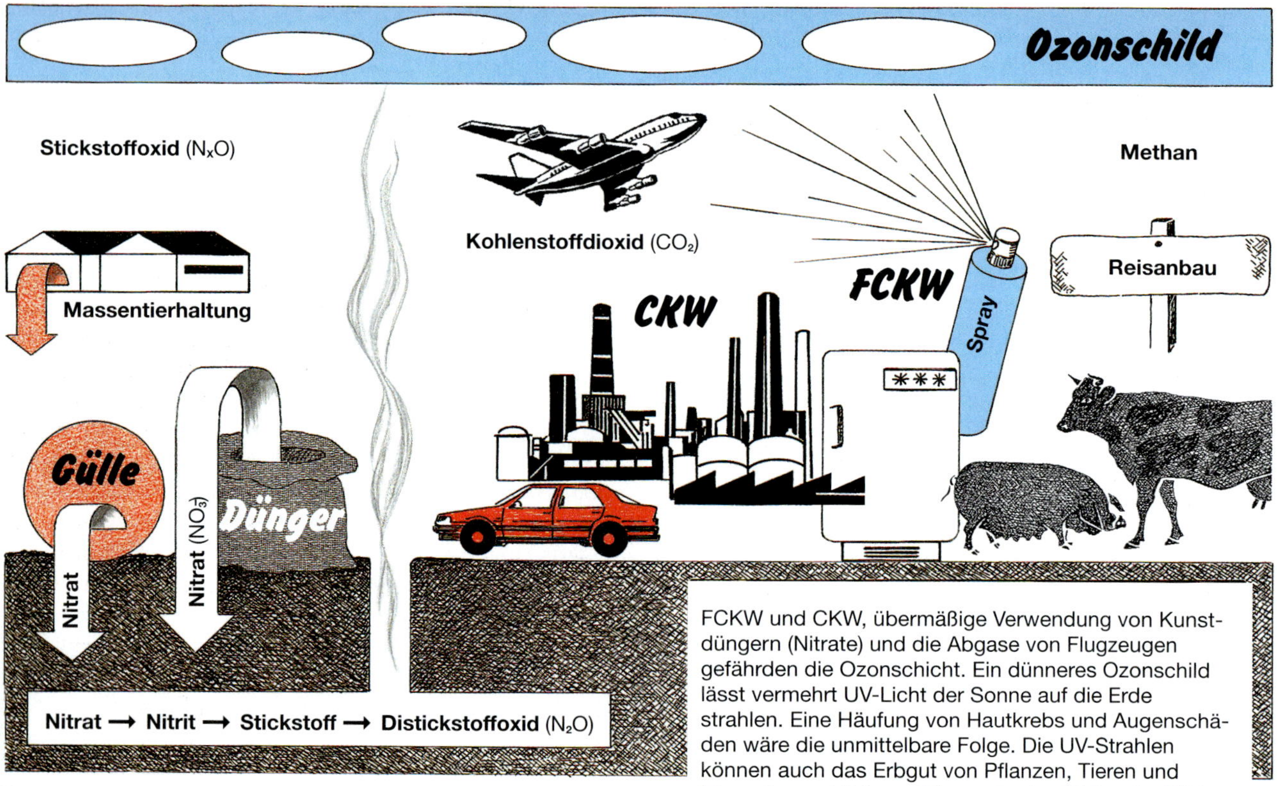

Ozonschild

Stickstoffoxid (N_xO)

Methan

Massentierhaltung

Kohlenstoffdioxid (CO_2)

Reisanbau

CKW

FCKW

Spray

***

Gülle

Dünger

Nitrat (NO_3^-)

Nitrat

Nitrat → Nitrit → Stickstoff → Distickstoffoxid (N_2O)

FCKW und CKW, übermäßige Verwendung von Kunstdüngern (Nitrate) und die Abgase von Flugzeugen gefährden die Ozonschicht. Ein dünneres Ozonschild lässt vermehrt UV-Licht der Sonne auf die Erde strahlen. Eine Häufung von Hautkrebs und Augenschäden wäre die unmittelbare Folge. Die UV-Strahlen können auch das Erbgut von Pflanzen, Tieren und Menschen schädigen. Missernten im Süden der USA, wo die Strahlung besonders intensiv ist, sind bereits eine Folge davon.

Ozon – Schutzschild in der Höhe

Ozon bildet in der **Stratosphäre** in 15 bis 30 km Höhe ein wirksames Sperrschild für ultraviolette Strahlen (UV-Strahlen). Ozon wird durch kurzwellige UV-Strahlen aus Sauerstoff gebildet. Gleichzeitig wird es durch Stickstoffoxide wieder abgebaut.

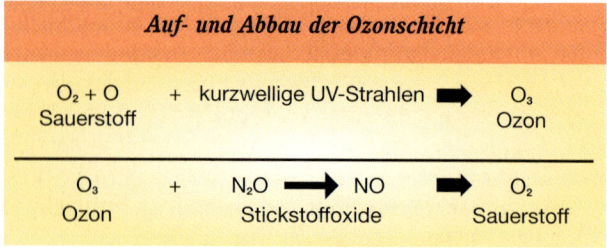

Auf- und Abbau der Ozonschicht		
$O_2 + O$ Sauerstoff	+ kurzwellige UV-Strahlen ⇒	O_3 Ozon
O_3 Ozon	+ N_2O → NO Stickstoffoxide ⇒	O_2 Sauerstoff

So bleibt natürlicherweise die Ozonkonzentration in der Stratosphäre konstant.

Das Ozon hat die Eigenschaft, längerwellige UV-Strahlung zu absorbieren. Das bedeutet, dass die UV-Strahlung des Sonnenlichts zum größten Teil durch die Ozonschicht verschlungen wird. Die Ozonschicht erwärmt sich dabei bis auf + 50 °C.

Würden die UV-Strahlen ungehindert die Erdoberfläche erreichen, so würde alles Leben, zumindest auf den Landteilen, binnen kurzer Zeit absterben. UV-Licht ist ein Auslöser für die Entstehung von Hautkrebs. Die intakte Ozonschicht in der Stratosphäre hat daher eine wichtige Bedeutung für die Gesundheit.

Chlor- und Fluorchlorkohlenwasserstoffe (CKW, FCKW) sowie die übermäßige Verwendung von Kunstdüngern und Abgase von Überschallflugzeugen können die Ozonschicht abbauen.

Beim unsachgemäßen Entsorgen von Kühl- und Gefrierschränken gelangt z. B. FCKW in die Atmosphäre und steigt allmählich in die höheren Luftschichten. In 15 km Höhe, in der Stratosphäre, baut es Ozon zu Sauerstoff ab. Dadurch wird die Absorption von ultraviolettem Licht vermindert.

Die gleiche Wirkung haben die in zunehmendem Maße verwendeten Nitratkunstdünger. Der Boden reichert sich zunächst mit Nitrat an. Überschüssiges Nitrat, das nicht von den Pflanzen aufgenommen wird, wird von Bakterien zu Distickstoffoxid (N_2O) reduziert.

Dieses entweicht als Gas in die Luft. In der Stratosphäre wird es durch UV-Licht zu Stickstoffoxid (NO) umgewandelt, welches wiederum mit Ozon reagiert. Das Ozon wird zu Sauerstoff abgebaut. Ein Teil des Stickstoffoxids bildet mit Wasserdampf Salpetersäure (HNO_3) und gelangt als saurer Regen wieder in den Boden.

FCKW und CKW, z. B. als Reinigungs- und Lösungsmittel in der Industrie oder in chemischen Reinigungen, sind teilweise schon verboten. Für einige Zwecke, z. B. für die Herstellung von Wärmedämmstoffen oder Schaumpolstern sind sie höchstens noch bis zum Jahr 2 000 erlaubt.

Halone, die früher in Feuerlöschern verwendet wurden, zerstören die Ozonschicht ebenfalls. Halone enthalten Brom, welches besonders stark mit Ozon reagiert. Halon-Feuerlöscher sind heute verboten.

Blei

Bleiverbindungen (Bleitetraethyl) wurden früher dem Benzin als Antiklopfmittel zugesetzt, um die vorzeitige Selbstentzündung des Kraftstoffes im Motor zu verhindern. Mit den Autoabgasen gelangten deshalb feinste Bleiteilchen in die Luft.

Blei ist ein **Nervengift**. Es kann Schädigungen des Nervensystems und Lähmungen hervorrufen.

Staub

Staub besteht aus feinsten Partikeln, die in die Luft abgegeben werden. Verursacher sind z. B. Kalk- und Zementfabriken. Bei Verbrennungsvorgängen werden ebenfalls feste Partikelchen in Form von Ruß und Öltröpfchen freigesetzt.

Mit der Atemluft gelangen die Staubteilchen in die Lunge. Erkrankungen der Lunge und der Bronchien können

die Folge sein. Pflanzen können durch Staub große Schäden erleiden. Staub beeinträchtigt den Gasaustausch an den Blättern. Staub in der Luft behindert ebenfalls die Sonneneinstrahlung, sodass die grünen Pflanzen weniger assimilieren.

5.2.3   Der Treibhauseffekt

Die Troposphäre umgibt die Erde bis in 11 km Höhe. Neben der reinen Luft sind in ihr noch Wasserdampf (1%) und Spurengase wie Kohlenstoffdioxid, Methan, Stickstoffoxide und Ozon enthalten. Wasserdampf und Spurengase lassen die kurzwelligen Sonnenstrahlen fast ungehindert zur Erdoberfläche passieren. Dort geben sie einen Teil ihrer Lichtenergie in Form von Wärme ab. Aus der kurzwelligen Strahlung entsteht dadurch die weniger Energie enthaltende langwellige Wärmestrahlung, die von der Erdoberfläche in die Troposphäre ausgestrahlt wird. Diese Wärmestrahlen werden jedoch teilweise vom Wasserdampf und den Spurengasen zurückgehalten. Die Wärme bleibt im erdnahen Bereich. Auf diese Weise herrscht auf der Erde eine Durchschnittstemperatur von plus 15 Grad Celsius.

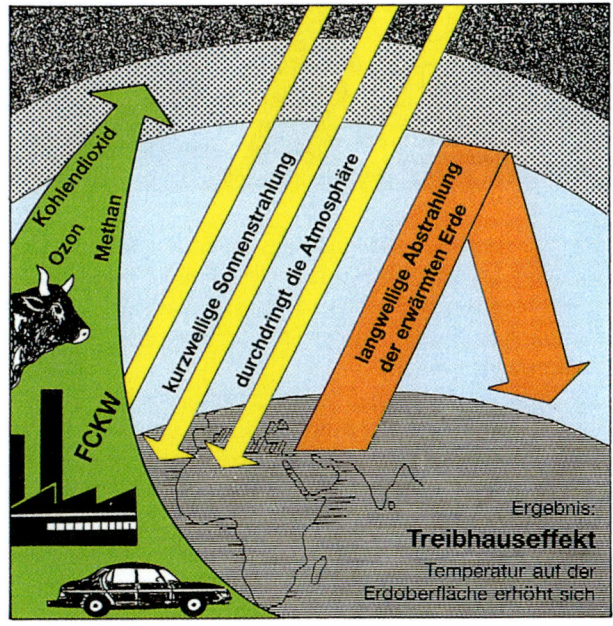

Treibhauseffekt

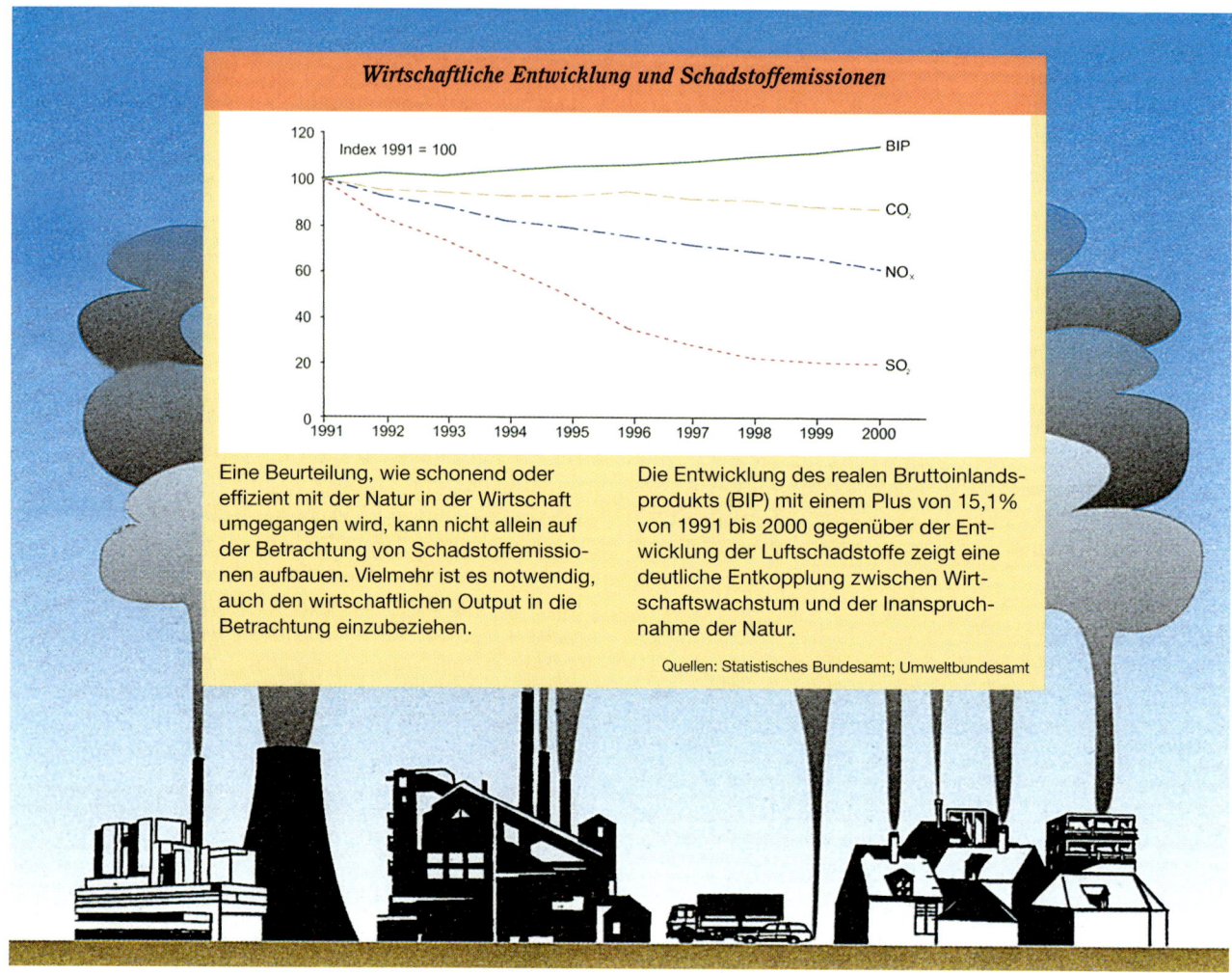

Wirtschaftliche Entwicklung und Schadstoffemissionen

Index 1991 = 100

BIP
CO₂
NOₓ
SO₂

Eine Beurteilung, wie schonend oder effizient mit der Natur in der Wirtschaft umgegangen wird, kann nicht allein auf der Betrachtung von Schadstoffemissionen aufbauen. Vielmehr ist es notwendig, auch den wirtschaftlichen Output in die Betrachtung einzubeziehen.

Die Entwicklung des realen Bruttoinlandsprodukts (BIP) mit einem Plus von 15,1% von 1991 bis 2000 gegenüber der Entwicklung der Luftschadstoffe zeigt eine deutliche Entkopplung zwischen Wirtschaftswachstum und der Inanspruchnahme der Natur.

Quellen: Statistisches Bundesamt; Umweltbundesamt

Wenn ohne die Spurengase die gesamten Wärmestrahlen ungehindert in die Luft entweichen könnten, wären es im Mittel eisige minus 15 Grad Celsius auf der Erde. In jüngster Zeit haben die Spurengase erheblich zugenommen.

Die Zahl der Menschen hat sich seit 1950 nahezu verdoppelt. Wir essen und brauchen für unsere Nahrung eine intensive Landwirtschaft. Die zur Steigerung der Lebensmittelproduktion eingesetzten Kunstdünger setzen Stickstoffoxide frei. Immer mehr Rindermägen erzeugen das Gärgas Methan. Die Brandrodung der Tropenwälder sowie die Verbrennung von fossilen Brennstoffen tragen zum Anstieg des Kohlenstoffdioxidgehalts bei. Wie in einem Treibhaus, dessen Glasscheiben

die Sonnenstrahlen durchlassen, aber die Wärme zurückhalten, erwärmen sich die erdnahen Luftschichten immer mehr. Dieser Treibhauseffekt kann zu einem globalen Temperaturanstieg auf der Erde um 1,5 bis 5 Grad Celsius führen. Die Folgen wären gewaltige Klimaveränderungen mit sintflutartigen Regenfällen und Wirbelstürmen in einigen Regionen. Durch Dürreperioden würden der Mittelmeerraum und der amerikanische Mittelwesten zu Wüsten. Das Meerwasser würde sich erwärmen und ausdehnen. Der Meeresspiegel würde dadurch um 0,4 bis 1 Meter steigen. Bei einem Abschmelzen des Polareises würde auch der Meeresspiegel an Nord- und Ostsee um mehrere Meter steigen: „Land unter" in der norddeutschen Tiefebene!

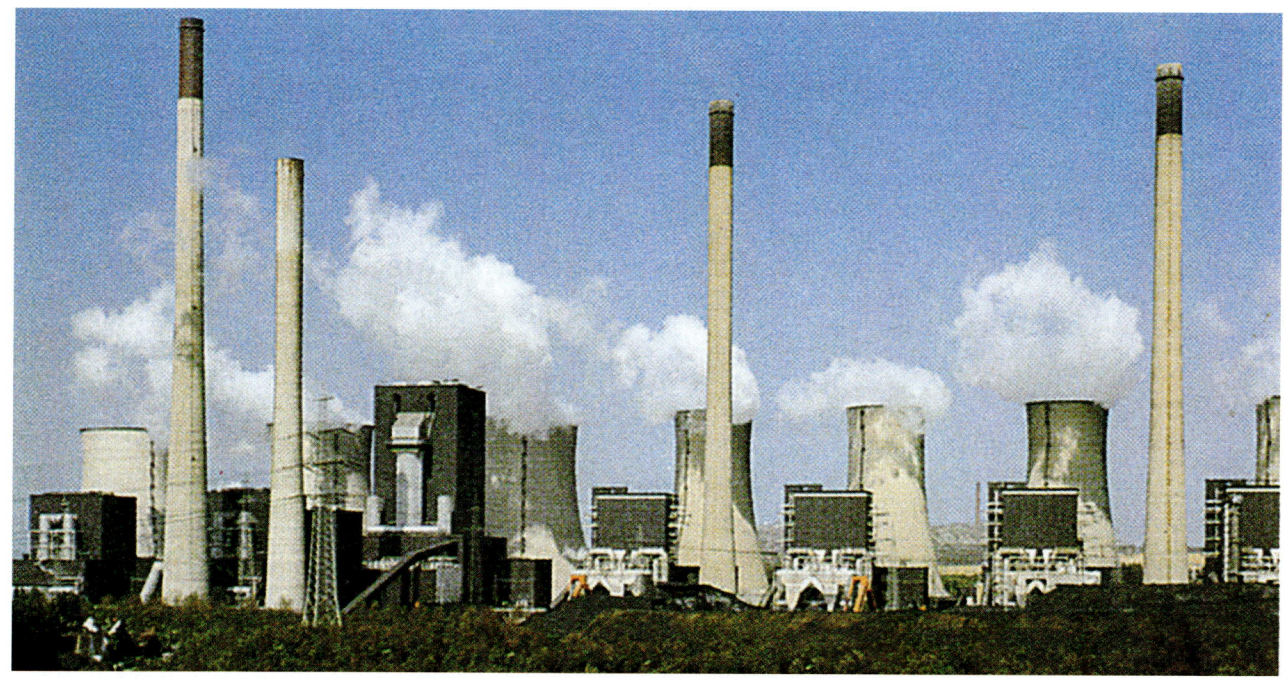

Steinkohlekraftwerk Scholven. *Aus den (4) hohen Schornsteinen entweichen teilentschwefelte Abgase.*
Die niedrigen Kühltürme im Hintergrund lassen harmlosen Wasserdampf entweichen.

5.2.4   Reinhaltung der Luft

Es gibt heute viele technische Möglichkeiten, die Emissionen von Luftschadstoffen wirksam zu verringern.
Die Automobilindustrie hat **Katalysatoren** entwickelt, die Kohlenstoffmonoxid um 60% und Stickstoffoxide sogar um 80% reduzieren. Gesetzliche Bestimmungen regeln die Schadgasmenge von Kraftfahrzeugen.
Für die Entfernung von Schwefeldioxid aus den Schornsteinen von Kohle- und Ölkraftwerken wurden **Entschwefelungsanlagen** entwickelt.
Schwefelfreie Kraftstoffe gibt es heute in Deutschland flächendeckend und in allen Kraftstoffqualitäten.
Staubfilter in den Schornsteinen halten über 99% der Ruß- und Staubteilchen aus den Abgasen zurück.
Höhere Schornsteine von Kraftwerken und Fabriken senken die Emissionen nicht. Sie bewirken lediglich einen weiträumigen Abtransport der Schadstoffe in entferntere Gebiete. So werden die Schadstoffe gleichermaßen „verdünnt". In unmittelbarer Nachbarschaft von Kraftwerken bringt dies sicher eine Entlastung.

Smog-Alarm in Baden-Württemberg			
Schadstoff-komponente	Vorwarnstufe	1. Alarmstufe	2. Alarmstufe
	\!\!	\!\! -40%	\!\! \!\!
	Schwellenwerte in mg/m³ für Auslösung der Alarmstufe		
Schwefel-dioxid (SO_2)	0,6	1,2	1,8
Kohlen-monoxid (CO)	30,0	45,0	60,0
Stickstoff-dioxid (NO_2)	0,6	1,0	1,4
Summenwert SO_2 + 2x Schwebe-staub	1,1	1,4	1,7

Dagegen erfahren Landstriche, die bisher als ausgesprochene Reinluftgebiete galten, eine Belastung.

In Deutschland besteht eine Reihe von Richtlinien und Verordnungen zur Reinhaltung der Luft. Auch für die Heizungsanlagen der Privathaushalte gelten strenge Auflagen. Die Abgase der Kraftfahrzeuge sind u. a. durch bleifreies Benzin sauberer geworden und verschmutzen die Luft weniger. **Wintersmoggebiete** wurden vorsorglich in Gegenden ausgewiesen, die eine besonders hohe Industriedichte aufweisen. Bei einem Smogfall tritt dort die Smogverordnung in Kraft. In zwei Alarmstufen werden Einschränkungen im Kfz-Verkehr, Hausbrand und bei der Industrie angeordnet.

5.3 Wasser

5.3.1 Nutzung von Wasser als Trink- und Brauchwasser

Wasser ist lebensnotwendig; ohne Wasser gäbe es kein Leben. Als Trinkwasser kommt nur Süßwasser in Betracht. Salz- oder Meerwasser ist ungenießbar, denn es hat einen Salzgehalt von 3%. In der Niere können jedoch nur Flüssigkeiten mit einem Salzgehalt von höchstens 2,3% verarbeitet werden. Deshalb kann Salzwasser auch nicht vor dem Verdursten retten.

So betrachtet, ist Wasser unser wichtigstes Lebensmittel. Der tägliche Bedarf beträgt 2,5 bis 3 Liter. Mit der Nahrung wird etwa 1 Liter aufgenommen, 0,3 Liter produziert der Körper bei der Atmung (so genanntes Oxidationswasser), der Rest (ca. 1,5 Liter) wird in Form von Getränken aufgenommen.

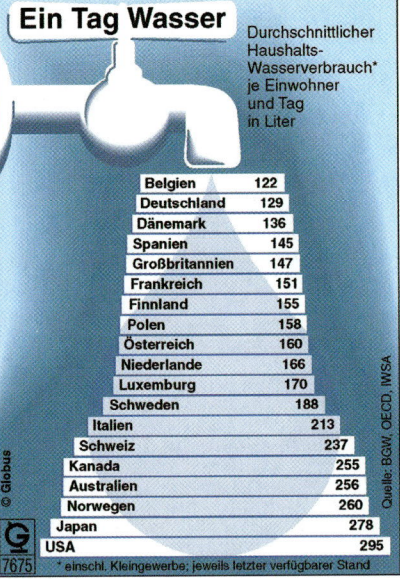

Ein Tag Wasser

Durchschnittlicher Haushalts-Wasserverbrauch* je Einwohner und Tag in Liter

Belgien	122
Deutschland	129
Dänemark	136
Spanien	145
Großbritannien	147
Frankreich	151
Finnland	155
Polen	158
Österreich	160
Niederlande	166
Luxemburg	170
Schweden	188
Italien	213
Schweiz	237
Kanada	255
Australien	256
Norwegen	260
Japan	278
USA	295

© Globus
Quelle: BGW, OECD, IWSA
7675
* einschl. Kleingewerbe; jeweils letzter verfügbarer Stand

Trinkwasser wird außerdem im Haushalt zum Kochen, Waschen und für hygienische Zwecke benötigt.

Der gesamte tägliche Wasserbedarf pro Kopf der Bevölkerung liegt zwischen 130 l in der Kleinstadt und 350 l in der Großstadt. Die Unterschiede erklären sich durch die höhere Technisierung der Haushalte und bessere Ausstattung der Wohnungen mit Bädern und Duschen in der Großstadt. Hinzu kommt der Bedarf der Industrie an Wasser, überwiegend in Trinkwasserqualität.

5.3.2 Wasser in der Natur

Die Süßwasservorräte der Erde sind begrenzt. Der geringe Anteil des Süßwassers von nur 0,6% der Gesamtwassermenge muss für die privaten Belange und für die Industrie ausreichen. Das Wasser befindet sich in einem ständigen Kreislauf. Durch die Sonneneinstrahlung verdunstet Wasser. Es steigt als Wasserdampf in die Atmosphäre und bildet durch Konden-

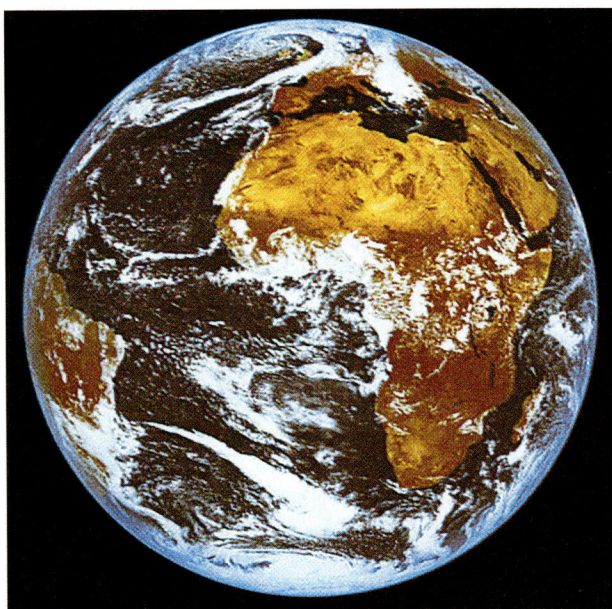

Die Wasservorräte der Erde. Drei Viertel der Erdoberfläche sind mit Wasser bedeckt. 97,2% der Gesamtwassermenge sind Salzwasser. Das Eis der Gletscher und das Polareis bestehen aus Süßwasser und machen 2,2% aus. Nur 0,6% der Gesamtwassermenge sind als Süßwasser in Seen, Flüssen und als Grundwasser für den Menschen verfügbar.

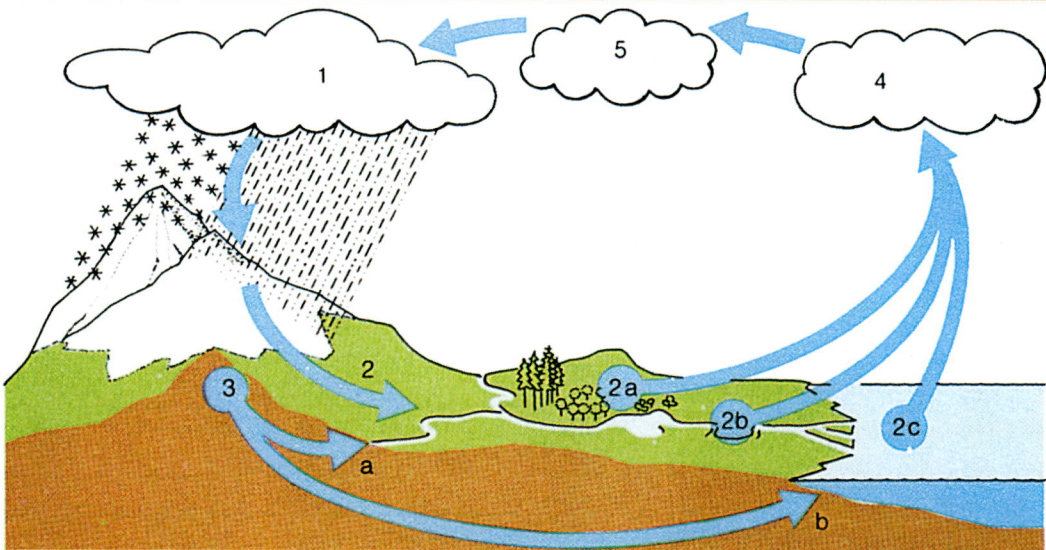

Der Kreislauf des Wassers (bezogen auf die Bundesrepublik Deutschland)

In Mitteleuropa fallen in jedem Jahr 803 mm Niederschläge (= 803 l pro m²). Über die Hälfte verdunstet an Ort und Stelle, der Rest bildet Grundwasser oder fließt als Oberflächenwasser dem Meer zu.

1	Niederschlag		3	Grundwasserströme
2	Oberflächen-Abfluss		3 a	zu den Quellen
2 a	von Vegetation und Boden		3 b	zum Meer
2 b	von Seen und Flüssen		4	Verdunstung und Transpiration
2 c	vom Ozean		5	Kondensation

sation Wolken. Als Niederschläge in Form von Regen, Schnee, Hagel oder Tau kehrt das Wasser wieder auf die Erde zurück.

Dieser Wasserkreislauf wird durch den Menschen nicht unerheblich beeinträchtigt. Die Abholzung von Wäldern überall auf der Erde führt dazu, dass das Regenwasser nicht mehr genügend im Boden versickern kann und als Oberflächenwasser rasch abfließt. Die Humusdecke des Bodens verschwindet, die Landschaft verkarstet. Die Flüsse tragen immer mehr Geröll mit sich, das sich am Gewässergrund ablagert und die Flusssohle anhebt. Um Überflutungen zu verhindern, müssen neue, noch höhere Hochwasserdämme gebaut werden. Außerdem findet eine Absenkung des Grundwasserspiegels und dadurch eine Austrocknung weiter Landstriche statt.

Die Begradigung der Flussläufe hat eine ähnliche Folgewirkung. Die Gewässer fließen schneller und graben sich tiefer ein. Der Grundwasserspiegel sinkt. Viele Pflanzen erreichen mit ihren Wurzeln nicht mehr das Grundwasser und sterben ab. Dies hat eine Versteppung der Landschaft und verstärkte Bodenerosion zur Folge.

5.3.3 Trinkwassergewinnung

An das Trinkwasser werden besondere lebensmittelrechtliche Anforderungen gestellt. Es muss frei sein von Krankheitserregern und darf keine gesundheitsschädigenden Stoffe enthalten. Trinkwasser soll geruchlos, farblos und von gutem Geschmack sein. Außerdem soll die Temperatur kühl sein. Tiefe Trinkwasserquellen haben im Sommer wie im Winter eine Temperatur von 8 °C. Quellen, die von Oberflächenwasser gespeist werden, zeigen jahreszeitliche Temperaturunterschiede.

Trinkwasser wird in der Bundesrepublik Deutschland zu 60% aus Oberflächenwasser und zu 40% aus Grund- und Quellwasser gewonnen. Grundwasser entsteht durch Versickerung von Wasser. Der Boden, vor allem Sand und Kies, filtert und reinigt das Wasser. Die Güte von Grundwasser ist somit besser als die von Oberflächenwasser. Um Grund- und Quellwasser weitgehend

Wasserschutzgebiete sind „Reservate" für unser Trinkwasser

Im Interesse der jetzigen und zukünftigen Wasserversorgung werden Wasserschutzgebiete ausgewiesen.
Diese werden in drei Schutzzonen unterteilt:

Zone I (Fassungsbereich): Diese Zone umfasst die unmittelbare Umgebung der Entnahmestelle – eine Bodennutzung ist hier nicht zugelassen.

Zone II (engere Schutzzone): Sie wird in der Regel nach der so genannten 50-Tage-Linie festgelegt, d. h. die Fließzeit vom äußeren Rand der Zone II bis zur Fassung beträgt 50 Tage. Bakterielle Gefahren sollen so vermieden werden.

Zone III (weitere Schutzzone): Hier handelt es sich in der Regel um die Umgrenzung des Einzugsbereiches der Fassung mit dem Ziel, chemische Beeinträchtigungen der Wasserqualität zu verhindern.

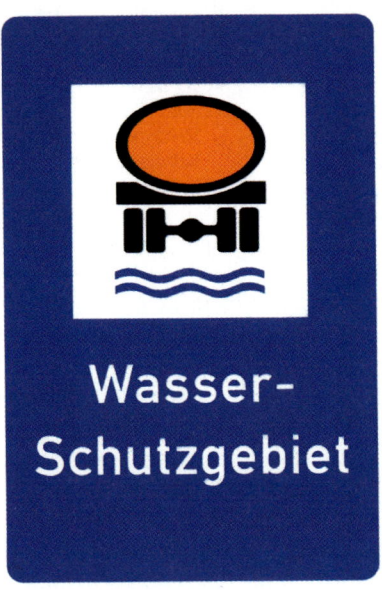

Grenzwerte nach der Trinkwasserverordnung

pH-Wert	6,5–9,5	
Salze		
Arsen	0,01	mg/l
Blei	0,04	mg/l
ab 01.12.2003 – 30.11.2013:	0,025 mg/l	
ab 01.12.2013:	0,010 mg/l	
Cadmium	0,005	mg/l
Chrom	0,05	mg/l
Fluorid	1,5	mg/l
Nickel	0,02	mg/l
Nitrat	50,00	mg/l
Nitrit	0,5	mg/l
Quecksilber	0,001	mg/l
Pflanzenschutzmittel		
Einzelstoff	0,0001 mg/l	
Gesamtsumme	0,0005 mg/l	
Polycyclische aromatische Kohlenwasserstoffe (z. B. Benzo-(a)-pyren)		
insgesamt	0,0001 mg/l	
Tetrachlorethen und Trichlorethen		
insgesamt	0,01	mg/l

Da durch Trinkwasser Krankheitserreger übertragen werden, wie z. B. Bakterien (Erreger von Typhus, Ruhr, Cholera, Durchfallserkrankungen), Viren (Erreger von Kinderlähmung, Durchfallserkrankungen, infektiöser Leberentzündung) und Einzeller (Erreger von Amöbenruhr), muss Trinkwasser desinfiziert werden. Als Desinfektionsmittel werden Chlor und Ozon verwendet. Durch Abkochen können ebenfalls eventuell vorhandene Krankheitserreger abgetötet werden.
In Seuchengebieten ist diese Maßnahme dringend geboten. Im fertig aufbereiteten Trinkwasser der Wasserwerke darf die Koloniezahl[1] von Bakterien die Richtzahl von 20 je ml nicht überschreiten. Außerdem dürfen in 100 ml Trinkwasser keine Coli-, Enterokokken- und coliforme Bakterien enthalten sein.

---

[1] Koloniezahl: (vgl. hierzu Kap. 4) Bakterien sind mit bloßem Auge nicht sichtbar. Bringt man Bakterien auf einen geeigneten Nährboden, so vermehren sie sich durch Zellteilung. Nach zwei bis drei Tagen sind so aus einer einzelnen Bakterie Tausende bis Millionen von Bakterien geworden. Eine Bakterienkolonie ist entstanden und mit dem Auge oder einer Lupe erkennbar. Die Zahl der ursprünglich vorhandenen und vermehrungsfähigen Bakterien entspricht somit der Koloniezahl.

gegen Verunreinigungen zu schützen, werden im Einzugsbereich von Trinkwasserquellen Wasserschutzgebiete festgesetzt.
Da die Grund- und Quellwasservorräte in hohem Maße genutzt sind, kann zukünftig nur vermehrt das Oberflächenwasser von Seen und Flüssen verwendet werden.
Bevor Wasser in die Wasserleitungsrohre der Kommunen eingespeist wird, muss es in besonderen Anlagen aufbereitet werden.

Schema des Wasserwerkes Langenau bei Ulm an der Donau

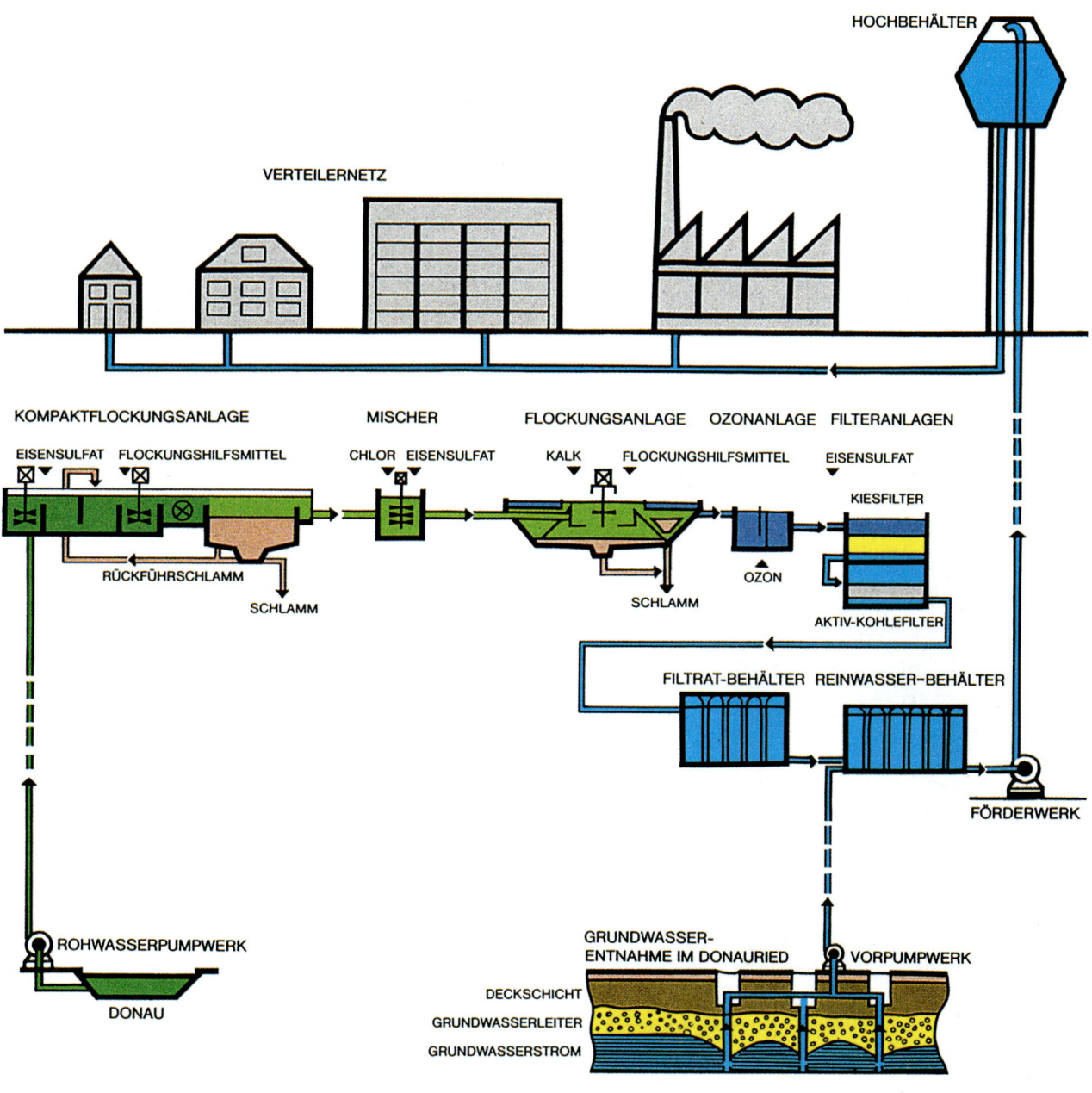

Colibakterien im Trinkwasser bedeuten aber stets eine Verunreinigung durch Ausscheidungen von Menschen oder Säugetieren und damit die Gefahr, dass auch krankheitserregende Darmbakterien in einem solchen Wasser enthalten sein können. Auch in technologischer Hinsicht muss das Trinkwasser aufbereitet werden. Trübes Wasser kann durch Flockungsmittel und anschließende Filterung geklärt werden. Eisen und Mangan bewirken Geschmacksstörungen und Verfärbungen und werden deshalb gegebenenfalls herausgefiltert. Die Grenzwerte für chemische Stoffe sind in der Trinkwasserverordnung festgelegt.

Deutschland hat gutes bis sehr gutes Trinkwasser. Die Qualität wird regelmäßig überwacht und entspricht den strengen Güteanforderungen der Trinkwasserverordnung. Lediglich Nitrat, das hauptsächlich durch Düngung in den Boden und damit auch in Grund- und Oberflächenwasser gelangt, bildet eine Ausnahme. In weniger als 1% der Proben wurde der zulässige Grenzwert von 50 mg/l überschritten. Der Grenzwert für Blei wird in den nächsten Jahren drastisch gesenkt. Da früher häufig Blei für Trinkwasserleitungen verwendet wurde, kann der künftig geltende Trinkwassergrenzwert von 10 μg/l nur eingehalten werden, wenn diese Bleirohre ausgetauscht werden.

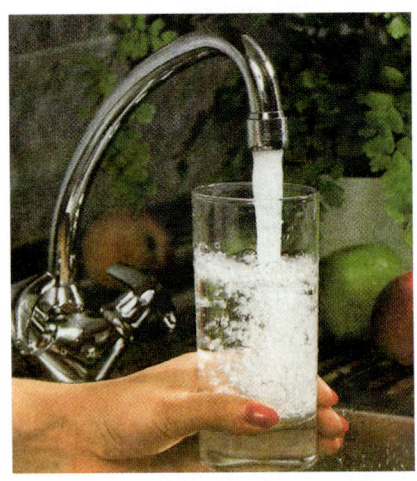

Unser Trinkwasser – *es unterliegt strengen Auflagen und Kontrollen.*

Wasser ist das kostbarste Geschenk der Natur. Von allen Planeten des Sonnensystems besitzt nur unsere Erde, der blaue Planet, Wasser. Ohne Wasser gäbe es weder Menschen, Tiere noch Pflanzen. Wir können zwar etwa 40 Tage hungern, aber nur ungefähr vier Tage ohne Wasser leben.

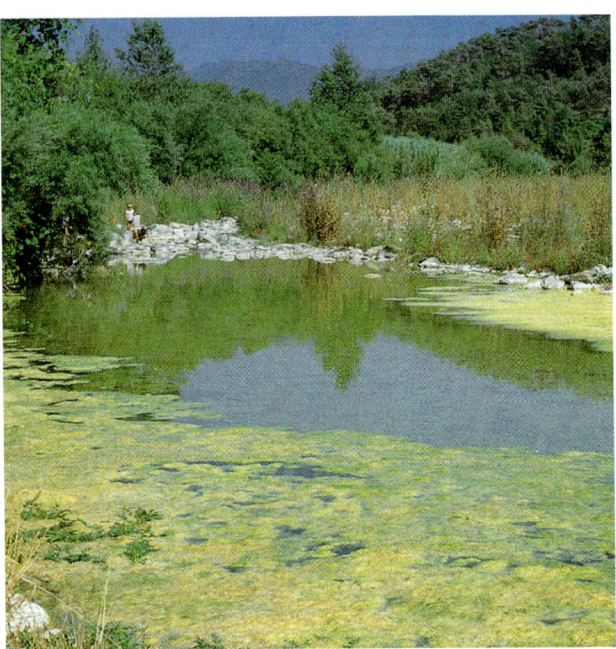

Abwässer enthalten auch Pflanzennährstoffe *wie Phosphor- und Stickstoffverbindungen. Diese bewirken in oberirdischen Gewässern bereits bei relativ niedriger Konzentration eine starke Algenentwicklung. Durch die Massenvermehrung der Algen, deren Absterben und anschließender Verwesung kann vor allem Seen und langsam fließenden Gewässern – aber auch unter Umständen Küstengewässern – viel Sauerstoff entzogen werden, sodass sie schließlich „umkippen".*

5.3.4 Belastung der Gewässer – Gewässerschutz

Nur noch wenige Gewässer befinden sich in einem gänzlich unbelasteten Zustand. Erfreulicherweise ist in den letzten Jahren bei vielen Gewässerabschnitten eine Verbesserung der Wasserqualität zu verzeichnen. Dies ist der Erfolg einer verstärkten Gewässerschutzpolitik. Früher wurden Abwässer, zusammen mit anfallendem Unrat, in die Gassen und Gräben geschüttet. Verheerende Seuchen im Mittelalter waren wegen dieser schlechten hygienischen Verhältnisse die Folge. Später wurden Kanalisationen gebaut und die Abwässer gesammelt in das nächste Gewässer abgeleitet. Die Selbstreinigungskraft dieser mit Abwasser belasteten Gewässer reichte allmählich nicht mehr aus.

Schadstoffe reichern sich in einer Nahrungskette an

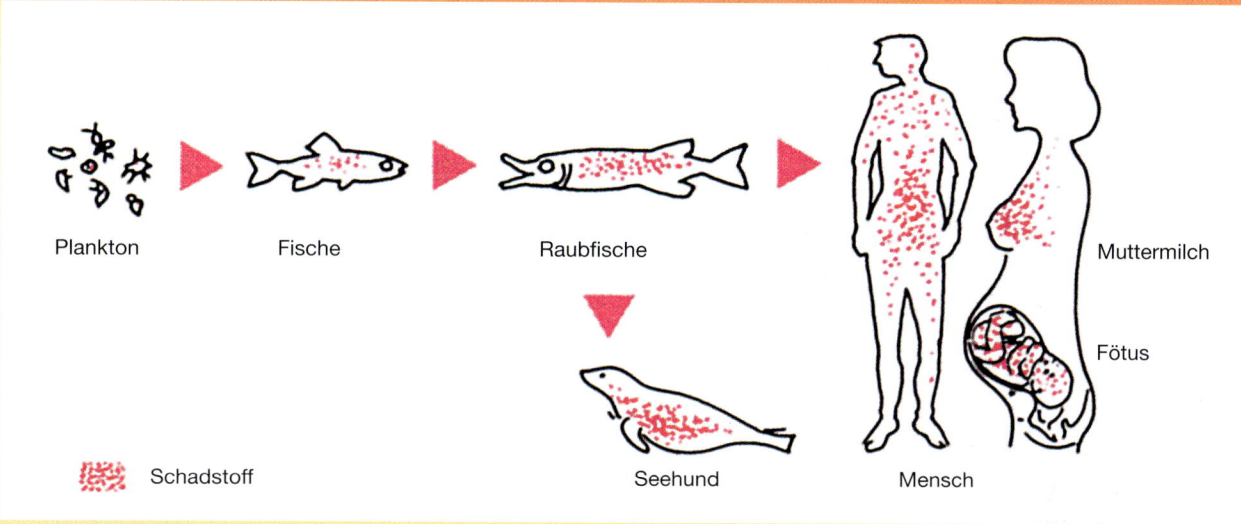

Plankton Fische Raubfische Muttermilch

Fötus

Schadstoff Seehund Mensch

Praktische Tipps für den schonenden Umgang mit unseren Gewässern

1 **Feste Abfallstoffe** gehören nicht ins Abwasser oder in die Toilette. Sie verstopfen die Kanalisation oder müssen mit aufwendigen Verfahren wieder entfernt werden. Dazu gehören Zigarettenkippen, Wattestäbchen, Tampons und Binden, Slipeinlagen usw.

2 **Medikamente** nicht in den Abfluss geben. Alte Medikamente sammeln und in Ihrer Apotheke abgeben.

3 Farben, Lacke und Lösemittel gehören zu den gefährlichsten Verunreinigungen der Gewässer. **Kaufen Sie nur die notwendigen Mengen!** Bewahren Sie die Reste auf und bringen Sie sie zu einer **speziellen Sammelstelle.** (Auskünfte bei der Stadtverwaltung und den Landratsämtern).

4 Altöle vom Auto niemals ins Gewässer leeren. Reste sammeln und zu einer **Altölsammelstelle** bringen. Diese Beseitigung muss gemäß dem Altölgesetz kostenlos erfolgen. Fragen Sie Ihren Tankwart oder Kfz-Reparaturbetrieb. Auch Ihre Gemeinde hilft Ihnen weiter.

5 **Phosphatfreie Waschmittel verwenden!** Phosphatfreie Waschmittel sind umweltfreundlicher.

6 Waschmittel sparsam dosieren. Vollwaschmittel nur für Kochwäsche verwenden.

7 Autos nicht auf öffentlichen Straßen und Plätzen waschen. Das verschmutzte Wasser gelangt mit Ölresten über die Kanalisation in die Kläranlage. Also: **Autos in der Waschanlage oder auf geeigneten Plätzen (städtische Waschplätze mit Ölabscheider) reinigen.**

8 Speisereste, Küchenabfälle und Speiseöle gehören nicht ins Abwasser. Diese Abfälle gehören am besten auf den Kompost oder, wo dies nicht möglich ist, in den Mülleimer.

9 Reinigungsmittel und Putzmittel sparsam verwenden ! Übertriebener Putztrieb schadet nicht nur oftmals den Haushaltsgegenständen, sondern auch unseren Gewässern. **Hier gilt wie so oft: Weniger ist oft mehr!**

10 Ein Vollbad benötigt ca. 200 Liter Trinkwasser, ein Duschbad dagegen nur 50 bis 100 Liter Wasser – **bei gleicher Reinigungswirkung.**

11 Streusalz schädigt unsere Pflanzen und Bäume und erhöht die Salzkonzentration im Abwasser. Splitt und Granulat sind im Winter eine umweltfreundliche Alternative.

12 Spülmaschinen benötigen viel Trinkwasser und Energie, deshalb Maschine nur in vollem Zustand betreiben. Speisereste gut entfernen und **Spülmittel sparsam dosieren!**

13 Kein farbiges und möglichst auch kein gebleichtes Toilettenpapier verwenden. Für diesen Zweck ist es sinnlos, das Wasser auch noch mit Farbstoffen zu belasten!

Anhand dieser praktischen Tipps haben Sie erkannt, wie problemlos und einfach Ihr Beitrag zum Gewässerschutz sein kann. **In vielen Fällen sparen Sie auch noch Geld dabei!**

MISCHKANALISATION

GGF. VORBEHANDLUNG
INDUSTRIELLER
ABWÄSSER

REGENÜBERLAUF
REGENWASSER-
BECKEN

ZULEITUNGSSAMMLER FÜR SCHMUTZWASSER

MECHANISCH-BIOLOGISCHE KLÄRANLAGE

MECHANISCHE REINIGUNG

BIOLOGISCHE REINIGUNG
STICKSTOFFREDUZIERUNG
BELEBUNGSBECKEN

GGF. WEITERGEHENDE REINIGUNG
PHOSPHATREDUZIERUNG
SCHWEBSTOFFENTNAHME

GGF.
HEBEWERK RECHEN SANDFANG VORKLARBECKEN NACHKLARBECKEN

LUFT

IMPFSCHLAMM

GEWÄSSER

SCHLAMMFAULRAUM

SCHLAMMBEHANDLUNG

ENTWÄSSERUNG
MASCHINELL

GASBEHÄLTER

EINDICKER

SCHLAMMABFUHR

HEIZUNG
GASMOTOR

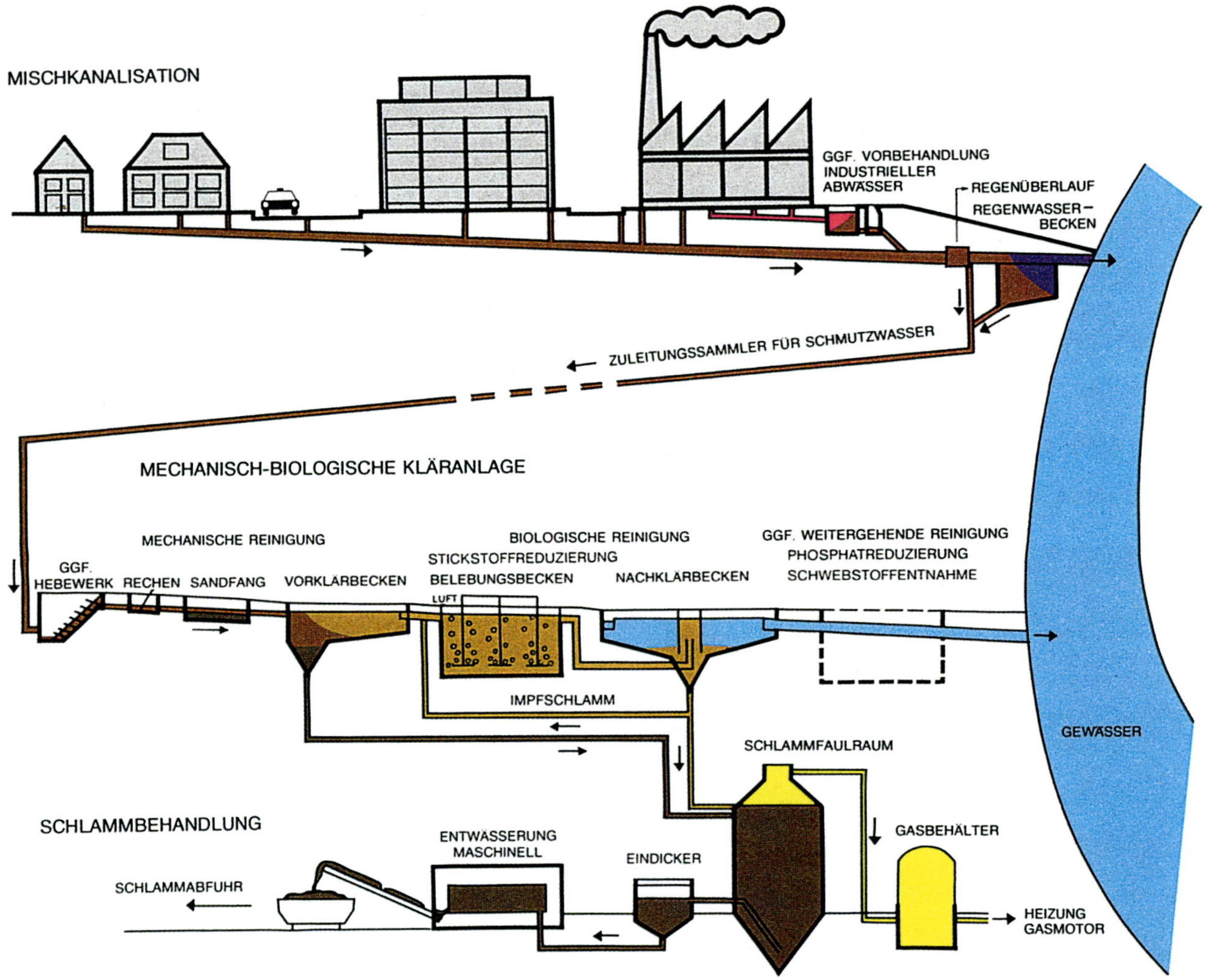

Zudem gelangten durch den hohen Nitratverbrauch in Form von Kunstdünger Nitratsalze in das Grundwasser und damit auch in die Gewässer. Waschmittel wurden ebenfalls mit dem Waschwasser in die Gewässer geleitet. Sie enthielten früher einen hohen Anteil an Phosphaten. Inzwischen sind fast alle Waschmittel phosphatfrei. Nitrate und Phosphate verursachen in Gewässern ein reiches Wachstum an Algen und Plankton. Die Gewässer erfahren eine **Eutrophierung**: Das Pflanzenwachstum nimmt überhand. Mikroben, die abgestorbene Pflanzenteile abbauen, verbrauchen sehr viel Sauerstoff. Diese Sauerstoffzehrung führt dazu, dass die abgestorbenen Pflanzen nicht mehr vollständig mineralisiert werden, sondern Faulschlamm bilden. Das Gewässer kippt um. Ersichtlich wird dies meist erst dann, wenn es durch den Sauerstoffmangel zum Fischsterben kommt. Abwässer müssen deshalb in Kanälen gesammelt, Kläranlagen zugeführt und dort gereinigt werden. Die **Abwasserreinigung** vollzieht sich in mehreren hintereinander geschalteten Stufen.

Erste Reinigungsstufe: mechanische Reinigung
Unlösliche Schmutzstoffe setzen sich in besonderen Klärbecken als Schlamm am Boden ab. Dieser Klärschlamm kann unter Luftabschluss an Faultürmen ausfaulen. Nach einer Entwässerung ist dieser fast geruchsneutral. Die Endlagerung des getrockneten Schlamms erfolgt auf Deponien oder der Schlamm wird mit anderen Abfällen kompostiert. Sehr häufig enthalten Klärschlämme hochgiftige Schwermetalle. Aus diesem Grunde kann nur garantiert giftfreier Klärschlamm als Dünger verwendet werden.

Zweite Reinigungsstufe: biologische Reinigung
Mikroorganismen können organische Substanzen des Abwassers mithilfe von Luftsauerstoff in anorganische Mineralien umwandeln. Der dafür benötigte Sauerstoff wird mit Gebläsen, Kreiseln oder Walzen in das Belebungsbecken eingeblasen. Das Prinzip gleicht der natürlichen Selbstreinigung der Gewässer. Die Bakterien bilden ebenfalls einen Schlamm, der sich in einem folgenden Nachklärbecken am Boden absetzt und dann mit dem übrigen Klärschlamm im Schlammfaulraum ausfault.

Dritte Reinigungsstufe: chemische Reinigung
In dicht besiedelten Gebieten und bei besonders empfindlichen Gewässern (Badeseen) müssen zusätzlich noch chemische Stoffe aus dem Abwasser entfernt werden. Es sind dies hauptsächlich Nitrate, Stickstoff und Phosphate. Durch chemische Zusätze können diese ausgefällt werden. Neuere biologische Verfahren nützen die Reinigungskraft von Wasserpflanzen, die spezielle Chemikalien aus dem Abwasser herauszufiltern vermögen.

Sonstige Verfahren:
Bei bestimmten gewerblichen, industriellen und Krankenhausabwässern sind mitunter besondere Entgiftungs- und Desinfektionsmaßnahmen notwendig.

Wie dramatisch sich der Schadstoffgehalt in Gewässern auf die menschliche Gesundheit auszuwirken vermag, zeigt das Beispiel der **Anreicherung von Quecksilber** innerhalb einer Nahrungskette.
Quecksilber ist ein gefährliches Schwermetallgift. Vor einigen Jahren starben in Japan 69 Menschen, nachdem sie über einen längeren Zeitraum hinweg quecksilberhaltige Fische verzehrt hatten. Viele Menschen erlitten

Muskel- und Nervenlähmungen und wurden zu Krüppeln (Minimata-Krankheit). Quecksilber in Form von Methylquecksilber ist fettlöslich und kann daher im Fettgewebe gespeichert werden. Plankton nimmt das Quecksilber aus dem Wasser und aus dem Gewässerschlamm auf. Das Plankton wird von kleineren Krebsen gefressen, Letztere werden von Fischen gefressen, die wiederum von Raubfischen gefressen werden. So ist verständlich, dass Raubfische wie Hechte und Aale oft einen hohen Schadstoffgehalt aufweisen. Am Ende dieser Kette aber steht der Mensch. Durch den Verzehr von gifthaltigen Lebensmitteln (z.B. Fische) gelangen Schadstoffe wie Schwermetalle in den menschlichen Organismus.
Die vom Menschen bei technischen Produktionen erzeugten Schadstoffe finden so in einem Teufelskreis wieder zum Menschen zurück.

5.4   Abfall

5.4.1   Abfall –
Kehrseite des Wohlstands

Mit dem Wohlstand nimmt auch die Menge des anfallenden Mülls zu. Man könnte fast meinen, dass die Höhe der Abfallberge ein Maß für den allgemeinen Wohlstand ist. Eine unsachgemäße Ablagerung von Müll kann die Umwelt und die Gesundheit des Menschen gefährden. Müllkippen können, insbesondere

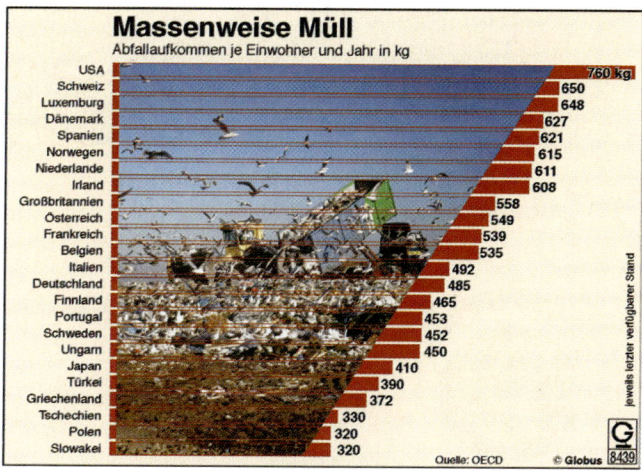

Schema einer Abfalldeponie

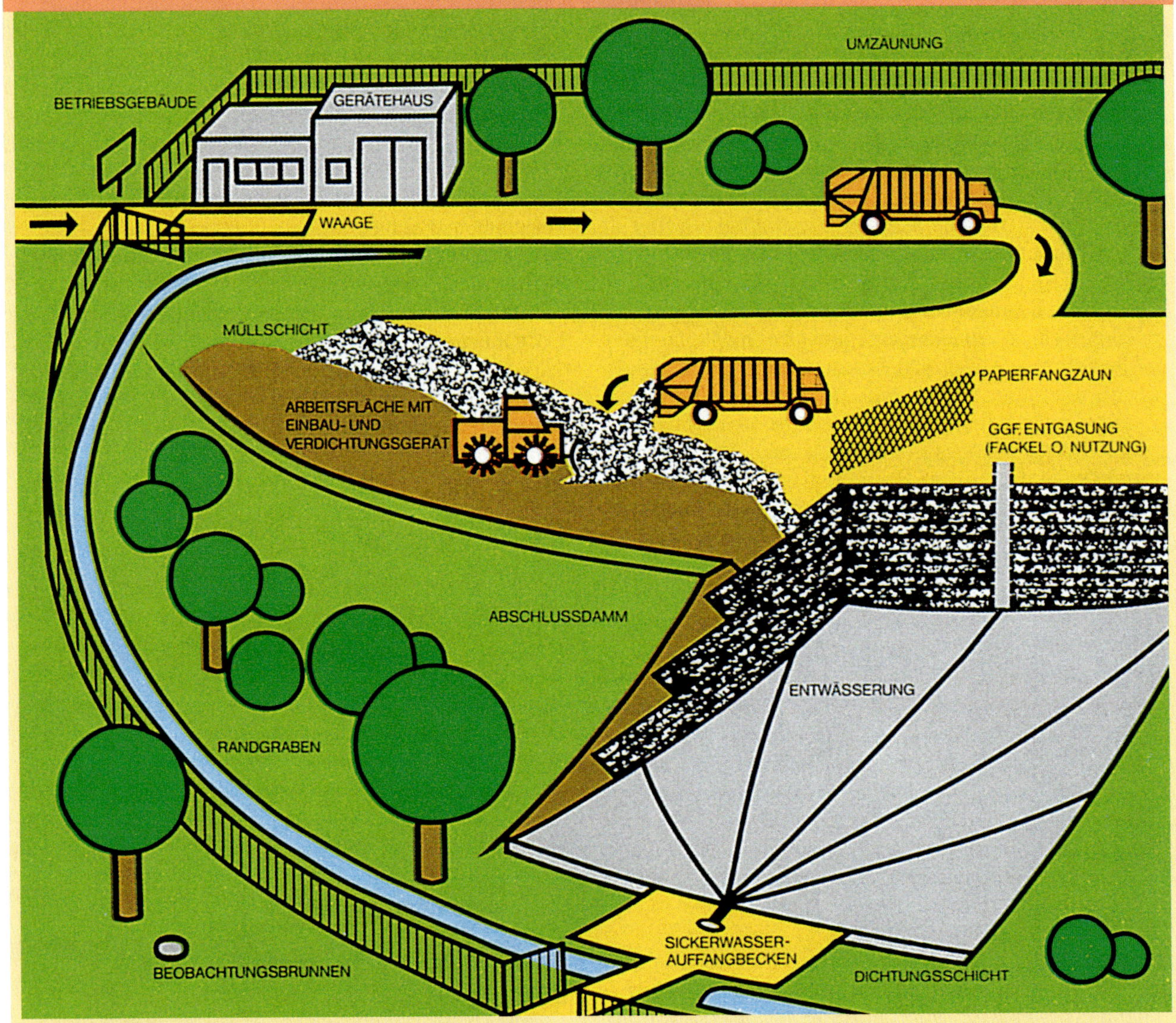

UMZÄUNUNG

BETRIEBSGEBÄUDE

GERÄTEHAUS

WAAGE

MÜLLSCHICHT

PAPIERFANGZAUN

ARBEITSFLÄCHE MIT EINBAU- UND VERDICHTUNGSGERÄT

GGF. ENTGASUNG (FACKEL O. NUTZUNG)

ABSCHLUSSDAMM

ENTWÄSSERUNG

RANDGRABEN

BEOBACHTUNGSBRUNNEN

SICKERWASSER-AUFFANGBECKEN

DICHTUNGSSCHICHT

Wichtige Einrichtungen einer Deponie sind Umzäunung, Betriebsgebäude, Planierraupen und Maschinen zur

Verteilung und Verdichtung der Abfälle und Einrichtungen zur Beseitigung der sich bildenden Deponiegase.

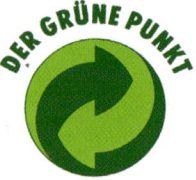

Verpackungen mit dem Zeichen „Der grüne Punkt" gehören nicht in die Mülltonne. Es handelt sich um Wertstoffe, die gesondert gesammelt und einer Wiederverwertung zugeführt werden sollen.

wenn sie in Brand geraten, eine starke Geruchsbelästigung sein. Durch unsachgemäße Müllablagerungen wird das Grund- und Oberflächenwasser verseucht. Die Beseitigung des Abfalls ist heute gesetzlich geregelt. Demnach sind Abfälle so zu beseitigen, dass das Wohl der Allgemeinheit nicht beeinträchtigt wird.

Schema einer Müllverbrennungsanlage

DAMPFERZEUGER-ROHRE

HEISSDAMPF ZUR STROMERZEUGUNG UND FERNHEIZUNG

KAMIN

AUFGABE-TRICHTER

KRAN

ELEKTROFILTER

GGF. RAUCHGAS-WÄSCHER

MÜLLBUNKER

MAGNET-ABSCHEIDER

VERBRENNUNGS-RAUM MIT ROST

SCHLACKE- UND STAUBAUSTRAG

Bei Temperaturen von 800 bis 1 000 °C verbrennt Müll zu Schlacke, Asche und Gasen. Aus den Reststoffen wird durch Magnete Eisen abgeschieden. Schlacke und Asche werden auf Deponien abgelagert.
Die Gase werden durch Elektrofilter entstaubt. Die Rauchgase können eine Reihe von Schadstoffen enthalten, wie z. B. Salzsäure, die bei der Verbrennung von PVC-Kunststoffen (z. B. PVC-Trage-tüten) entsteht.
In neuen Anlagen sind deshalb in den Kaminen Rauchgaswäscher zur Entfernung von Schadgasen vorgesehen.
Die heißen Abgase können zur Stromerzeugung und als Fernheizung genutzt werden.

Hausmüll darf nur auf den dafür behördlich zugelassenen Anlagen oder Einrichtungen beseitigt werden.
Für **Sonderabfälle** (Altöl, Altreifen, radioaktive Stoffe, Tierkörper) gelten besondere gesetzliche Vorschriften.

5.4.2 Beseitigung des Hausmülls

Die öffentliche Müllabfuhr sammelt jährlich so viel Müll ein, der einen Güterzug mit einer Gesamtlänge von Berlin bis Zentralafrika füllen würde.
Durch die Verpackungsordnung soll der Müllberg wenigstens um den Verpackungsmüll vermindert werden. Die Verordnung schreibt vor, dass Handel und Hersteller ihre Verpackungen kostenfrei für den Kunden zurücknehmen müssen. Dies kann entweder direkt im Verkaufsgeschäft geschehen, oder Handel und Hersteller tragen im „Dualen System" die Kosten für Erfassung

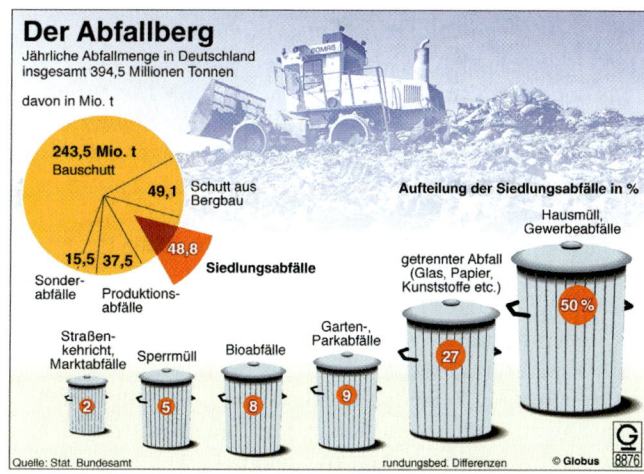

Der Abfallberg
Jährliche Abfallmenge in Deutschland insgesamt 394,5 Millionen Tonnen
davon in Mio. t

243,5 Mio. t
Bauschutt

49,1 Schutt aus Bergbau

15,5 37,5 48,8
Sonder-abfälle Produktions-abfälle **Siedlungsabfälle**

Aufteilung der Siedlungsabfälle in %

Straßen-kehricht, Marktabfälle 2
Sperrmüll 5
Bioabfälle 8
Garten-Parkabfälle 9
getrennter Abfall (Glas, Papier, Kunststoffe etc.) 27
Hausmüll, Gewerbeabfälle 50 %

Quelle: Stat. Bundesamt   rundungsbed. Differenzen   © Globus 8876

und Wiederverwertung der Verpackungen. Die Artikel tragen einen „grünen Punkt" und werden gesondert gesammelt, z. B. im „gelben Sack", zusammen mit anderen Wertstoffen.

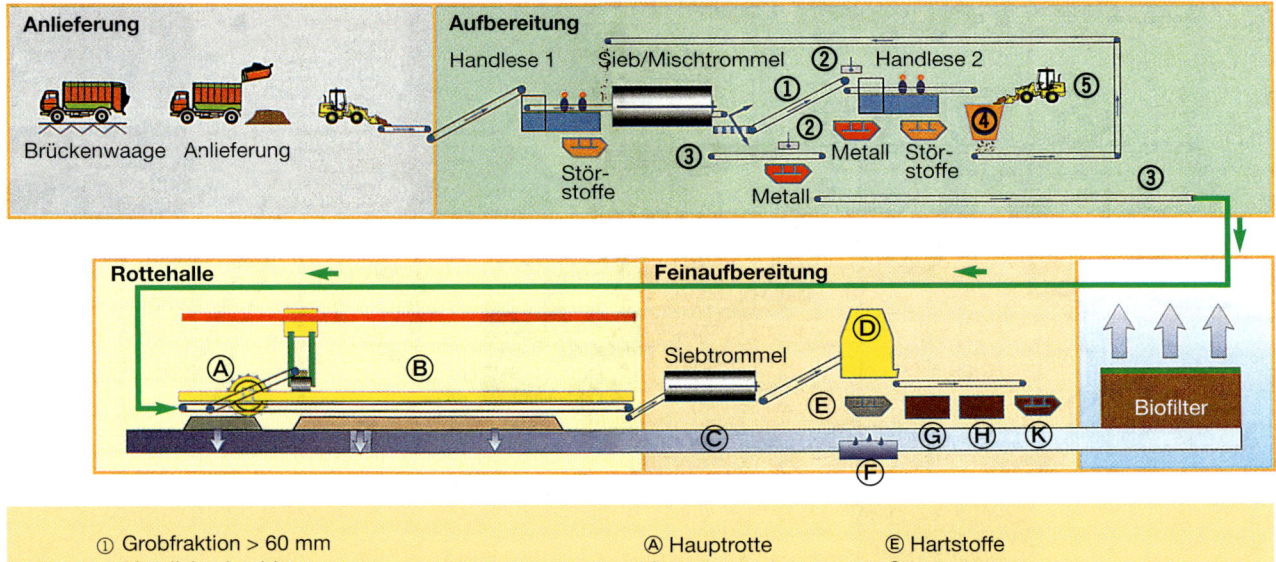

Verfahrensschema eines Kompostwerkes

Anlieferung

Brückenwaage   Anlieferung

Aufbereitung

Handlese 1   Sieb/Mischtrommel   ②   Handlese 2   ⑤
①   ②
Stör-   ③   Metall   Stör-   ④
stoffe   stoffe
Metall   ③

Rottehalle   **Feinaufbereitung**   **Biofilter**

Ⓐ   Ⓑ   Siebtrommel   Ⓓ
Ⓔ
Ⓒ   Ⓖ Ⓗ Ⓚ
Ⓕ

① Grobfraktion > 60 mm	Ⓐ Hauptrotte	Ⓔ Hartstoffe
② Metallabscheider	Ⓑ Nachrotte	Ⓕ Luftwäscher
③ Feinfraktion < 60 mm	Ⓒ Be-/Entlüftung	Ⓖ Feinfraktion
④ Zerkleinerer	Ⓓ Hartstoff-	Ⓗ Grobfraktion
⑤ Grünschnittzugabe	abschneider	Ⓚ Überkorn

Mülldeponie

Der größte Teil des Mülls (79%) wird in Deponien abgelagert. Diese Art der Abfallbeseitigung ist zurzeit die kostengünstigste. Erdabdeckungen vermeiden Luftverunreinigungen und sorgen dafür, dass die Landschaft möglichst wenig beeinträchtigt wird. Der Schutz des Grundwassers vor Verunreinigungen erfolgt dadurch, dass der Boden einer Deponie möglichst wasserundurchlässig ist oder durch technische Maßnahmen abgedichtet ist. Sickerwasser wird in Drainagen aufgefangen und in Kläranlagen gereinigt.

Müllverbrennung

Die Müllverbrennung ist das teuerste Beseitigungsverfahren von Müll. Sie lohnt daher nur in Ballungsgebieten und in Gemeinden mit über 200 000 Einwohnern. Eine Müllverbrennung ist nur möglich, wenn der Müll ausreichende Mengen brennbaren Materials enthält. Der Müll verkleinert sich dabei auf 10 bis 15% des Ausgangsvolumens. Die Großraummüllbehälter von 220 l, die immer häufiger bei der Müllabfuhr verwendet werden, „verführen" dazu, dass Papierabfälle, Zeitungen

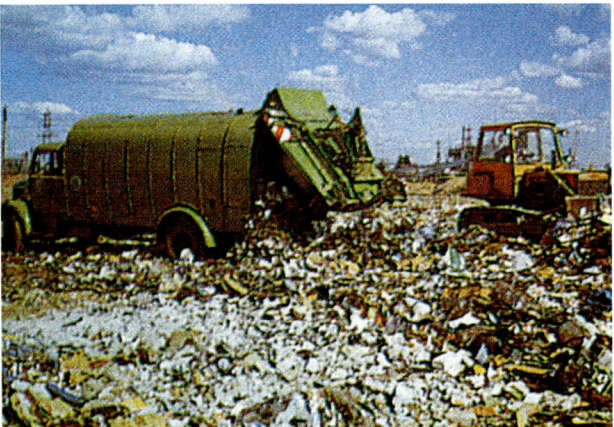

Abfalldeponie: In geordneten Deponien wird Müll und Unrat abgelagert. Bei dieser kostengünstigen Abfallbeseitigung verzichtet man auf die Verwertung von im Müll enthaltenen Materialien.

und anderes brennbares Material im Müll landen. Die Müllverbrennung ist umstritten. Nicht alle Schadstoffe werden durch die eingebauten Filter zurückgehalten und können daher in die Atemluft gelangen.

Schema eines Müllpyrolyseverfahrens

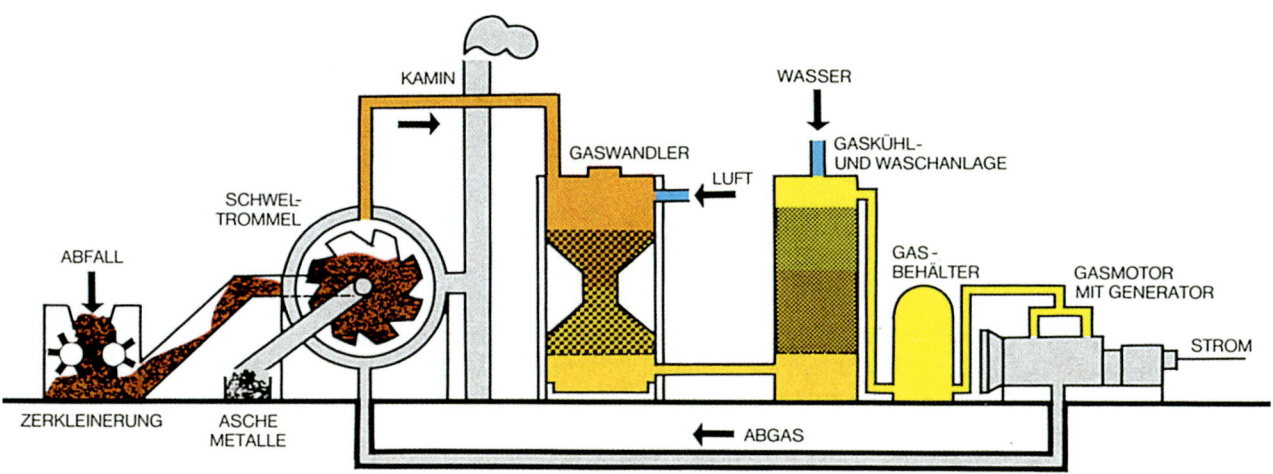

Der zerkleinerte Müll wird auf 500 °C unter Luftabschluss erhitzt. Dabei verschwelt der Müll zu festen Rückständen, Asche, Pyrolyseöl und Gas.

Die Gase werden mit Luft und Wasser aufbereitet und treiben Gasmotoren an. Angeschlossene Generatoren erzeugen damit elektrischen Strom.

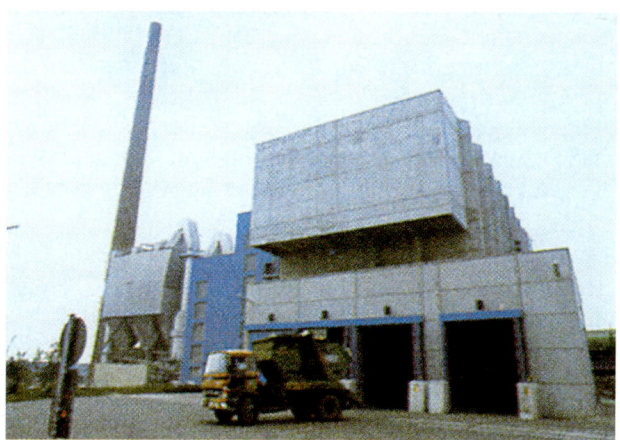

Abfallverbrennungsanlage Schwandorf (Oberpfalz).
1 000 Tonnen Müll täglich kann das Müllkraftwerk in Elektrizität umwandeln.

Müllkompostierung

Bei der Müllkompostierung zersetzen Mikroorganismen den Abfall. Zunächst werden die Abfälle zersiebt, vermahlen und durch Magnete von Eisenanteilen befreit. Die Zugabe von Klärschlamm erhöht den Wassergehalt und schafft bessere Lebensbedingungen für Mikroorga-

nismen. Nachdem der Müll so vorbehandelt wurde, verwandeln Bakterien und Pilze in der anschließenden „Rotte" den Abfall in humusähnlichen Rohkompost. In einer Nachbehandlung wird daraus durch Sieben und durch maschinelle Entfernung von Glasscherben Müllkompost.

Dieser Kompost wurde früher häufig in der Landwirtschaft als Bodenverbesserer genutzt. Inzwischen stellte sich heraus, dass er sehr häufig Schwermetallgifte, wie Cadmium und Blei, sowie andere chemische Schadstoffe enthält. Pflanzen können diese Gifte aus dem Boden aufnehmen und anreichern. Deshalb gibt es Absatzschwierigkeiten für Müllkompost, sodass zurzeit nur etwa 1% des anfallenden Mülls in Kompostwerken verarbeitet werden kann. Erst wenn es gelingt, die Schadstoffe aus den verwendeten Klärschlämmen und aus dem Müll herauszufiltern, hat dieser an sich wertvolle Müllkompost eine Chance, ähnlich wie Torf, als Bodenverbesserungsmittel verwendet zu werden.

Müllpyrolyse

Unter Pyrolyse versteht man die Verschwelung von Stoffen unter Luftabschluss. Es ist im Prinzip ein altes Verfahren, so wird z. B. Holzkohle durch Verschwelung von Holz hergestellt. Die Pyrolyse von Müll befindet sich noch im Versuchsstadium. Die Vorteile gegenüber der Verbrennung zeigen sich in weniger Abgasen, besserer Energieausnutzung des Abfalls und einer größeren Wirtschaftlichkeit.

5.4.3 Das Problem Müllexport

Der Export von Müll aus Deutschland in andere Länder ist auf Dauer keine Lösung.

Wir können die Schattenseiten unseres Wohlstands unmöglich anderen aufbürden. Das Abfallgesetz sieht deshalb vor, zukünftig auf einen Müllexport zu verzichten und die Entsorgung im eigenen Land möglich zu machen.

5.4.4 Recycling
(= engl.: Rückgewinnung)

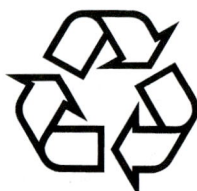

Das Recyclingsymbol auf Batterien und auf anderen Wertstoffen

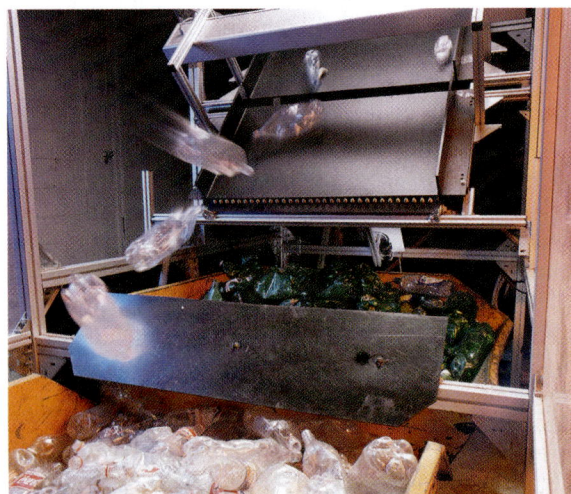

Wertstoff Plastik: *Kunststoffrecycling*

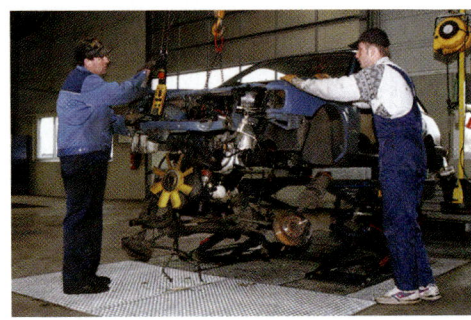

Wertstoff Schrott: *Autorecycling*

Rohstoffe sollten nicht einfach weggeworfen und in Müllbergen auf „Nimmerwiedersehen" begraben werden. Besser ist es, Abfallstoffe nach Möglichkeit wieder zu verwenden. Auf diese Weise wachsen die Müllberge weniger schnell und die vorhandenen Deponien reichen länger aus.

Viel wichtiger ist jedoch die Tatsache, dass viele Rohstoffe der Menschheit nur begrenzt zur Verfügung stehen. Was die Natur in Jahrmillionen an Bodenschätzen geschaffen hat, wird von den Menschen in zwei bis drei Jahrhunderten vollständig ausgebeutet sein, wenn nicht neue Techniken und Energiequellen oder neue, zurzeit noch unbekannte Rohstoffquellen erschlossen werden. Schon früher hat man aus dem Abfall wertvolle Materialien gesammelt und wieder verwendet. Eisen und andere Metalle wurden als Schrott eingeschmolzen und neue Gerätschaften daraus hergestellt. Auch Lumpen und Papier wurden zur Herstellung von Neupapier wieder verwendet. Zukünftig wird es notwendig werden,

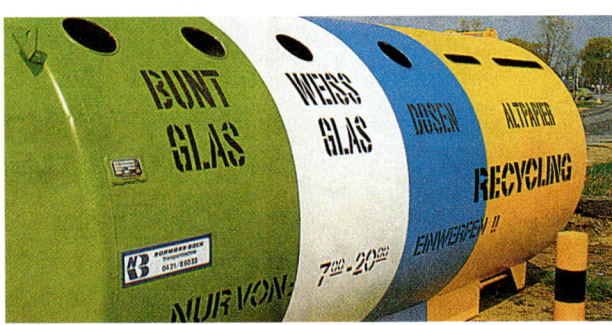

Recyclingmüllbehälter *für Glas, Dosen und Altpapier*

auch solche Abfallstoffe wieder zu verwerten, bei denen es sich marktwirtschaftlich eigentlich nicht lohnt, weil eine Neuproduktion billiger wäre. Die Gesunderhaltung der Umwelt und die Verknappung der Rohstoffe lassen keine andere Wahl zu.

Die Aussortierung von Wertstoffen aus dem Müll ist technisch sehr aufwendig. Einfacher und billiger ist es, bestimmte Stoffe getrennt zu sammeln, vor allem Glas, Papier, Kunststoffe und Textilien. Kunststoffmüll kann auf drei Arten wiederverwertet werden: wertstofflich, rohstofflich und thermisch. Wertstofflich bedeutet, dass aus Plastikwaren wieder Plastikwaren werden. So

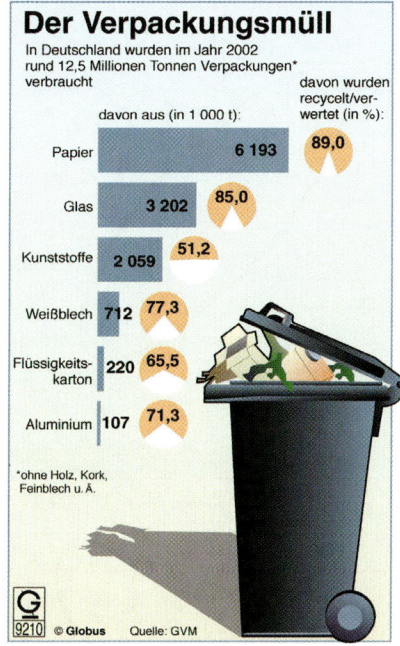

Der Verpackungsmüll

In Deutschland wurden im Jahr 2002 rund 12,5 Millionen Tonnen Verpackungen* verbraucht

davon aus (in 1 000 t):   davon wurden recycelt/verwertet (in %):

	davon aus (in 1 000 t)	davon wurden recycelt/verwertet (in %)
Papier	6 193	89,0
Glas	3 202	85,0
Kunststoffe	2 059	51,2
Weißblech	712	77,3
Flüssigkeitskarton	220	65,5
Aluminium	107	71,3

*ohne Holz, Kork, Feinblech u. Ä.

9210 © Globus   Quelle: GVM

kann man leere Joghurt- und Margarinebecher einschmelzen und anschließend zu Parkbänken pressen. Bei der rohstofflichen Verwertung wird der Kunststoff in Öl und Gas zerlegt. Thermische Verwertung heißt nichts anderes als Verbrennung; sie darf laut Verpackungs-Verordnung aber nicht praktiziert werden.

Nur 20% der **Papierprodukte** sind Bücher, Tapeten u. a. mit längerer Nutzungsdauer. Der Rest (80%) wird als Zeitungen, Verpackungen und Kartons nur kurzzeitig verwendet und ist Abfall. Zwei Drittel des Altpapiers werden heute wieder verwendet, hauptsächlich für Verpackungsmaterialien. Die Verwendung von Altpapier spart Holz und Energie und entlastet zudem die Gewässer von Verschmutzungen. Eine Papierfabrik benötigt bekanntlich viel Wasser und kann bei unzureichender Klärung ihrer Abwässer Bäche und Flüsse erheblich gefährden und belasten.

Jede Menge Hausmüll fällt Tag für Tag in den bundesdeutschen Haushalten an. Pro Jahr 43 Millionen Tonnen, das macht für jeden von uns ca. 330 Kilogramm. Neben Zeitungen und Zeitschriften, diversem Überflüssigem, Essensresten, Elektronikschrott oder gar Lackresten und Chemikalien sind jede Menge Verpackungen aus den unterschiedlichsten Materialien mit von der Partie. Sie machen rund 30 Prozent des gesamten Hausmüllaufkommens aus. Getrenntes Sammeln und die Rücknahme

---

Abfall richtig entsorgt!

Altglas gehört nicht in die Mülltonne, sondern in den Altglas-Container. Die Wiederverwertung von Altglas ist rohstoff- und energiesparend

Altpapier ist ebenfalls Rohstoff, den Sie zu den Altpapier-Containern oder die dafür vorgesehene Tonne bringen sollten. Achten Sie beim Kauf auf Produkte mit dem „Blauen Engel" aus 100% Altpapier.

Aluminium ist ein wertvoller Grundstoff, der nicht in der Restmülltonne landen sollte. Aluminiumverpackungen werden von der Duales System Deutschland GmbH gesammelt und der Verwertung zugeführt.

Batterien können umweltgefährdende Stoffe wie Quecksilber, Cadmium, Blei und Nickel enthalten und dürfen deshalb nicht in den Hausmüll geworfen werden. Benutzen Sie lieber wiederaufladbare Akkus oder Batterien, die keine schädlichen Stoffe enthalten. Erkundigen Sie sich nach Batterie-Sammelstellen.

Einweg ist ein Irrweg. Verzichten Sie deshalb möglichst auf Einwegverpackungen. Denn Einweg verbraucht Rohstoffe und Energie und macht mehr Müll.

Essensreste gehören in den Mülleimer und nicht in die Toilette oder ins Abwasser.

Gartenabfälle sollten kompostiert werden. So erhalten Sie wertvolles Düngemittel. Verbrennen ist übrigens nicht erlaubt.

Haushaltsabfälle: Organische Abfälle können Sie ebenso wie Gartenabfälle kompostieren. Wenn es dazu keine Gelegenheit gibt, gehören diese Dinge in den Mülleimer.

Kaffee-, Tee- und Zigarettenreste dürfen nicht ins Abwasser getan werden, da sie zu Störungen in Kläranlagen führen können. Deshalb immer in den Mülleimer werfen.

Lösemittel und andere Chemikalien können in der Umwelt schwere Schäden verursachen und dürfen deshalb nicht in den Abfluss oder in die Mülltonne gekippt werden. Erkundigen Sie sich nach Schadstoffsammelstellen.

Medikamente enthalten zum Teil wasser- und umweltschädigende Substanzen und können in Kinderhänden gefährlich sein und zu Vergiftungen führen. Bringen Sie deshalb überlagerte Medikamentenreste zu Ihrem Apotheker zurück.

Verpackungen: Während Umverpackungen, also der Karton um die Cremetube, im Laden zurückgenommen werden, gehören die so genannten Verkaufspackungen, z. B. die Chipstüte oder der Joghurtbecher, in die gelbe Tonne bzw. den gelben Sack.

---

von Verpackungen haben seit Inkrafttreten der Verpackungs-Verordnung bereits zu guten Recyclingquoten geführt.

Außerdem ist der Verbrauch an Einwegverpackungen in Deutschland von 1991 bis 1995 um mehr als 1,3 Millionen Tonnen im Jahr zurückgegangen. Wir sind zwar Spitze im Sammeln, und die Kreislaufwirtschaft wird in vielen Haushalten bereits praktisch umgesetzt, trotzdem stellt sich manchmal die Frage: Was wohin? Einige Tipps dazu auf der vorhergehenden Seite.

5.5 Radioaktivität

5.5.1 Vom Wesen der Radioaktivität

Radioaktivität entsteht durch den Zerfall von Atomkernen. Als Atome bezeichnete Dalton im Jahre 1808 die kleinsten Teile, in die man Elemente auf chemischem Weg trennen konnte. 107 Elemente sind bekannt, z. B. Wasserstoff, Sauerstoff, Stickstoff, Eisen, Kupfer, Cadmium und auch solche mit exotisch klingenden Namen wie Californium und Kurtschatowium. Heute kennt man auch den Feinbau eines Atoms: Es besteht aus einem Kern und einer Hülle. Im Atomkern befinden sich positiv geladene Protonen und ungeladene (neutrale) Neutronen.
Die Hülle enthält negativ geladene Elektronen, die sich auf einem kugelförmigen Raum um den Kern in unvorstellbar schneller Geschwindigkeit bewegen. Die Zahl der Elektronen ist stets gleich der Zahl der Protonen, sodass ein Atom nach außen hin ungeladen erscheint.

Vereinfachte Atommodelle

Wasserstoffatom
Es besteht aus einem Kern mit einem positiv geladenen Proton und einer Hülle aus einem negativ geladenen Elektron.

Heliumatom
Der Atomkern setzt sich aus zwei positiv geladenen Protonen und zwei ungeladenen (neutralen) Neutronen zusammen. Die Atomhülle enthält zwei negativ geladene Elektronen.

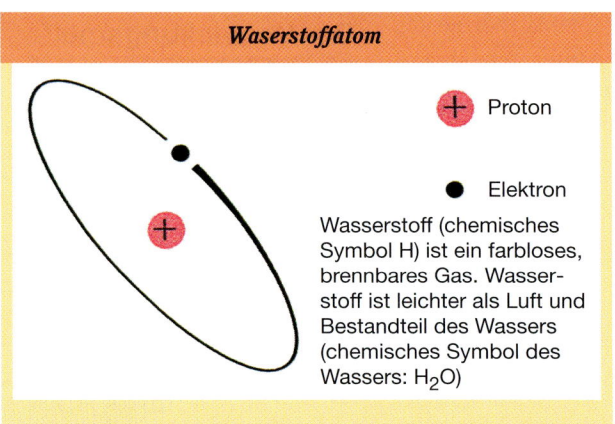

Wasserstoffatom

Proton

Elektron

Wasserstoff (chemisches Symbol H) ist ein farbloses, brennbares Gas. Wasserstoff ist leichter als Luft und Bestandteil des Wassers (chemisches Symbol des Wassers: H_2O)

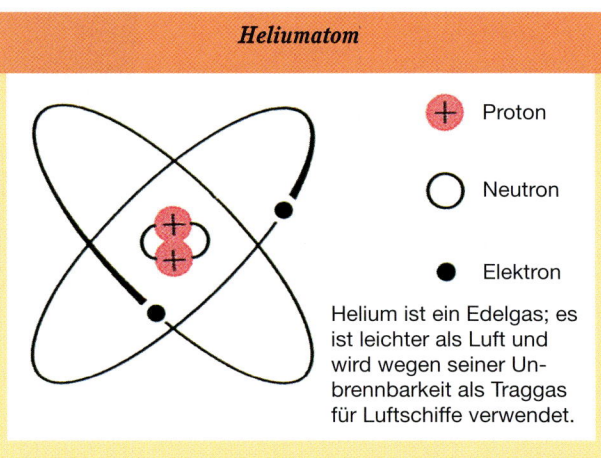

Heliumatom

Proton

Neutron

Elektron

Helium ist ein Edelgas; es ist leichter als Luft und wird wegen seiner Unbrennbarkeit als Traggas für Luftschiffe verwendet.

Elemente haben stets die gleiche Anzahl Protonen und Elektronen. Bei vielen Elementen gibt es jedoch Atome mit unterschiedlicher Anzahl an Neutronen im Atomkern. Solche Atome werden als Isotope bezeichnet. Sie unterscheiden sich nicht in ihren chemischen Eigenschaften, wohl aber im kernphysikalischen Verhalten.

5.5.2 Strahlenarten

Man unterscheidet folgende Strahlen:
- Alphastrahlen (α-Strahlen)
- Betastrahlen (β-Strahlen)
- Gammastrahlen (γ-Strahlen)
- Neutronenstrahlen (n-Strahlen)

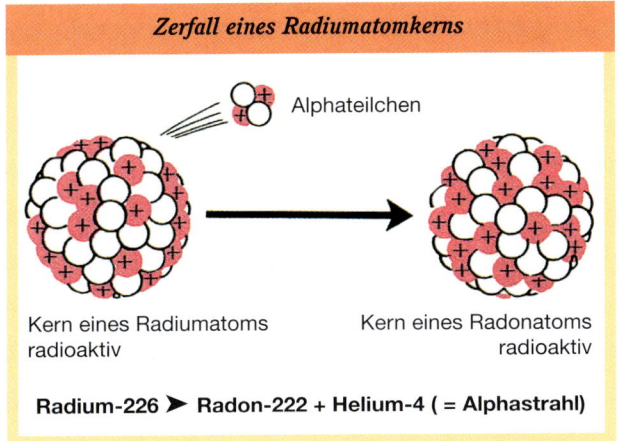

Zerfall eines Radiumatomkerns

Alphateilchen

Kern eines Radiumatoms
radioaktiv

Kern eines Radonatoms
radioaktiv

Radium-226 ➤ Radon-222 + Helium-4 (= Alphastrahl)

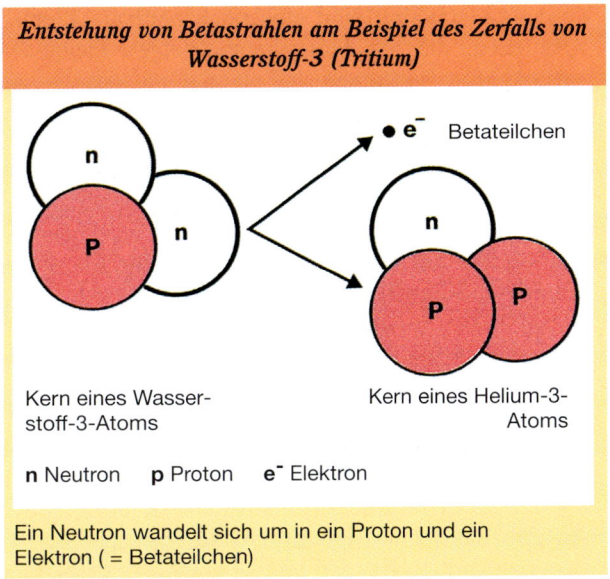

Entstehung von Betastrahlen am Beispiel des Zerfalls von Wasserstoff-3 (Tritium)

n

p

n

Betateilchen e⁻

n

p

p

Kern eines Wasser-
stoff-3-Atoms

Kern eines Helium-3-
Atoms

n Neutron   **p** Proton   **e⁻** Elektron

Ein Neutron wandelt sich um in ein Proton und ein
Elektron (= Betateilchen)

Alphastrahlen entstehen z. B. beim Zerfall von radio-
aktivem Radium.

Radium ist ein Metall und natürlicher Bestandteil des
Minerals Pechblende. Es kommt in den Bergwerken von
Joachimstal/Tschechische Republik vor. Einst erkrankten dort viele Bergleute an Lungenkrebs, verursacht
durch die radioaktive Strahlung des Radiums.

Der Radiumkern zerfällt in einen Heliumkern, der als
Alphastrahl bezeichnet wird, und in einen Radonkern.
Der Heliumkern ist positiv geladen und hat eine Reichweite von 3 bis 4 cm. Alphastrahlen können aufgrund
ihrer hohen Masse (zwei Protonen plus zwei Neutronen)
ein Blatt Papier, die Haut oder andere dünne Materialien nicht durchdringen. Gelangen sie jedoch mit der
Nahrung oder über die Atemwege in den Körper, so wirken sie wie ein Geschosshagel und zerstören Zellen und
Zellbestandteile.

Betastrahlen sind negativ geladene Elektronen. Sie
entstehen beim Zerfall eines radioaktiven Atomkerns.
Dabei wandelt sich ein Neutron im Atomkern um in ein
positiv geladenes Proton und in ein negativ geladenes
Elektron. Das Elektron wird aus dem Atomkern
herausgeschleudert und fliegt mit annähernd Lichtgeschwindigkeit (Lichtgeschwindigkeit: 330 000 Kilometer pro Sekunde) vom Atomkern weg. Betastrahlen sind
also wie die Alphastrahlen Teilchenstrahlen. Die Elektronen haben eine 2 331-mal kleinere Masse als die Alphateilchen. Sie haben daher eine sehr viel größere
Durchdringungsfähigkeit, z. B. in die Haut bis zu einem
Zentimeter. Gesundheitliche Risiken durch Betastrahlen bestehen daher sowohl bei der Bestrahlung von

außen als auch durch Aufnahme von strahlendem Material in den Körper.

Gammastrahlen sind sehr kurzwellige Wellenstrahlen.
Sie entstehen, wenn sich nach einem radioaktiven Zerfall der Atomkern neu umordnet. Die Strahlung wird in
einzelnen Teilchen, den so genannten Strahlungsquan-
ten, abgegeben. Die Gammastrahlung ist vergleichbar
mit der Röntgenstrahlung. Die Wirkungen sind die gleichen, sie können bei entsprechend hoher Dosis das Erbmaterial in den Chromosomen verändern oder zerstören. Zur Abschirmung von Gammastrahlen bedarf es
zentimeterdicker Blei- oder meterdicker Betonwände.

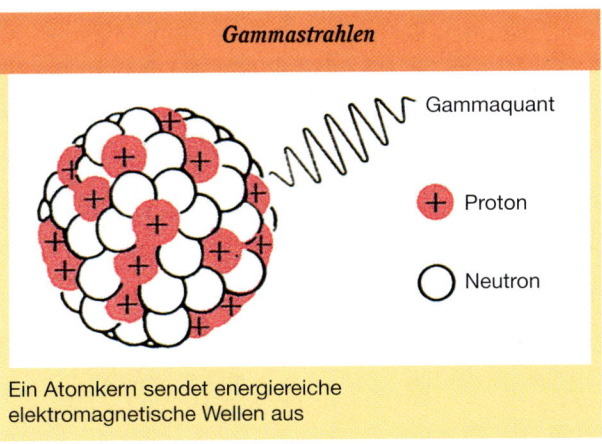

Gammastrahlen

Gammaquant

➕ Proton

⭕ Neutron

Ein Atomkern sendet energiereiche
elektromagnetische Wellen aus

Neutronenstrahlen sind elektrisch neutrale Elementarteilchen, die bei Atomkernspaltungen freigesetzt werden. Freie Neutronen sind instabil und zerfallen mit einer Halbwertszeit von 11,7 Minuten z.B. in ein Elektron und in ein Proton. Durch ihr elektrisch neutrales Verhalten dringen sie nahezu ungehindert in Atomkerne ein, wo sie Atomkerne umwandeln oder spalten können. Bei einer Kernspaltung wird sehr viel Energie frei; auf diesem Prinzip beruht die Energiegewinnung in Kernkraftwerken.

5.5.3 Radioaktiver Zerfall und Nutzung der Kernenergie

Uranatome sind instabil, da im Atomkern die abstoßenden Kräfte der Protonen untereinander größer sind als die so genannten Kernkräfte, die ein Atom zusammenhalten. Der Atomkern zerfällt und geht dabei in einen stabileren Zustand über. Dies geschieht in mehreren Stufen unter Aussendung von radioaktiven Strahlen. Das bei diesem radioaktiven Zerfall entstehende Element ist häufig selbst wieder instabil, sodass der Atomzerfall in einer Zerfallskette so lange weitergeht, bis ein stabiles Isotop entsteht, das nicht mehr weiter zerfällt und deshalb auch nicht mehr radioaktiv ist. Beim Zerfall von radioaktiven Urankernen entstehen am Ende der Zerfallsreihe stabile Bleiisotope, die in allen Eigenschaften mit dem natürlichen Blei übereinstimmen.

Die Halbwertszeit

Bei einem einzelnen radioaktiven Atom kann man den Zeitpunkt des Zerfalls nicht vorhersagen. Es kann in den nächsten Sekunden oder erst nach Millionen von Jahren zerfallen. Bei einer großen Atomzahl lässt sich die Wahrscheinlichkeit des Zerfalls berechnen.
Von einer großen Menge radioaktiver Iodisotope–131 ist die Hälfte nach acht Tagen zerfallen (= Halbwertszeit). Nach weiteren acht Tagen ist noch ein Viertel der ursprünglichen Radioaktivität, nach 24 Tagen nur noch ein Achtel (12,5%) der ursprünglichen Radioaktivität vorhanden.

Kernspaltung

Die deutschen Chemiker Hahn und Straßmann entdeckten 1938 die Spaltung von Atomkernen. Uran–235–Atomkerne spalteten sich nach Beschuss mit langsa-

Halbwertszeiten einiger radioaktiver Elemente		
Element	**Symbol**	**Halbwertszeit**
Uran–238	U–238	4 470 000 000 Jahre
Uran–235	U–235	704 000 000 Jahre
Plutonium–239	Pu–239	24 000 Jahre
Radium–226	Ra–226	1 600 Jahre
Cäsium–137	Cs–137	30,2 Jahre
Strontium–90	Sr–90	28,5 Jahre
Wasserstoff–3 (= Tritium)	H–3	12,35 Jahre
Kobalt–60	Co–60	8,1 Jahre
Iod–131	I–131	5,3 Jahre
Radon–222	Rn–222	3,82 Tage
Polonium–218	Po–218	3,05 Minuten
Polonium–214	Po–214	0,00016 Sekunden

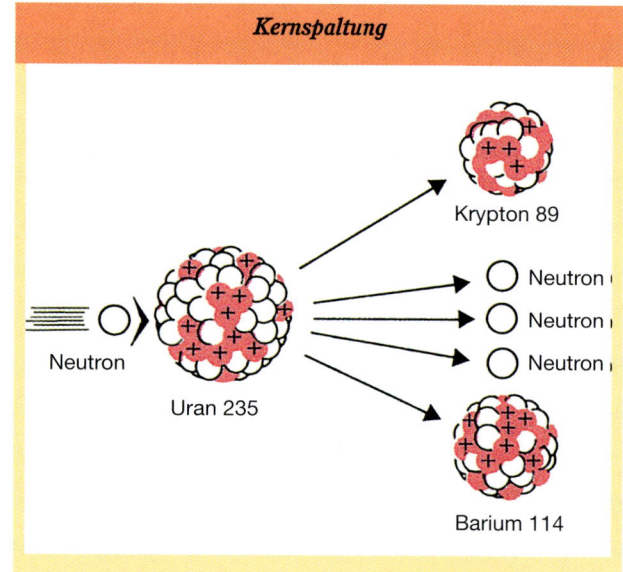

Kernspaltung

Krypton 89

Neutron

Neutron

Neutron

Neutron

Uran 235

Barium 114

men Neutronen in zwei Teile: in einen Bariumkern und in einen Kryptonkern. Außerdem wurden dabei zwei bis drei weitere Neutronen freigesetzt sowie ein Teil der im Urankern gespeicherten Kernenergie.

Kernkraftwerk

Als Spaltprodukt dient Uran–235. In reinem Uranerz sind nur 0,7% Uran–235 enthalten. Der Rest ist Uran–238. Für die herkömmliche Kernspaltung ist nur Uran–235 geeignet. Um Uran-Brennelemente für ein Kernkraftwerk zu gewinnen, wird das Uran–235 auf

2 bis 3,5% angereichert. Nur wenn genügend spaltbare Uran–235–Atomkerne vorhanden sind, kommt eine Kettenreaktion zustande.

Neutronen, aus einer Neutronenquelle stammend, werden in ihrer Geschwindigkeit auf 2 Kilometer pro Sekunde abgebremst. Dadurch werden sie nicht mehr von den Uran–238–Kernen „verschluckt", sondern spalten Uran–235. Zur Spaltung genügt ein Neutron. Nach der Spaltung werden aber drei neue Neutronen freigesetzt, die wiederum drei Uran–235–Kerne spalten können. Damit die Kettenreaktion nicht zur unkontrollierbaren Explosion ausartet, müssen zwei Vorkehrungen getroffen werden:

- Die neu gebildeten Neutronen müssen abgebremst werden. Dies geschieht mithilfe eines Bremsmittels (= Moderator), das die Brennelemente umgibt. Als Bremsmittel eignen sich Graphit, Beryllium und Wasser.
- Von zwei bis drei Neutronen, die bei einer Spaltung freigesetzt werden, darf nur ein Neutron eine weitere Spaltung herbeirufen, während die anderen Neutronen „verschluckt" (absorbiert) werden. Zur Neutronenabsorption werden Legierungen verwendet, die Bor, Silber oder Cadmium enthalten.

Bei einer Kernspaltung entsteht sehr viel Energie, die als Wärmeenergie über eine Turbine in elektrische Energie überführt wird. Die bei der Spaltung neu entstehenden Atomkerne sind zum großen Teil radioaktiv. Sie wandeln sich durch Betastrahlen zum Teil unter Abgabe von Neutronen in stabile Kerne um. Dieser Prozess kann Minuten, Stunden, Jahre oder Jahrtausende betragen. Die Abfälle aus der Kernspaltung müssen sicher aufbewahrt werden, sodass keine gefährlichen Werte an Radioaktivität in den Lebensbereich des Menschen gelangen. Nach Ansicht der Wissenschaft kann diese Endlagerung von radioaktiven Stoffen in stillgelegten Salzbergwerken möglich sein.

Druckwasserreaktor

Brennelement in Druckwasserreaktoren ist Uran–235, das im Brennstoff auf 2 bis 3,5 Prozent angereichert ist. Wasser dient als Kühlmittel. Damit es nicht verdampfen kann, steht es unter hohem Druck. Gleichzeitig bremst das Wasser zwischen den Brennelementen die Neutronengeschwindigkeit, was zur Aufrechterhaltung der Kettenreaktion notwendig ist.

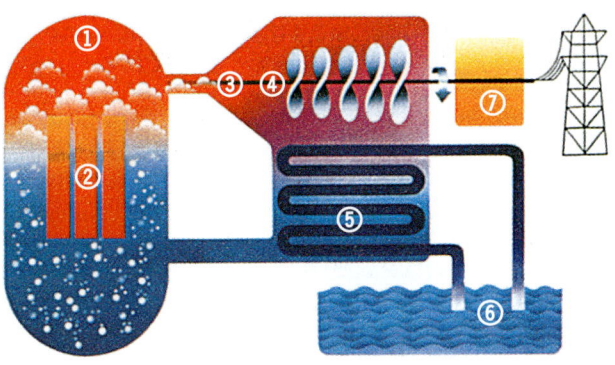

① Reaktor
② Brennelemente
③ Dampf
④ Turbine
⑤ Kondensator
⑥ Kühlwasser
⑦ Generator

Druckwasserreaktor

5.5.4   Messung der Radioaktivität

Strahlungsmaß

Die Einheit der Strahlung ist das Becquerel (Zeichen: Bq), benannt nach Henri-Antoine Becquerel, der 1896 die natürliche Radioaktivität des Urans entdeckte. 1 Bq bedeutet 1 radioaktiver Zerfall pro Sekunde. Die frühere Maßeinheit war Curie (Zeichen: Ci), benannt nach der Entdeckerin des Radiums Marie Curie.

1 Curie entspricht der Strahlung von 1 g Radium und entspricht damit $3{,}7 \cdot 10^{10}$ Zerfallsprozessen (1 Ci = $3{,}7 \cdot 10^{10}$ Bq).

Äquivalentdosis
(biologisch wirksame Strahlendosis)

Alphastrahlen sind zwanzigmal biologisch aktiver als Beta- und Gammastrahlen. Die biologischen Auswirkungen radioaktiver Strahlen ergeben die Äquivalentdosis. Die Maßeinheit ist das Sievert (Zeichen: Sv). Eine frühere Bezeichnung war das Rem (Zeichen: rem), nach dem englischen Ausdruck **r**oentgen **e**quivalent **m**an.

Auf die wichtigste Frage, wie viel Sievert ein Mensch unbeschadet ertragen kann, gibt es keine verbindliche Antwort. Die Strahlungsgrenzwerte sind deshalb nach dem heutigen Stand der Wissenschaften eher als Schätzungen zu betrachten.

5.5.5 Strahleneinwirkungen auf den Menschen

Man unterscheidet **natürliche Radioaktivität** natürlichen Ursprungs und **zivilisatorische Radioaktivität**, die durch die technische Entwicklung des Menschen verursacht wird.

Die **natürliche Radioaktivität** setzt sich zusammen aus kosmischer Strahlung, terrestrischer Strahlung und der Eigenstrahlung des Körpers.

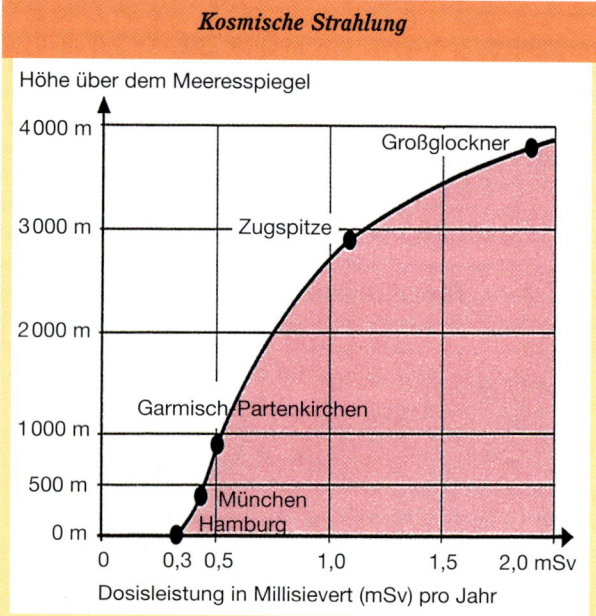

Kosmische Strahlung

Höhe über dem Meeresspiegel

Dosisleistung in Millisievert (mSv) pro Jahr

In Meereshöhe beträgt die jährliche Strahlendosis 0,3 mSv (1 000 Millisievert = 1 Sievert), auf der Zugspitze beträgt sie über 1 mSv.

Kosmische Strahlung
Sonne und Sternensysteme senden so genannte kosmische Strahlen aus. Es sind hauptsächlich Protonen und Heliumkerne. Diese energiereichen Strahlen treffen ständig auf die Erde. In den oberen Luftschichten spalten sie Sauerstoff- und Stickstoffatome. Dadurch entstehen neue Strahlen, die wiederum andere Atome spalten und sie zu radioaktiven Stoffen werden lassen.

Terrestrische Strahlung
Die Erde (lat.: terra = Erde) enthält zahlreiche natürliche radioaktive Stoffe. Auch in der oberen Atmosphäre

Terrestrische Strahlendosis für verschiedene Orte	
Ort/Land	**mSv pro Jahr**
Schleswig-Holstein	0,14
Weserbergland/Braunschweig	0,58
Harz/Spessart	1,02
Bayerischer Wald	1,46
Katzenbuckel (bei Eberbach, Baden-Württemberg)	6,30
Indien (Kerala)	bis 27,00
Brasilien (Atlantikküste)	bis 87,00

entstehen durch die kosmischen Strahlen radioaktiver Wasserstoff (Wasserstoff–3, Zeichen: H–3), radioaktiver Kohlenstoff (Kohlenstoff–14, Zeichen: C–14) u. a., die durch Luftströmung oder durch Niederschläge auf die Erde gelangen.

Eigenstrahlung des Körpers
Mit der Nahrung, dem Trinkwasser und aus der Luft nimmt der menschliche Körper radioaktive Stoffe auf, die im Organismus mehr oder weniger lange verbleiben und eine ständige Strahlenquelle darstellen. Die Dosis ist mit 0,3 Millisievert relativ gering.
Durch Einatmung des natürlichen radioaktiven Edelgases Radon in Wohnungen entsteht eine Belastung von 1,3 mSv. Radon entsteht im Erdreich durch den natürlichen Zerfall von Uran. Radon ist deshalb auch in den Steinen und im Beton unserer Häuser enthalten und wird ständig in die Atemluft abgegeben. Raumluft enthält etwa fünf- bis achtmal so viel Radon wie Außenluft. Kellerräume und Untergeschosse sind besonders belastet, da hier Radon noch zusätzlich aus dem Erdboden über das Fundament eindringt.

Zivilisatorische Strahlung
Sie umfasst diejenige radioaktive Strahlung, die durch die Zivilisation der Menschen bedingt ist. An erster Stelle ist die Strahlung durch Röntgenaufnahmen zu nennen. Andere Strahlungsquellen sind Kernkraftwerke, Forschungslabors, Bildschirme sowie oberirdische Atombombenversuche. Die Strahlenschutzverordnung legt fest, dass eine Person, die sich das ganze Jahr über am ungünstigsten Ort in der Nähe eines Kernkraftwerks aufhält, mit nicht mehr als 0,3 Millisievert belastet werden darf.

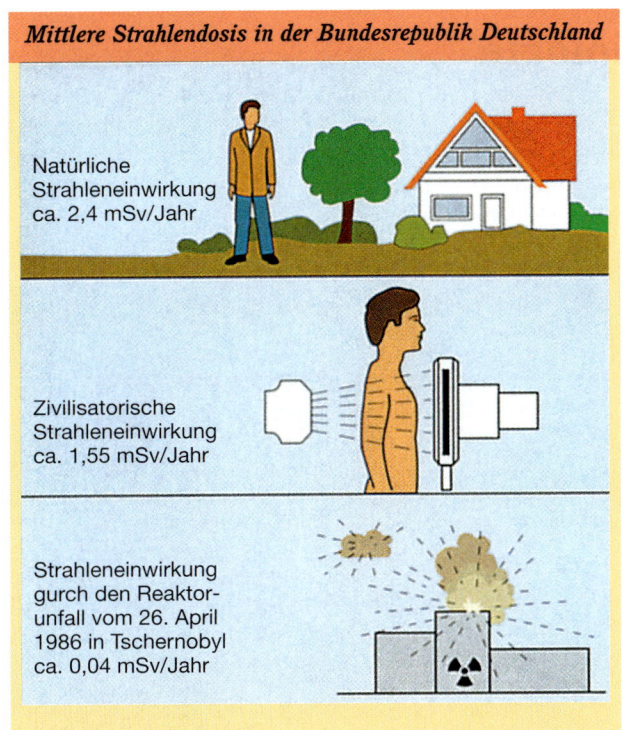

Mittlere Strahlendosis in der Bundesrepublik Deutschland

Natürliche Strahleneinwirkung ca. 2,4 mSv/Jahr

Zivilisatorische Strahleneinwirkung ca. 1,55 mSv/Jahr

Strahleneinwirkung gurch den Reaktorunfall vom 26. April 1986 in Tschernobyl ca. 0,04 mSv/Jahr

5.5.6 Gesundheitliche Auswirkungen von Strahlen

Man weiß heute, dass bereits ein Millisievert ausreicht, um in einer Zelle die Erbsubstanz, die Desoxiribonukleinsäure, aufzuspalten. Deshalb hätte schon die natürliche Strahlenbelastung gesundheitsschädigende Folgen, wenn die Zellen nicht über einen besonderen Mechanismus zur Reparatur von Brüchen der Desoxiribonukleinsäure verfügten. Darüber hinaus gibt es die Möglichkeit, geschädigte Zellen mithilfe des Immunsystems auszuschalten.

Das Ausmaß der Schädigung durch Strahlen ist deshalb abhängig von der Strahlendosis und von der Wirksamkeit der Reparaturmechanismen und des Immunsystems. Da diese Werte von Mensch zu Mensch sehr unterschiedlich sind, lässt sich ganz allgemein kein Festwert festlegen, unter dessen Grenze Strahlung unschädlich ist.

Embryonen im Mutterleib reagieren besonders empfindlich auf Strahlen. Es kann zu Missbildungen kommen oder es entsteht Krebs im werdenden Kind, z. B. Leukämie, eine bösartige Vermehrung der weißen Blutkörperchen. Aufgrund von Tierversuchen schätzt man, dass Dosen zwischen 50 und 250 Millisievert ausreichen, um bei Embryonen Missbildungen zu verursachen. Zur Auslösung von Krebs sind die Strahlendosen erheblich niedriger. Radioaktive Strahlen können auch beim Erwachsenen Krebs verursachen. Eine dafür notwendige Schwellendosis lässt sich jedoch nicht festlegen. Häufig dauert es fünf, zehn oder noch mehr Jahre, bis aus einer durch radioaktive Strahlen entarteten Zelle eine erkennbare Krebsgeschwulst entsteht. **Genetische Schäden**, wie z. B. Erbkrankheiten oder Skelettmissbildungen, können bei den Nachkommen von Menschen auftreten, deren Keimdrüsen (Hoden oder Eierstöcke) durch Strahlung geschädigt worden sind. Bei hohen radioaktiven Strahlendosen treten erkennbare Körperschäden bereits nach kurzer Zeit auf. Man spricht von der Strahlenkrankheit.

5.5.7 Der Super-GaU Tschernobyl und seine Auswirkungen

Ein Super-GaU, d. h. ein größtmöglich angenommener Unfall bei der Gewinnung von Energie aus Kernkraft, ereignete sich im April 1986 in Tschernobyl/GUS. Eine Strahlenwolke breitete sich bis nach Ost- und Westeuropa aus. Hauptbestandteile dieser radioaktiven Wolke waren Iod–131, Cäsium–137, Ruthenium–103. In der Luft stieg die Radioaktivität von 10 Bq (normal) auf 2 000 Bq pro Kubikmeter an. Einsetzender Regen spülte später die in der Wolke mitgeführten radioaktiven Stoffe auf die Erdoberfläche. Es wurden Werte zwischen 1 000 und 100 000 Becquerel pro m^2 gemessen gegenüber den Normalwerten zwischen 60 und 80 Becquerel pro m^2.

Zehn Jahre nach dem Unfall ist die Radioaktivität in der Unglücksregion immer noch so hoch, dass im Umkreis von 60 km menschliches Leben nicht mehr möglich ist. im Süden von Weißrussland sind die Hälfte der Böden nicht mehr landwirtschaftlich zu nutzen. Infolge des Tschernobyl-Unfalls starben bisher ca. 120 000 Menschen. Die Krebsrate bei Kindern ist zehnmal höher als im Weltdurchschnitt.

6

Sexualbiologie

6.1 Männliche Geschlechtsorgane

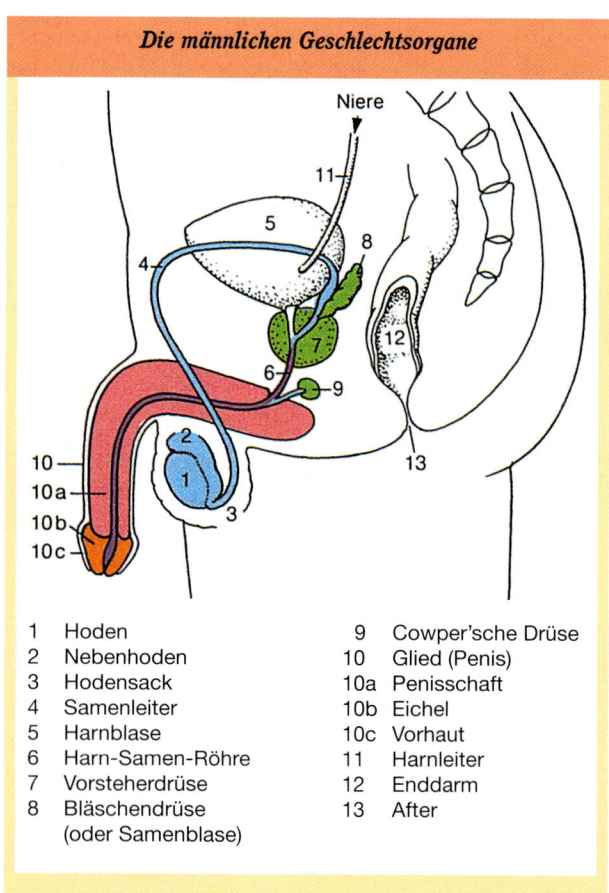

Die männlichen Geschlechtsorgane

Niere

11
5
8
4
7
12
6
9
10
10a
2
1
10b
3
10c
13

1	Hoden	9	Cowper'sche Drüse
2	Nebenhoden	10	Glied (Penis)
3	Hodensack	10a	Penisschaft
4	Samenleiter	10b	Eichel
5	Harnblase	10c	Vorhaut
6	Harn-Samen-Röhre	11	Harnleiter
7	Vorsteherdrüse	12	Enddarm
8	Bläschendrüse	13	After
	(oder Samenblase)		

Hoden (Testes)

Die beiden Hoden sind die Geschlechtsdrüsen des Mannes. Die ovalen, etwa 3,7 cm großen Hoden liegen jeweils in einer Hülle aus Bindegewebe, umgeben von einem faltigen Hautsack, dem Hodensack. Erst kurz vor der Geburt steigen die Hoden in den Hodensack ab.

Reife Samenzellen (Spermien)

Etwa 1 000 Spermien werden bei einem erwachsenen Mann in jeder Sekunde gebildet. Ein Spermium ist etwa 1/20 mm lang. Es besteht aus Kopf, Mittelstock und Schwanzfaden. Im Kopf ist das Erbmaterial enthalten: 23 einzelne Chromosomen, entweder mit einem X-Chromosom oder mit einem Y-Chromosom. Das Mittelstück erzeugt Bewegungsenergie. Der Schwanzfaden kann die Samenzelle mit einer Geschwindigkeit von 3 bis 4 mm in der Minute fortbewegen.

Die Hoden liegen somit außerhalb des Bauchraumes. Die damit verbundene Temperaturabsenkung um 2 °C von 37 °C auf 35 °C ist eine Voraussetzung für die Reifung der Spermien. Verbleiben bei einem Knaben die Hoden in der Bauchhöhle (Hodenhochstand), bilden sich die Hoden kurz nach der Pubertät zurück. Die Folgen sind dauernde Unfruchtbarkeit. Ein Hodenhochstand wird – möglichst noch vor Ende des zweiten Lebensjahres – zunächst medikamentös behandelt. Die Erfolgsquote liegt bei 50%. Durch eine ambulante Operation können die Hoden in den Hodensack verlagert werden. In den Hodenkanälchen entstehen aus Ursamenzellen die Spermien. In besonderen Reifevorgängen wird in ihnen die Chromosomenzahl von 46 (23 Chromosomenpaare) auf die Hälfte herabgesetzt, sodass ein hälftiger (haploider) Chromosomensatz von 23 Einzelchromosomen entsteht. Die so genannten Leydig'schen Zwischenzellen liegen zwischen den Hodenkanälchen und bilden die männlichen Geschlechtshormone, die Androgene.

Ihre Bildung wird mit Beginn der Pubertät von der Hypophyse, einer Anhangsdrüse des Zwischenhirns, angeregt. Die Hypophyse produziert das so genannte ICSH-Hormon[1]. Dieses erreicht über die Blutbahn die Hoden. Das Hauptandrogen ist das Testosteron. Die Androgene sind wichtig für die Spermienreifung und für die typische Ausprägung der männlichen Geschlechtsmerkmale (vgl. 6.3.3).

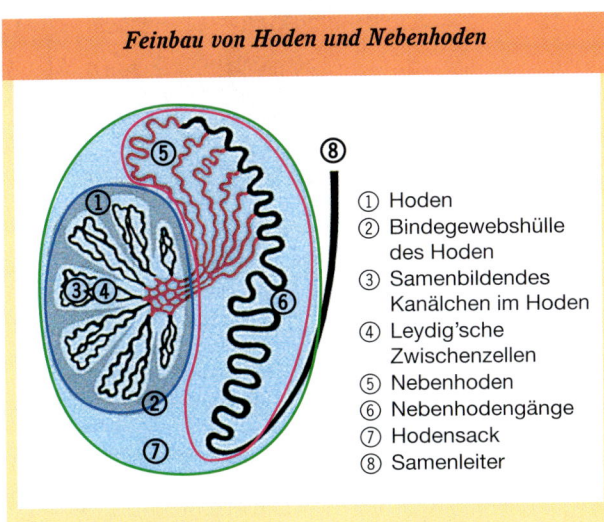

Feinbau von Hoden und Nebenhoden

① Hoden
② Bindegewebshülle des Hoden
③ Samenbildendes Kanälchen im Hoden
④ Leydig'sche Zwischenzellen
⑤ Nebenhoden
⑥ Nebenhodengänge
⑦ Hodensack
⑧ Samenleiter

Nebenhoden

Die beiden Nebenhoden liegen den Hoden an. Sie enthalten zahlreiche Kanälchen, in denen die Spermien vollends ausreifen und gespeichert werden. Durch das dort vorhandene saure Milieu und den Mangel an Energiestoffen sind sie unbeweglich. Erst beim Samenerguss (Ejakulation) werden sie in den Samenleiter ausgetrieben.

Wenn kein Samenerguss stattfindet, können die Spermien etwa einen Monat überleben. Danach werden sie von den Nebenhoden wieder abgebaut. Tiefgefroren, bei – 80 °C, können die Spermien mehrere Jahre außerhalb des Körpers überleben.

Samenleiter

In den beiden Samenleitern werden bei der Ejakulation die Spermien aus den Nebenhoden fortgeleitet. Kurz unterhalb der Vorsteherdrüse münden die Samenleiter

in den Harnleiter und bilden eine gemeinsame Harn-Samen-Röhre.

Sekretdrüsen des Mannes

In die Samenleiter münden die beiden Bläschendrüsen und unterhalb der Harnblase die Vorsteherdrüse (Prostata). Die unpaare Vorsteherdrüse ist kastaniengroß. Durch ihre Mitte verläuft die Harnröhre.

Bei älteren Männern kommt es verhältnismäßig häufig zu einer Vergrößerung der Vorsteherdrüse. Dadurch ist der Blasenausgang eingeengt oder ganz verschlossen. Die Rückstauung des Urins bewirkt eine Überfüllung der Harnblase. Der Urin reicht bis zur Niere und kann Infektionen auslösen. Die Betroffenen spüren in so einem Fall einen häufigen Harndrang, können aber die Blase meist nicht ganz entleeren.

Die Bläschendrüse und die Vorsteherdrüse sondern ein alkalisches Sekret ab, das die Beweglichkeit der bisher im sauren Milieu der Nebenhoden bewegungsunfähigen Spermien auslöst. Kurz nach der Vorsteherdrüse münden die beiden Cowper'schen Drüsen. Sie neutralisieren mit ihrem Sekret vorhandene Urinreste in der männlichen Harnröhre.

Das männliche Glied (Penis)

Der Penis ist die gebräuchliche Bezeichnung für das männliche Glied. Im Penisschaft liegen drei Schwellkörper. Es sind Venengeflechte, die, prall gefüllt mit Blut, eine Aufrichtung und Versteifung (Erektion) des männlichen Gliedes bewirken. Das vordere Ende des Glieds, die Eichel, wird teilweise von einer zurückschiebbaren Hautfalte, der Vorhaut, umhüllt.

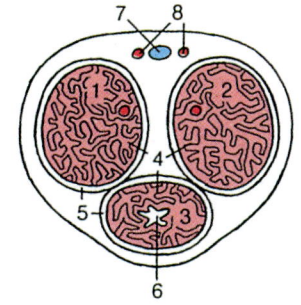

Querschnitt durch das männliche Glied

1 rechter Penisschwellkörper
2 linker Penisschwellkörper
3 Harnröhrenschwellkörper
4 Venengeflechte in den Schwellkörpern
5 Unnachgiebige Schwellkörperkapsel
6 Harn-Samen-Röhre
7 Penisvene
8 Penisschlagadern

---

[1] ICSH = Abkürzung für interstitial cell stimulating hormon = engl.: Zwischenzellen anregendes Hormon

Zwischen Vorhaut und Eichel liegen Talgdrüsen. Sie sondern ein Sekret (Smegma) ab, das nicht nur Infektionen auslösen, sondern auch Krebs verursachen kann (Peniskrebs beim Mann, Gebärmutterhalskrebs bei der Geschlechtspartnerin).

Dieser Bereich bedarf deshalb besonderer hygienischer Sauberkeit. Manche Völker nehmen aus hygienischen, rituellen oder religiösen Gründen eine **Beschneidung** der Vorhaut vor (jüdischer und islamischer Glaube). Hierbei wird die Vorhaut teilweise entfernt.

Als **Phimose** bezeichnet man eine Verengung der Vorhaut. Sie verhindert eine Versteifung des Gliedes, da die Eichel bei der Aufrichtung des Gliedes nicht aus der Vorhaut hervortreten kann. Weitere Folgen sind wiederkehrende Entzündungen und manchmal auch Schwierigkeiten beim Wasserlassen. Die Behandlung erfolgt durch Beschneidung.

Erektion und Ejakulation

Bei der **Erektion** versteift sich der Penis, indem sich die Blut zuführenden Arterien der Penisschwellkörper erweitern. Gleichzeitig werden die Blut abführenden Venen verengt. Das Venengeflecht der Schwellkörper füllt sich voll Blut und bewirkt dadurch eine Vergrößerung und Aufrichtung des Penis.

Hodensack, Vorhaut und Eichel enthalten zahlreiche Nervenendigungen, die gegenüber Berührungsreizen sehr empfindlich sind. Optische Sinneseindrücke oder sexuelle Fantasien können ebenfalls eine Erektion auslösen. Auch eine übervolle Harnblase behindert den Rückstrom des Venenbluts aus den Schwellkörpern und bewirkt so eine nicht sexuelle Erektion.

Die sexuelle Erregung erreicht ihren Höhepunkt im Orgasmus. Die gesamte Muskulatur im Genitalbereich zieht sich hierbei ruckweise zusammen. Die Spermien werden aus den Nebenhoden in die Samenleiter gepresst, mit den Sekreten der Vorsteherdrüse und der Bläschendrüsen gemischt und als Samenerguss aus der Harnröhre des Penis ausgestoßen. Diesen Vorgang bezeichnet man als **Ejakulation**. Die 2 bis 3 ml Samenflüssigkeit (Ejakulat) enthalten 200 bis 300 Millionen Spermien. Kurz vor der Ejakulation geben die Cowper'schen Drüsen ein Sekret ab, das vor dem eigentlichen Samenerguss in wenigen Tropfen aus dem Penis austritt. Es kann bereits befruchtungsfähige Samenzellen enthalten, die allerdings kaum für eine Befruchtung ausreichen.

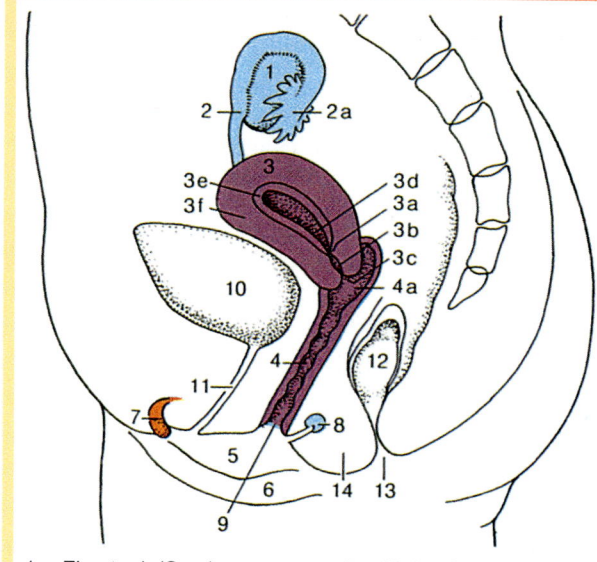

Die weiblichen Geschlechtsorgane

1	Eierstock (Ovar)	5	Kleine Schamlippe
2	Eileiter	6	Große Schamlippe
2a	Fransentrichter des Eileiters	7	Kitzler (Klitoris)
3	Gebärmutter (Uterus)	8	Vorhofdrüse (Bartholinische Drüse)
3a	Innerer Muttermund	9	Gegend des Jungferhäutchens (Hymen)
3b	Gebärmutterhals (Cervix)	10	Harnblase
3c	Äußerer Muttermund (Portio)	11	Harnröhre
3d	Gebärmutterhöhle	12	Enddarm
3e	Gebärmutterschleimhaut	13	After
3f	Gebärmuttermuskelschicht	14	Damm
4	Scheide (Vagina)		
4a	Hinteres Scheidengewölbe		

6.2 Weibliche Geschlechtsorgane

Eierstöcke (Ovarien)

Die beiden Eierstöcke sind die Geschlechtsdrüsen der Frau. Im Eierstock reifen in besonderen Eibläschen, den Follikeln, die Eizellen. Die Follikel bilden außerdem noch weibliche Geschlechtshormone, die Östrogene

(Follikelhormone). Wenn das Ei aus den Eibläschen abgegeben worden ist, wandelt sich das restliche Follikelgewebe zum so genannten Gelbkörper um. Dieser produziert außer den Follikelhormonen eine zweite Gruppe von weiblichen Geschlechtshormonen, die Gestagene (Gelbkörperhormone), vgl. hierzu 6.4.

Eileiter (Tuben)

Die beiden Eileiter sind bleistiftdicke, 10 bis 15 cm lange Kanäle. Am oberen Ende nehmen die Fransentrichter des Eileiters die von den Eierstöcken abgegebenen Eier auf. Flimmerhärchen auf den Schleimhäuten der Eileiterinnenwand und rhythmische Muskelkontraktionen der Eileiter transportieren das Ei in drei bis vier Tagen zur Gebärmutter. Im ersten Drittel des Eileiters erfolgt normalerweise die Befruchtung des Eies durch eine männliche Samenzelle.

Gebärmutter (Uterus)

Das befruchtete Ei wandert in die Gebärmutter und nistet sich in der Schleimhaut, die die Gebärmutter auskleidet, ein. Die dicke Muskelschicht besteht aus glatten Muskelzellen. Während der Schwangerschaft nimmt die Dicke der Muskelschicht beträchtlich zu. Die Geburtswehen kurz vor und während der Geburt entstehen durch Kontraktion dieser Muskeln.

Scheide (Vagina)

Die Scheide dient sowohl als Aufnahmeorgan für das männliche Glied bei der Begattung als auch als Geburtskanal. Sie ist ein 8 bis 11 cm langer Schlauch, dessen Wandung aus Bindegewebe und glatter Muskulatur besteht.
Die Scheidenöffnung ist teilweise durch eine ringförmige Falte, das Jungfernhäutchen (Hymen), verschlossen. Wenn es nicht schon vorher durch eine Verletzung beschädigt wird, reißt es beim ersten Geschlechtsverkehr ein (Defloration). Dabei können geringfügige Blutungen und Schmerzen auftreten. Milchsäure produzierende Bakterien bewirken in der Scheide ein saures Milieu. Dies ist ein wirksamer Schutz gegen Infektionen. Wird die natürliche Scheidenflora z. B. durch desinfizierende Spülungen zerstört, so kann es leicht zu Entzündungen kommen. Die Vorhofdrüsen (Bartholinischen Drüsen) liegen am Scheideneingang. Bei sexueller Erregung sondern sie einen Schleim ab, der die Scheide befeuchtet und so die Aufnahme des männlichen Gliedes erleichtert.

Äußere weibliche Geschlechtsorgane (Vulva)

Die äußeren Geschlechtsorgane sind die beiden großen Schamlippen und der Kitzler (Klitoris). Sie werden in ihrer Gesamtheit auch als Vulva bezeichnet. Die Schamlippen umschließen den Scheidenvorhof, in welchen die Harnröhre und weiter hinten die Scheide münden. An der vorderen Verbindungsstelle der beiden kleinen Schamlippen liegt der Kitzler. Er entspricht anlagemäßig dem männlichen Glied und besitzt Schwellkörpergewebe und wie die kleinen Schamlippen empfindliche Nervenendigungen. Durch Reizung dieser Nervenendigungen wird der sexuelle Höhepunkt, der Orgasmus, ausgelöst, bei dem sich die Scheiden- und Beckenmuskulatur rhythmisch zusammenzieht.

6.3 Körperliche Merkmale von Mann und Frau

6.3.1 Bildung des Geschlechts

Das Geschlecht wird durch die im Zellkern jeder Körperzelle vorhandenen Chromosomen bestimmt. Chromosomen sind nur in den Zellen zu beobachten, die sich gerade in Teilung befinden. Ansonsten ist das Chromosomenmaterial in langen, sehr dünnen Fäden als Chromatin im Zellkern verteilt und im Lichtmikroskop nicht sichtbar. Das Chromatin lässt sich leicht mit basischen Farbstoffen anfärben, daher auch der Name (chromos = griech.: Farbe).
Ein Chromosom besteht aus einem Eiweißfaden mit DNS (**D**esoxiribo**n**uklein**s**äure)-haltigen Anschwellungen. Die Chromosomen bzw. die DNS steuern den Stoffwechsel der Zelle. Sie sind auch Träger der genetischen Informationen in den Genen. Die Gene bestimmen alle von den Eltern ererbten Merkmale, wie z. B. Haar-, Augen- und Hautfarbe, Form der Nase. Aber auch Körpergröße, Muskelkraft, Intelligenzgrad, Krankheiten, wie Zuckerkrankheit, und Anfälligkeit gegenüber Infektionen sind zu einem großen Teil durch vorhandene (oder nicht vorhandene) Gene bedingt.
Man schätzt, dass mindestens 40 000 solcher Gene in jeder Körperzelle vorhanden sind. Kaum 2 000 sind davon bis heute bekannt.

Die Zellteilung (Mitose) vereinfacht an 3 Chromosomen dargestellt

Jede menschliche Zelle entsteht nur durch Teilung einer schon bestehenden Zelle.

1 Zellkern mit Chromatin
2 Kernkörperchen
3 Kernmembran
4 Zellplasma
5 Zentralkörperchen
6 Zellmembran

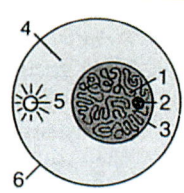

1. Interphase: In der Interphase finden alle Stoffwechselaktivitäten statt. Das Chromatin besteht aus sehr langen und sehr feinfädigen Strängen und ist lichtmikroskopisch nicht sichtbar. In einer bestimmten Periode verdoppelt sich der DNS-Anteil in den Chromosomen, sodass ein neuer, identischer Gensatz entsteht.

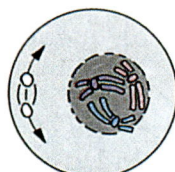

2. Prophase: Das Chromatin beginnt sich spiralig aufzurollen. Es entstehen daraus transportable Gebilde, die Kernschleifen oder Chromosomen. Die Kernmembran löst sich auf. Das Zentralkörperchen teilt sich.

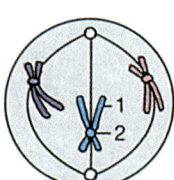

3. Metaphase: Die Chromatinfäden verkürzen sich und verdicken dabei zu Chromosomen. Jedes Chromosom besteht aus 2 Chromatiden (1), die durch das Centromer (2) zusammengehalten werden. Von den Zentralkörperchen wird jeweils ein Spindelapparat zu den Centromeren ausgebildet.

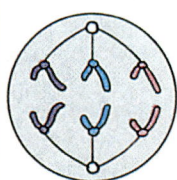

4. Anaphase: Die Centromere teilen sich. Die Chromatiden werden durch den Spindelapparat an die gegenüberliegenden Kernpole auseinander gezogen. Die Chromosomen sind gleichmäßig auf die künftigen Kerne verteilt.

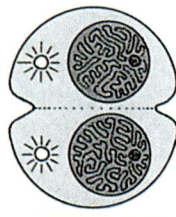

5. Telophase: Neue Kernmembranen bilden sich. Die Zellmembran schnürt sich in der Mitte durch. Die Spindelfasern verschwinden. Die Centriolen werden wieder sichtbar. Die Chromosomen strecken sich zu langen, dünnen Fäden, dem Chromatin. Zwei Tochterzellen mit dem gleichen Chromosomensatz der Mutterzelle entstehen.

Jede Tochterzelle enthält den doppelten Chromosomensatz.

Junge oder Mädchen?

Nach der Statistik werden auf 100 Mädchen 105 Jungen geboren. Die Y-Spermien sind etwas leichter als die X-Spermien und können sich deshalb schneller fortbewegen. Sie gelangen daher schneller ans „Ziel", d. h., sie haben eine größere Chance, eine Eizelle zu befruchten.

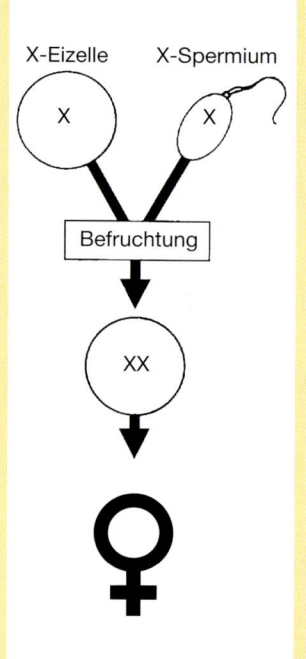
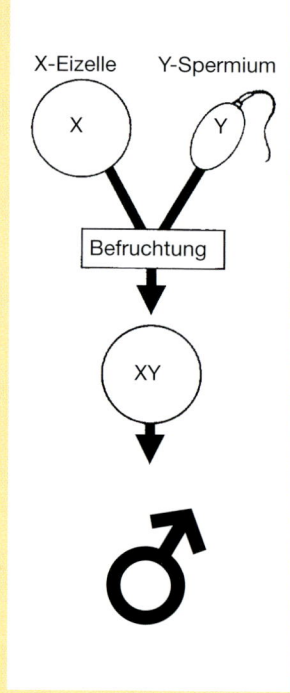

Eine Frau besitzt in jeder Körperzelle ein XX-Geschlechtschromosomenpaar, ein Mann jeweils ein X- und ein Y-Chromosom.

Bei der Zell- und Kernteilung (Mitose) verteilen sich neben anderen Zellbestandteilen auch die Chromosomen gleichmäßig auf die beiden Tochterzellen.
In jeder Körperzelle befinden sich 46 Chromosomen. Sie sind immer paarweise vorhanden: 22 Paare Autosomen[1] und 1 Paar Geschlechtschromosomen (Gonosomen[2]) Nur bei der Frau sind die Geschlechtschromosomen zwei gleiche Chromosomen. Man bezeichnet sie als X-Chromosomen.

[1] autos (griech.) = selbst; soma (griech.) = Körper
[2] gone (griech.) = Zeugung

Chromosomensätze von Mann und Frau

Präparation der Chromosomen: Weiße Blutkörperchen (oder andere Zellen) werden in Kulturen gezüchtet und chemisch zur Zellteilung angeregt. Die Zugabe von Colchicin, dem Gift der Herbstzeitlose, hemmt die Ausbildung der mitotischen Spindel. Die Zellteilung ist in dem Stadium gestoppt, in dem die Chromatinfäden sich zu Kernschleifen, den Chromosomen, verdickt haben. Die Chromosomen werden gefärbt, fotografiert und nach der Größe sortiert (= Karyogramm).

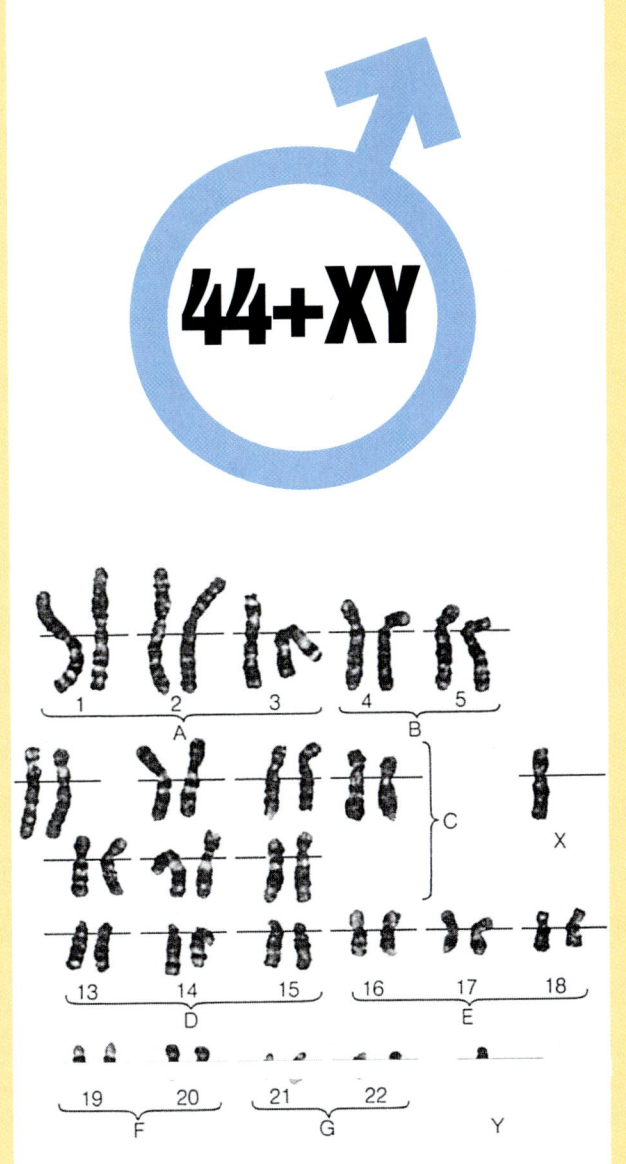

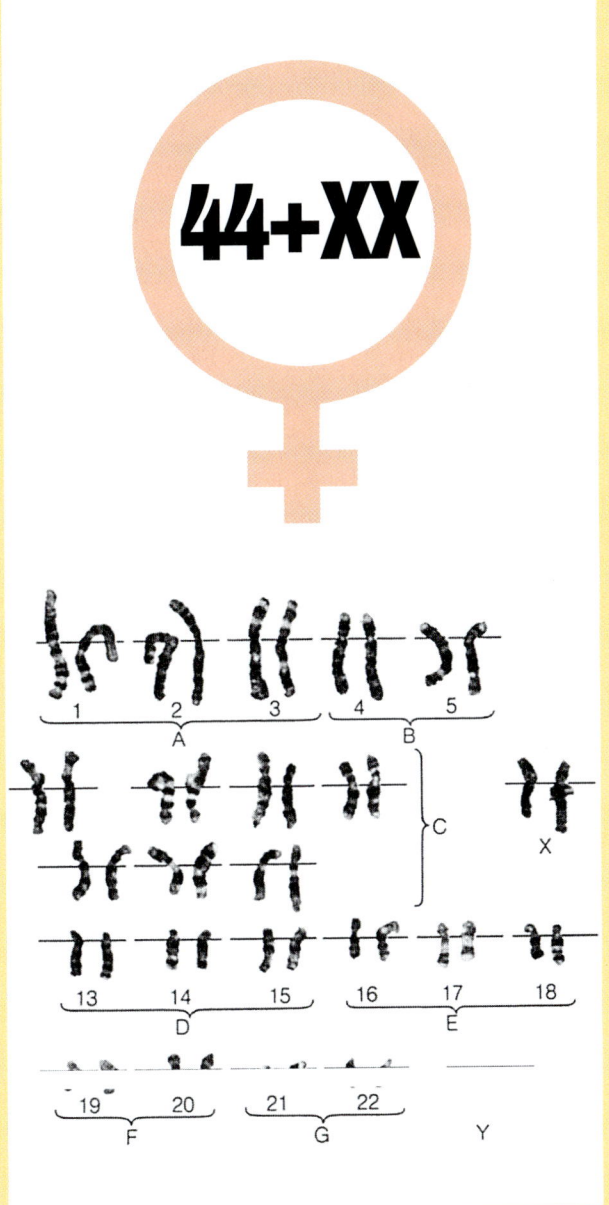

Bildung der Geschlechtszellen (Meiose oder Reifeteilung)

Bei der Meiose teilt sich der Kern von Urgeschlechtszellen. Es entstehen dabei Geschlechtszellen: Spermien und Eizellen. Sie besitzen nur noch halb so viele Chromosomen wie die Urgeschlechtszellen bzw. die Körperzellen.

(A) Spermienbildung beim Mann (Spermatogenese)

Aus jeder Spermatogonie entstehen 4 Spermien. Von der Pubertät bis ins hohe Alter werden jeden Tag einige 100 Millionen Spermien gebildet.

(B) Eizellenbildung bei der Frau (Oogenese)

Beim weiblichen Embryo differenzieren in der 5. Woche der Embryonalentwicklung Urgeschlechtszellen zu Oogonien. Bis zur Geburt werden daraus 700 000 bis 2 Millionen primäre Oozyten. Diese befinden sich bereits in einem frühen Reifeteilungsstadium. Nach der Geburt werden keine Geschlechtszellen mehr gebildet.
Ab der Pubertät reift bis zum Alter von 40 bis 50 Jahren alle 28 Tage im weiblichen Zyklus ein Ei aus. Das Ende der Eizellenreifung ist gleichzeitig das Ende der Fruchtbarkeitsperiode und der Anfang der Menopause (Aufhören der Monatsblutung in den Wechseljahren). Aus jeder Urgeschlechtszelle entstehen 1 befruchtungsfähiges Ei und 3 kleinere, so genannte Polkörper, die zugrunde gehen.

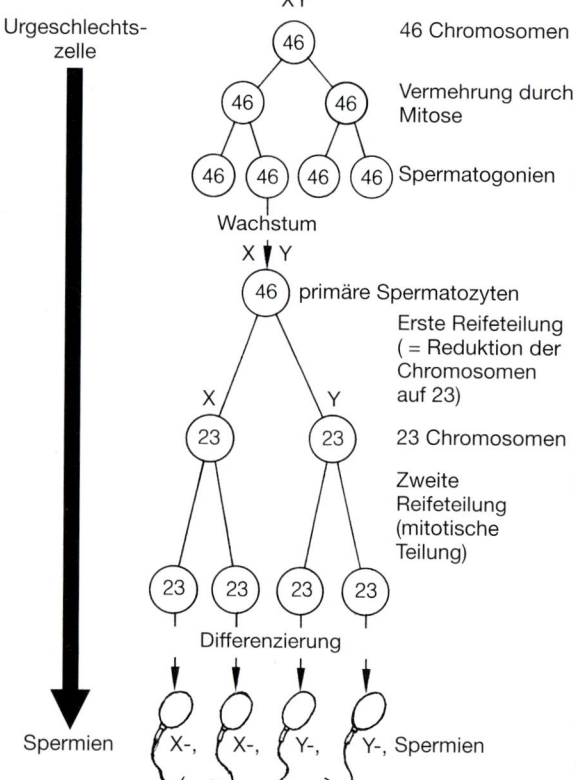

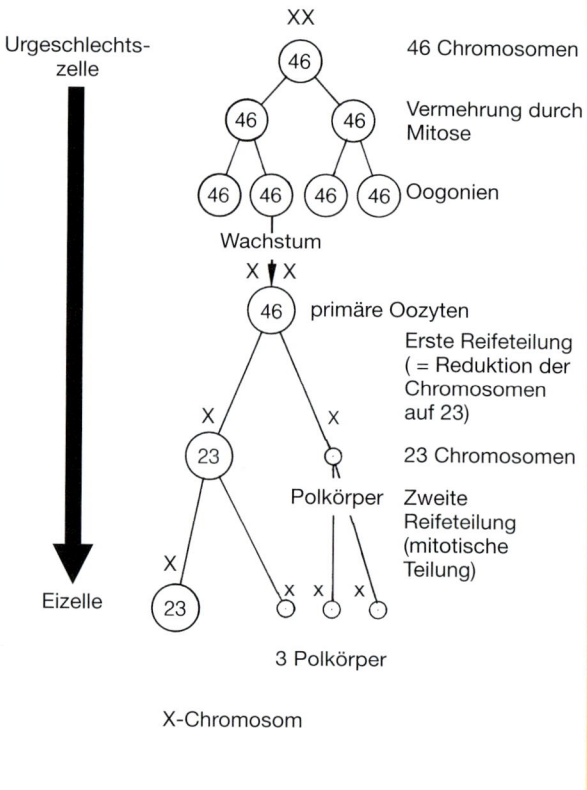

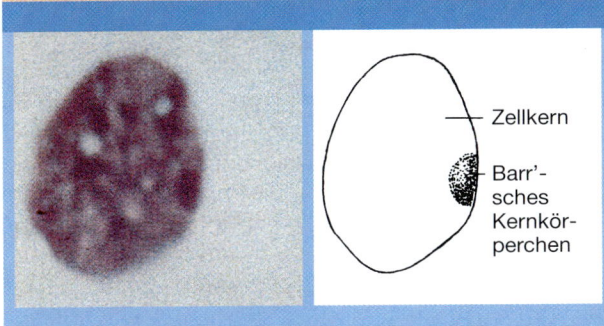

Zellkern

Barr'sches Kernkörperchen

Beim Mann ist nur ein X-Chromosom vorhanden und ein kleinerer Paarling, das Y-Chromosom. Der Chromosomensatz des Mannes ist also 44+XY (22 Autosomenpaare plus ein X- und Y-Chromosom). Der Chromosomensatz der Frau lautet 44+XX (22 Autosomenpaare plus zwei X-Chromosomen).
Die Geschlechtszellen (Spermien beim Mann, Eizellen bei der Frau) haben den hälftigen (haploiden) Chromosomensatz der Körperzellen. Sie entstehen aus Urgeschlechtszellen, die noch den doppelten (diploiden) Chromosomensatz besitzen. Die Urgeschlechtszellen teilen sich mitotisch und entwickeln sich zu primären Spermatozyten (beim Mann), bzw. Oozyten (bei der Frau). Im Verlauf von mehreren aufeinander folgenden Zellteilungen wird dann der Chromosomensatz halbiert. Dieser Vorgang wird als Reifeteilung (Meiose) bezeichnet.
Der Anteil der Geschlechtschromosomen wird somit halbiert. Die weiblichen Eizellen besitzen alle ein X-Geschlechtschromosom. Die männlichen Spermien haben dagegen entweder ein X-Chromosom oder ein Y-Chromosom. Je nachdem, ob das X- oder das Y-Spermium eine Eizelle befruchtet, entsteht entweder ein Mädchen (XX) oder ein Junge (XY).

---

[1] Barr: kanadischer Anatom, der 1949 das Geschlechtschromatin beschrieb

6.3.2 Primäre Geschlechtsmerkmale

Die „kleinen Unterschiede", an denen man ein Neugeborenes am Geschlecht erkennt, zählen zu den primären Geschlechtsmerkmalen.
Beim Mädchen sind es: Scheide (Vagina), Gebärmutter (Uterus), Eileiter (Tuben) und Eierstöcke (Ovarien); beim Jungen: männliches Glied (Penis), Hoden (Testes) und Nebenhoden (Epididymis) im Hodensack (Skrotum), Samenleiter und Vorsteherdrüse (Prostata).
Die Anlage der primären Geschlechtsmerkmale wird durch die **Geschlechtschromosomen** bestimmt.

6.3.3 Sekundäre Geschlechtsmerkmale

Die sekundären Geschlechtsmerkmale, die die Entwicklung und Ausbildung der charakteristischen Erscheinungsformen von Mann und Frau prägen, werden durch **Sexualhormone** bestimmt. Sie werden vorwiegend in den Keimdrüsen gebildet: beim Mann in den Hoden, bei der Frau in den Eierstöcken.

Die sekundären männlichen Geschlechtsmerkmale
Die männlichen Sexualhormone sind die Androgene. Die stärkste Wirkung besitzt von ihnen das **Testosteron**. Es bewirkt die typischen männlichen Geschlechtsmerkmale wie männlicher Behaarungstyp, tiefere Stimme, Wachstum der Geschlechtsteile und Zunahme der Skelettmuskulatur.

Produktion von Testosteron bei Mann und Frau
Testosteron wird vorwiegend in den Leydig'schen Zwischenzellen des Hodengewebes gebildet.

Chemische Struktur von Testosteron

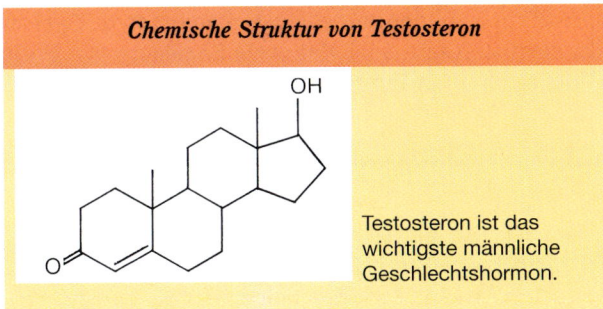

OH

O

Testosteron ist das wichtigste männliche Geschlechtshormon.

Produktion von Testosteron bei Mann und Frau

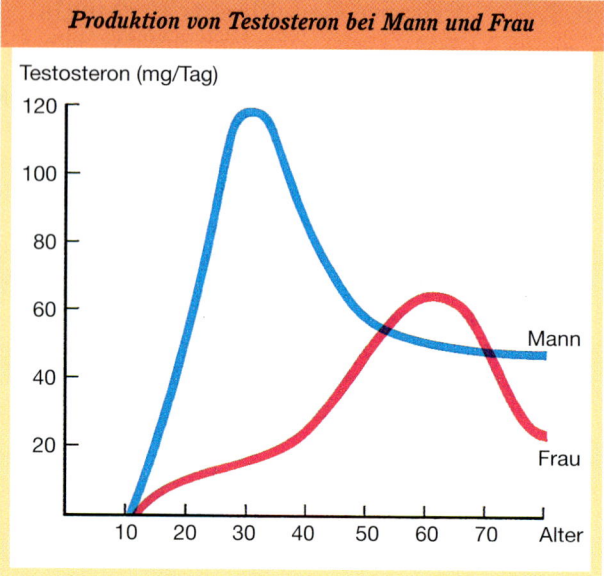

Testosteron (mg/Tag)

Mann

Frau

Das männliche Erscheinungsbild

Bart

breite Schultern

Arme: länger und dicker. Streckachse gerade

schmale Hüften

Schambehaarung bis zur Mittellinie des Bauchs auslaufend

Oberschenkel-Unterschenkel-Achse: wie die Streckachse des Armes bildet sie eine gerade Linie vom Hüftgelenk zum Knöchel.

Der Mann hat breite Schultern, schmale Hüften, ausgeprägte Muskeln und wenig Fettpolster in der Unterhaut. Weitere Merkmale sind Bartwuchs und eine tiefere Stimme als die der Frau.

Außerdem entsteht es in geringen Mengen auch bei Frauen mit zunehmendem Alter in der Nebennierenrinde. Wenn bei einer Frau die Produktion dieses Hormons, z. B. durch einen Nebennierentumor, stark ansteigt, kann dies zu einer starken Vermännlichung führen. Dieses Krankheitsbild bezeichnet man als **Virilismus**. Es ist charakterisiert durch einen männlichen Behaarungstyp (Bartwuchs), tiefe Stimme und Wachstum des Kitzlers.

Die Geschlechtsorgane des Mannes

Die männlichen Fortpflanzungsorgane wachsen unter dem Einfluss von Testosteron. Hoden und Hodensack vergrößern sich. Der Penis wird länger und dicker, die Eichel entwickelt sich. Der Hodensack nimmt eine dunkle Farbe an. Vorsteherdrüse (Prostata), Samenbläschen und Cowper'sche Drüsen beginnen mit der Sekretproduktion. In den Hodenkanälchen entsteht Sperma. In diese Zeit fällt auch der erste Samenerguss, **Pollution** genannt. Während des Schlafs kommt es manchmal zur spontanen Erektion und Ejakulation. Oft ist dies mit sexuellen Träumen verknüpft.

Kastration

Die operative Entfernung von Hoden oder Eierstöcken wird als Kastration bezeichnet. Sie hat beim männlichen Geschlecht sehr schwere Folgen, insbesondere wenn

sie vor Eintritt der Geschlechtsreife erfolgt. Die Ausprägung der sekundären Geschlechtsmerkmale bleibt dadurch aus. Der Körperbau nimmt weibliche Formen an. Die kleinen Mengen an Androgenen aus der Nebennierenrinde bewirken einen Hochwuchs, verbunden mit Fettsucht. Das Seelenleben bleibt oft auf einer kindlichen Stufe stehen. Kastraten, so nennt man kastrierte Männer, sind impotent und ohne Geschlechtstrieb. Eunuchen, die als Haremswächter eingesetzt werden, sind solche, im frühen Kindesalter kastrierten Männer.

Sterilisation

Bei einer Sterilisation werden beim Mann die Samenleiter unterbrochen zum Zwecke der freiwilligen Unfruchtbarkeit. Hoden und damit die Produktion von Testosteron bleiben nach einer Sterilisation erhalten, ebenso wie die geschlechtliche Potenz.

Körperbau des Mannes

Die Androgene fördern den Eiweißaufbau. Dadurch

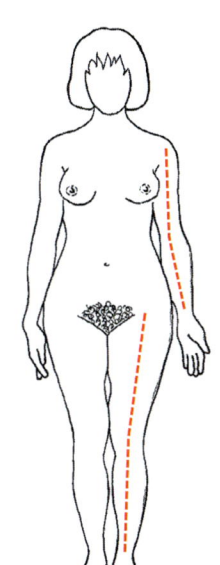

Das weibliche Erscheinungsbild wird durch die weiblichen Sexualhormone (Östrogene und Gestagene) geprägt. Die Frau ist im Durchschnitt kleiner als der Mann. Sie hat schmale Schultern und ein breites Becken. Das Unterhautfettgewebe an Rumpf und Gliedmaßen ist vermehrt und verursacht die typisch „weiblichen Rundungen" des Körpers.

Arme: Streckachse gebeugt

schmale Schultern

Mammae (Brüste)

breite Hüften

waagerechte Begrenzung der Schambehaarung

Oberschenkel-Unterschenkel-Achse: wie die Streckachse des Armes bildet sie einen nach außen offenen Winkel über dem Kniegelenk. Weitere Merkmale sind das Wachstum der Brust und die weibliche Schambehaarung mit waagerechter oberer Begrenzung. Außer Scham- und Achselbehaarung sind Körper und Gesicht unbehaart.

kommt es zur Vermehrung der Muskeln. Gleichzeitig verringert sich der Fett- und Wassergehalt. Im Sport wird diese Wirkung des Testosterons manchmal zum Aufbau von Muskelmasse missbraucht (Doping = unerlaubtes Mittel zur Leistungssteigerung).

Im Alter von ungefähr 13 Jahren setzt beim Jungen der so genannte pubertäre Wachstumsschub ein. Innerhalb von ein paar Jahren sind ein Wachstum von 20 bis 36 cm und eine Gewichtszunahme um 20 bis 36 kg zu verzeichnen. Auch nach Erreichen der Geschlechtsreife geht das Körperwachstum noch eine Zeit lang, bis etwa zum 19. Lebensjahr, weiter. Der ausgewachsene Mann übertrifft im Durchschnitt die Frau an Größe und Gewicht.

Die sekundären weiblichen Geschlechtsmerkmale

Die sekundären Geschlechtsmerkmale werden bei der Frau durch die weiblichen Sexualhormone geprägt. Es sind dies die Östrogene und die Gestagene.

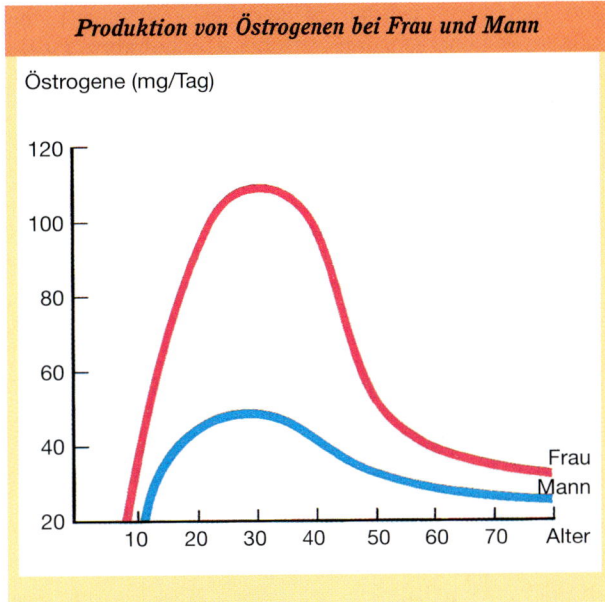

Die Wirkung der Östrogene

Die Östrogene sind Wuchsstoffe, die besonders auf die Geschlechtsorgane und auf die Geschlechtsmerkmale einwirken. Sie sind auch verantwortlich für das psychische Verhalten der Frau.

Östradiol ist das wichtigste von über 20 Östrogenen

Produktion von Östrogenen bei Frau und Mann

Östrogene sind eine Gruppe von weiblichen Sexualhormonen.

Sie werden hauptsächlich in den Follikeln der Eierstöcke gebildet. In der Nebennierenrinde und während der Schwangerschaft in der Plazenta entstehen ebenfalls Östrogene. Auch der männliche Organismus produziert in den Leydig'schen Zwischenzellen des Hodens und in der Nebennierenrinde Östrogene.

Die Östrogene werden in der Leber abgebaut. Bei schweren Leberschäden, z. B. bei Alkoholikern, ist der Östrogenabbau gehemmt. Männliche Alkoholiker nehmen in ihrem Aussehen oft weibliche Geschlechtsmerkmale an, wie Brustbildung und spärlicher Haarwuchs an der Bauchregion (Bauchglatze).

Die Geschlechtsorgane der Frau

Unter dem Einfluss der Östrogene wächst die Gebärmuttermuskulatur. Die Dicke der Gebärmutterschleimhaut nimmt zu. Auch die Eierstöcke vergrößern sich durch die Östrogene.

Die Entwicklung der Gebärmutter findet oft vor der Ausbildung der Eierstöcke statt. Die ersten Regelblutungen haben in ihrem Zyklus meist noch keine Eireifung mit einem Eisprung. Es handelt sich um so genannte Pseudomenstruationen. Die ersten Zyklen sind häufig unregelmäßig. Erst nach zwei Jahren stabilisiert sich der Zyklus und mit ihm die Eireifung.

Die erste Menstruation bekommen Mädchen im Alter von durchschnittlich 12,4 Jahren. Im Vergleich zu früher ergibt sich eine fortschreitende Vorverlegung des Menarchealters (Menarche = erste Regelblutung). Mit 15 Jahren haben heute fast alle Mädchen (96%) ihre erste Regel schon mehr oder weniger lange hinter sich.

Körperbau der Frau

Bei Mädchen beginnt im Alter von 10 1/2 Jahren der pubertäre Wachstumsschub, zwei Jahre früher als bei Jungen. Der Wachstumsschub geht der Menarche (erste Regelblutung) immer voraus. Er dauert wie bei Jungen zwei bis zweieinhalb Jahre. In dieser Zeit kommt es zu einer Gewichtszunahme von 16 bis 27 kg und zu einer Längenzunahme von 16 bis 27 cm.

Die typisch weibliche Körperform mit vermehrtem Fettanteil der Unterhaut ist eine Wirkung der Östrogene. Außerdem werden durch die Östrogene vermehrt Natrium und Wasser im Organismus zurückbehalten. Dadurch erklärt sich auch die leichte Gewichtszunahme am Ende des weiblichen Zyklus.

In der Tierzucht wurde in der Vergangenheit manchmal verbotenerweise diese Wirkung von Östrogen eingesetzt: Hähnchen und Kälber, die mit östrogenhaltigem Futter gemästet wurden, entwickelten mehr Fettgewebe und brachten dadurch mehr Gewicht auf die Waage.

Die Wirkung von Gestagenen

Progesteron wird in der zweiten Hälfte des weiblichen

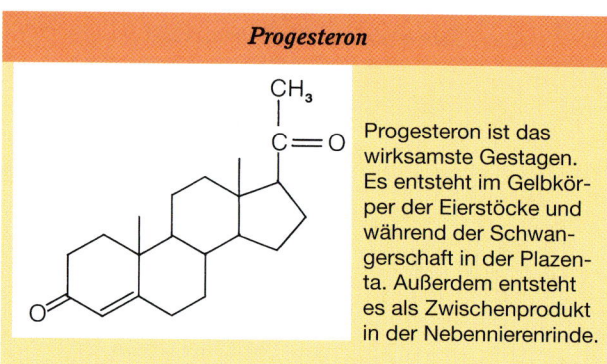

Progesteron

Progesteron ist das wirksamste Gestagen. Es entsteht im Gelbkörper der Eierstöcke und während der Schwangerschaft in der Plazenta. Außerdem entsteht es als Zwischenprodukt in der Nebennierenrinde.

Zyklus vom Gelbkörper des Eierstocks gebildet. Es erzeugt zusammen mit Östrogen die Sekretionsphase in der Gebärmutterschleimhaut. Die Gestagene haben eine schwangerschaftserhaltende Wirkung, weil sie die Ausreifung eines neuen Follikels und damit auch einen Eisprung blockieren.

Progesteron vermindert die Menge des Schleims im Gebärmutterhals (Cervixschleim), der sich dadurch verdichtet, eine zähere Beschaffenheit bekommt und so das Eindringen von Spermien verhindert.

Progesteron beschleunigt Atmung und Pulsfrequenz. Es wirkt anregend auf die Temperaturregulation. Die morgendliche Körpertemperatur ist in der zweiten Hälfte des Zyklus um 0,3 °C bis 0,5 °C höher.

6.4 Weiblicher Zyklus

Ab der Pubertät bis zur Menopause, dem Aufhören der Regelblutungen im Alter von etwa 45 Jahren, reifen in den Eierstöcken in regelmäßigen Zeitabständen (Zyklen) Eizellen heran. Ein solcher Zyklus beträgt durchschnittlich 28 Tage. Er kann aber auch zwischen 24 und 31 Tagen schwanken.

6.4.1 Eireifung

Schon im Mutterleib sind beim weiblichen Fetus in jedem Eierstock ca. 700 000 bis 2 Millionen Eibläschenanlagen, primäre Oozyten, vorhanden. Während der

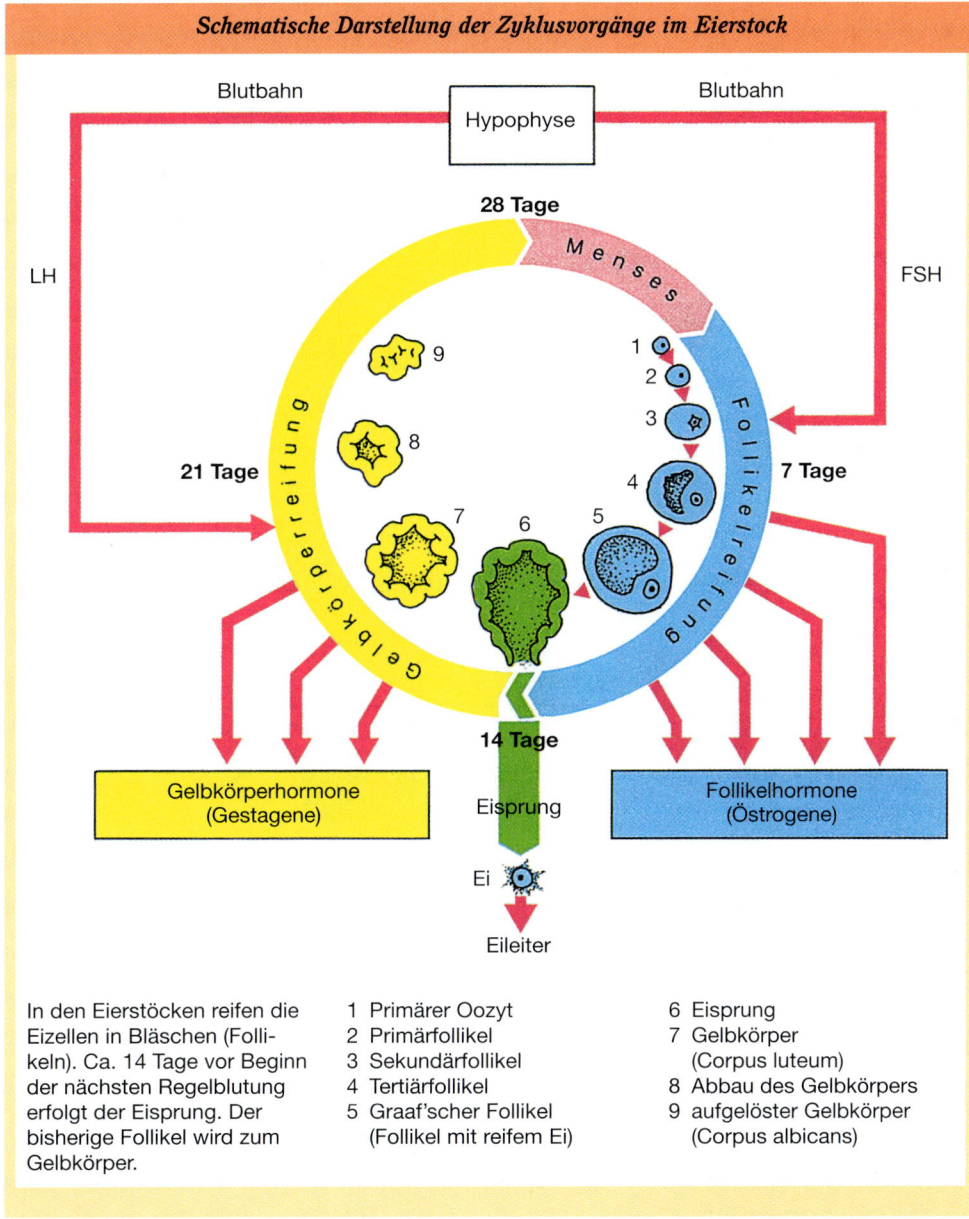

Schematische Darstellung der Zyklusvorgänge im Eierstock

Blutbahn — Hypophyse — Blutbahn

LH — FSH

28 Tage
Menses
21 Tage — Gelbkörperreifung — Follikelreifung — 7 Tage
14 Tage

1
2
3
4
5
6
7
8
9

Gelbkörperhormone (Gestagene)

Eisprung

Follikelhormone (Östrogene)

Ei

Eileiter

In den Eierstöcken reifen die Eizellen in Bläschen (Follikeln). Ca. 14 Tage vor Beginn der nächsten Regelblutung erfolgt der Eisprung. Der bisherige Follikel wird zum Gelbkörper.

1 Primärer Oozyt
2 Primärfollikel
3 Sekundärfollikel
4 Tertiärfollikel
5 Graaf'scher Follikel (Follikel mit reifem Ei)

6 Eisprung
7 Gelbkörper (Corpus luteum)
8 Abbau des Gelbkörpers
9 aufgelöster Gelbkörper (Corpus albicans)

Erläuterungen zu den Abbildungen S. 187/188

LH-Releasing Hormon:
(LH-Freisetzungshormon) Hormon des Hypothalamus. Wirkt auf die Hypophyse und regt dort die Freisetzung von FSH und LH an.

FSH:
Follikel**s**timulierendes **H**ormon. Hormon des Hypophysenvorderlappens. Es bewirkt in den Ovarien (Eierstöcken) die Follikelreifung (Eibläschenreifung).

LH:
Luteinisierendes **H**ormon (Lutein = gelber Farbstoff). Wird vom Hypophysenvorderlappen gebildet und regt in den Ovarien die Umwandlung des reifen Follikels zum Gelbkörper an. LH ist identisch mit dem männlichen ICSH (= Interstitualzellenstimulierendes Hormon).

LTH:
Luteo**t**ropes **H**ormon, auch **Prolaktin** genannt. Bildung im Hypophysenvorderlappen. Es regt die Milchbildung an und verhindert die Reifung einer neuen Eizelle. Erhöhte Konzentration an LTH während Schwangerschaft und Stillzeit.

Follikelhormone:
Hormone, die in den Ovarien von Follikeln und Gelbkörper gebildet werden. In ihrer Gesamtheit als Östrogene bezeichnet. Hauptöstrogen ist das Östradiol. Es bewirkt die Wachstumsphase (Proliferation) der Gebärmutterschleimhaut

Gelbkörperhormone:
Hormone des Gelbkörpers. In ihrer Gesamtheit als Gestagene bezeichnet. Hauptgestagen ist das Progesteron. Es bewirkt den Aufbau und die Sekretion der Gebärmutterschleimhaut (Sekretionsphase). Man bezeichnet es daher auch als schwangerschaftserhaltendes Hormon.

geschlechtsreifen Zeit reift während eines jeden Zyklus ein befruchtungsfähiges Ei. Unter dem Einfluss des follikelstimulierenden Hormons (FSH) des Hypophysenvorderlappens entsteht aus einem Oozyten ein reifer Follikel (Graaf'scher Follikel). Die Follikel bilden Follikelhormone,

die Östrogene. Das Hauptöstrogen ist das Östradiol. Der reife Follikel hat einen Durchmesser von etwa 2 cm. Er rückt langsam an die Oberfläche des Eierstocks und platzt durch den Flüssigkeitsdruck und den Einfluss Eiweiß abbauender Enzyme.

Gebärmuttermund:
Ausgang der Gebärmutter in
die Scheide (Portio).
Während des Eisprungs
(Ovulation) ist der Gebärmut-
termund geweitet.

Cervixschleim:
Schleim im Gebärmutterhals.
Der Cervixschleim verändert
sich während des Zyklus.
Zum Zeitpunkt des
Eisprungs (= fruchtbare
Phase) ist eine vermehrte
Schleimabsonderung zu
beobachten („nasse Tage").
Der Schleim ist während
dieser Zeit dünnflüssiger,
klar, fadenziehend und
spinnbar. Die Spermien
können aufgrund der Konsi-
stenzänderung des Cervix-
schleims den Gebärmuter-
hals durchdringen. In der
übrigen Zeit ist der Cervixschleim klebrig, zähflüssig
und für die Spermien nicht
passierbar.

Gebärmutterschleimhaut:
Kleidet die Gebärmutterhöh-
le innen aus. Während des
Zyklus ändert sich ihre
Beschaffenheit regelmäßig.
Während der Menses
(Menstruation) werden die
Schleimhautzellen als Regel-
blutung ausgestoßen. In der
Proliferationsphase wird die
Schleimhaut neu aufgebaut.
In der Sekretionsphase wird
sie auf eine eventuelle
Schwangerschaft vorberei-
tet. Nährstoffe lagern sich
ein. Sekrete werden gebildet,
die die Oberfläche stark
durchtränken und so die
Aufnahme des Keims ermög-
lichen.

**Regelkreis und
Rückkopplung:**
Das Absinken des Hormon-
spiegels von Östrogen und
Progesteron am Ende des
Zyklus löst die Regelblutung
aus. Zwischen Ovar, Hypo-
physe und Hypothalamus
besteht eine Rückkopplung,
ein Regelkreis (= „feed-
back").

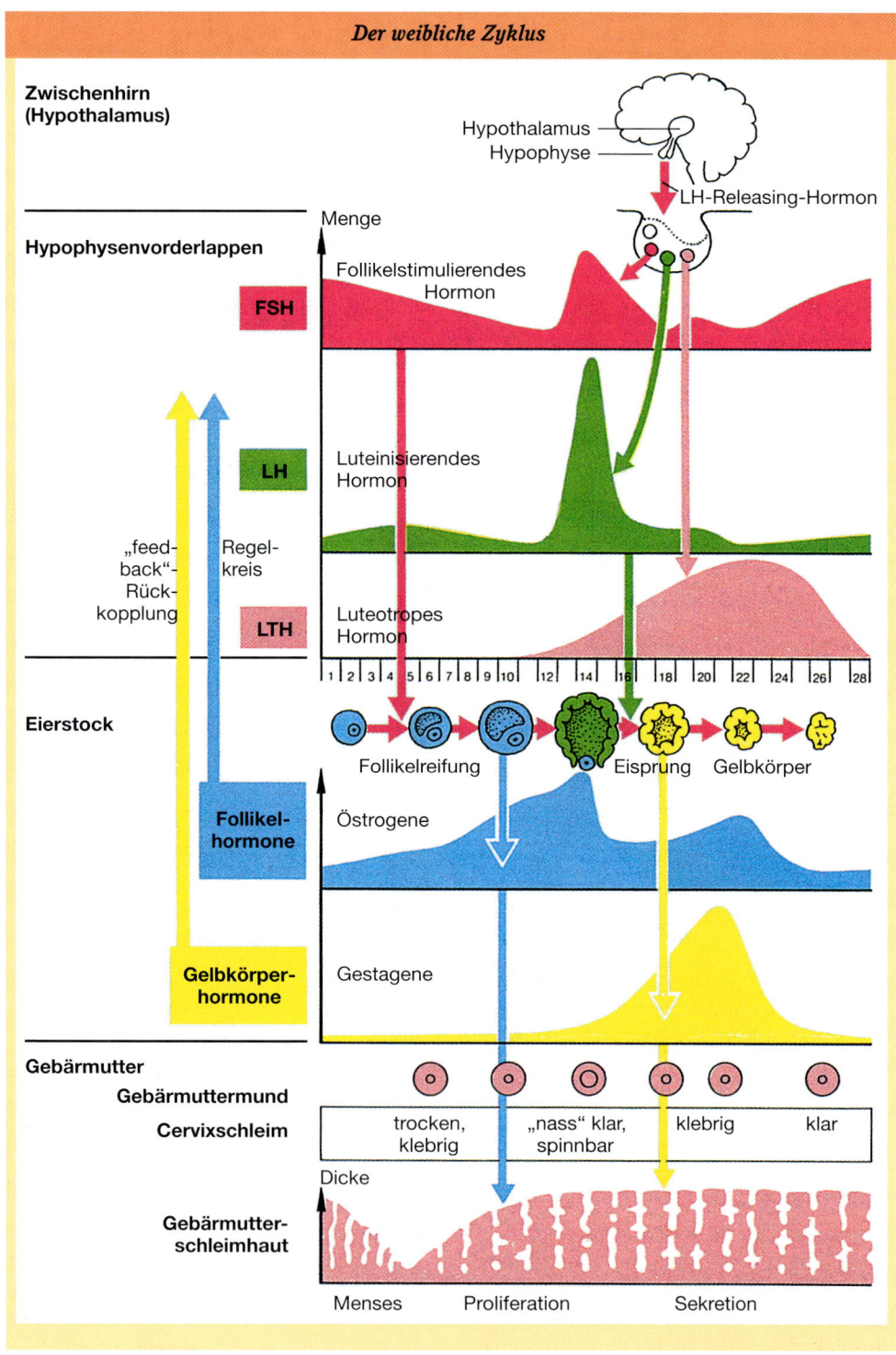

Der weibliche Zyklus

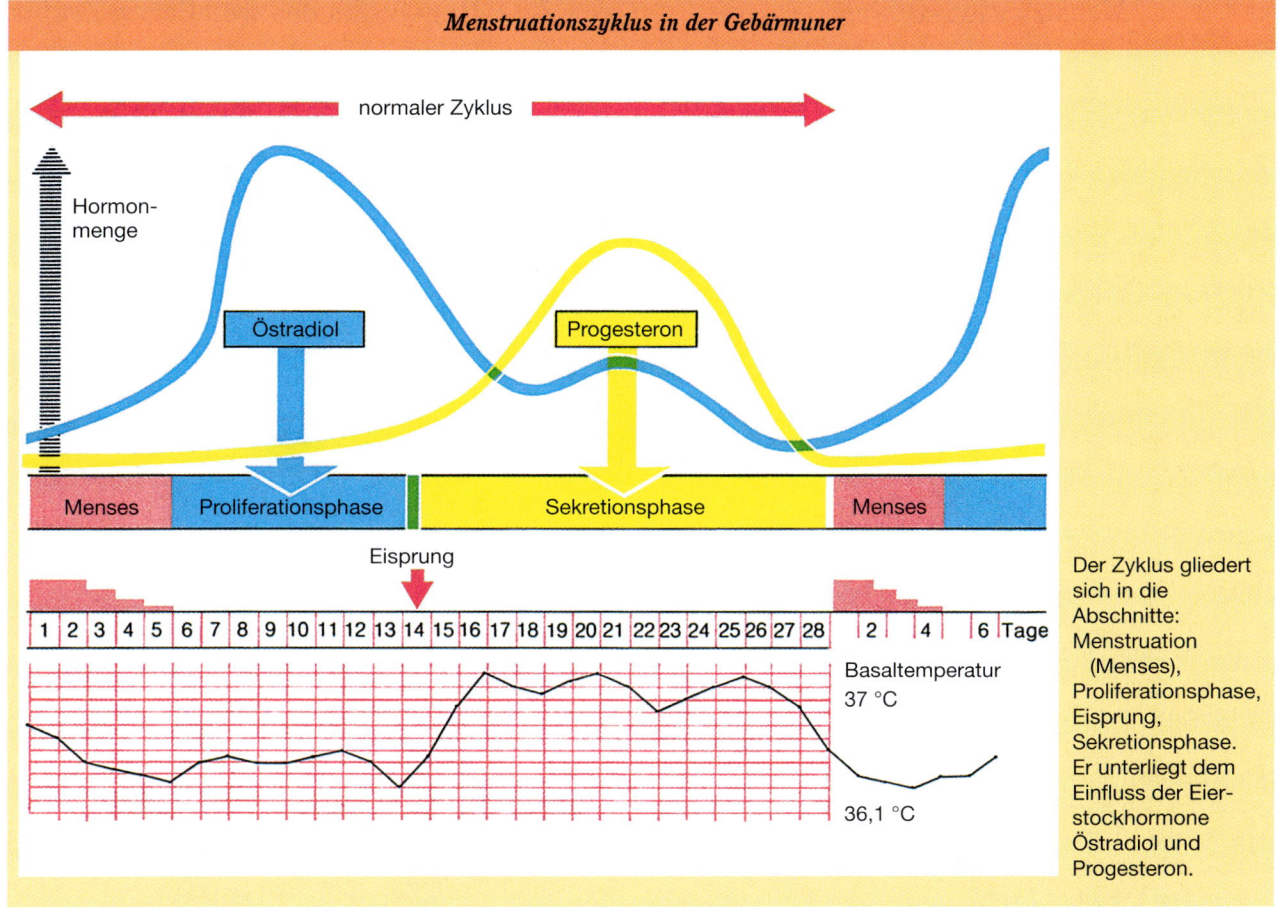

Der Zyklus gliedert sich in die Abschnitte: Menstruation (Menses), Proliferationsphase, Eisprung, Sekretionsphase. Er unterliegt dem Einfluss der Eierstockhormone Östradiol und Progesteron.

Die Follikelflüssigkeit entleert sich nach außen und schwemmt die Eizelle in den Fransentrichter des Eileiters. Dieser Vorgang wird als Eisprung (Ovulation) bezeichnet. Er findet am 14. Tage nach Beginn der Menstruation statt und ist an einer Erhöhung um 0,5 °C der morgendlichen Aufwach-Körpertemperatur erkennbar. Gleichzeitig wird die Reifeteilung (Meiose), d. h. die Reduktion (Verminderung) der 23 Chromosomenpaare im Zellkern, vollendet. Dieser letzte Abschnitt der Reifeteilung läuft innerhalb von zwei Stunden im Eileiter ab. Er bedarf zusätzlich noch eines von außen rührenden Reizes, z. B. künstliches Anstechen der Eizelle oder ein beim Begattungsakt eindringendes Spermium.

Die Eizelle hat nun anstelle von ursprünglich 23 Chromosomenpaaren nur noch 23 Einzelchromosomen. Es entsteht ein haploider Chromosomensatz mit 22 autosomalen Chromosomen und einem x-Chromosom.

Unter dem Einfluss des luteinisierenden Hormons (LH) der Hypophyse wandelt sich das im Eierstock zurückbleibende Follikelgewebe zum so genannten Gelbkörper (Corpus luteum) um. Die Bezeichnung rührt von dem gelben Farbstoff, der in den Zellen des Gelbkörpers eingelagert ist.

Wenn keine Schwangerschaft eintritt, entwickelt der Gelbkörper etwa 10 Tage lang Gelbkörperhormone, die Gestagene. Das Hauptgestagen ist das Progesteron. Daneben bildet der Gelbkörper auch Östrogene. Nach weiteren 70 Tagen wird der Gelbkörper allmählich aufgelöst und hinterlässt eine weißlich aussehende Narbe im Eierstock (Weißkörper). Bei einer Befruchtung bleibt der Gelbkörper bis zum 4. Monat erhalten und produziert die schwangerschafterhaltenden Gestagene. Danach wird diese Funktion von dem Mutterkuchen (Plazenta) übernommen.

6.4.2   Menstruationszyklus

In jedem Zyklus vollzieht sich eine regelmäßige Umwandlung der Gebärmutterschleimhaut. Dieser Regelvorgang wird durch Östrogen- und Gestagenhormone der Eierstöcke gesteuert. Diese Eierstockhormone erreichen über die Blutbahn die Gebärmutter.

Der **erste Tag des Zyklus** beginnt mit der Regelblutung (Menstruation), auch Menses, Periode oder abgekürzt Regel genannt. Sie dauert vier bis fünf Tage. Die Blutmenge, die dabei verloren geht, beträgt 50 ml bis höchstens 150 ml. Danach regen Östrogene (hauptsächlich das Östradiol), die von den Eibläschen, den Follikeln, gebildet werden, das Dickenwachstum der Gebärmutterschleimhaut an. In der Folge vermehrt sich das Drüsengewebe der Gebärmutterschleimhaut.

Der Glykogengehalt steigt an. Blutgefäße werden neu gebildet (Proliferationsphase = Wachstumsphase).

Mit dem **Eisprung** (meistens am 14. Tag des Zyklus) sinkt die Menge des Östradiolhormons allmählich ab. Dadurch kann eine geringfügige Blutung ausgelöst werden, die gegebenenfalls mit geringen Schmerzen (Mittelschmerz) verbunden sein kann. Das Ei ist nach dem Eisprung nur wenige Stunden (maximal 24 Stunden) lebensfähig.

Auch die Samenzellen haben nur eine Lebensdauer von ein bis zwei Tagen, höchstens drei Tagen. Dadurch ergibt sich in jedem Zyklus nur eine befruchtungsfähige Phase von etwa vier Tagen.

Nach dem Eisprung steigt die Konzentration des Gestagens (Progesteron) an, das vom Gelbkörper der Eierstöcke gebildet wird. Unter seinem Einfluss nimmt das Wachstum der Gebärmutterschleimhaut weiter zu. In die Zellen werden vermehrt Nährstoffe wie Glykogen und Lipoide eingebaut. Das Drüsengewebe ist noch stärker ausgeprägt und sondert reichlich Sekrete ab (Sekretionsphase = Flüssigkeitsabsonderung). Die Gebärmutterschleimhaut ist in dieser Phase etwa 5 bis 7 mm dick und bestens für die Einnistung eines befruchteten Eies vorbereitet.

Bleibt das Ei unbefruchtet, geht der Gelbkörper zugrunde und produziert keine Hormone mehr. Der Hormonspiegel sinkt ab. Dadurch kommt es am **Ende des Zyklus** zum Abbau der Gebärmutterschleimhaut.

Zuerst wird die Blutzufuhr gedrosselt. Die Schleimhaut schrumpft dadurch ein und wird, zusammen mit Blut, in kleinen Stücken ausgestoßen (Menstruation).

6.4.3   Regelkreis des weiblichen Zyklus

Steuerstelle des Zyklus ist der Hypothalamus im Zwischenhirn. Dieser Teil des Zentralnervensystems kann durch Umweltfaktoren und durch psychische und körperliche Faktoren beeinflusst werden. So haben Mädchen in Großstädten oder in südlichen Ländern ihre erste Regelblutung ein bis zwei Jahre früher als Mädchen aus ländlichen Gebieten bzw. in nordeuropäischen Ländern. Neuere Untersuchungen deuten darauf hin, dass der Zyklus größtenteils direkt vom Ovar gesteuert wird.

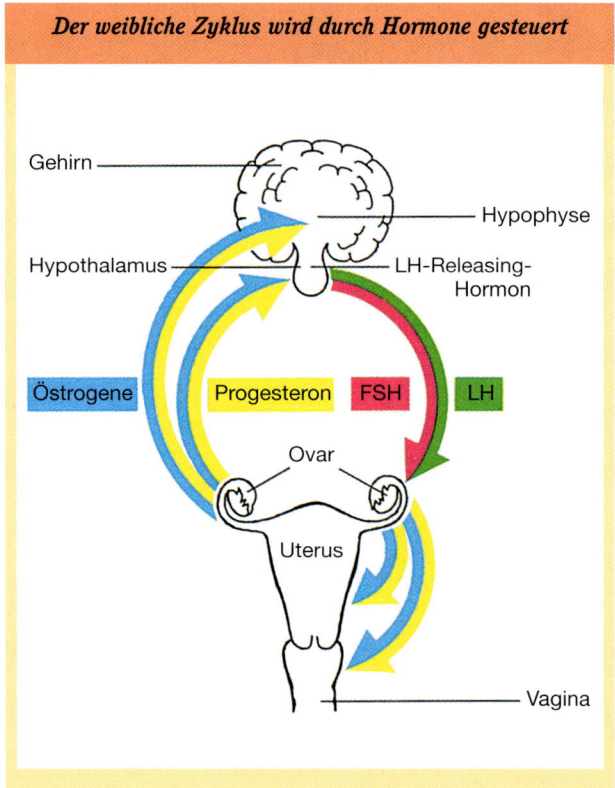

Der weibliche Zyklus wird durch Hormone gesteuert

Ein hoher Östrogenspiegel im Blut hemmt die Ausschüttung von FSH (follikelstimulierendes Hormon). Progesteron hemmt in entsprechend hoher Dosis die Bildung bzw. Abgabe von LH (luteinisierendes Hormon). Erst wenn am Ende des Zyklus die Hormonspiegel von Östrogen und Progesteron sinken, nimmt – nach der Regelblutung – die Hormonproduktion von FSH und LH in der Hypophyse wieder zu. Eine Einnahme – z. B. in Tablettenform – von Östrogen und Progesteron erhöht die Konzentration dieser Hormone im Blut sozusagen künstlich.

Dadurch wird die Hypophyse durch die Rückkopplung im Regelkreis dieser Hormone veranlasst, weniger FSH und LH zu produzieren. In diesem Fall bleibt die Reifung eines Follikels und damit auch eines befruchtungsfähigen Eies aus. Die „Antibabypille" funktioniert nach diesem System. Sie enthält eine ausgewogene Mischung von Östrogenen und Progesteron. Wenn gegen Ende des Zyklus das Medikament abgesetzt wird, kommt es zu einem Absinken der Hormonspiegel von Östrogenen und Gestagenen (Progesteron). Dies löst eine menstruationsähnliche Abbruchblutung ein.

6.4.4 Menstruationshygiene

Zur Menstruationshygiene finden Menstruationsbinden oder Tampons Verwendung. Mindestens einmal innerhalb von 12 Stunden sollte ein Tampon- bzw. Bindenwechsel stattfinden.

Während der Menstruation müssen die gewohnten Reinigungsmaßnahmen des Intimbereichs fortgesetzt werden. Zusätzliche Scheidenspülungen sind eher schädlich, da sie oft Desinfektionsmittel enthalten, die die Scheidenflora zerstören können. Dadurch wird auch der saure Bereich der Scheide verändert, was wiederum zu Infektionen führen kann. Intimsprays zur Hygiene des Genitalbereichs verursachen mitunter allergische Ausschläge.

6.5 Befruchtung und Keimentwicklung

6.5.1 Zeugung

Das menschliche Leben beginnt mit der Zeugung: Eine Samenzelle befruchtet eine Eizelle und verschmilzt mit ihr zu einer Zygote. Die Befruchtung findet im oberen

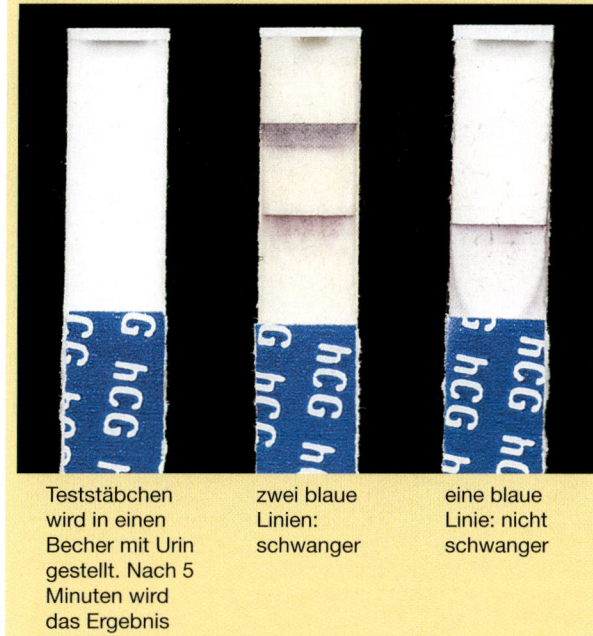

Schwangerschaftsnachweis mit einem Teststäbchen

Mit diesem Test kann eine Schwangerschaft bereits am Tag des Ausbleibens der Regelblutung nachgewiesen werden.

Teststäbchen wird in einen Becher mit Urin gestellt. Nach 5 Minuten wird das Ergebnis abgelesen.

zwei blaue Linien: schwanger

eine blaue Linie: nicht schwanger

Ein weiterer Schwangerschaftsnachweis ist eine Ultraschalluntersuchung am Ende der 5. Schwangerschaftswoche p.m. (**p.m.** = **p**ost **m**enstruationem, erster Tag der letzten Regelblutung)

Drittel des Eileiters statt. Die Samenzellen wandern mit einer Geschwindigkeit von 3 mm/min zu der Eizelle. Die Enzyme der Spermien, vor allem die Hyaluronidase (Enzym, das Hyaluronsäure abbaut), lösen die Hüllen der Eizelle auf und bilden ein Loch, durch das nur der Kopf und das Mittelstück einer einzigen Samenzelle in die Eizelle eindringen kann. Sofort danach verändert sich die Wand der Eizelle derartig, dass in der Regel keine weiteren Spermien eindringen können. Gleichzeitig wird durch den Reiz, den die eindringende Samenzelle ausübt, die zweite Reifeteilung der Eizelle abgeschlossen. Eizelle und Samenzelle besitzen jetzt jeweils 23 Chromosomen. Aus dem Mittelstück des Spermiums bildet sich das für die Zellteilung wichtige Zentralkörperchen (Centrosom).

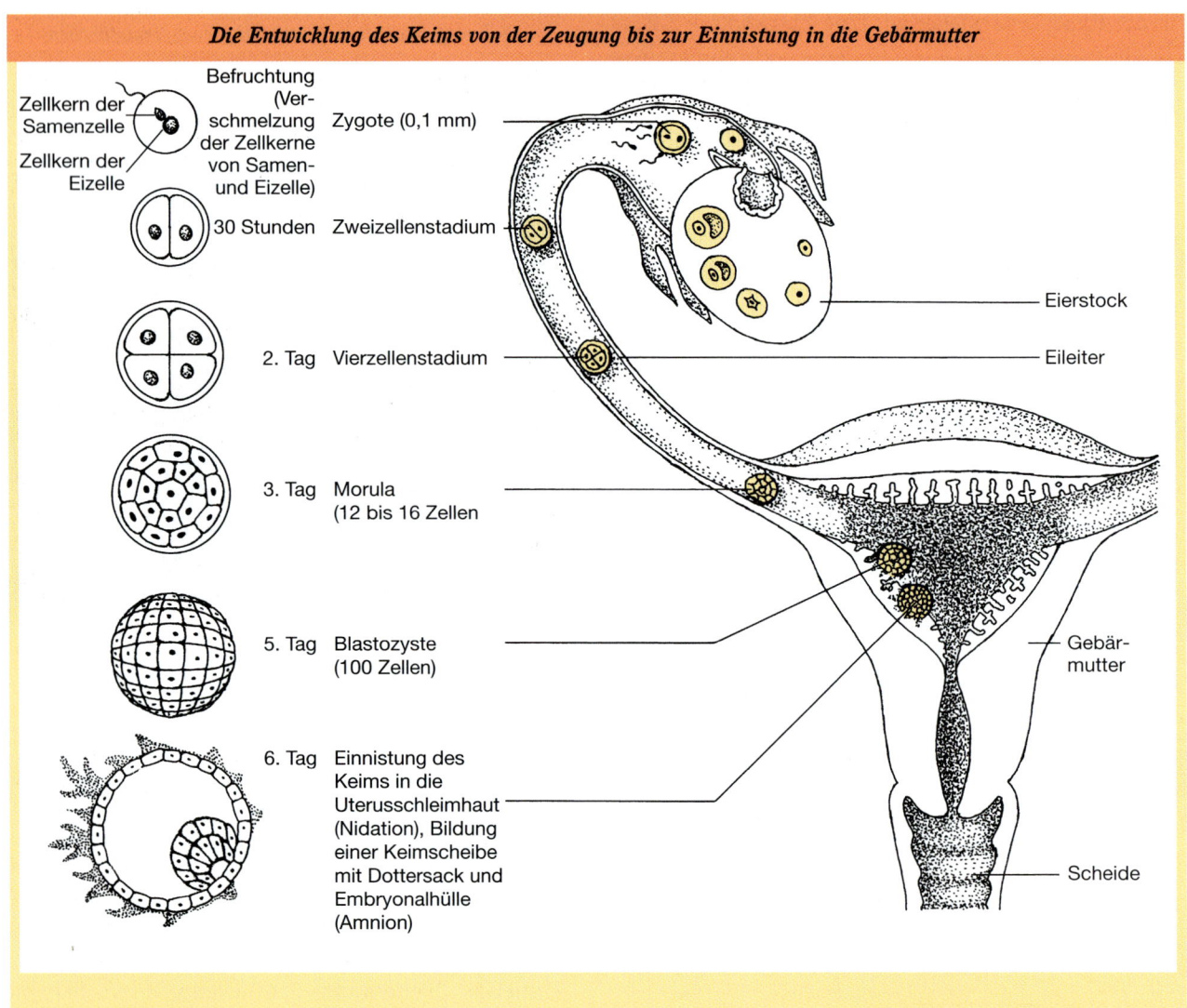

Die Entwicklung des Keims von der Zeugung bis zur Einnistung in die Gebärmutter

Zellkern der Samenzelle

Zellkern der Eizelle

Befruchtung (Verschmelzung der Zellkerne von Samen- und Eizelle)

Zygote (0,1 mm)

30 Stunden — Zweizellenstadium

2. Tag — Vierzellenstadium

3. Tag — Morula (12 bis 16 Zellen)

5. Tag — Blastozyste (100 Zellen)

6. Tag — Einnistung des Keims in die Uterusschleimhaut (Nidation), Bildung einer Keimscheibe mit Dottersack und Embryonalhülle (Amnion)

Eierstock

Eileiter

Gebär-mutter

Scheide

Die beiden hälftigen Chromosomensätze von Eizelle und Samenzelle vereinigen sich zur so genannten Zygote und bilden einen vollständigen (diploiden) Chromosomensatz von 46 Chromosomen.

Nach etwa 30 Stunden teilt sich die Zygote in zwei Zellen. Nach zwei Tagen sind es vier Zellen. Dann teilen sich die Zellen alle 12 Stunden. Die Zellmasse nimmt dabei insgesamt nur geringfügig zu. Nach drei Tagen befindet sich im Zellraum der alten Eizelle ein Zellverband aus 12 bis 16 Zellen, der wegen seiner Form auch Maulbeerkeim oder Morula heißt.

Nach etwa vier Tagen ist der Keim vom Eileiter in die Gebärmutterhöhle gelangt. Die Zellen der Morula vermehren sich weiter und verlagern sich an die Außenseite des Keimes. An einer Seite entsteht außerdem ein Zellhaufen. Das Innere des Keimes ist mit Flüssigkeit gefüllt. Aus der Morula ist ein Blasenkeim, die Blastozyste, mit etwa 100 Zellen entstanden. Am fünften oder sechsten Tag nistet sich der Blasenkeim in die Gebärmutter ein (Nidation oder Implantation).

Keim und Uterusschleimhaut der Umgebung bilden das Schwangerschaftshormon HCG (**H**uman-**C**horion-**G**onadotropin). Dieses Hormon bewirkt, dass der Gelbkörper im Eierstock nicht abgebaut wird und weiterhin Östrogen und Progesteron produziert. Dadurch bleibt auch die Gebärmutterschleimhaut erhalten und eine Regelblutung findet nicht statt. Außerdem bewirken Östrogene und Progesteron, dass die Hypophyse kein FSH ausschüttet, sodass die Bildung neuer Follikel und damit auch befruchtungsfähiger Eizellen unterbrochen wird. Die Blastozyste bildet sich um. Aus einem Zellhaufen im Inneren der Blastozyste entsteht eine Keimscheibe. Aus der Innenschicht dieser Keimscheibe formt sich der Dottersack, aus der Außenschicht geht ebenfalls eine Blase, die Schafhaut oder das Amnion, hervor, welche später den ganzen Keim umgibt und das Fruchtwasser enthält. In dieser mit Fruchtwasser gefüllten Fruchtblase schwimmt der Embryo und ist so hervorragend gegen Stöße geschützt. Die Zellen der äußeren Hülle lösen eine größere Zahl von Gebärmutterschleimhautzellen auf. Der Keim dringt tiefer in die Gebärmutter ein, dabei werden weitere Nährstoffe für den Keim freigesetzt.

6.5.2 Entwicklung des Embryos
(3. bis 8. Schwangerschaftswoche)

In der **dritten** Schwangerschaftswoche ist der Keim durch ein zapfenartiges Gebilde, Mutterkuchen oder Plazenta, fest mit der Gebärmutterschleimhaut verbunden. Die äußere Keimhülle, die die Verbindung zur Plazenta bildet, wird zur Zottenhaut (Chorion).
Aus der Keimscheibe entwickeln sich drei Keimblätter, aus denen die Organe des Embryos hervorgehen. Zuerst sind die Anlagen von Herz, Kopf und Rumpf zu erkennen. Der Embryo ist über die Nabelschnur mit der Plazenta verbunden, hierüber erfolgt der Sauerstoffaustausch zwischen den Zellen des werdenden Kindes und der Mutter.
Nährstoffe gelangen vom mütterlichen Blutkreislauf in den Embryo. Schlackenstoffe des Embryos werden abtransportiert. Über die Plazenta können auch schädliche Substanzen vom mütterlichen Blutkreislauf in den Embryo gelangen und dort eine Schadwirkung verursachen. Beispiele dafür sind Tabakrauch und Alkohol (vgl. Kap. 3.1.5 und 3.2.4). Auch Medikamente und Krankheitserreger (Röteln- und Masernviren, HI-Viren) können die Plazenta passieren und auf das werdende Kind einwirken.

Eine weitere Funktion der Plazenta ist die Produktion von Hormonen, die für die Schwangerschaft wichtig sind. Hierzu zählen Östrogene, Progesteron und HCG (Human-Chorion-Gonadotropin).
In der **vierten** Woche nach der Zeugung ist der Embryo etwa 5 mm lang. Der vordere Teil des Körpers ist stär-

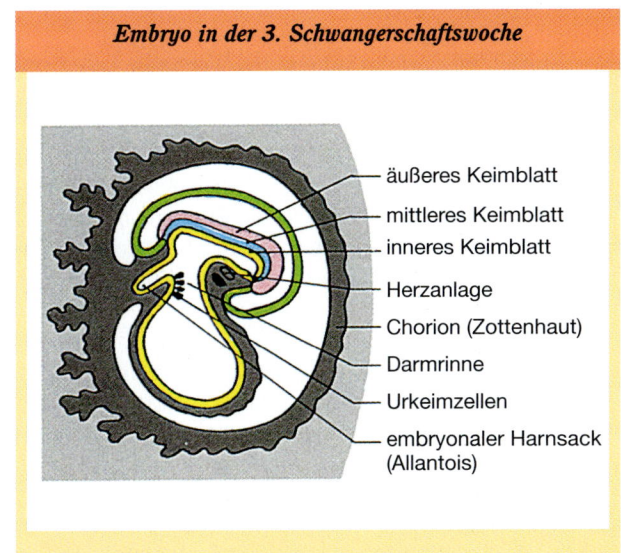

Embryo in der 3. Schwangerschaftswoche

- äußeres Keimblatt
- mittleres Keimblatt
- inneres Keimblatt
- Herzanlage
- Chorion (Zottenhaut)
- Darmrinne
- Urkeimzellen
- embryonaler Harnsack (Allantois)

ker entwickelt. Am Kopf sind die Augenanlagen als runde Höcker auszumachen. Die Ohrenanlagen entstehen in kleinen Vertiefungen.
Das Herz fängt an zu schlagen und verbessert durch ein Kreislaufsystem die Versorgung des Embryos mit Nährstoffen. Das Gehirn entsteht im Kopf aus einem Bläschen, das sich als dünnes Röhrchen längs des Rücken bis zum Steiß fortsetzt. Aus diesem Röhrchen entsteht später das Rückenmark. Auch die Gliederung des Rückens in kleine Abschnitte wird deutlich. Sie entspricht den späteren Wirbeln.

In der **fünften** Woche sind die Arm- und Beinanlagen deutlich sichtbar. In der **sechsten** Woche ist der Embryo schon 1,5 cm lang und hat ein durchaus menschliches Aussehen.

Zweiter Monat: Alle Organe sind angelegt. Die Gesichtsentwicklung findet statt. In seinen Grundzügen ist deutlich ein menschliches Wesen zu erkennen. Blutgefäße sind vorhanden, Arme und Beine wachsen, selbst Finger und Zehen sind schon ausgebildet.

6.5.3 Entwicklung des Fetus
(ab 9. Schwangerschaftswoche bis zur Geburt)

Dritter Monat: Der Embryo wird zum Fetus. Er ist jetzt 10 cm lang und wiegt ganze 15 g. Die ersten Haare entstehen in der Augenbrauengegend.
Die Blutbildung erfolgt ab der 10. Woche in Leber und Milz. Männliche oder weibliche Geschlechtsteile bilden sich heraus.

Vierter Monat: Der Fetus wird 16 bis 18 cm lang und etwa 200 g schwer. Die Nägel an Händen und Füßen wachsen. Knorpel wandelt sich zu Knochen um. Das Skelett wird dadurch härter. Der ganze Körper ist jetzt von feinem Wollhaar überzogen.

Fünfter Monat: Der Fetus wird 25 cm lang und zwischen 300 bis 500 g schwer. Der Körper ist nun dicht von den Wollhaaren überzogen. Das Gehör ist schon so weit entwickelt, dass das Kind hören kann, was in der Umgebung der Mutter vor sich geht.
Der Kinderarzt Dr. A. Peiper (1889 bis 1968) hat dies schon vor einem halben Jahrhundert festgestellt. Er ließ eine starke Autohupe ertönen und machte währenddessen Röntgenaufnahmen (was nicht ganz ungefährlich ist, wie wir heute wissen) von einem fünf Monate alten Fetus im Bauch seiner Mutter. Jedes Mal, wenn die Autohupe ertönte, zuckte das werdende Kind zusammen. Ein Beweis, dass ein Fetus in diesem Stadium der Entwicklung bereits hören kann!
Die Nerven können Erregungen leiten, die Muskeln sind schon so kräftig, dass die Mutter die ersten Kindsbewegungen spürt. Den Herzschlag des Kindes kann man jetzt von außen abhören. Er ist doppelt so schnell wie der der Mutter.

Sechster Monat: Der Fetus wird 30 cm lang und 650 bis 1000 g schwer. Talgdrüsen sondern eine fettige Käse- oder Fruchtschmiere ab, die die Haut wie eine dicke Salbe schützt.

Siebter Monat: Der Fetus wird 35 bis 40 cm lang und etwa 1250 g schwer. Alle Organe sind praktisch fertig entwickelt. Auch die Lunge ist ab jetzt atmungsfähig. Als Frühgeburt wird ein Fetus dieser Größe als „Siebenmonatskind" bezeichnet.

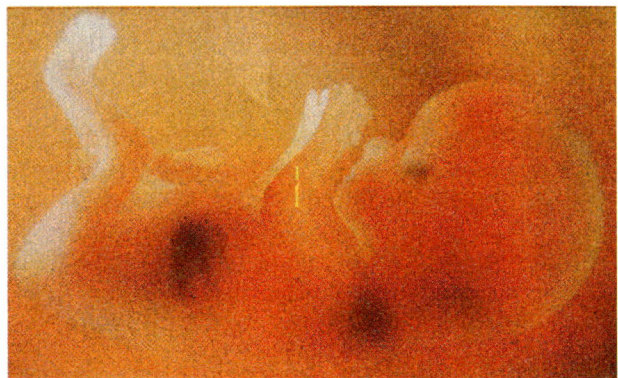

Dritter Monat

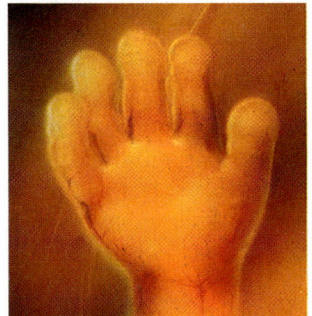 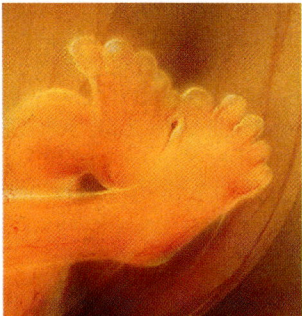

Vierter Monat

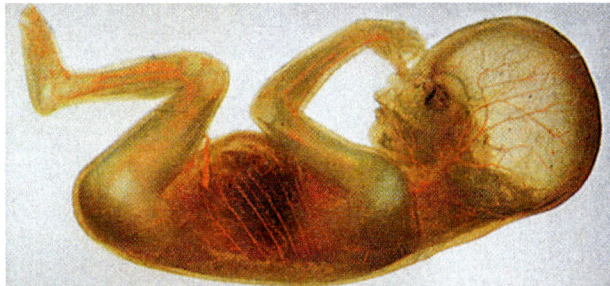

Fünfter Monat

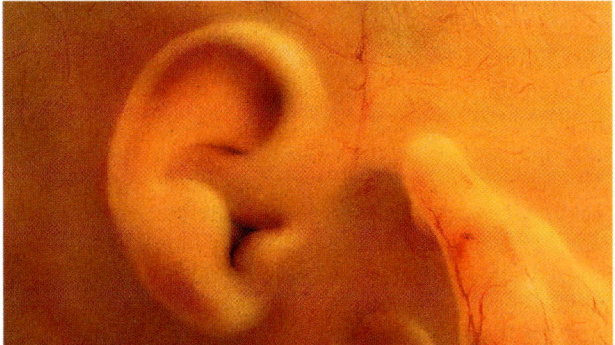

Sechster Monat

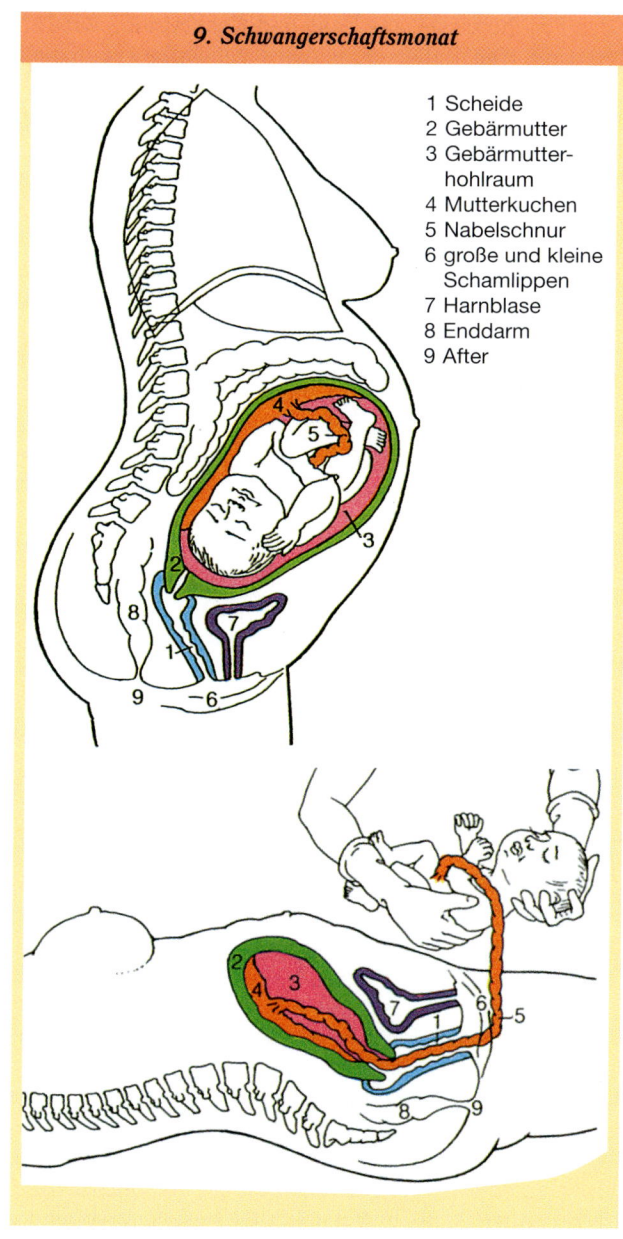

9. Schwangerschaftsmonat

1 Scheide
2 Gebärmutter
3 Gebärmutterhohlraum
4 Mutterkuchen
5 Nabelschnur
6 große und kleine Schamlippen
7 Harnblase
8 Enddarm
9 After

Achter Monat: Der Fetus wird 42 bis 46 cm lang und wiegt etwa 2 100 g. Die Wollhaare fallen aus. Die Haare auf dem Kopf werden länger.

Neunter Monat: In der Haut werden bis zur Geburt Fettpolster angelegt. Die Hautfarbe ist rosa, die Käseschmiere nur noch wenig vorhanden.

6.6 Geburt

6.6.1 Berechnung des Geburtstermins

Etwa 267 +/– 7 Tage dauert die Schwangerschaft von der Zeugung bis zur Geburt. In den meisten Fällen ist aber der genaue Zeitpunkt der Befruchtung nicht bekannt. Deshalb wird bei der Berechnung der Schwangerschaftsdauer vom ersten Tag der letzten Menstruation ausgegangen. Nach dieser Rechnung ergibt sich eine Schwangerschaftsdauer von 281 +/– 12,7 Tagen ab Beginn der letzten Regelblutung bei einem annähernd 28-tägigen Zyklus. Diese Zeitspanne entspricht 10 Mondmonaten (1 Mondmonat hat 28 Tage) oder 40 Schwangerschaftswochen. Diese Berechnungen unterliegen einer natürlichen biologischen Schwankungsbreite, sodass der Geburtstermim um ca. +/– 2 Wochen abweichen kann.

Berechnung des voraussichtlichen Geburtstermins nach der Naegele'schen Regel

Voraussichtlicher Geburtstermin:

1.Tag der letzten Regel	– 3 Monate	+ 7 Tage	+ 1 Jahr
z. B. 1.5.94 =	1.2.94	= 8.2.97	= 8.2.95

Diese Berechnung gilt für einen annähernd 28-tägigen Monatszyklus.
Bei einem 21-tägigen Zyklus müssen 7 Tage abgezogen, bei einem 35-tägigen Zyklus 7 Tage hinzugezählt werden.

6.6.2 Physiologie der Geburt

Im Ablauf der Geburt lassen sich drei Phasen unterscheiden:
- die Eröffnung,
- die Austreibung,
- die Nachgeburt.

Die Eröffnung
Die Geburt beginnt mit dem Einsetzen der Eröffnungswehen, dem Zusammenziehen der Gebärmuttermuskulatur bzw. mit dem Blasensprung.

Diese Eröffnungswehen treten im Abstand von 3 bis 6 Minuten auf und dauern jeweils 45 bis 60 Sekunden. Vom Beginn der ersten regelmäßigen Wehen bis zur Geburt vergehen bei Erstgebärenden ca. 6 bis 9 Stunden, bei späteren Geburten 4 bis 6 Stunden. In der Eröffnungsphase erweitert sich der Muttermund von ursprünglich 2 mm auf 10 bis 11 cm. Unter dem Ansteigen der Spannung zerreißen die Eihäute. Die Fruchtblase platzt, es kommt zum Blasensprung. Nur ein Teil des Fruchtwassers geht ab, der Rest wird durch den abdichtenden Kopf zurückgehalten.

Die Austreibung

Der Muttermund ist vollständig geöffnet. Der Kopf des Babys schiebt sich aus der Gebärmutter heraus und drückt dabei auf den Beckenboden und den Mastdarm. Presswehen treten auf. Die Mutter spannt nach tiefer Einatmung die Muskulatur der Bauchdecke stark an und beginnt wie bei einer Stuhlentleerung zu pressen. Das Baby wird durch den Geburtskanal in den Scheidenausgang hinausgeschoben. In dieser Phase ist der Kopf des Kindes nicht mehr durch die Fruchtblase geschützt. Der Geburtsvorgang muss deshalb zügig weitergehen. Wenn erst der Kopf des Babys geboren ist, gleitet der übrige Körper meist ganz leicht heraus. Nach der Geburt wird das Kind auf den Bauch der Mutter gelegt.

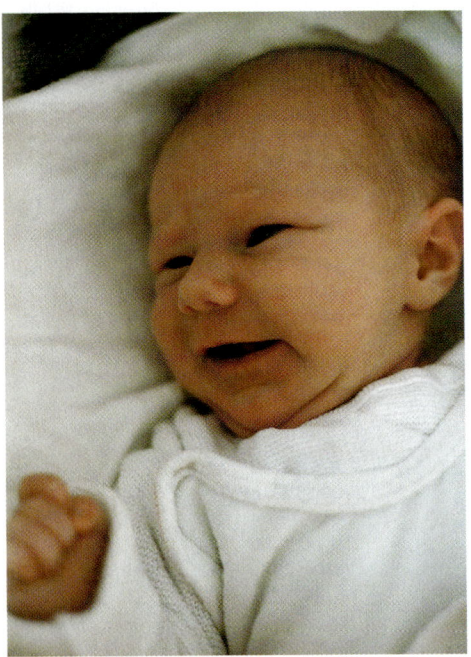

Das Baby ist da!

Das Fruchtwasser aus Nase und Rachenraum wird abgesaugt. Die Nabelschnur wird vorläufig abgenabelt, d. h. abgeklemmt und dazwischen durchgeschnitten.

Die Nachgeburt

Die Loslösung des Mutterkuchens (Plazenta) von der Gebärmutterwand ergibt die Nachgeburt. Es ist wichtig, dass die Nachgeburt vollständig ist. Zurückbleibende Reste können zu lebensgefährlichen Infektionen oder Blutungen im Wochenbett führen.

Jetzt kann auch das Kind endgültig abgenabelt werden. Der Nabelschnurrest wird etwa 1 cm vom Hautrand entfernt unterbunden, mit einem sterilen Mullläppchen bedeckt und mit einer Nabelbinde versorgt. Weiterhin wird als Vorbeugung gegen eine Augenbindehautentzündung in jedes Auge eine ölige Penicillinlösung eingeträufelt.

6.6.3 Erleichterung der Geburt

Es gibt heute viele Möglichkeiten, die Geburt zu erleichtern. Hier einige Beispiele:

1. Geburtsvorbereitung

Frauen, die sich auf die Geburt sorgfältig vorbereiten, haben seltener Fehlgeburten. Auch die Geburt selbst verläuft problemloser. Ängste werden abgebaut, Schmerzen werden nicht so stark empfunden.

Dick Read, ein englischer Arzt, entwickelte besondere Lockerungs- und Atemübungen. Frauen lernen, wie man die verschiedenen Muskeln des Körpers anspannen und entspannen kann.

Lamaze, ein französischer Geburtshelfer, empfahl bestimmte Atemübungen, um Schmerzen während der Geburt bewusst zu begegnen. Der Partner nimmt ebenfalls an dem Training teil und ist bei der Geburt dabei. Ein gemeinsames bewusstes und gezieltes Atmen mit den Wehen lässt die Entbindung weniger schmerzhaft werden.

2. Beruhigungs- und Schmerzmittel

Das Einsetzen der Wehen verursacht insbesondere bei unvorbereiteten Frauen Angst und Unruhe.

In diesem Stadium kann ein Beruhigungsmittel oder ein Schmerzmittel verabreicht werden. Diese Medikamente können, vor allem wenn sie zu kurz vor der Geburt angewendet werden, die Frau allerdings so müde und schläfrig machen, dass sie mit der in den Vorbereitungskursen gelernten Atemtechnik nicht mehr zurechtkommt.

Auch kann die Atmung des Neugeborenen beeinträchtigt werden, was wiederum medikamentöse Gegenmittel erforderlich macht.

3. Narkosegase

Lachgas ist ein geruch- und farbloses Gas. Es ist das älteste Narkosegas, wirkt stark schmerzlindernd aber wenig betäubend und wird heute nur noch selten eingesetzt. Es beeinträchtigt die Mitarbeit der Mutter bei der Geburt und kann manchmal starke Übelkeit hervorrufen.

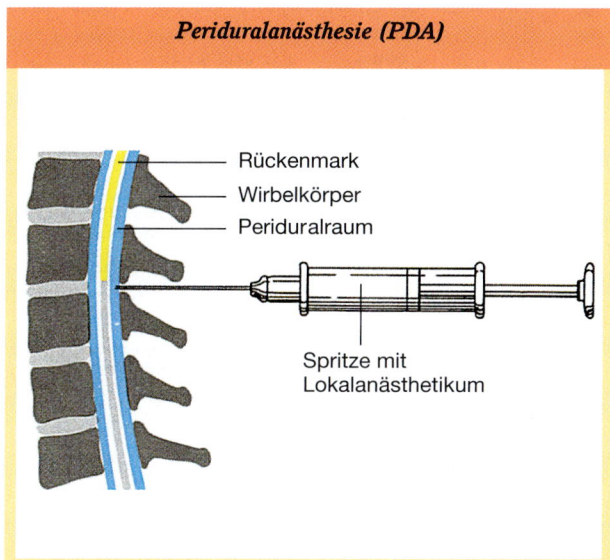

Periduralanästhesie (PDA)

Rückenmark
Wirbelkörper
Periduralraum

Spritze mit
Lokalanästhetikum

Das Narkosemittel wird von erfahrenen Ärzten zwischen zwei Rückenwirbel in die Umgebung des Rückenmarks gespritzt.

4. Periduralanästhesie (PDA)

Diese Methode gestattet Schmerzfreiheit während der gesamten Geburt. Das Betäubungsmittel wird zwischen Lendenwirbel und dem Rückenmark gespritzt. In diesem so genannten Periduralraum betäubt es die Nerven in Richtung Unterleib.

Die Frau empfindet vom unteren Beckenrand bis zu den Beinen keinen Schmerz mehr, spürt jedoch Berührungen.

5. Pudendus-Block

Der Pudendus ist ein Nerv, der links und rechts vom Geburtskanal verläuft. Durch eine Spritze kann die Reizleitung in diesem Nerv blockiert werden, was einer örtlichen Betäubung gleichkommt.

Der Pudendus-Block wird erst während der Presswehen in der Austreibungsphase angewendet. Die Wirkung hält etwa 45 Minuten an, sodass ein eventuell notwendiger Dammschnitt (Schnitt zwischen Scheide und After) anschließend wieder schmerzfrei vernäht werden kann.

6. Vollnarkose

Eine allgemeine Narkose bewirkt Betäubung des Organismus mit Schmerz und Bewusstseinsausschaltung. Sie wird unter Notfallbedingungen vorgenommen; z. B. für einen Kaiserschnitt.

7. Sanfte Mittel

Homöopathische Mittel, Bachblüten-Essenzen (nach dem englische Arzt Dr. Bach) sowie Akupunktur oder Akupressur-Massage können sich als wirksame Hilfen gegen den Geburtsschmerz erweisen. Eine Art Hypnose, bei der die Gebärende mit beruhigenden Worten menschliche Zuwendung erfährt, schafft mehr Ruhe, mehr Kraft und mehr Vertrauen in den eigenen Körper.

6.6.4   Sanfte Geburt nach Leboyer

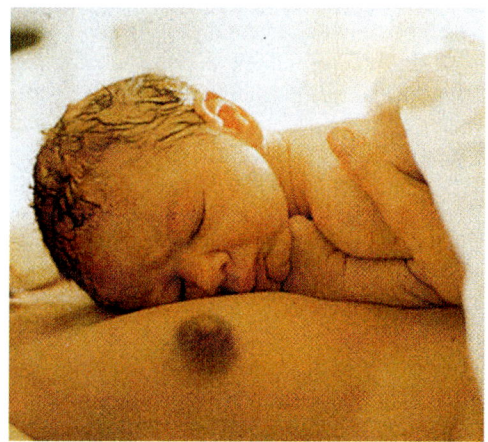

Wichtig bei der sanften Geburt: Das Baby wird auf den Bauch der Mutter gelegt, sie darf es streicheln und auch schon stillen.

Der französische Arzt Dr. Frederick Leboyer spricht sich für eine „sanfte Geburt" aus. Dem Kind soll dabei das Geborenwerden erleichtert werden, indem möglichst wenig in den normal verlaufenden Entbindungsablauf eingegriffen wird. Der Kreißsaal ist zum Schutz der Augen des Neugeborenen verdunkelt.

Die Nabelschnur wird nicht sofort durchtrennt, sondern erst, nachdem sie aufgehört hat zu pulsieren. Auch ein warmes Bad nach der Geburt ist eine Möglichkeit, das Kind sanft und freundlich in der Welt zu empfangen. Nach der Geburt kommt es sofort unbekleidet auf den Bauch der Mutter, sofern keine unmittelbare ärztliche Versorgung notwendig ist. Dieser Hautkontakt und das sanfte Streicheln durch die Mutter erwecken den Tastsinn des Neugeborenen. Auch wird das Kind sehr früh an die Brust der Mutter angelegt. Schon 20 bis 30 Minuten nach der Geburt hat der Saugreflex des Babys einen ersten Höhepunkt erreicht. Die „sanfte Geburt" ermöglicht ein frühes gegenseitiges Kennenlernen von Mutter und Kind.

6.6.5 Reifezeichen des Neugeborenen

Die Untersuchung des Neugeborenen im Kreißsaal dient zur Feststellung des Reifezustands und zur Früherkennung von eventuell angeborenen Fehlbildungen oder Erkrankungen. Die amerikanische Narkoseärztin Dr. Virginia Apgar hat im Jahre 1953 ein Notensystem für Neugeborene entwickelt, den **Apgar-Test**. Die Babys erhalten für 5 verschiedene Lebensäußerungen Noten von 0 bis 2. Die Untersuchung erfolgt 1, 5 und 10 Minuten nach der Geburt.

Sobald Atmung und Herzschlag gleichbleibend normal sind, werden die Maße und der Reifezustand des Kindes bestimmt (= U1: Neugeborenen-Erstuntersuchung).

Neben dem Apgar-Test wird der Säuregrad (pH-Wert) des Bluts (aus der Arterie der Nabelschnur) gemessen. Der Säuregrad zeigt einen eventuellen Sauerstoffmangel an. Wenn nötig, wird das Baby dann mit Sauerstoff beatmet.

Die Haut des Neugeborenen ist rot. Im Bereich des Rückens und der Oberarme finden sich Reste der Wollbehaarung. Die Kopfhaare sind 3 bis 7 cm lang, die Stirn ist frei. Die Fingernägel überragen gering die Fingerkuppen, die Zehennägel erreichen die Zehenkuppen. Die

Apgar-Test

70% aller Neugeborenen haben 7 Punkte oder mehr.

Lebensäußerung	0 Punkte	1 Punkt	2 Punkte
Herzschlag	nicht hörbar	unter 100 in der Minute	über 100 in der Minute
Atmung	fehlt	langsam, unregelmäßig, schwach	gut, schreit, kräftig
Muskelspannung	schlaff	mäßig	gut, aktive Bewegungen
Reflexe beim Absaugen	keine Reaktion	verminderte Reaktion	grimassiert und niest kräftig
Hautfarbe	blau oder blass	Körper rosig, Gliedmaßen blau	rosig

Apgar-Punktsumme
Bewertung:

Punktsumme	10:	bestmöglicher Gesundheitszustand
Punktsumme	8 – 10:	lebensfrisch
Punktsumme	5 – 7:	Hinweis auf eine oft vorübergehende Störung, Erstickungsgefahr
Punktsumme	1 – 4:	akute Lebensgefahr

Die messbaren Reifemerkmale des Neugeborenen

Scheitel-Fersen-Länge	48 – 54 cm	(♂ 51 cm, ♀ 50 cm)
Gewicht	2800 – 4100 g	(♂ 3400 g, ♀ 3300 g)
Kopfumfang	33,5 – 37,0 cm	(35 cm)
Brustumfang	30,0 – 35,0 cm	(33 cm)
Schulterumfang	35 cm	
Schulterbreite	12 cm	
Hüftbreite	12 cm	
Hüftumfang	27 cm	

Stimme ist kräftig und die Atmung ruhig. Bei Knaben sind die Hoden beidseitig in den Hodensack abgesunken. Bei Mädchen bedecken die großen Scheidenlippen die Klitoris und die kleinen Scheidenlippen.

Das Herz des Neugeborenen muss sehr schnell schlagen: 130-mal in der Minute. Der Arzt hört ab, ob die Geräusche normal sind.

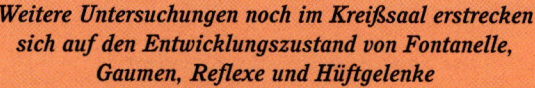

Weitere Untersuchungen noch im Kreißsaal erstrecken sich auf den Entwicklungszustand von Fontanelle, Gaumen, Reflexe und Hüftgelenke

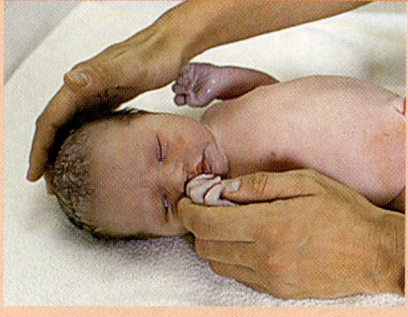

Die Fontanelle ist weich und geöffnet, damit das Gehirn wachsen kann.

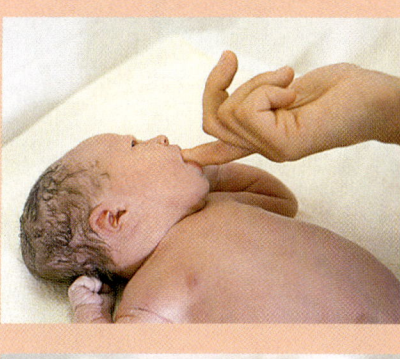

Der Arzt ertastet den **Gaumen.**

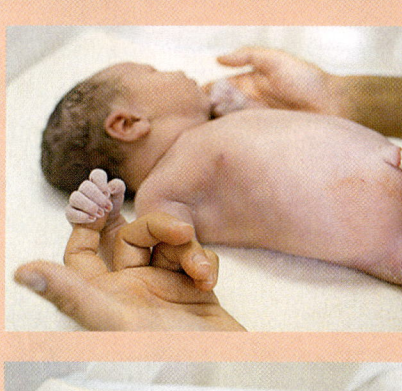

Reflexe sind ein Zeichen für Gesundheit. Das Neugeborene krallt sich fest, wenn es Druck an der Hand spürt.

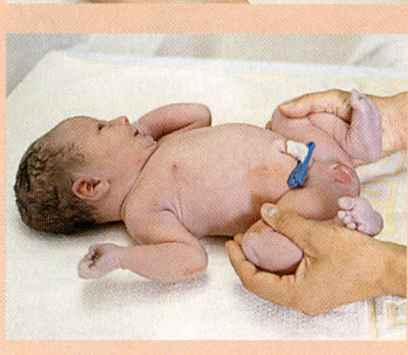

Das **Hüftgelenk** ist gesund entwickelt, wenn sich die Beine symmetrisch auseinanderspreizen lassen.

Lebensabschnitte des Menschen

Zeugung

Zygote
befruchtete Eizelle
→ Zellteilung

Morula
→ Blastogenese

Blastozyste
→ Keimblätterentwicklung

Embryo
4 Wochen bis Ende 8. Woche
→ Organentwicklung

Fetus
9. Woche bis zur Geburt
→ Reifung

Geburt
267 Tage nach Befruchtung

Kindheit
0 bis 10 Jahre

Pubertät
Geschlechtsreifung
10 bis 16 Jahre

Erwachsener
Geschlechtsreife
Mann 16 Jahre bis
  ins hohe Alter
Frau 16 bis 45 Jahre

Senium
Greisenalter ab
65 Jahre

Tod

Menarche
erste Regelblutung
12 bis 14 Jahre

Klimakterium
Wechseljahre 45
bis 55 Jahre

Menopause
letzte Regelblutung
48 bis 52 Jahre

Zwillingsgeburten

Etwa ein Viertel aller Zwillinge sind eineiig (erbgleich), etwa drei Viertel zweieiig (erbverschieden).

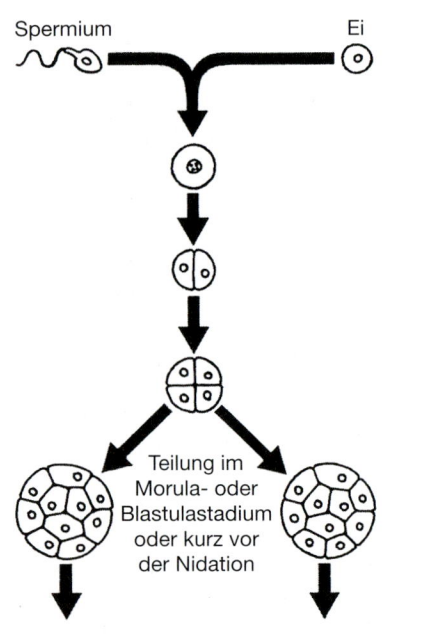

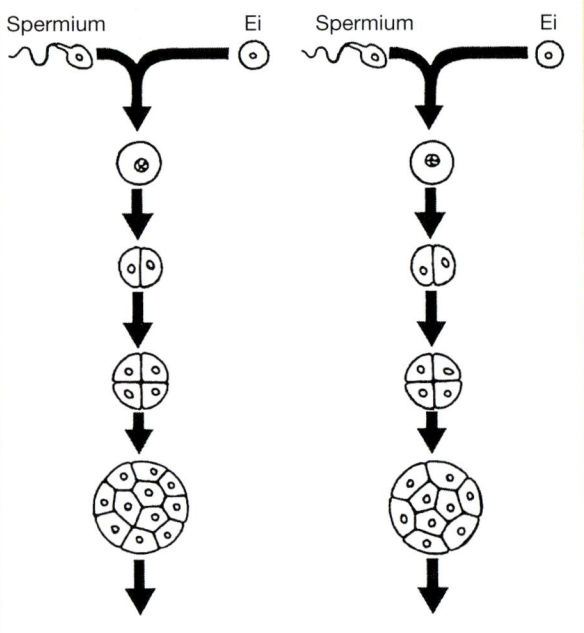

Eineiige Zwillinge entstehen aus einer befruchteten Eizelle

Zweieiige Zwillinge entstehen aus zwei (gleichzeitig) befruchteten Eizellen

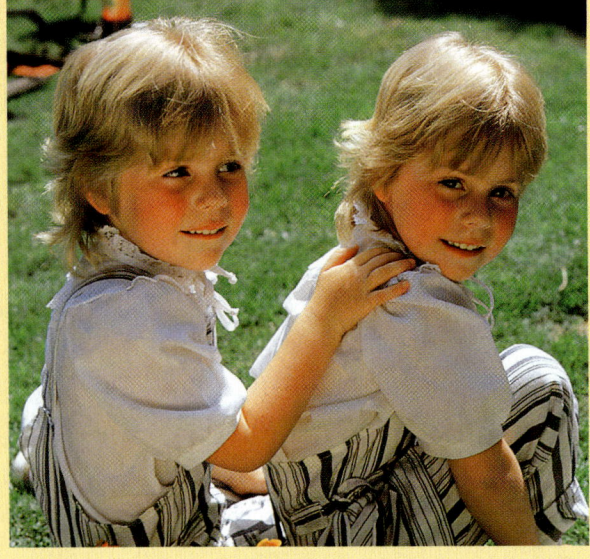

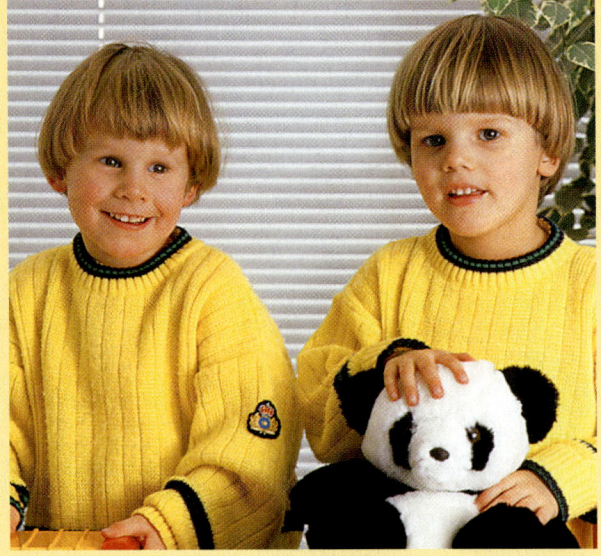

6.7   Zwillinge

Normalerweise befruchtet eine Samenzelle eine Eizelle. Es gibt aber Ausnahmen, die zu Mehrlingsgeburten führen. Auf 70 bis 90 Geburten entfallen einmal Zwillinge. Drillinge gibt es bei 6 400 Geburten einmal, Vierlinge bei 500 000 und Fünflinge erst bei 40 Millionen Geburten.

Eineiige Zwillinge entstehen aus einer Eizelle und einer Samenzelle. Der Keim zerfällt nach wenigen Zellteilungen, meist noch vor dem siebten Tag nach der Zeugung in zwei Hälften, aus denen jeweils ein Kind heranreift. Da eineiige Zwillinge ihren Ursprung aus derselben Zygote haben, besitzen sie völlig gleiche Erbanlagen. Sie sind daher immer gleichgeschlechtlich (entweder zwei Jungen oder zwei Mädchen) und sehen sich zum Verwechseln ähnlich. Sie haben die gleiche Haar- und Augenfarbe, Blutgruppe und gleichen Körperbau.

Zweieiige Zwillinge entstehen aus zwei verschiedenen Eizellen, die aus demselben Eierstock oder auch aus beiden Eierstöcken stammen können. Die beiden Eizellen werden von je einer Samenzelle befruchtet. Zweieiige Zwillinge haben verschiedene Erbanlagen und gleichen sich so viel oder so wenig wie die übrigen Geschwister. Sie können gleich- oder verschiedengeschlechtlich sein. In manchen Familien treten Zwillingsgeburten vermehrt auf. Dies ist auf die ererbte mütterliche Anlage zu mehrfachem Eisprung innerhalb eines Zyklus zurückzuführen.

6.8   Vorsorge in der Schwangerschaft

> **Die Gesundheit eines Kindes beginnt mit der Schwangerschaft**
>
> - gesunde Lebensweise
> - ärztliche Kontrolle
> - Blutunverträglichkeit der Eltern
> - Infektionen (Röteln, Toxoplasmose)
> - angeborene Krankheiten des Kindes
> - Krankheit der Mutter (z. B. Diabetes)

Jedes Kind hat ein Recht, möglichst gesund auf die Welt zu kommen. Die Eltern tragen deshalb während der Schwangerschaft eine besondere Verantwortung für das werdende Baby.

6.8.1   Gesunde Lebensweise in der Schwangerschaft

Auch die Seele wird schwanger
Wenn eine Frau erfährt, dass sie schwanger ist, kann das ein Gefühl sein, als ob die ganze Welt den Atem anhalten müsse. Augenblicke voller Freude und Stolz wechseln mit Angstgefühlen und Befürchtungen. Die neun Monate der Schwangerschaft geben der werdenden Mutter die Möglichkeit, sich ganz allmählich bewusst zu werden, was dies für ihren Körper und ihre Seele bedeutet. Zunächst gilt es alles zu vermeiden, was dem Kind schaden könnte. Bei der Vorbereitung der Geburt lernt man richtiges Atmen und Entspannen. Aber mit dem Gefühl der Unsicherheit darüber, wie man die Entbindung bewältigen wird, wächst zusehends die eigene Kraft und das Vertrauen in den eigenen Körper: eine Stärke, die jede Mutter zeitlebens behält.

• Körperpflege
In der Schwangerschaft sind bei der täglichen Hygiene zusätzliche Maßnahmen zu beachten:
- Bei **Vollbädern** soll das Wasser höchstens 35 bis 37 °C warm sein.
  Heiße Fuß- und Sitzbäder sind zu unterlassen.
- Pflegende **Hautöle** können auch Allergien auslösen.
- Eine Überprüfung der **Zähne** beim Zahnarzt ist ebenfalls ratsam, denn bestimmte Schwangerschaftsbegleiterscheinungen wie Sodbrennen oder Erbrechen begünstigen die Entstehung von Karies. Zahnhygiene ist deshalb besonders wichtig.
- Achtung bei öffentlichen Toiletten wegen der erhöhten Infektionsgefahr im Genitalbereich.

• Sport und Reisen
Die Schwangere muss körperliche Überanstrengungen meiden. Grundsätzlich sind solche Sportarten verboten, die zu Erschütterungen innerhalb des Bauchraumes führen, z. B. Tennis, Skilaufen, Rudern, Reiten oder Geräteturnen. Schwimmen ist erlaubt. Ferienreisen sind am günstigsten in der Zeit zwischen dem fünften und

siebten Monat. Längere Autoreisen sollten nicht unternommen werden. Auch sollten Schwangere in den letzten vier bis sechs Wochen vor der Entbindung nicht mehr selbst am Steuer sitzen, da die Reaktionsfähigkeit zunehmend vermindert ist. Von Aufenthalten in den Tropen (große Hitze und erhöhtes Risiko für Infektionskrankheiten) sowie in Höhen über 2 500 m (niedriger Sauerstoffgehalt) ist abzuraten.

• Ernährung
Eine ausgewogene Ernährung hat einen wesentlichen Einfluss auf die Schwangerschaft und die Entwicklung des Kindes. Während der Schwangerschaft muss nicht für „zwei" gegessen werden, es ist aber immer an „zwei" zu denken, denn alles, was das ungeborene Kind benötigt, wird ihm über den Blutkreislauf der Mutter zugeführt. Eine ausgewogene Ernährung, die auch den Vitamin- und Mineralstoffbedarf berücksichtigt, ist für Mutter und Kind sehr wichtig.

• Vitamin- und Mineralstoffbedarf
In der Schwangerschaft ist der Bedarf an folgenden Vitaminen und Mineralien erhöht:
Vitamin B$_1$ (Thiamin) ist vor allem in Vollkornprodukten (Haferflocken) und in magerem Fleisch enthalten. Es ist wichtig für den Kohlenhydratstoffwechsel und für die Nerventätigkeit. Mangelerscheinungen sind Infektanfälligkeit, Herzbeschwerden und Störungen im Nervensystem (Konzentrationsschwäche).
Vitamin B$_6$ wird für den Eiweißstoffwechsel und für die Blutbildung benötigt. Während der Schwangerschaft wird in der Gebärmutter zusätzlich ein Liter Blut gebildet. Bei einem Mangel können Blutarmut (Anämie), Krämpfe und Hautveränderungen die Folge sein. Vitamin B$_6$ ist in Vollkornprodukten, Fisch und Fleisch, Kartoffeln, Gemüse und Bananen enthalten. Der Bedarf in der Schwangerschaft ist um 100% gesteigert.
Folsäure ist in Gemüse, Kartoffeln, Sauerkraut, Hefe, Bananen, Erdbeeren und Nüssen vorhanden. Sie ist für alle Zellteilungen wichtig. Durch langjährige Anwendung der Pille sinkt der Folsäure-Spiegel im Blut. Ein Folsäuremangel begünstigt die Entstehung von Spaltbildungen im Gehirn und in der Wirbelsäule („offener Rücken"). Normalerweise verordnet der Arzt zusätzlich Eisen- und Folsäurepräparate.
Calcium wird für den Knochenaufbau des Babys benötigt. Es ist vor allem in Käse und Milch enthalten. Schwangere unter 18 Jahren sollten Calciumpräparate nehmen, da

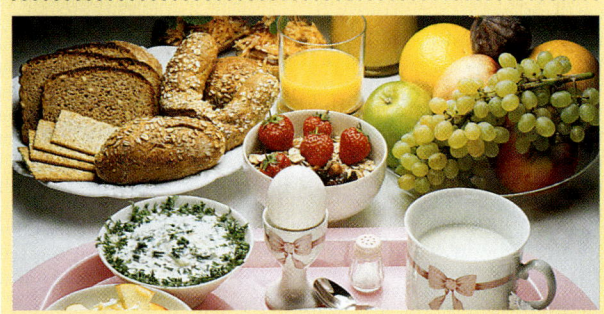

Die Ernährung in der Schwangerschaft

Der zusätzliche Energiebedarf durch das Baby ist gering: In den ersten drei Monaten kaum, danach etwa 10% von dem der Mutter. Erhöht ist vor allem der Bedarf an Eiweiß.

17% Eiweiß — **Eiweiß**: 80 – 100 g pro Tag, etwa 1/3 Pflanzen- und 2/3 Tiereiweiß (Fleisch, Fisch, Eier, Molkereiprodukte).

55% Kohlenhydrate — **Kohlenhydrate**: Besonders wertvoll sind vitamin- und mineralstoffreiche Kohlenhydrate wie Vollkornbrot, Obst und Gemüse.

28% Fett — **Fett**: Erlaubt sind 70 – 80 g pro Tag. Dabei ist besonders auf die so genannte versteckten Fette in vielen Nahrungsmitteln, wie Nüsse, Fisch, Wurst und Fleisch, zu achten.

bei ihnen der Calciumbedarf erhöht ist. **Eisen** dient zum Aufbau des Blutfarbstoffes. Gemüse, dunkles Brot, Haferflocken, Fisch und Fleisch enthalten relativ viel Eisen. Eisenmangel kann sich in brüchigen Haaren und Nägeln, Kopfschmerzen und Abgespanntheit äußern.
Iod wird für das Schilddrüsenhormon Thyroxin benötigt. Thyroxin fördert u. a. das Wachstum und die Reifung von Organen, vor allem von Gehirn und Knochen. Jodmangel kann Gehirn- und Knochenentwicklung schädigen. Eine ausreichende Iodversorgung ist durch die Verwendung von iodiertem Speisesalz gegeben. Meeresfische enthalten Iod. Ernährungswissenschaftler empfehlen, einmal in der Woche Seefisch zu essen.

• Flüssigkeit
Werdende Mütter sollten täglich mehr als 1,5 l Mineralwasser, Kräutertee oder naturbelassenen Fruchtsäfte trinken.

• **Genussmittel** (vgl. Kap. 3 „Alkohol" und „Rauchen")
Alkoholkonsum kann sich auf das Kind durch Untergewicht, Fehlbildungen an Skelett, Herz- und Geschlechtsorganen sowie durch Störungen in der geistigen Entwicklung auswirken.

Zigarettenkonsum ist die Ursache dafür, dass Kinder von Raucherinnen häufig untergewichtig und missgebildet zur Welt kommen und auch sonst Verzögerungen in der Entwicklung aufweisen.

Kaffee oder Schwarztee, in reichlichen Mengen konsumiert, kann ebenfalls der Grund für ein Geburtsuntergewicht sein. Zwei Tassen pro Tag dürfen aber – schwach aufgebrüht – getrunken werden.

• **Arzneimittel**
Arzneimittel enthalten pharmakologisch wirksame chemische Substanzen. Viele davon können eine Schädigung des Kindes bewirken. Schwangere sollten ohne ausdrückliche Anweisung des Arztes keine Medikamente (Schlaftabletten, Schmerzmittel u. Ä.) einnehmen.

• **Infektionsschutz**
Manche Infektionen können während der Schwangerschaft den Embryo oder den Fetus schädigen.

Die **Rötelnembryopathie** ist besonders gefürchtet. Wenn eine Schwangere vor allem während der ersten drei Schwangerschaftsmonaten Röteln bekommt, können eine Fehlgeburt oder Missbildungen wie Herzfehler, Augenschäden, Taubheit oder Gehirndefekte die Folge sein. Deshalb sollten Frauen vor einer Schwangerschaft feststellen lassen, ob sie gegen Röteln eine Immunität besitzen und sich gegebenenfalls impfen lassen.

Kommt es trotz fehlender Röteln-Immunität zu einer Schwangerschaft, erhalten sie schon in der ersten Schwangerschaftswoche eine passive Immunisierung mit so genannten Immunglobulinen. Diese können aber lediglich den Verlauf einer eventuell auftretenden Rötelnerkrankung mildern, Missbildungen aber nicht ausschließen.

Toxoplasmose kann in der zweiten Hälfte der Schwangerschaft beim Kind bleibende Hirnschäden verursachen. Eine Infektion in der ersten Hälfte der Schwangerschaft ist sogar noch gefährlicher, aber nicht so häufig. Die Krankheit wird über Haustiere (ausgenommen Hunde) oder durch Verzehr von rohem Fleisch (Mett, Tatar) übertragen.

Andere für das werdende Kind gefährliche Infektionen sind Aids, infektiöse Gelbsucht, Masern, Mumps und die echte Virusgrippe, vor allem in den ersten drei Schwangerschaftsmonaten.

• **Impfungen**
Impfungen mit **Lebend**impfstoffen sollten während der Schwangerschaft unterbleiben, weil die Erreger den Embryo oder Fetus schädigen könnten (z. B. Impfungen gegen Röteln, Tuberkulose, Masern und Mumps). Die Impfung gegen Kinderlähmung und Wundstarrkrampf ist dagegen unbedenklich.

Impfungen mit **abgetöteten** Erregern bzw. mit Erregergiften sind ungefährlich (Schutzimpfungen gegen Grippe und Wundstarrkrampf).

6.8.2 Ärztliche Untersuchungen

Bei der ersten Vorsorgeuntersuchung erhält die Schwangere einen **Mutterpass.**

Der Mutterpass: Das Protokoll der Schwangerschaft

Im Gravidogramm werden die Ergebnisse der Vorsorgeuntersuchungen während der Schwangerschaft eingetragen, z. B. Fundusstand (Lage der Gebärmutter), Kindslage, Herztöne und Kindsbewegungen. Auch die Daten der Mutter werden dokumentiert: Gewicht, Blutdruck und andere Befunde wie Blut- und Harnwerte, Hormone u. a.

Jede schwangere Frau hat Anspruch auf kostenlose Untersuchungen alle vier Wochen und im letzten Schwangerschaftsmonat alle zwei Wochen.

Die ärztliche Betreuung hilft Gefahren, die die Gesundheit von Mutter und Kind bedrohen könnten, weitgehend abzuwenden.

6.8.3 Rhesusfaktor und Rhesusunverträglichkeit

Der Rhesusfaktor[1] ist ein Blutgruppenmerkmal. Bei 85% der europäischen Bevölkerung sitzt an der Wand der roten Blutkörperchen ein so genanntes Rhesus-Antigen D. Dieser Personenkreis ist Rhesus-positiv (Rh$^+$). Bei den restlichen 15% fehlt dieser Blutfaktor, sie sind Rhesus-negativ (rh$^-$).

Gegen dieses Rhesus-Antigen D werden im Rhesus-negativen Blutkreislauf Antikörper gebildet, die mit dem Rhesus-Antigen in einer Antigen-Antikörper-Reaktion reagieren und zu einer Verklumpung des Blutes führen. Die Bildung der Antikörper erfolgt z. B. bei Transfusionen von Rhesus-positivem Spenderblut auf Rhesus-negatives Empfängerblut. Bei wiederholten Transfusionen treten Unverträglichkeitserscheinungen auf.

Rhesusunverträglichkeit zwischen Mutter und Kind

Rhesus-Antikörper werden auch im Blut einer Schwangeren gebildet, wenn sie Rhesus-negativ und der Embryo Rhesus-positiv ist. Für das erste Kind hat das keine Folgen, da die Rhesus-Antikörper erst gebildet werden, wenn mütterliches und kindliches Blut in Berührung kommen. Dies geschieht meist erst in der Nachgeburtsperiode, beim Ablösen des Mutterkuchens (Plazenta).

Beim zweiten Kind sind die Rhesus-Antikörper bereits im Blutkreislauf der (Rhesus-negativen) Mutter vorhanden und können somit die roten Blutkörperchen des (Rhesus-positiven) Kindes angreifen. Dieses Krankheitsbild wird als **fetale Erythroblastose** (Erythroblast = kernhaltiges, unreifes rotes Blutkörperchen) bezeichnet. Die Antikörper der Mutter gelangen über die Plazenta in den Blutkreislauf des Kindes. Die roten Blutkörperchen des Fetus werden vorzeitig in der Milz zerstört. Die Blutabbaufarbstoffe (z. B. Bilirubin) sind giftig für den Fetus. Die bei der Geburt noch unreife Leber kann das vermehrt anfallende Bilirubin nicht abbauen. Bilirubin ist ein gelber Farbstoff und verursacht

[1] Der Rhesusfaktor wurde erstmals im Blut von Rhesusaffen nachgewiesen – daher der Name.

Rhesusunverträglichkeit bei Rhesus-negativer Mutter und Rhesus-positivem Kind

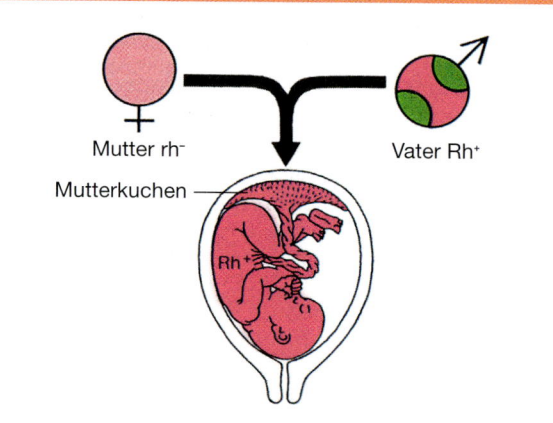

1. Kind (bzw 1. Schwangerschaft).
Das erste Kind bzw. erste Schwangerschaft verläuft normal (gesund). Die Mutter kann Antikörper gegen den Rhesusfaktor entwickeln.

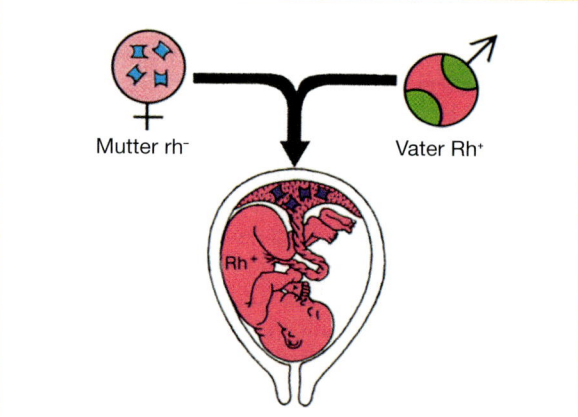

2. Kind (bzw 2. Schwangerschaft)
Das zweite und jedes weitere Rh-positive Kind kann, aber muss nicht erkranken. Nur in 5 bis 10% der Fälle, in denen die Mutter rh$^-$ und der Vater Rh$^+$ ist, muss mit der Geburt eines erkrankten Kindes gerechnet werden. Dafür gibt es verschiedene Gründe:
- Der Vater kann heterozygot (mischerbig) Rh$^+$ sein. Dann besteht auch die Möglichkeit, dass ein Kind rh$^-$ ist.
- Bei einer schonenden Geburt gelangen nicht unbedingt fetale rote Blutkörperchen in den Blutkreislauf der Mutter.
- Der mütterliche Organismus entwickelt nicht in jedem Fall Antikörper gegen den Rhesusfaktor.

bei einem Überangebot (über 20 mg/100 ml Blut) die Neugeborenengelbsucht. Das Gehirn kann ebenfalls durch die Einlagerung von Bilirubin in Mitleidenschaft gezogen werden. Es können schwerste Krämpfe, oft mit tödlichem Ausgang, oder lebenslange Hirnschäden entstehen. Weitere Krankheitszeichen sind Anämie (Blutarmut) und überstürzte Bildung von unreifen roten Blutkörperchen. In einem solchen Fall kann ein vollständiger Blutaustausch sofort nach der Geburt Folgeschäden weitgehend vermeiden. Eine Bluttransfusion während der Schwangerschaft über die Nabelschnur ist ebenfalls möglich. Auch die Vorverlegung des Geburtstermins um zwei bis drei Wochen vermindert die Gefahr eventueller Schädigungen. Heute erhalten alle Rhesus-negativen Mütter in der 28. Schwangerschaftswoche eine Immunprophylaxe zur Unterdrückung der Antikörperbildung gegen eventuelle Rhesus-Antikörper. Nach der Geburt eines Rhesus-positiven Kindes wird die Rhesus-negative Mutter innerhalb von 2 – 72 Stunden mit einem Rhesus-Antiserum geimpft, das die im mütterlichen Blutkreislauf eingeschwemmten Rhesus-positiven kindlichen roten Blutkörperchen neutralisiert. Das Serum muss auch nach Fehlgeburten oder nach Abtreibungen verabreicht werden.

6.8.4 ABO-Blutgruppenunverträglichkeit

Die Faktoren A, B und 0 sind Antigenmerkmale an den roten Blutkörperchen. Im ABO-Blutgruppensystem gibt es vier verschiedene Blutgruppen: A, B, AB und 0.
Zu einer Blutgruppenunverträglichkeit (Erythroblastose) kann es beim Zusammentreffen folgender Blutgruppen kommen:
Eine ABO-Blutgruppenunverträglichkeit hat im Prinzip die gleiche Auswirkung wie eine Rhesusunverträglich-

Mögliches Zusammentreffen einer ABO-Blutgruppenunverträglichkeit		
Mutter	**Kind**	**Häufigkeit**
0	A oder B	20% aller Schwangerschaften
A	B	selten
B	A	selten

keit. Sie kann bereits in der ersten Schwangerschaft auftreten, ist jedoch im Verlauf vergleichsweise harmlos, sodass eine ernsthafte Gefährdung des werdenden Kindes nicht besteht. Der Fetus bildet erst gegen Ende der Schwangerschaft rote Blutkörperchen mit voll ausgeprägten A-/B-Antigenen. Gegen diese Antigene kann der mütterliche Organismus, falls die Mutter die Blutgruppe 0 hat, A-/B-Antikörper bilden, die die kindlichen roten Blutkörperchen zerstören können. Eine ernsthafte Gefährdung setzt erst nach der Geburt ein, wenn durch die Anhäufung der Zersetzungsprodukte (Bilirubin) im kindlichen Blutkreislauf eine Gelbsucht entsteht. In einem solchen Fall werden wegen der Gefahr einer Hirnzellenschädigung durch Bilirubin Austauschblutübertragungen vorgenommen. Eine Bestrahlung mit UV-Licht ist ebenfalls möglich, da dadurch der Bilirubin-Abbau gefördert wird.
Durch die Vorsorgemaßnahmen hat die Blutunverträglichkeit heute fast keine Bedeutung mehr. In Deutschland werden pro Jahr höchstens 100 Fälle bekannt.

6.8.5 Gesetzliche Mutterschutzbestimmungen

Wesentliche Bestandteile des Mutterschutzes sind:
- Mutterschutzgesetz
- Erziehungsgeld
- Erziehungsurlaub

Das **Mutterschutzgesetz** gilt für erwerbstätige Mütter, nicht jedoch für Hausfrauen oder Selbständige. Für Beamtinnen gelten besondere Regelungen. Staatsangehörigkeit und Familienstand spielen keine Rolle. Nur der Arbeitsort muss in Deutschland liegen.

Beschäftigungsverbote nach dem Mutterschutzgesetz

Werdende Mütter dürfen keine schwere Arbeit verrichten (z. B. Arbeiten, bei denen regelmäßig Lasten von mehr als 5 kg Gewicht oder gelegentlich Lasten von mehr als 10 kg von Hand gehoben, bewegt oder befördert werden). Verboten sind Arbeiten, bei denen Schwangere der Einwirkung von gesundheitsgefährdenden Stoffen oder Strahlen, von Staub, Gasen oder Dämpfen, von Hitze, Kälte oder Nässe, von Erschütterungen oder Lärm ausgesetzt sind.

Arbeiten, die nur im Stehen durchgeführt werden, sind nach Ablauf des fünften Schwangerschaftsmonats verboten, soweit diese Beschäftigung täglich vier Stunden überschreitet.

Verboten sind auch Akkord- und Fließbandarbeiten. Mit Mehrarbeit, Nacht-, Sonn- und Feiertagsarbeit dürfen werdende und stillende Mütter nicht beschäftigt werden. Ausnahmen sind im Gaststätten- und Verkehrswesen, in der Landwirtschaft, in Krankenpflege- und Badeanstalten nur unter bestimmten Voraussetzungen in den ersten vier Monaten der Schwangerschaft und während der Stillzeit erlaubt.

Schwangere unter 18 Jahren dürfen täglich höchstens 8 Stunden oder 80 Stunden innerhalb von zwei aufeinander folgenden Wochen arbeiten.

Schutzfristen nach dem Mutterschutzgesetz

Beschäftigungsverbot gilt für die letzten sechs Wochen vor der Niederkunft, es sei denn, die Schwangere erklärt sich ausdrücklich zur Weiterarbeit bereit.

Mutterschutzgesetz – § 7: Stillzeit

Muttermilch ist die beste Nahrung für den Säugling. In ihrer Zusammensetzung ist sie genau auf die Bedürfnisse des Säuglings abgestimmt. Sie enthält außerdem Abwehrstoffe gegen Krankheitserreger. Gestillte Säuglinge sind deshalb weniger infektanfällig. Der Hautkontakt beim Stillen vermittelt dem Säugling Wärme und Geborgenheit. Stillende Mütter sollten bedenken, dass Alkohol, Nikotin und Medikamente in die Muttermilch übergehen.

Gesetzestext: Stillenden Müttern ist auf ihr Verlangen die zum Stillen erforderliche Zeit, mindestens aber zweimal täglich eine halbe Stunde oder einmal täglich eine Stunde freizugeben. Bei einer zusammenhängenden Arbeitszeit von mehr als acht Stunden soll auf Verlangen zweimal eine Stillzeit von mindestens fünfundvierzig Minuten oder, wenn in der Nähe der Arbeitsstätte keine Stillgelegenheit vorhanden ist, einmal eine Stillzeit von mindestens neunzig Minuten gewährt werden. Die Arbeitszeit gilt als zusammenhängend, soweit sie nicht durch eine Ruhepause von mindestens zwei Stunden unterbrochen wird.

Absolutes Beschäftigungsverbot besteht dagegen für die ersten acht Wochen nach der Entbindung. Für Mütter von Früh- und Mehrlingsgeburten verlängert sich die Schutzfrist um weitere vier Wochen.

Mütter, deren Kind vor dem berechneten Geburtstermin zur Welt kommt, haben insgesamt einen Anspruch auf eine Mutterschutzfrist von mindestens 14 Wochen.

Unter bestimmten Voraussetzungen besteht ein Anrecht auf **Mutterschaftslohn** bzw. auf **Mutterschaftsgeld**. Näheres beantwortet die Krankenkasse.

Nichtversicherte wenden sich an das Bundesversicherungsamt, Reichspietschufer 74, 10785 Berlin. Arbeitslose erhalten Rat und Auskunft beim Arbeitsamt.

Säuglingssterblichkeit

Die Säuglingssterblichkeit ist die Zahl der im ersten Lebensjahr Gestorbenen, bezogen auf die lebend Geborenen. Häufigste Todesursachen bei Säuglingen sind Ersticken infolge Sauerstoffmangels, allgemeine Lebensschwäche und angeborene Missbildungen. Die Hälfte aller Säuglingstode entfallen auf die Frühsterblichkeit während der ersten Lebenswoche.

Die Säuglingssterblichkeit kann sowohl durch Früherkennung, Vermeidung und Verminderung von Risiken als auch durch gezielte Schwangerenvorsorge und Geburtshilfe gesenkt werden.

Später hängt das Wohlergehen des Säuglings vornehmlich von der allgemeinen Gesundheitsversorgung und der kompetenten Fürsorge durch die Eltern ab.

Säuglingssterblichkeit in Deutschland	
Jahr	**Anzahl der im 1. Lebensjahr Gestorbenen je 1000 lebend Geborene**
1900	265,0
1950	55,3
1960	35,0
1970	22,5
1980	12,4
1990	7,1
2004	4,5

Erziehungsurlaub kann nach Ablauf der Mutterschutzfrist derjenige Elternteil, der das Kind zu Hause betreut, erhalten. Der Erziehungsurlaub dauert bis zu 36 Monaten. Ist ein Elternteil arbeitslos oder in der Ausbildung, so kann der andere Erziehungsurlaub nehmen. Ein Wechsel unter den Berechtigten ist dreimal zulässig. Während des Erziehungsurlaubs besteht Kündigungsschutz.

Erziehungsgeld gibt es für alle Babys bis zum zweiten Geburtstag und zwar für jedes Kind, bei Zwillingen also die doppelte Summe. Erziehungsgeld erhalten nicht nur berufstätige Mütter und Väter, sondern auch Hausfrauen. Beide Eltern dürfen gleichzeitig bis zu 30 Stunden Teilzeit arbeiten. Auf Sozialhilfe wird Erziehungsgeld nicht angerechnet.

6.9 Erbkrankheiten und genetische Beratung

Erbkrankheiten sind bedingt durch Veränderungen des Erbgutes. Diese können von vorhergehenden Generationen ererbt sein oder spontan entstehen. Im letzteren Fall spricht man von einer **Mutation** (mutatio = lat.: Änderung). Eine Mutation bedeutet stets eine Erbänderung. Tritt sie in Fortpflanzungszellen auf, so kann sie auf die nachfolgenden Generationen vererbt werden. Mutationen können zufällig, ohne erkennbare Ursache, auftreten. Viel häufiger entstehen jedoch Erbänderungen durch die Einwirkung von physikalischen und chemischen Faktoren wie Strahlen (z. B. radioaktive Strahlen) oder Chemikalien (z. B. Senfgas, ein chemischer Kampfstoff).

6.9.1 Chromosomenkrankheiten

Mutationen können in der Struktur und in der Anzahl der Chromosomen auftreten. Ursachen sind Störungen in der Eizellen- oder in der Spermienreifung. Bei der Reifeteilung können Geschlechtszellen entstehen, die Chromosomenstücke oder ein einzelnes Chromosom bzw. mehrere Chromosomen zu viel oder zu wenig besitzen.

Down-Syndrom (Trisomie 21)

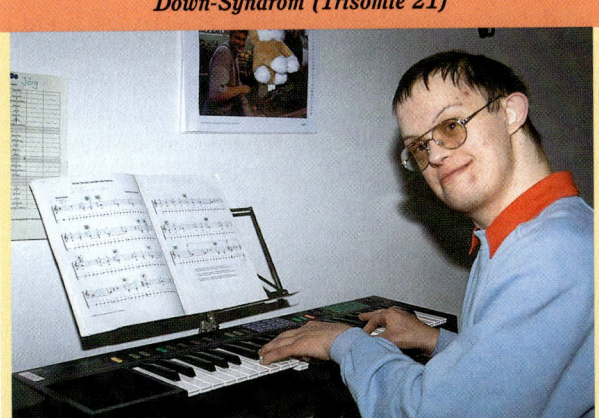

Keybord spielender Jugendlicher mit Down-Syndrom. Durch liebevolle und frühe Förderung können sich vorhandene Fähigkeiten entwickeln.
Das Krankheitsbild ist gekennzeichnet durch intellektuellen Entwicklungsrückstand und durch Fehlbildungen von Herz und Darm.
Charakteristisch sind eine meist stark vergrößerte Zunge, ein flaches Gesicht mit „Knopfnase", kurze, plumpe, breite Hände mit einer durchgehenden Vierfingerfurche auf der Innenseite.

Chromosomenkarte (Karyogramm) des Down-Syndroms: Das Chromosom Nr. 21 ist dreifach vorhanden.

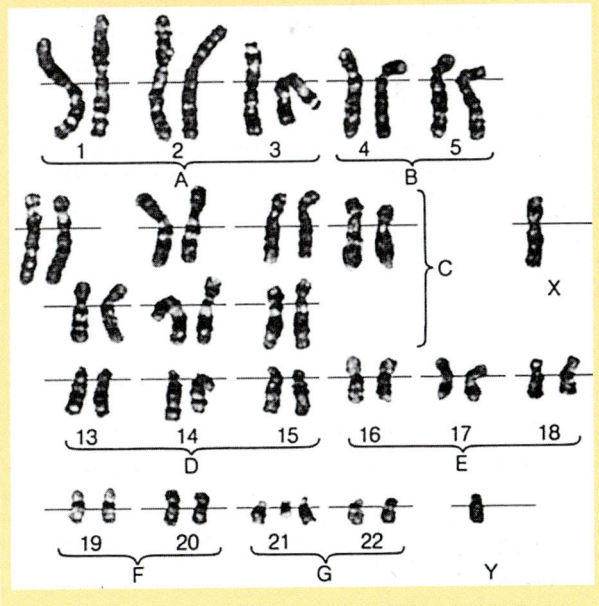

Gelangen solche Geschlechtszellen zur Befruchtung, so ist der sich daraus entwickelnde Embryo meist mit so großen Defekten behaftet, dass es zum vorzeitigen Abgang der Leibesfrucht, zum Abort, kommt. Nur bei wenigen Chromosomenstörungen ist der Embryo bzw. das Neugeborene lebensfähig. In solchen Fällen treten meist schwer wiegende Krankheiten und Fehlbildungen auf.

Down-Syndrom[1] (Trisomie 21)

Bei dieser angeborenen Krankheit ist in den meisten Körperzellen das Chromosom Nummer 21 dreimal anstatt doppelt vorhanden. Der gesamte Chromosomensatz beträgt somit 47 statt normalerweise 46 Chromosomen. Wegen der schräg stehenden Lidspalten wurde das Down-Syndrom früher als Mongolismus bezeichnet. Dieses einzelne zusätzliche Chromosom verursacht eine meist schwere geistige Behinderung. Herzfehler sowie eine erhöhte Anfälligkeit für Infektionen begrenzen die Lebenserwartung.

Man nimmt an, dass sich die Chromosomen bei der Bildung der Geschlechtszellen während der Reifeteilung (Meiose) nicht vollständig geteilt haben. Mit zunehmendem Alter der Eltern sind solche Störungen wahrscheinlicher. Deshalb ist die Trisomie 21 häufiger bei Kindern von Müttern oder Vätern, die 40 Jahre oder älter sind, zu beobachten.

Alter der Mutter und die Wahrscheinlichkeit der Geburt eines Kindes mit Down-Syndrom

Alter	Wahrscheinlichkeit
20 Jahre	1 : 1 500
30 Jahre	1 : 800
40	1 : 20
45 und mehr Jahre	1 : 9
Durchschnittliche Häufigkeit	1 : 700

Typische Zeichen
- „Vierfingerfurche"
- kurzes Mittelglied des 5. Fingers

[1] John Langdon Down (1828 bis 1896), englischer Arzt

6.9.2 Genkrankheiten

Mutationen können auch auf „eng beschriebenen" Abschnitten der Chromosomen auftreten. Die Auswirkung ist, dass dann nur ein einzelnes Merkmal, ein einziges Gen, davon betroffen ist. Für jedes Merkmal liegen in jeder Körperzelle zwei Gene vor: Eines ist väterlicher, das andere mütterlicher Herkunft. Welches der beiden Gene im äußeren Erscheinungsbild (Phänotyp) verwirklicht wird, hängt von der Beschaffenheit der beiden Gene ab. die auch als **Allele** bezeichnet werden. Man unterscheidet dominante und rezessive Gene.

Dominantes Gen: Die beiden Allele sind verschieden (heterozygot). Im äußeren Erscheinungsbild wird aber nur das dominante Gen verwirklicht.

Rezessives Gen: Die beiden Allele sind verschieden. Die Information des rezessiven Gens kommt nicht zur Ausprägung. Nur wenn beide Gene rezessive Eigenschaften besitzen und somit gleichartig (homozygot) sind, kann ihre Information im Erscheinungsbild auftreten.

Rezessiv vererbbare Genkrankheiten haben hinsichtlich ihrer Verbreitung große Bedeutung. Die krankhafte Anlage tritt nur in Erscheinung, wenn beide Allele sich im rezessiven Zustand befinden. Der Defekt ist in den meisten Fällen gering. Oft ist nur die Ausbildung eines einzigen Enzyms verhindert, sodass bestimmte Krankheiten im Stoffwechsel auftreten.

Ein Beispiel für eine **rezessiv vererbbare** Stoffwechselkrankheit ist die **Phenylketonurie (PKU)**. Beide Gene sind mutiert, d. h., sie haben die genetische Information verloren, das Enzym Phenylalaninhydroxilase herzustellen, das die Aminosäure Phenylalanin zu Tyrosin umwandelt. Tyrosin selbst ist wiederum ein wichtiger Ausgangsstoff für die Herstellung des Schilddrüsenhormons Thyroxin oder des braunen Hautpigments Melanin.

Durch diesen Defekt steigt in den ersten Tagen nach der Geburt der Phenylalaninblutspiegel deutlich an. Krankheitsanzeichen treten in den ersten Lebenswochen nicht auf. Erst nach einigen Monaten stellen sich beim Säugling Unruhe, Krämpfe und Erbrechen ein. Das Gehirn wird durch die Ansammlung von Phenylalanin bzw. dessen Abbauprodukten vergiftet, was zu bleibendem Schwachsinn führt.

Phenylketonurie (PKU)

Der Umbau der Aminosaure Phenylalanin zu Tyrosin ist durch einen Enzymdefekt blockiert.

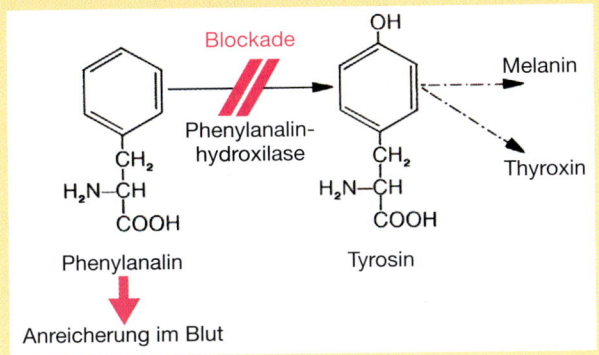

Heute gibt es für die Phenylketonurie sowie für rund 20 andere erbliche Stoffwechselleiden Suchtests, die eine Früherkennung und damit eine Frühbehandlung ermöglichen. Im so genannten **Guthrie**-Test wird Neugeborenen am dritten Lebenstag Blut aus der Ferse entnommen und auf eine Karte aufgebracht. Diese Karte wird an eine zentrale Untersuchungsstelle geschickt. Dort wird das Blut auf eventuell vorhandene Stoffwechselstörungen untersucht. Eine Früherkennung ist besonders bei Phenylketonurie sehr wichtig: Durch eine diätetische Behandlung (phenylalaninarme Kost) ist eine normale geistige Entwicklung zu erreichen. Die Diät muss allerdings bereits in den ersten vier Wochen beginnen.

Weitere rezessiv vererbbare Erbleiden sind:
- Galaktosämie (Störung in der Milchzuckerverwertung);
- Hypothyreose (Schilddrüsenunterfunktion);
- Mukoviszidose (Funktionsschädigung von Bronchien und Darmschleimdrüsen mit schwerer Schädigung der Bauchspeicheldrüse);
- Hämophilie (Bluterkrankheit);
- Farbenblindheit.

Bei **dominant vererbbaren** Gendefekten entstehen meist schwere Krankheiten und Missbildungen, oft mit tödlichem Ausgang. Dadurch kommt es zu einer natürlichen Selektion (Auswahl), da die Menschen, die an dominant vererbbaren Gendefekten leiden, oft sehr früh versterben.

Rezessiver Erbgang am Beispiel der Phenylketonuri (PKU)

1. Beispiel:
Ein Elternteil leidet an Phenylketonurie

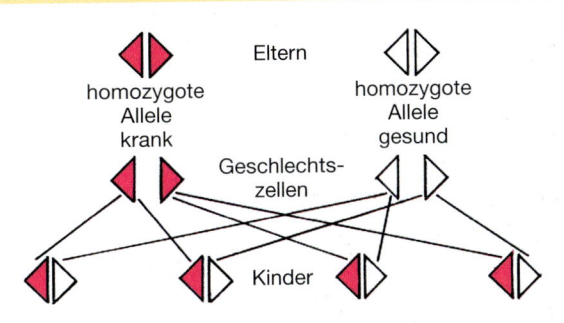

Alle Kinder sind phänotypisch gesund, d. h. sie leiden nicht an PKU.
Sie sind jedoch heterozygote Genträger und vererben das defekte Gen weiter.

2. Beispiel:
Beide Elternteile leiden phänotypisch nicht an PKU, sind aber heterozygote Genträger. (Die Häufigkeit, heterozygoter Genträger zu sein, beträgt ca. 1:100)

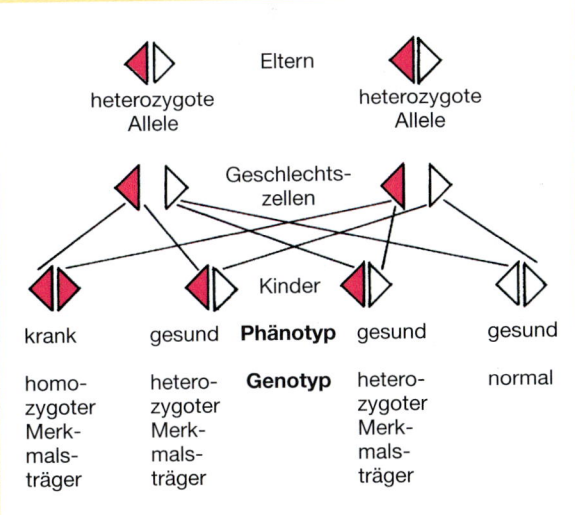

Für jedes Kind besteht ein Krankheitsrisiko von 25%.

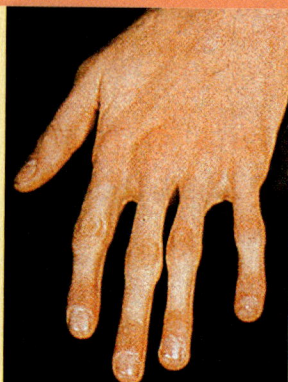

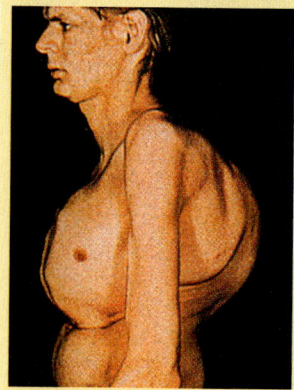

Auffällig an dem geistig völlig normalen Mann ist die Überlänge der Finger und Zehen (Spinnenfingrigkeit) und der Arme und Beine sowie Verkrümmungen der Wirbelsäule und des Brustkorbs (Trichter-, Hühnerbrust).
Weitere Defekte sind Missbildungen an Auge, Blutgefäßen und Muskulatur. Ein einziges mutiertes Gen kann in diesem Fall für vielfältige Merkmale verantwortlich sein.

Das Gen mit der kranken Anlage ist dominant: Im dominanten Erbgang bewirkt das Auftreten eines einzelnen Allels den Ausbruch der Krankheit im Phänotyp. Die Anlage wird unabhängig vom Geschlecht vererbt.

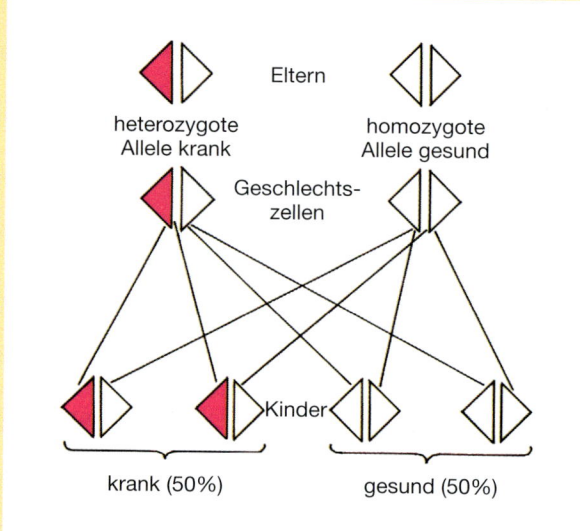

Erkrankungsrisiko für Kinder bei einem dominant vererbbaren Leiden eines Elternteils:
- Die kranke Anlage ist einfach vorhanden (heterozygote Allele: 50%, siehe Abb.).
- Die kranke Anlage ist doppelt vorhanden (homozygote Allele: 100%)

Ein Beispiel für einen dominanten Erbgang ist das **Marfan-Syndrom** (Jean Marfan: franz. Kinderarzt).

Genetik des Marfan-Syndroms

Die Häufigkeit beträgt 1 bis 2 Fälle je 100 000 Menschen. 15% davon sind gelegentlich vorkommende Neumutationen, der Rest ist angeboren, d. h., das kranke Gen wurde von einem Elternteil ererbt.
Weitere dominant vererbbare Krankheiten bzw. Missbildungen sind:
- Kurzfingrigkeit;
- Vielfingrigkeit;
- Zwergwuchs
  (Chondrodystrophie: Arme und Beine sind extrem kurz, Kopf und Brust normal entwickelt. Die Intelligenz ist normal);
  nicht zu verwechseln mit Liliputanern, bei denen die Körperproportionen normal sind.

- Erbveitstanz (Erkrankung des Zentralnervensystems, führt zu unkontrollierten Zuckungen der Muskulatur von Gesicht, Gliedmaßen und auch des Rumpfes);
- Zystennieren der Erwachsenen.
  Die Krankheit äußert sich zwischen dem 20. und 50. Lebensjahr mit Schmerzen, verbunden mit Eiweiß-, Blut- und Eiterausscheidungen im Urin.
  Das Nierengewebe ist von zahlreichen, mit Flüssigkeit gefüllten Bläschen (Zysten) durchsetzt, sodass die Niere in ihrem Aussehen einer großen reifen Weintraube ähnelt.
  Die Nierenfunktion ist stark beeinträchtigt;
- abnorme Knochenbrüchigkeit
  (Osteogenesis imperfecta).

Nicht krankhafte Merkmale des Menschen in der Vererbung	
Es dominieren:	**über:**
krauses Haar	glattes Haar
dunkles Haar	helles Haar
lange Wimpern	kurze Wimpern
dunkelbraune Augen	blaue Augen
Haken- und Stupsnase	gerade Nase
Kinngrübchen	kein Kinngrübchen
freies Ohrläppchen	angewachsenes Ohrläppchen
Sommersprossen	keine Sommersprossen
dunkle Haut	helle Haut

Ultraschalldiagnostik

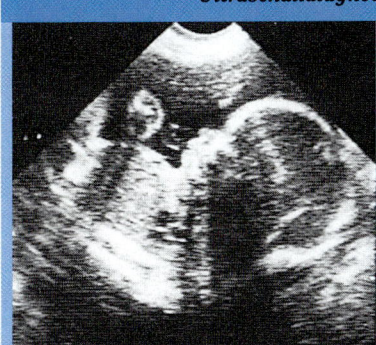

Auf dem Ultraschallbild sind die Umrisse des Fetus deutlich zu erkennen. Solche Aufnahmen von Kopf bis Fuß sind nur bis zur 20. Woche möglich. Danach liefert das Ultraschallbild wegen der Größe des Ungeborenen nur noch Detailbilder.

6.9.3 Vorgeburtliche Untersuchungen

Es gibt heute eine Reihe von Untersuchungen, bei denen schon während der Schwangerschaft beim Embryo oder Fetus eventuell vorhandene Missbildungen oder Krankheiten festgestellt werden können. Dies ermöglicht es auch Paaren mit genetischer Belastung, eine Schwangerschaft zu planen. Bei einem entdeckten Defekt besteht nach § 218 eine kindliche Indikation mit der Möglichkeit eines Schwangerschaftsabbruchs.

Ultraschall
Das Ultraschallgerät sendet ähnlich wie ein Echolot schnell schwingende Schallwellen aus. Diese haben eine Schwingungszahl von über 20 000 Hertz (über 20 000 Schwingungen pro Sekunde) und können vom menschlichen Ohr nicht mehr wahrgenommen werden. Der Arzt tastet mit dem Gerät die Bauchdecke der Schwangeren ab. Die Ultraschallwellen werden an den Gewebeschichten des Fetus reflektiert und auf einem Bildschirm sichtbar gemacht. Es werden mindestens drei Ultraschalluntersuchungen durchgeführt: in der 8.–10., 18.–22. und der 28.–32. Schwangerschaftswoche. Durch die Untersuchung kann insbesondere festgestellt werden:
- Entwicklungsstand des Kindes,
- Lage des Kindes,
- äußere Missbildungen,
- Zwillingsbildungen,
- Größe des mütterlichen Beckens bzw. ob das Becken für den Kopf des Kindes groß genug ist.

Bei Risikoschwangerschaften ist durch zwei neue Verfahren eine noch bessere Diagnostik möglich. Mit der **Dopplersonographie** (Doppler ist der Familienname des Erfinders) lassen sich Organfunktionen, wie z. B. die Stärke des Blutflusses im Herzen, überprüfen. Mit **3-D-Ultraschall** kann der Körper des ungeborenen Kindes plastisch dreidimensional dargestellt werden. Entwicklungsstörungen lassen sich so leichter erkennen. Beruhigend für alle werdenden Eltern: Ultraschall bedeutet keinerlei Gefährdung für die Schwangere und das Baby!

Amniozentese (Fruchtwasseruntersuchung)
Bei der Amniozentese werden kindliche Zellen aus dem Fruchtwasser untersucht. Die im Fruchtwasser schwimmenden Zellen entstammen dem Amnion und der Haut des Fetus und haben die gleiche genetische Zusammensetzung wie der Fetus selbst.
In der 15. bis 18. Schwangerschaftswoche ist so viel Fruchtwasser vorhanden, dass mithilfe einer Hohlnadel durch die Bauchdecke hindurch Fruchtwasser entnommen werden kann. Erst zu diesem Zeitpunkt finden sich genügend kindliche Zellen in der Amnionflüssigkeit für eine erfolgreiche Zellkultivierung. Der Eingriff erfolgt unter örtlicher Betäubung und unter Sichtkontrolle durch Ultraschall. Das Risiko liegt bei den heutigen Untersuchungsmethoden bei 0,3 bis 1 Prozent und ist daher äußerst gering, bemessen an der genetischen Belastung. Aus den kindlichen Zellen werden in Speziallabors Zellkulturen gezüchtet und untersucht. Die Ergebnisse liegen nach etwa drei Wochen vor. Nur bei 4 bis 5 Prozent aller Amniozentesen ist eine Anomalie (Regelwidrigkeit) zu entdecken, die einen Schwangerschaftsabbruch ratsam erscheinen lässt.

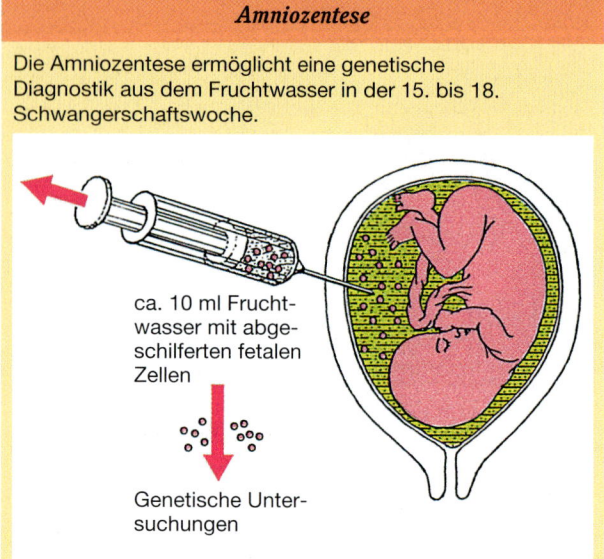

Amniozentese

Die Amniozentese ermöglicht eine genetische Diagnostik aus dem Fruchtwasser in der 15. bis 18. Schwangerschaftswoche.

ca. 10 ml Frucht-
wasser mit abge-
schilferten fetalen
Zellen

Genetische Unter-
suchungen

Durch die Amniozentese können folgende Befunde erbracht werden:

- Chromosomenkrankheiten (Down-Syndrom);
- Bestimmung des Geschlechts – dies geschieht anhand der Geschlechtschromosomen. Manche rezessiv auf den X-Chromosomen vererbte Leiden (z. B. Bluterkrankheit) ergeben ein erhöhtes Risiko nur für Knaben. Mädchen sind dagegen in einem solchen Fall 100%ig phänotypisch gesund;
- einige Stoffwechselkrankheiten von den heute bekannten angeborenen Stoffwechselkrankheiten lassen sich etwa 25% durch biochemische Untersuchungen bereits in der früheren Schwangerschaft nachweisen (z. B. Galaktosämie);
- einige schwere Missbildungen des Kopfes und der Wirbelsäule – z. B. Spaltbildung, bei der ein Teil des Rückenmarks ungeschützt bleibt (offener Rücken).

Die Amniozentese wird nur dann empfohlen, wenn besondere Umstände vorliegen, z. B.:

- Alter der Mutter über 35 und/oder Alter des Vaters ab 42, hauptsächlich wegen der Gefahr von Chromosomenkrankheiten, die vor allem mit höherem Alter der Mutter zunimmt.
- Vorausgegangene Kinder mit einer Chromosomenkrankheit oder mit schweren Missbildungen. Nach bisherigen Erfahrungen ist auch bei nicht erblichen

Chromosomenkrankheiten das Risiko beim zweiten Kind für das Wiederauftreten der Chromosomenkrankheit um das 10fache erhöht.

- Die Mutter ist Überträgerin einer X-chromosomal vererbten rezessiven Erbkrankheit.
- Beide Eltern sind heterozygote Genträger für ein rezessives Erbleiden (Phenylketonurie u. a.). Das Wiederholungsrisiko für jedes weitere Kind liegt dann bei 25 Prozent.

Bis das Untersuchungsergebnis vorliegt, ist die Frau in der 18. bis 21. Schwangerschaftswoche. Ein Abbruch kommt dann fast einer Geburt gleich.

Nabelschnurpunktion

Die Nabelschnurpunktion wird wie die Amniozentese durchgeführt. Mit einer Hohlnadel werden aus der Nabelschnur 1 bis 2 ml kindliches Blut entnommen. Diese Untersuchung ist erst in der 18. Schwangerschaftswoche möglich, weil zuvor die Nabelschnur für eine Punktion zu hart ist.

Die Nabelschnurpunktion gibt Aufschluss über die Blutgruppe des Babys und über Blutkrankheiten wie die Sichelzellenanämie. Diese Form der Anämie kommt vor allem bei Menschen mit schwarzer Hautfarbe und,

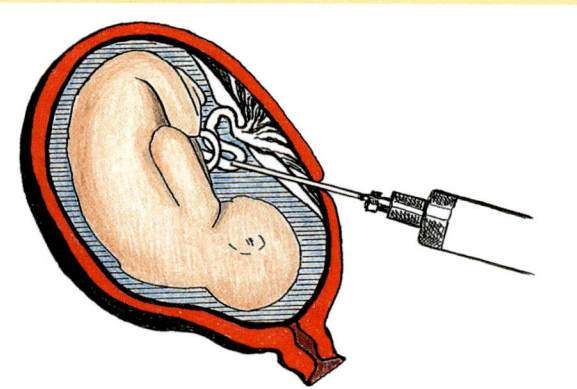

Nabelschnurpunktion

Mit einer Hohlnadel werden 1 – 2 ml kindliches Blut aus der Nabelschnur entnommen.

Untersuchung auf:
- Blutgruppe
- kindlicher Blutfarbstoff
- Antikörper gegen Röteln, Toxoplasmose oder andere Infektionskrankheiten
- Chromosomenschäden

seltener, bei Personen aus dem Mittelmeerraum vor. Anämie bedeutet Blutarmut. Bei der Sichelzellenanämie nehmen die roten Blutkörperchen eine sichelförmige Form an und können deshalb weniger Sauerstoff binden. Durch die Untersuchung des kindlichen Bluts auf Antikörper kann auch festgestellt werden, ob das Baby sich mit gefährlichen Krankheitserregern wie Rötelviren oder Toxoplasmoseerregern infiziert hat.

Bei Feststellung einer Blutgruppenunverträglichkeit kann durch eine Bluttransfusion diese erfolgreich behandelt werden. Die Blutübertragung erfolgt dabei auf demselben Wege wie die Blutentnahme.

Die Ergebnisse einer Nabelschnurpunktion liegen schon nach wenigen Tagen vor. Dies ist ein großer Vorteil gegenüber der Amniozentese, bei der die Wartezeit auf die Ergebnisse ungefähr drei Wochen beträgt.

Fetoskopie

Die Fetoskopie ermöglicht die unmittelbare Betrachtung des Fetus in der Gebärmutter mit einem so genannten Fetoskop. Eventuelle Fehlbildungen lassen sich so direkt erkennen.

Chorionbiopsie (Chorionzottenuntersuchung)

Das Chorion (griech.: Zottenhaut) bildet die Innenseite der äußeren Keimhülle. Chorion und Gebärmutterschleimhaut bilden den Mutterkuchen (Plazenta). Deshalb enthält das Chorion auch embryonale Zellen. Mittels eines speziellen Katheters, einem Röhrchen, das durch die Scheide eingeführt wird, und unter Ultra-

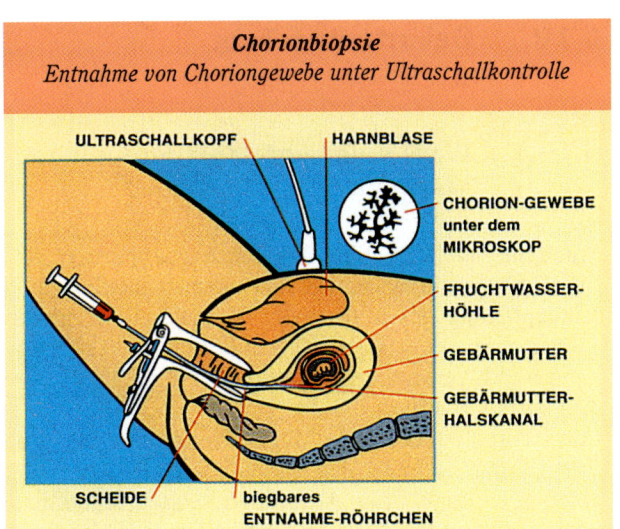

Chorionbiopsie
Entnahme von Choriongewebe unter Ultraschallkontrolle

ULTRASCHALLKOPF   HARNBLASE
CHORION-GEWEBE unter dem MIKROSKOP
FRUCHTWASSER-HÖHLE
GEBÄRMUTTER
GEBÄRMUTTER-HALSKANAL
SCHEIDE   biegbares ENTNAHME-RÖHRCHEN

schallkontrolle werden aus dem Chorion embryonale Zellen entnommen. Eine anschließende Untersuchung gibt nur Aufschluss über vielleicht vorhandene Chromosomenschäden. Die Chorionbiopsie kann bereits in der 7. – 8. Schwangerschaftswoche p.m. durchgeführt werden. Das Ergebnis liegt bereits wenige Tage nach dem Test vor.

Alpha-Fetoprotein

Alpha-Fetoprotein ist ein Eiweiß. Es wird vom Fetus gebildet. Ein Teil davon gelangt über das Fruchtwasser durch die Plazenta in das mütterliche Blut. Bei einer Untersuchung des Blutes in der 16. bis 18. Woche oder bei der Fruchtwasseruntersuchung kann der Gehalt an Alpha-Fetoprotein bestimmt werden. Er ist erhöht bei bestimmten Missbildungen, z.B. bei Spaltbildung oder bei Nierenschäden. Das Ergebnis muss durch Ultraschall und/oder Fruchtwasseruntersuchungen bestätigt werden. Zwillingsschwangerschaften oder eine falsche Zeitberechnung der Schwangerschaft können zu einer unrichtigen Deutung des Untersuchungsergebnisses führen.

Triple-Test

Aus dem Blut der Mutter werden drei Laborwerte zur Risikoermittlung bestimmt:
• Alpha-Fetoprotein, das vom Fetus herrührt
• Humanes Choriongonadotropin (HCG), Schwangerschaftshormon
• Östriol (Schwangerschaftshormon)
Die Werte werden untereinander verglichen. Bei Abweichungen von der Norm kann dann gezielt nach bekannten Chromosomenschäden wie der Trisomie 21 oder einem „offenen Rücken" gesucht werden.

Dieser neue Test ermöglicht es, bestimmten Schwangeren eine Amniozentese oder andere Untersuchungen zu empfehlen. Zugleich kann er aber andere vor den Gefahren eines solchen Eingriffs bewahren.

Weitere vorgeburtliche Untersuchungen betreffen das **Blut** (Blutgruppe, Hepatitis-B-Virus, Aids-Virus, Röteln, Rhesus-Faktor bzw. Nachweis von Rhesus-Antikörpern, Ausschluss einer Anämie, Blutdruck).
Eine **Harn**untersuchung wird im Hinblick auf vielleicht vorhandene Zuckerkrankheit oder Harnwegsinfektionen durchgeführt. Ein **Abstrich** aus dem Gebärmutterhals soll eine Krebsgeschwulst im frühen Stadium ausschließen.

6.9.4 Genetische Beratung

Viele genetisch bedingte Krankheiten können heute mit einer bestimmten Wahrscheinlichkeit vorausgesagt werden. Damit lässt sich das Risiko, ein erbkrankes Kind zu zeugen, in vielen Fällen einschränken. Oft ist die Angst vor einem behinderten Kind auch unbegründet, wenn im weiteren Familienkreis Erbkrankheiten vorkommen. In einigen Fällen, etwa wenn das erste Kind gesunder Eltern mit einer Behinderung auf die Welt kommt, lässt sich das Wiederholungsrisiko abschätzen. Es ist heute möglich, viele Risiken für die Geburt erbkranker Kinder schon vor der Zeugung bzw. in der frühen Schwangerschaft zu erkennen und gegebenenfalls deren Geburt zu vermeiden. Das bedeutet eine Verminderung von voraussehbarem Leid in einzelnen Familien und auch eine geringere finanzielle Belastung der Gesellschaft. Die genetische Beratung ist somit ein Bestandteil der präventiven Medizin, d. h. der vorbeugenden Medizin, und sollte vor einer geplanten Schwangerschaft erfolgen. Neben der sachlichen Aufklärung spielt der seelische Beistand eine ebenso wichtige Rolle. Das betrifft auch die Entscheidung für oder gegen das Austragen eines Kindes mit schweren Erbfehlern.

Anzeichen und Gründe für eine genetische Beratung:

- Krankes Kind gesunder Eltern – bei einer erblichen Erkrankung oder Entwicklungsstörung eines Kindes ist die Frage nach dem Risiko für weitere Kinder die häufigste Beratungssituation;
- erbliche Krankheit eines Elternteils oder eines Partners – hierbei sind erbprognostische Aussagen möglich. In den meisten Fällen führen sie nicht zum Verzicht auf eigene Kinder;
- Erbkrankheiten in der ferneren Familie – oft lässt sich ein erhöhtes genetisches Risiko ausschließen. Dadurch wird eine schwere Sorge von den Ratsuchenden genommen, die sonst vielleicht ganz auf Kinder verzichtet hätten. Wenn zum Beispiel ein Geschwister am Down-Syndrom (Trisomie 21) erkrankt ist, besteht für die anderen gesunden Geschwister kein erhöhtes Risiko, dass später einmal ihre Kinder am Down-Syndrom erkranken.
- Verwandtenehen – Verwandte, z. B. Vetter und Base, haben von ihren gemeinsamen Vorfahren auch deren Erbanlagen geerbt. Darunter können auch krank machende Gene sein. Dies gilt insbesondere für einige in der Bevölkerung selten vorkommende Gendefekte. Trotzdem wäre es falsch, grundsätzlich von einer Ehe zwischen Vetter und Base bzw. von Kindern abzuraten. Kinder von Verwandtenehen haben nur ein um 2 Prozent höheres Risiko für einen Erbdefekt. Anders ist es jedoch, wenn in der Familie Erbkrankheiten vorhanden sind. Dann kann das Risiko sprunghaft zunehmen. Ein entsprechender Heterozygotentest kann die Frage nach dem Risiko beantworten.
- höheres Alter der Eltern – mit zunehmendem Alter der Eltern steigt bekanntlich die Häufigkeit von einigen Chromosomenkrankheiten und Neumutationen. In der Praxis sollte deshalb eine Amniozentese mit Fruchtwasseruntersuchung ab dem 35. Lebensjahr der Mutter und u. U. ab dem 50. Lebensjahr des Vaters vorgenommen werden;
- Kinderlosigkeit – wenn bei mehrjährigem unerfülltem Kinderwunsch kein Grund dafür gefunden werden konnte, ist eine genetische Beratung eine mögliche Hilfestellung;
- chemische und physikalische Umwelteinflüsse – eine genetische Beratung ist dann geboten, wenn es sich um eine erhebliche Belastung handelt und wenn einer der Partner vor der Zeugung oder die Mutter im ersten Drittel der Schwangerschaft davon betroffen war.

Adressen von genetischen Beratungsstellen weiß der Frauenarzt oder das Gesundheitsamt.

6.10 Geburtenregelung

6.10.1 Wahl einer empfängnisregelnden Methode

Nicht nur die weltweite Bevölkerungsexplosion lässt Überlegungen in Bezug auf eine menschenwürdige Familienplanung reifen. Auch der Wunsch, die Anzahl der Kinder und deren Geburtstermin frei zu bestimmen, kann durch verantwortungsbewusste Empfängnisregelung erfüllt werden.
Es gibt heutzutage viele Möglichkeiten der Empfängnisregelung. Die Zeit der „Muss-Ehen" sollte der Vergangenheit angehören. Aber Unwissenheit und oftmals auch mangelndes partnerschaftliches Verhalten sind

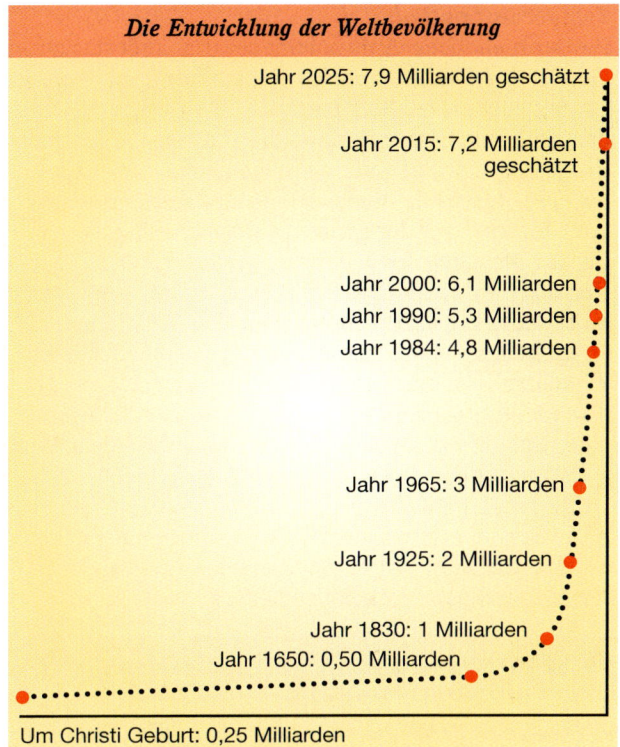

Die Entwicklung der Weltbevölkerung

Jahr 2025: 7,9 Milliarden geschätzt

Jahr 2015: 7,2 Milliarden geschätzt

Jahr 2000: 6,1 Milliarden

Jahr 1990: 5,3 Milliarden

Jahr 1984: 4,8 Milliarden

Jahr 1965: 3 Milliarden

Jahr 1925: 2 Milliarden

Jahr 1830: 1 Milliarden

Jahr 1650: 0,50 Milliarden

Um Christi Geburt: 0,25 Milliarden

der Grund dafür, dass Frauen zu einem unerwünschten Zeitpunkt schwanger werden. Entscheidend für die Wahl einer bestimmten empfängnisregelnden Methode ist deren Wirksamkeit, Unschädlichkeit und Verträglichkeit. Die **Sicherheit** gibt an, wie zuverlässig eine Methode ist. Sie wird nach ihrer Versagerquote mithilfe des Pearl-Index beurteilt (Raimund Pearl). Dabei ist die Anzahl der ungewollten Schwangerschaften angegeben, die auftreten, wenn 100 Frauen ausschließlich eine bestimmte empfängnisregelnde Methode ein Jahr lang anwenden. Ein Beispiel: 100 Paare wenden ein Jahr lang als einzigen Schutz vor einer ungewollten Schwangerschaft die Zeitwahl-Methode nach Knaus-Ogino an. Nach der Statistik werden in dieser Zeitspanne 14 bis 35 der 100 Frauen schwanger. Der Pearl-Index beträgt demzufolge 14 bis 35. Die große Schwankungsbreite des Pearl-Index bei einigen Methoden ist in der unterschiedlichen Zuverlässigkeit und in der fehlerhaften Anwendung begründet. Ohne Schwangerschaftsverhütung werden von 100 fertilen (fruchtbaren) Frauen bei regelmäßigem Geschlechtsverkehr innerhalb eines Jahres 60 bis 80 Frauen schwanger (Pearl-Index 60 bis 80).

Die **Unschädlichkeit** einer empfängnisregelnden Methode ist eine Voraussetzung für ihre Anwendung. Gesundheitliche Risiken für die Frau und für ein eventuell gezeugtes Kind müssen ausgeschlossen sein.

Die **Verträglichkeit** entscheidet darüber, ob eine bestimmte Methode für ein Paar anzunehmen ist. Damit sind nicht nur mögliche Nebenwirkungen gemeint, sondern auch moralische und religiöse Gründe.

6.10.2 Natürliche Methoden der Empfängnisregelung

Unterbrochener Geschlechtsverkehr (Coitus interruptus)

Diese Methode beruht auf der vorzeitigen Unterbrechung des Geschlechtsverkehrs. Kurz vor der Ejakulation wird der Penis aus der Scheide zurückgezogen. Die Ejakulation findet dann außerhalb der Scheide statt. Diese Methode hat eine sehr geringe Zuverlässigkeit. Der Pearl-Index schwankt zwischen 8 bis 38.

Kalendermethode nach Knaus-Ogino

Das Prinzip dieser Methode besteht darin, dass während des weiblichen Zyklus nur an bestimmten Tagen eine Befruchtung stattfinden kann. Normalerweise findet der Eisprung zwischen dem 16. und 12. Tag vor

Berechnung der fruchtbaren Tage nach Knaus-Ogino

Knaus, ein österreichischer Frauenarzt, und Ogino, ein japanischer Kollege, haben 1933 bzw. 1932 die nach ihnen benannte Methode zur Berechnung der fruchtbaren und unfruchtbaren Tage begründet.

	Ogino	Knaus
Erster fruchtbarer Tag:	Kürzester Zyklus minus 18	Kürzester Zyklus minus 17
Letzter fruchtbarer Tag:	Längster Zyklus minus 11	Längster Zyklus minus 13
Beispiel für 26- bis 31-tägige Zyklusschwankungen; fruchtbare Tage:	8. bis 20. Zyklustag	9. bis 18. Zyklustag

Beginn der nächstfolgenden Regel statt. Die Lebensdauer der Spermien beträgt maximal 3 Tage, die der Eizelle nur 12 Stunden. Das ergibt eine befruchtungsfähige Zeitspanne zwischen dem 19. und 12. Tag vor der nächsten Menstruation. Bei einem regelmäßigen Zyklus von 28 Tagen ist demnach eine Empfängnis nur vom 10. bis 17. Zyklustag möglich (erster Zyklustag = erster Tag der Regelblutung). Da aber die Zyklen meist unterschiedlich lang sind, kann der Eisprung und damit die fruchtbare Phase nur ungefähr berechnet werden. Deshalb sollte ein Zykluskalender über mindestens 12 Zyklen geführt werden, ehe man mit der Berechnung der unfruchtbaren und fruchtbaren Zeit beginnt.

Diese Zeitwahlmethode, bei der an den theoretisch befruchtungsmöglichen Tagen Enthaltsamkeit geübt wird, ist eine der unsichersten Methoden. Der Eisprung lässt sich nie genau voraussagen. Reisen, Krankheiten, berufliche und private Anspannungen können Veränderungen bewirken, die die Kalendermethode ungültig machen.

Temperaturmethode

Die morgendliche Aufwachtemperatur ändert sich im Verlauf des Zyklus. Von der Regelblutung bis zum Eisprung liegt sie bei 36,6 bis 37 °C. Etwa 24 bis 48 Stunden nach dem Eisprung steigt die Temperatur durch den Progesteroneinfluss um mindestens 0,2 bis 0,5 °C an auf 37,0 bis 37,2 °C und bleibt auf diesem erhöhten Wert bis kurz vor der nächsten Regelblutung.

Für die Messung der Körpertemperatur gelten folgende Regeln:

• Die Messung muss morgens vor dem Aufstehen geschehen – möglichst immer zur gleichen Uhrzeit.

• Nachtruhe mindestens sechs Stunden.

• Die Messung erfolgt entweder im After oder unter der Zunge. Ein Wechsel der Messung zwischen After oder unter der Zunge darf nicht stattfinden. Messungen unter der Achselhöhle sind zu ungenau.

• Die Temperatur wird entweder mit einem geeichten Fieberthermometer oder mit einem Spezialthermometer aus der Apotheke gemessen.

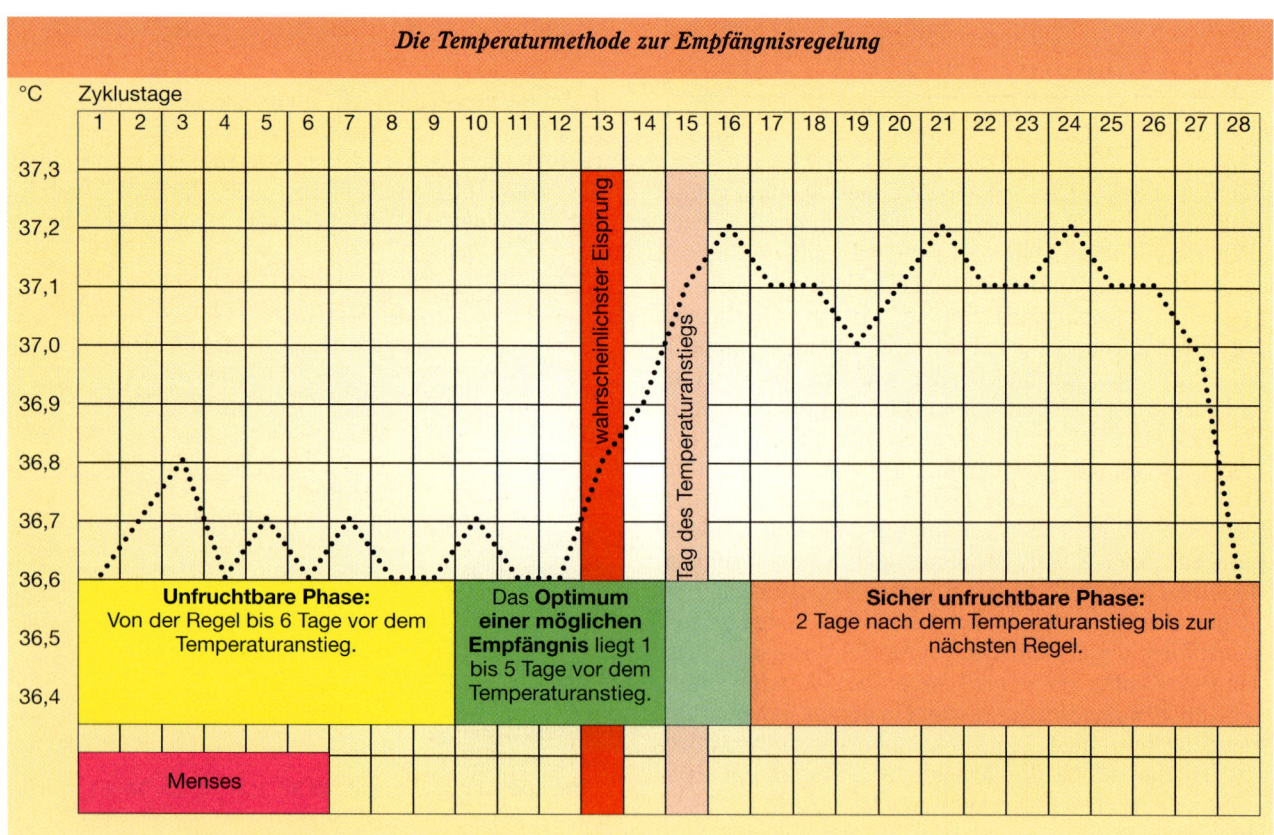

Die Temperaturmethode zur Empfängnisregelung

°C   Zyklustage

wahrscheinlichster Eisprung

Tag des Temperaturanstiegs

Unfruchtbare Phase:
Von der Regel bis 6 Tage vor dem Temperaturanstieg.

Das **Optimum einer möglichen Empfängnis** liegt 1 bis 5 Tage vor dem Temperaturanstieg.

Sicher unfruchtbare Phase:
2 Tage nach dem Temperaturanstieg bis zur nächsten Regel.

Menses

- Die Temperaturen werden in ein Kurvenblatt eingetragen (erhältlich in der Apotheke oder beim Arzt).
- Fieber, Kopfschmerzen, Infekte sowie Übernächtigung und Alkoholgenuss erhöhen die Temperatur. Schmerzmittel können dagegen die Temperatur senken. Deshalb müssen solche Besonderheiten in das Kurvenblatt mit eingetragen werden.
- Mit den ersten zwei bis drei Temperaturkurven sollte eine Frau zu ihrem Arzt gehen, der sie beraten wird, ob diese Methode in ihrem Falle angewendet werden kann.

Die Temperaturmethode hat einen Pearl-Index von 1 bis 4. Sie ist aber stark von einem regelmäßigen Zyklus abhängig. Bei unterschiedlichen Zykluslängen ist sie ungeeignet. Nur die Zeit vom dritten Tag des Temperaturanstiegs bis zur nächsten Regel gilt als sicher unfruchtbar. Die Zeit im Anschluss an die Monatsblutung ist nur einige Tage lang unfruchtbar. Wie viele Tage das sind, kann man nicht genau vorhersagen, denn es ist nicht im Voraus bekannt, an welchem Tag der Eisprung erfolgt.

Untersuchung des Cervixschleims

In der fruchtbaren Zeit ist der Cervixschleim eiweißähnlich, dehnbar und lässt sich zu einem Faden spinnen.

Billings-Methode

Nach dem australischen Arzt Billings ist eine Frau nur an den Tagen fruchtbar, an denen der Schleim aus dem Gebärmutterhals (Cervixschleim) fadenziehend ist. Während des Zyklus verändert sich der Cervixschleim durch die unterschiedliche Hormonproduktion ständig (vgl. Kap. 6.4). Drei bis vier Tage vor dem Eisprung wird der Schleim klar und dünnflüssig, damit die Spermien durch den Gebärmutterhals in die Gebärmutter eindringen können. Der Cervixschleim hat während dieser Zeit

eine Beschaffenheit ähnlich wie Eiweiß. Nach dem Eisprung nimmt mit dem Ansteigen des Progesteronspiegels die Menge des Schleims rasch ab und er wird trübe und klebrig. Die fruchtbare Phase beginnt mit dem Zeitpunkt, an dem der Schleim klebrig wird und ein gelbliches oder weißes Aussehen hat. Sie dauert an bis zum vierten Tag, nachdem der Schleim klar und fadenziehend geworden ist. Diese Zeitspanne der möglichen fruchtbaren Phase kann sich über 7 bis 14 Tage hinziehen. Der Pearl-Index liegt bei 15 bis 30, ist also ziemlich unzuverlässig.

Die Schleimabsonderung ist auch von der psychischen Verfassung und von eventuellen Mikrobeninfektionen der Scheide abhängig. Werden jedoch Billings-Methode, Temperaturmethode und Beobachtung des Körpers (nach dem Eisprung wird der Muttermund weicher und weiter gestellt und in den Brüsten entsteht ein Spannungsgefühl) kombiniert, so ergibt sich ein relativ sicherer Pearl-Index von 1,0.

6.10.3 Mechanische Methoden der Empfängnisregelung

Kondom

Das Kondom, auch Präservativ genannt, ist der einzige mechanische Schutz für den Mann.

Kondome haben am Ende ein Reservoir, in dem die Spermien aufgefangen werden. Kondome mit feuchter Gleitbeschichtung erhöhen die Empfindsamkeit für beide Partner und können zusätzlich einen spermientötenden Wirkstoff enthalten.

Kondome sind relativ zuverlässig. Der Pearl-Index liegt bei 3. Hohe Versagerquoten treten auf, wenn das Kondom beim Nachlassen der Erektion nicht sofort aus der Scheide gezogen wird.

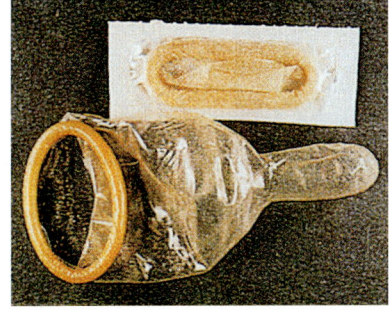

Ein Kondom besteht aus einem hauchdünnen Gummi. Es wird vor dem Verkehr über das versteifte Glied gezogen und hält die bei der Ejakulation freigesetzten Spermien zurück.

Hierbei muss das Kondom beim Zurückziehen des Penis festgehalten werden, damit keine Samenflüssigkeit in die Scheide gelangt. Da Kondome aus Gummi bestehen, unterliegen sie einem Alterungsprozess. Die Haltbarkeit ist auf fünf Jahre beschränkt. Zu empfehlen sind nur Markenkondome mit Gütesiegel („elektronisch geprüft"). Kondome können durch Cremes oder Öl angegriffen und undicht werden. Sie bieten auch einen weitgehenden Schutz gegen Geschlechtskrankheiten und andere Infektionen des Genitaltrakts (Aids, Trichomonaden, Pilze). Das Platzen eines Kondoms ist bei Markenartikeln selten.

Neuerdings gibt es auch Kondome, die in die Scheide der Frau eingelegt werden.

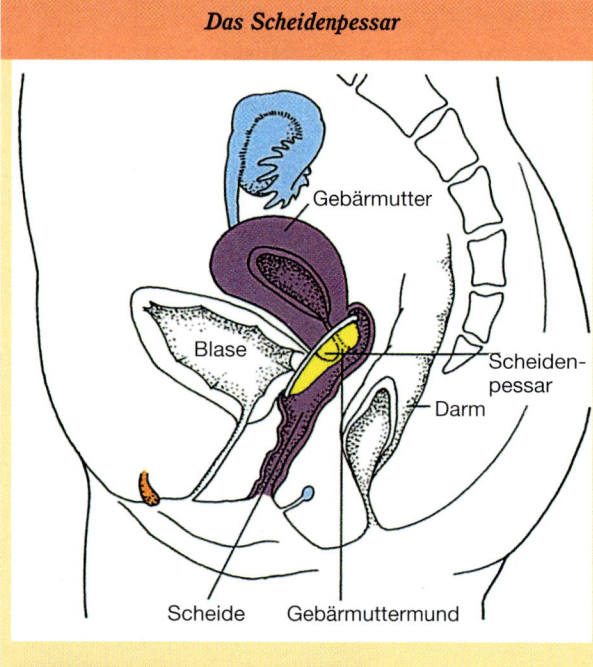

Das Scheidenpessar

Gebärmutter

Blase

Scheidenpessar

Darm

Scheide   Gebärmuttermund

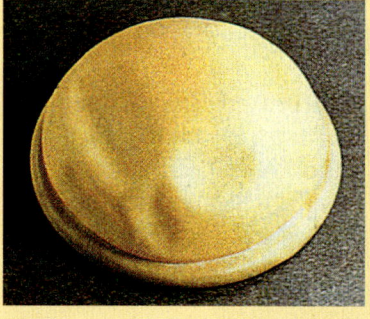

Dieses mechanische Verhütungsmittel verhindert das Eindringen der Spermien in die Gebärmutter.

Scheidenpessar

Das Scheidenpessar, auch Scheidendiaphragma genannt, ist ein gewölbtes Gummihäutchen mit einem Spiralring. Es gibt davon verschiedene Größen. Welche Form für eine Frau die richtige ist, muss der Frauenarzt entscheiden. Er zeigt auch, wie das Scheidenpessar in die Scheide eingesetzt und wieder herausgenommen wird.

Das Scheidenpessar muss mindestens 10 Minuten und höchstens 6 Stunden vor dem Verkehr in das hintere Scheidengewölbe eingeführt werden. Zuvor erfolgt ein Eincremen des Pessars mit einer spermienabtötenden Creme. Bei häufigerem Verkehr soll das Scheidenpessar zwischendurch nicht entfernt werden. Nach dem Verkehr muss es noch mindestens 6 Stunden in der Scheide verbleiben. Zeiten bis zu 24 Stunden sind möglich, aber normalerweise sollte es spätestens nach ca. 12 Stunden wieder herausgenommen werden. Ein Scheidenpessar kann, solange es intakt ist, zwei bis drei Jahre verwendet werden.

Das Scheidenpessar hat einen Pearl-Index von 1,4 bis 4,6 und zählt damit zu den einigermaßen zuverlässigeren Methoden.

Intrauterinpessar (IUP, Spirale)
Anwendung

Intrauterinpessare werden in die Gebärmutter eingelegt. Die Wirkungsweise ist bei allen Spiralarten gleich: Sie verhindern durch mechanische Einwirkung die Einnistung eines befruchteten Eies in die Gebärmutter. Die Spirale verhütet also nicht unbedingt eine Empfängnis, sondern hauptsächlich eine Schwangerschaft. Sie ist aber keine Methode des Schwangerschaftsabbruchs im Sinne des Gesetzes.

Ein Schwangerschaftsabbruch ist nach dem Gesetz ein Eingriff, der erst nach dem Abschluss der Einnistung des befruchteten Eies in die Gebärmutter erfolgt, etwa 12 Tage nach der Empfängnis.

Das IUP kommt vorwiegend für Frauen in Betracht, die bereits Kinder haben und deren Familienplanung noch nicht abgeschlossen ist. Auch für Frauen, die aus bestimmten Gründen auf die Pille verzichten müssen, ist sie eine geeignete Form der Empfängnisregelung. Für junge Frauen ist sie weniger geeignet, denn in jüngeren Jahren scheint das IUP eine geringere Sicherheit und zudem auch Nebenwirkungen zu haben.

Die Verwendung von Tampons ist durch das Tragen eines IUP nicht eingeschränkt.

Intrauterinpessare

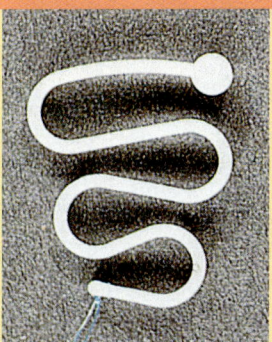

Spirale aus Weichplastik
Die ersten Pessare hatten die Form einer Spirale, daher auch der Name „Spirale" für das IUP. Diese reinen Kunststoffspiralen sind heute nicht mehr gebräuchlich.
(Liegedauer: unbegrenzt)

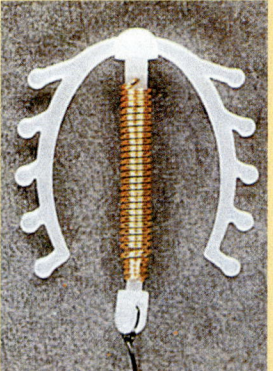

Kupferhaltiges IUP in T-Form oder L-Form
Das senkrechte Teil des Plastikmaterials ist mit feinstem Kupferdraht umwickelt. Das Kupfer wirkt spermien- und bakterienabtötend. Die Zuverlässigkeit ist vom Kupfergehalt abhängig, der im Laufe der Zeit abnimmt.
(Liegedauer: 3 Jahre)

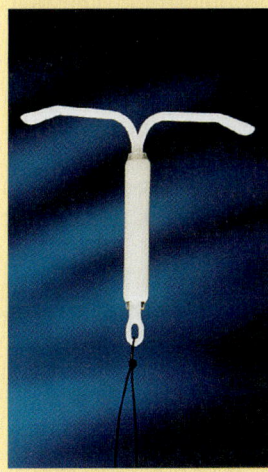

Intrauterinsystem (IUS)
Das IUS besteht aus einem länglichen, runden Mittelstück, das ständig über fünf Jahre in kleinsten Mengen Gestagen-Hormon freisetzt, und einem T-förmigen Kunststoffkeil, der wie eine herkömmliche Spirale wirkt. Gestagen bildet einen Pfropfen im Gebärmutterhals und blockiert so das Eindringen von Spermien in die Gebärmutter. Zusätzlich wird die Beweglichkeit der Spermien herabgesetzt. Und sollte dennoch eine Eizelle befruchtet werden, so ist ihre Einnistung in die Gebärmutter unmöglich, da durch das Gestagen der Aufbau der Gebärmutterschleimhaut unterdrückt ist.

Der richtige Sitz eines Pessars in der Gebärmutter

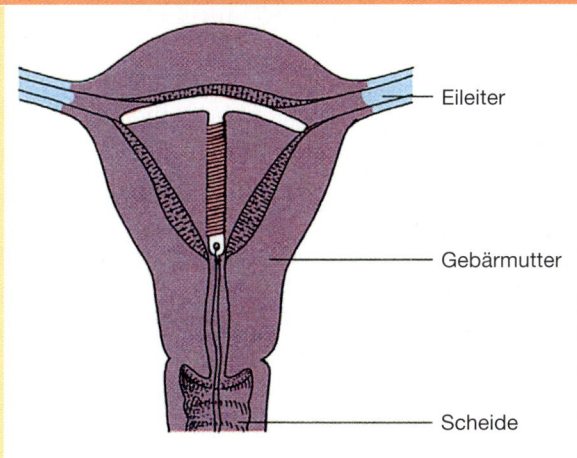

Das IUP wird vom Frauenarzt in die Gebärmutter eingelegt. Meistens geschieht dies am 3. Tag der Regelblutung, weil dann der Gebärmutterhals etwas weiter geöffnet ist. Am Ende des Pessars befindet sich ein dünnes Fädchen, das bis in die Scheide hineinragt. Nach jeder Monatsblutung soll mit den Fingern am Muttermund nach dem Fädchen getastet werden. Das Vorhandensein des Fädchens ist ein Zeichen dafür, dass das Pessar nicht zufällig mit der Regelblutung ausgestoßen wurde.

Zuverlässigkeit
Der richtige Sitz des Intrauterinpessars entscheidet über seine Sicherheit. Deshalb sind Kontrolluntersuchungen durch den Frauenarzt nach dem Einlegen notwendig. Später genügt dann alle sechs Monate eine Überprüfung. Das Intrauterinpessar hat zwar nicht ganz die Zuverlässigkeit der Pille, gehört aber trotzdem zu den sichersten Verhütungsmitteln. Der Pearl-Index des kupferhaltigen IUP liegt zwischen 0,2 bis 1,5.

Nebenwirkungen
Nebenwirkungen von Intrauterinpessaren sind selten. Kurz nach dem Einlegen können vorübergehend Blutungen oder krampfartige Schmerzen auftreten, die den Menstruationsbeschwerden ähneln. Oft sind auch die Monatsblutungen etwas stärker.

Hormonspirale, Intrauterinsystem (IUS)
Das IUS, auch als Hormonspirale bezeichnet, vereint die Wirkung von Hormonen und herkömmlichen Spiralen.

6.10.4 Chemische Methoden der Empfängnisregelung

Chemische Verhütungsmittel bei der Frau

Nur Scheidensprays und Scheidenzäpfchen haben eine relative Sicherheit (Pearl-Index ca 1,5 bis 5). Andere Mittel haben eine Versagerquote zwischen 10 bis 20, sodass sie als Verhütungsmittel wegen ihrer Unzuverlässigkeit ungeeignet sind.

Scheidenzäpfchen, -cremes und sprays

Diese Mittel enthalten chemische Substanzen, die etwa 10 Minuten vor dem Verkehr in die Scheide eingeführt werden. Sie entwickeln dort einen dichten Schaum oder einen zähen Schleim, der den Muttermund verschließt und dadurch die Spermien am Eindringen in die Gebärmutter hindert. Zusätzlich haben sie eine samenabtötende Wirkung.

Chemische Verhütungsmittel bei der Frau

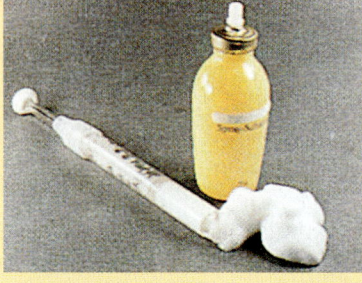

Scheidenspray,
Scheidenschaum

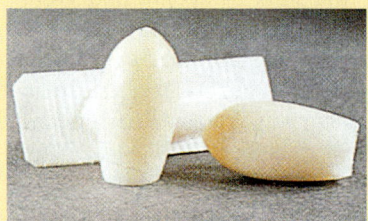

Scheidenzäpfchen

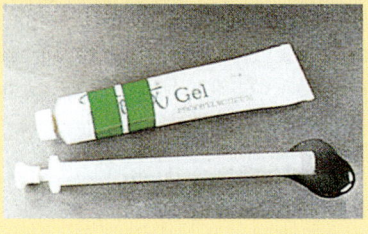

Scheidengel

6.10.5 Hormonelle Methoden der Empfängnisregelung

Ovulationshemmer („Antibabypille")
Wirkungsweise

Die Pille wirkt als Ovulationshemmer. Sie enthält als Wirksubstanzen die weiblichen Geschlechtshormone Gestagene und Östrogene.

Durch die tägliche Pilleneinnahme werden dem Organismus diese Hormone vermehrt zugeführt. Die Pillenhormone gelangen über den Magen-Darm-Trakt in die Blutbahn und entfalten die gleiche Wirkung wie die echten in den Eierstöcken gebildeten Geschlechtshormone. Durch den künstlich erzeugten hohen Hormonspiegel entsteht eine Rückkopplung mit der Hypophyse und dem Hypothalamus. „Getäuscht" durch die offensichtlich in hoher Konzentration vorhandenen Östrogen- und Gestagenhormone, wird die Hormonausschüttung des Hypothalamus und der Hypophyse gehemmt. Dadurch gelangen in den Eierstöcken keine Follikel mehr zur Ausreifung. Im Eierstock werden keine befruchtungsfähigen Eizellen gebildet und ein Eisprung findet nicht statt (= Ovulationshemmung). Die empfängnisverhütende Wirkung wird durch das Gestagen gewährleistet. Eine Kombination mit Östrogenen ist für die Aufrechterhaltung des Zyklus notwendig.

Einige Pillenpräparate haben zwei weitere schwangerschaftsverhütende Wirkungen: Die Verflüssigung des Schleims im Gebärmutterhals bleibt aus, die normalerweise um den Zeitpunkt des Eisprungs eintritt. So können die Spermien nicht durch den Gebärmutterhals hindurchdringen. Zum anderen entwickelt sich unter dem Einfluss der Pillenhormone die Gebärmutterschleimhaut nur ungenügend, sodass eine Einnistung des Eies unmöglich ist.

Bei allen Pillenpräparaten wird nach 21 bis 22 Tagen die Einnahme von Hormonwirkstoffen gestoppt. Wie beim natürlichen Zyklus sinkt dadurch die Konzentration von Östrogenen und Gestagenen in der Blutbahn. Dies löst eine Abbruchblutung aus, die einer normalen, schwachen Monatsblutung entspricht.

Die Pille wird vom ersten Tag des Zyklus (Beginn der Regelblutung) täglich während eines Zeitraums von 21 oder 22 Tagen – je nach Pillenpräparat – eingenommen. Der Einnahmezeitpunkt darf nicht um mehr als 12 Stunden, bei einigen Pillenpräparaten um nicht mehr als 6 Stunden überschritten werden. Es gibt Pillenpackungen

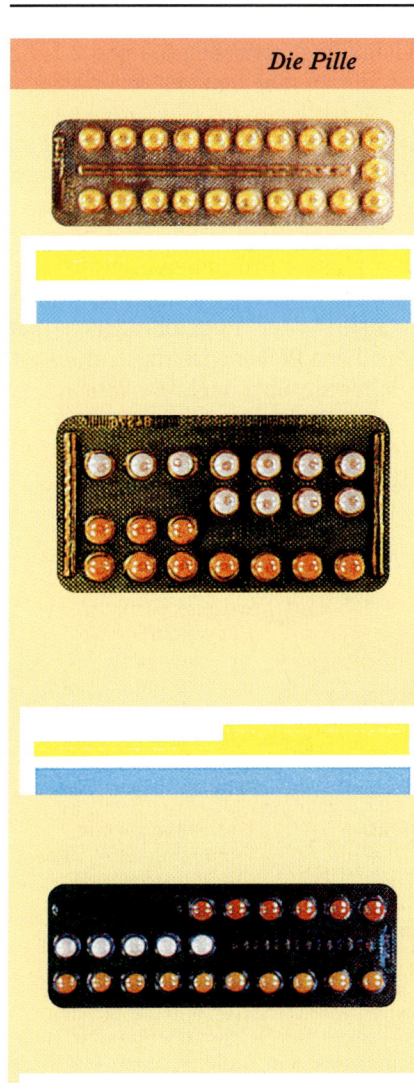

Die Pille

Einphasenpille
An allen 21 Einnahmetagen wird die gleiche Menge Östrogen und Gestagen eingenommen.

Zweiphasenpille
Der Östrogenanteil ist während des gesamten Zyklus gleich. Der Gestagenanteil in der ersten Zyklushälfte kann ganz fehlen oder ist niedriger als in der zweiten Zyklushälfte.

Dreiphasenpillen sind zyklusangepasst: Anfangs enthalten sie eine niedrige Östrogen- und Gestagendosis (6 rote Pillen), in der Zyklusmitte ist der Östrogen- und Gestagenanteil leicht erhöht (5 weiße Pillen), in der Schlussphase ist der Östrogengehalt erniedrigt, der Gestagengehalt stark erhöht (10 orange Pillen).

Gestagene
Östrogene

1   5   10   15   20   25   28
Normaler Zyklus (Zyklustage)

mit 21 bzw. 22 Pillen und solche mit 28 Pillen, die für die letzten 6 bis 7 Tage wirkstofffreie Substanzen enthalten.

Die Wirkstoffe der Pille werden in der Zeitspanne von 21 bzw. 22 Tagen eingenommen. Danach folgt eine Pause von 7 bzw. 6 Tagen, in der normalerweise eine Blutung eintritt. Genau nach dieser Pause wird wieder mit einer neuen Pillenpackung begonnen. Dabei spielt es keine Rolle, ob die Blutung noch andauert oder schon zu Ende ist.

Zuverlässigkeit

Die Pille ist nahezu 100%ig sicher, wenn sie regelmäßig genommen wird. Allerdings ist zu beachten, dass einige Medikamente die Wirkung der Pille herabsetzen, so z. B. Barbiturat-Schlafmittel, Medikamente gegen Tuberkulose und Mittel zur Behandlung von Krampfleiden. Auch bei Erbrechen oder Durchfall innerhalb der ersten drei Stunden nach Einnahme der Pille kann die Wirksamkeit aufgehoben sein. In einem solchen Fall empfiehlt es sich, innerhalb von 12 Stunden nachträglich eine weitere Pille zu nehmen.

Welche Pille für welche Frau?

Es gibt heute eine Menge Pillenpräparate der verschiedensten Hersteller. Bei der Erstverordnung wird von vielen Frauenärzten die so genannte Mikropille bevorzugt, nicht zu verwechseln mit der Minipille. Es gibt sie als Ein-, Zwei- oder Dreiphasenpille. Wegen der niederen Hormondosen ist die Verträglichkeit sehr gut. Der Schutz vor einer ungewollten Schwangerschaft ist genauso gut wie bei der früher höher dosierten Pille.

Nebenwirkungen der Pille

Durch die Einnahme der Pille kann es wie bei vielen anderen Medikamenten auch zu unerwünschten Nebenwirkungen kommen.

Harmlose Nebenwirkungen

Zu den harmlosen Nebenwirkungen zählen leichte Übelkeit, Sodbrennen, Kopfschmerzen, Hitzewallungen, Reizbarkeit, Spannungsgefühl in der Brust, Gewichtszunahme, braune Hautflecken, Akne, trockene Scheide, zu starke oder zu schwache Regelblutung sowie Schmierblutungen mitten im Zyklus. Viele dieser Nebenwirkungen verlieren sich nach einigen Zyklen, oder der Arzt kann ein anderes Pillenpräparat mit einer anderen Hormonzusammensetzung verschreiben.

Ernst zu nehmende Nebenwirkungen
Scheidenentzündungen durch Pilze oder Trichomonaden sind bei Frauen, die die Pille anwenden, doppelt so häufig. Die Hormone verändern das Scheidenmilieu so, dass Infektionen begünstigt werden. Das Risiko eines Infarkts oder einer Thrombose scheint bei Pillenbenutzerinnen größer zu sein, insbesondere wenn es sich um Raucherinnen handelt. Raucherinnen über 30 sollten auf die Pille verzichten.

Pillenverbot bei
- **Schlaganfall, Herzinfarkt, Lungenembolie, Gerinnungsstörungen, Krampfadern – durch die Pille könnte eine Thrombosebildung ausgelöst werden;**
- **Lebererkrankungen (akute Hepatitis), Leberschäden, Leberkrebs, akute Gallenblasenerkrankungen;**
- **Brustkrebs;**
- **Stoffwechselerkrankungen mit auftretenden Gefäßschäden;**
- **schwer behandelbarer Bluthochdruck;**
- **vor geplanten Operationen;**
- **bei langfristiger Immobilisierung (Gipsverband).**

Vorteile der Pille
- Das Risiko eines Gebärmutter- oder Eierstockkrebses wird vermindert;
- Akne, gestörte, schmerzhafte Monatsblutung, gutartige Brusterkrankungen werden positiv beeinflusst.

Minipille
Wirkungsweise
Die Minipille enthält als wirksamen Hormonanteil nur niedrig dosierte Gestagene. Die Hauptwirkung liegt in der gestagenabhängigen Verdickung des Schleims im Gebärmutterhals. Dadurch können die Spermien nicht in die Gebärmutter eindringen. Die Minipille ist ein hormonelles Verhütungsmittel. Sie wird täglich, ohne Pillenpause, eingenommen, auch während der Regel. Die Einnahmezeit darf um nicht mehr als 3 Stunden überschritten werden, da sie bei Einnahmefehlern sehr schnell ihre Wirksamkeit verliert.

Zuverlässigkeit
Die Minipille enthält keine Östrogene. Deshalb wird im Allgemeinen ein Eisprung nicht gehemmt. Ihr Vorteil liegt darin, dass unangenehme Östrogennebenwirkungen, wie sie bei der Pille vorkommen können, nicht auf-

treten. Der Pearl-Index liegt zwischen 0,4 und 2,5, damit gehört die Minipille zu den weniger zuverlässigen Verhütungsmitteln. Wichtig ist, dass Erbrechen und Durchfall sowie die Einnahme einiger Medikamente die Wirksamkeit herabsetzen oder sogar aufheben können.

Nebenwirkungen
Als Nebenwirkungen können Störungen im weiblichen Zyklus auftreten (Zwischenblutungen, unterschiedliche Zykluslängen, Ausbleiben der Regelblutung). Allerdings verschwinden diese Nebenwirkungen meistens wieder, wenn die Minipille über mehrere Monate genommen wird.

Hormon-Implantat

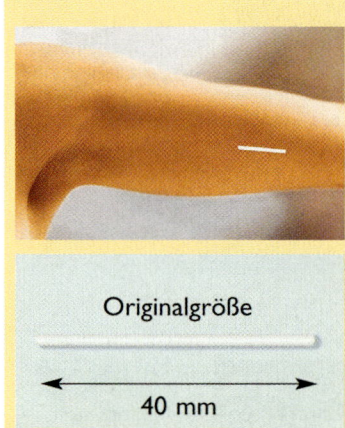

Das Implantat besteht aus einem kleinen, weichen und dünnen Kunststoffröhrchen, das direkt unter die Haut des Oberarmes gelegt wird. Man spürt es nicht, kann es aber mit den Fingern von außen ertasten.

Das Stäbchen gibt Hormonwirkstoff, das Gelbkörperhormon Gestagen, täglich in kleinsten Mengen ab.

Originalgröße

40 mm

Der Schutz beruht auf der Zweifach-Wirkung des Gestagens: Der monatliche Eisprung wird verhindert und der Schleim im Gebärmutterhals verdickt sich, sodass die Spermien nicht in die Gebärmutter eindringen können. Vom ersten Tag an bietet das Implantat für bis zu drei Jahre eine sehr hohe Sicherheit. Nach Entfernung besteht sofort wieder die Möglichkeit schwanger zu werden.

„Pille danach" und „Spirale danach"
Diese Methoden sind **allein für den Notfall** vorgesehen. Sie kommen hauptsächlich bei Vergewaltigung, Platzen eines Kondoms oder bei einem ungeschützten Verkehr in Betracht. Die Sicherheit beträgt jeweils 99%.

Die **„Pille danach"** enthält hochdosierte Gestagene. Insgesamt müssen vier Pillen eingenommen werden: zwei innerhalb 48 Stunden nach dem Verkehr, die anderen beiden spätestens 12 Stunden nach der Einnahme

Zuverlässigkeit und Kriterien der Empfängnisregelung		
Zuverlässigkeit	**Methode**	**Anmerkungen**
sehr sicher	**Pille**	Sehr sichere Empfängnisverhütung. Bei jungen Mädchen sollten folgende Voraussetzungen gegeben sein: Die 1. Regelblutung liegt 2 Jahre zurück, der Zyklus ist regelmäßig, und die Zyklusdauer liegt zwischen 25 und 35 Tagen.
	Hormon-Implantat	Sehr sichere Empfängnisverhütung
	Sterilisation	Bei medizinischer Indikation, wenn eine Schwangerschaft Gefahren für Gesundheit und Leben der Mutter bedeuten würde. Nach abgeschlossener Familienplanung.
	Intrauterinsystem	Mehr für die reifere Frau (Anwendungskriterien wie bei Intrauterinpessar)
relativ sicher	**Minipille**	Auch für junge Mädchen gut geeignet, aber verursacht häufig Zyklusstörungen.
	Intrauterinpessar	Für Frauen mit nahezu abgeschlossener Familienplanung und wenn aus verschiedenen Gründen auf die Pille verzichtet werden muss. Nicht geeignet für Frauen, die noch kein Kind geboren haben.
	Kondom	Absolut unschädlich.
	Temperaturmethode	Erfordert Disziplin und geistige Anforderungen in der Anwendung.
halbwegs sicher	**Scheidenzäpfchen Schaumspray**	Für solche Fälle, in denen eine Schwangerschaft nicht unbedingt ausgeschlossen werden soll (z. B. zur Auseinanderziehung der Geburtenfolge).
unzuverlässig	**Kalendermethode nach Knaus-Ogino, Billings-Methode, Unterbrochener Geschlechtsverkehr**	Für eine sichere Empfängnisverhütung ungeeignet. Die Enzyklika „Humanae vitae" erlaubt für Katholiken ausschließlich die Zeitwahlmethoden.

der ersten beiden. Die Pille „danach" verhindert die Einnistung des Eies in die Gebärmutter. Ihre Sicherheit ist ziemlich hoch. Allerdings hat diese Pille wegen des hohen Östrogengehaltes auch Nebenwirkungen; Übelkeit (50%) und Erbrechen (25%) kommen relativ häufig vor, ebenso wie anschließende Zyklusstörungen.

Die **„Spirale danach"** ist eine normale Kupferspirale, die von der Frauenärztin oder dem Frauenarzt in die Gebärmutter gelegt wird. Dies kann bis spätestens zum fünften Tag nach dem Geschlechtsverkehr erfolgen. Kupferspiralen können mindestens drei Jahre in der Gebärmutter liegen bleiben. Die „Spirale danach" ist so für die nächsten Jahre ein sicheres Verhütungsmittel.

Die Dreimonatsspritze
Die Dreimonatsspritze wird alle drei Monate in den Gesäßmuskel eingespritzt. Sie enthält ein hochwirksames Depot-Gestagen. Die Wirkung besteht in der Hemmung des LH-Releasing-Hormons des Hypothalamus.

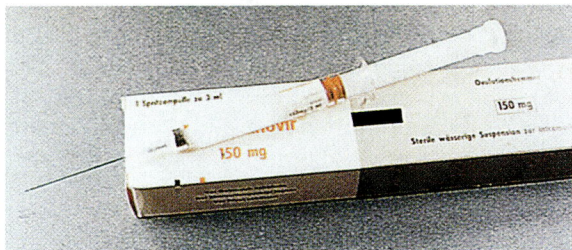

Dreimonatsspritze

Dadurch wird wie bei der Pille ein Eisprung sicher verhindert.
Die Dreimonatsspritze kommt nur bei Frauen mit abgeschlossener Familienplanung in Betracht oder bei Frauen, die Probleme mit der Einnahme der normalen Pille haben.
Die Nebenwirkungen der Dreimonatsspritze können beachtlich sein. Häufig hören die regelmäßigen Regelblutungen gänzlich auf. Nach Absetzen des Präparats kann

oft ein Jahr vergehen, bis wieder ein regelmäßiger Eisprung stattfindet. Auch andere Nebenwirkungen, wie Übelkeit, Kopfschmerzen, Akne und allergische Reaktionen, können auftreten. Die Vorteile der Dreimonatsspritze liegen in ihrer einfachen Anwendung, da die tägliche Pilleneinnahme entfällt. Sie hat zudem eine lange Wirkungsdauer (pro Jahr nur drei bis vier Injektionen) und eine sehr hohe Zuverlässigkeit. Der Pearl-Index liegt bei 0,5 (0,2 bis 2). Diese Eigenschaften verhelfen der Dreimonatsspritze zu großer Beliebtheit, vor allem in den Entwicklungsländern.

Die Abtreibungspille (RU 486, Mifepriston)

RU 486 ist ein chemisches Hormonpräparat. Es wirkt als Gegenspieler des natürlichen Schwangerschaftshormons Progesteron. Progesteron bereitet die Gebärmutterschleimhaut auf die Einnistung eines befruchteten Eies vor. Durch RU 486 kann das Progesteron seine Wirkung nicht mehr entfalten. Der weibliche Organismus verhält sich so, als ob keine Schwangerschaft stattgefunden habe. Die Gebärmutterschleimhaut bildet sich zurück und es bilden sich in der Gebärmutter so genannte Prostaglandine, die Kontraktionen der Gebärmutter auslösen. Es findet eine Menstruationsblutung statt, die den Embryo ausstößt. Die Abtreibung kann ambulant in der Arztpraxis oder in der Klinik unter ärztlicher Aufsicht vorgenommen werden. Maximal 49 Tage nach Ausbleiben der erwarteten Regelblutung werden drei RU 486 Pillen eingenommen. Nach 48 Stunden – oft mit zusätzlicher Verabreichung eines künstlichen Prostaglandins – beginnen die „Prostaglandin-Wehen" und es kommt zu dem meist sehr schmerzhaften Ausstoßungsprozess. Die „Erfolgsquote" liegt bei 96%. Nebenwirkungen wie Blutungen, Übelkeit, Erbrechen und Kreislaufprobleme können auftreten. Langzeitwirkungen sind nicht zu befürchten. RU 486 ist eine Alternative zur Absaugmethode. Ausschabungen als Methode zum Schwangerschaftsabbruch, bei denen der Embryo mittels einer Metallschlinge entfernt wird, sind veraltet.

6.10.6 Chirurgische Methoden der Empfängnisregelung (Sterilisation)

Sterilisation bedeutet Unfruchtbarmachung. Dabei werden die Samenleiter bzw. die Eileiter durch einen chirurgischen Eingriff unterbrochen. Davon zu unterscheiden ist die Kastration, bei der die Hoden bzw. die Eierstöcke entfernt werden. Nach einer Kastration werden

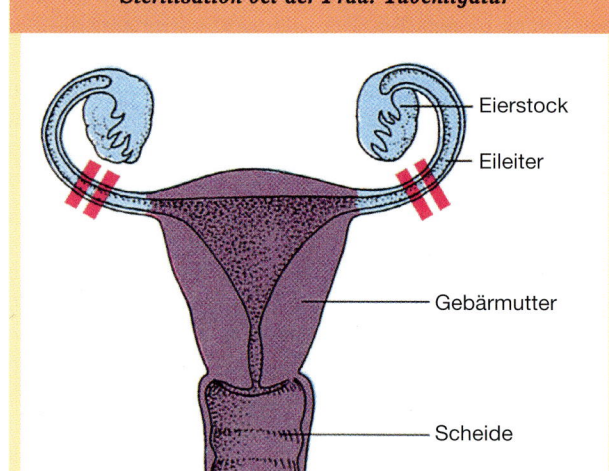

Sterilisation beim Mann: Vasektomie

Harnblase

Harn-Samen-Röhre

Samenleiter

Nebenhoden

Hoden

Die Unterbrechung der Samenleiter erfolgt nach örtlicher Betäubung. Ein Krankenhausaufenthalt ist nicht erforderlich. Die Wirksamkeit beginnt erst nach drei Monaten oder nach 20 Ejakulationen, wenn keine Spermien mehr vorhanden sind.

Sterilisation bei der Frau: Tubenligatur

Eierstock

Eileiter

Gebärmutter

Scheide

Die Eileiter werden mithilfe eines Bauchspiegels auf 4 bis 8 mm Länge bei 100 °C elektrisch verkocht und dadurch unterbrochen. Der Eingriff erfolgt meist bei Vollnarkose; Krankenhausaufenthalt von wenigen Tagen.

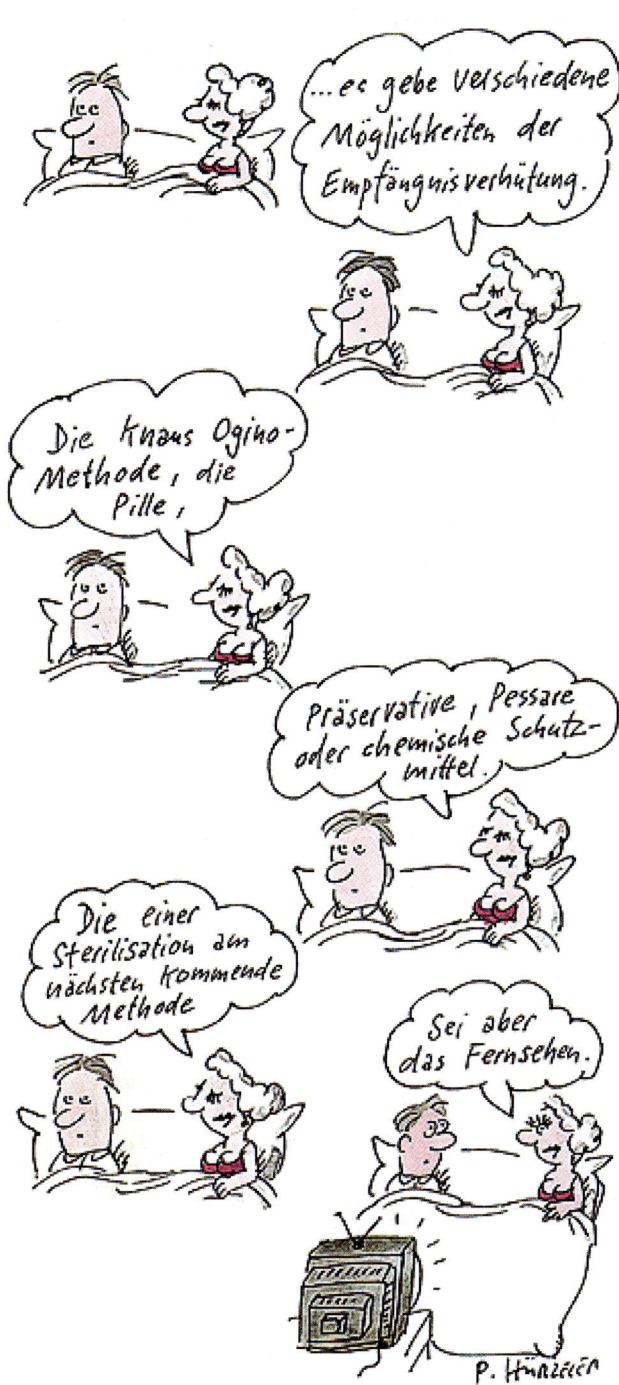

Die „beste" empfängnisverhütende Methode

keine Geschlechtshormone mehr produziert. Im Gegensatz dazu bleiben nach einer Sterilisation die Geschlechtsfunktionen (Regelblutung, sexuelles Verlangen, Potenz) voll erhalten. Es gelangen lediglich keine Samenzellen bzw. Eizellen zum Befruchtungsort.

Die Sterilisation sollte nur nach abgeschlossener Familienplanung erfolgen. Eine operative Wiederherstellung der Zeugungs- bzw. Empfängnisfähigkeit ist nur bedingt möglich. Die Erfolgsquote für eine Refertilisation beträgt bei Männern 50–70%, bei Frauen bis zu 50%.

6.11   Schwangerschaftsabbruch

Nach dem Gesetz ist bei besonderen Gegebenheiten ein Schwangerschaftsabbruch durch einen Arzt möglich. Jedem Arzt steht grundsätzlich ein Weigerungsrecht zu. Wörtlich heißt es im Gesetz: „Niemand ist verpflichtet, an einem Schwangerschaftsabbruch mitzuwirken." Dies gilt nicht, wenn der Schwangeren infolge der Schwangerschaft eine Gefahr oder eine schwere Gesundheitsschädigung droht. In einem solchen Fall ist jeder Arzt verpflichtet, das Leben und die Gesundheit der Patientin zu retten, wenn dies durch einen Schwangerschaftsabbruch möglich ist.

Ein Schwangerschaftsabbruch darf nur beim Vorliegen der folgenden Anzeichen erfolgen:

Abbruch mit Indikationsfeststellung

Wenn aus ärztlicher Sicht eine Indikation vorliegt, gilt ein Schwangerschaftsabbruch als „rechtmäßig". Dabei darf die Ärztin (der Arzt), die (der) die Indikation feststellt, nicht auch den Abbruch vornehmen. Eine gesetzliche Pflicht zur Beratung gibt es dann nicht.

Die Kosten des Abbruchs werden vollständig von den gesetzlichen Krankenkassen übernommen. Gesetzliche Indikationen sind:

1. „Kriminologische Indikation"

Die Schwangerschaft erfolgte durch eine Straftat, z. B. eine Vergewaltigung. Der Abbruch darf auch bei dieser Indikation nur bis zum Ende der 12. Woche nach der Empfängnis durchgeführt werden. Bei der Berechnung der Schwangerschaftsdauer geht man im Allgemeinen davon aus, dass die Empfängnis zwei Wochen nach dem Beginn der letzten Regelblutung eingetreten ist. Die 12. Woche nach Empfängnis entspricht also normalerweise der 14. Woche nach Beginn der letzten Regel.

2. „Medizinische Indikation"

Die Fortsetzung der Schwangerschaft würde unter Berücksichtigung der gegenwärtigen und künftigen Lebensverhältnisse eine Gefahr für die körperliche oder seelische Gesundheit bedeuten. Bei dieser Indikation gibt es keine gesetzliche Frist, bis wann der Abbruch durchgeführt werden muss.

Eine medizinische Indikation kommt auch infrage, wenn ein Abbruch erwogen wird, weil aus ärztlicher Sicht mit einer erheblichen gesundheitlichen Schädigung des Kindes zu rechnen wäre (frühere „embryopathische" oder „eugenische" Indikation). Auch in diesem Fall kommt es aber letztlich darauf an, ob die eigene körperliche oder seelische Gesundheit ernstlich gefährdet würde, wenn die Schwangerschaft fortgesetzt und das Kind geboren würde.

Beratung

Die Beratung ist „ergebnisoffen". Das heißt: man trifft die Entscheidung für sich selbst und es wird einem zugetraut, dass man sich verantwortlich und richtig entscheidet. „Die Beratung soll ermutigen und Verständnis wecken, nicht belehren oder bevormunden."

Zugleich aber dient die Beratung nach dem Gesetz „dem Schutz des ungeborenen Lebens. Sie hat sich von dem Bemühen leiten zu lassen, die Frau zur Fortsetzung der Schwangerschaft zu ermutigen und ihr Perspektiven für ein Leben mit dem Kind zu eröffnen; sie soll ihr helfen, eine verantwortliche und gewissenhafte Entscheidung zu treffen."

Die Beratung soll daher vor allem über die Rechtsansprüche und mögliche Hilfen informieren, besonders über solche, die eine Entscheidung zur Fortsetzung der Schwangerschaft erleichtern könnten. Infrage kommende Hilfen und Leistungen sollen vermittelt werden.

Für die Beratung gelten weiterhin folgende gesetzliche Auflagen:

- Es wird „erwartet", dass in der Beratung die **Gründe** genannt werden, aus denen ein Abbruch erwogen oder gewünscht wird. Die Beraterin (der Berater) wird anbieten, über die Gründe zu sprechen und gemeinsam zu überlegen, welche Entscheidung richtig ist. Ob man dieses Angebot annimmt oder nicht, liegt jedoch allein bei einem selbst.

- Bei der Entscheidung soll einem die **rechtliche Bedeutung des Schwangerschaftsabbruchs** bewusst sein: zum Abbruch sollte man sich demnach nur entschließen, wenn die Fortsetzung der Schwangerschaft einen in unzumutbarer Weise belasten würde. Die Beurteilung, ob das so ist, bleibt allerdings letztlich bei einem selbst. Es ist nicht Aufgabe der Beraterin (des Beraters), diese Situation daraufhin zu überprüfen.

- Die Beraterin (der Berater) muss den wesentlichen Inhalt der Beratung und angebotene Hilfsmaßnahmen in einer **Aufzeichnung** festhalten. Daraus darf allerdings nicht erkennbar sein, wer beraten wurde. Diese Aufzeichnung dient nicht dazu, die Ratsuchende und ihre Gründe zu überprüfen, sondern dazu, die Arbeit der Beratungsstelle zu kontrollieren.

- Alle Mitarbeiterinnen und Mitarbeiter der Beratungsstellen stehen unter **Schweigepflicht**. Ohne Einverständnis dürfen sie niemandem Auskünfte über die zu beratende Person oder über Inhalte des Gesprächs geben. Man darf nicht einmal bestätigen, dass man zur Beratung da war, falls irgendjemand sich danach erkundigt.

- Wenn man es wünscht, muss die Beratung **anonym** durchgeführt werden. Der Name braucht weder bei der Anmeldung noch der Beraterin (dem Berater) gegenüber angegeben werden.

Nach der Beratung besteht Anspruch auf eine **schriftliche Bestätigung** der Beratung. Die Bescheinigung muss den Namen der Ratsuchenden und das Datum enthalten, an dem die Beratung beendet wurde. Sie darf aber nichts über den Inhalt des Gesprächs aussagen.

Abbruch ohne Indikationsfeststellung

Ein Schwangerschaftsabbruch auf Verlangen der schwangeren Frau ist unter folgenden Voraussetzungen zulässig:

- Sie muss sich der gesetzlich vorgeschriebenen Beratung unterzogen haben (siehe Beratung).
- Der Eingriff darf frühestens am 4. Tag nach dem Tag vorgenommen werden, an dem die Beratung abgeschlossen wurde.
- Er muss von einer Ärztin oder einem Arzt bis zum Ende der 12. Woche nach der Empfängnis durchgeführt werden. Die **Entscheidung liegt bei der Frau selbst**. Es ist **nicht** erforderlich, sich von ärztlicher Seite eine **Indikation** bescheinigen zu lassen.

**Besondere Pflichten des Arztes (der Ärztin),
der (die) den Abbruch vornehmen soll**
Der Arzt (die Ärztin), der (die) den Abbruch vornehmen soll, hat nach dem Gesetz folgende Pflichten:
• Er (sie) muss Gelegenheit geben, mit ihm (ihr) – **wenn man es möchte** – noch einmal über die Gründe zu sprechen, aus denen man den Abbruch wünscht.
• Er (sie) muss über Bedeutung und Ablauf des Eingriffs, seine Folgen, Risiken und möglichen Auswirkungen ärztlich aufklären.

Kosten
Die Beratung in einer anerkannten Beratungsstelle ist für alle, auch für eventuelle Begleitpersonen, kostenlos.

Kosten des Abbruchs ohne Indikationsfeststellung
Wer **in einer gesetzlichen Krankenkasse** versichert ist, kann nach dem neuen Recht nur noch einen kleinen Teil der Kosten „normal" mit Krankenschein abrechnen, nämlich:
• ärztliche Beratung vor dem Abbruch,
• ärztliche Leistungen und Medikamente vor und nach dem Eingriff, bei denen der Schutz der Gesundheit im Vordergrund steht,
• falls nötig, Behandlung von Komplikationen.

Die Kosten des **eigentlichen Eingriffs** können über die Kasse nur noch dann abgerechnet werden, wenn das verfügbare persönliche Einkommen oder Vermögen unterhalb bestimmter Grenzen liegt oder wenn z. B. BAFöG-Leistungen erhalten werden:
• Die Kostenübernahme muss dann noch vor dem Abbruch bei der Krankenkasse beantragt werden (schriftliche Zusage). Die schriftliche Zusage benötigt der Arzt (die Ärztin), der (die) den Eingriff durchführen soll.
• Der Abbruch braucht nicht begründet zu werden. Die Kasse darf lediglich verlangen, dass man seine persönlichen Einkommens- und Vermögensverhältnisse „glaubhaft macht".
• Ob die Kasse die Kosten des Eingriffs übernimmt, hängt ausschließlich von der Höhe des eigenen Einkommens und Vermögens ab. Das Einkommen des Ehemannes, der Eltern oder anderen Unterhaltspflichtigen spielt keine Rolle.
Wenn das persönliche Einkommen und Vermögen oberhalb der gesetzlichen Grenzen liegt, muss man den eigentlichen Eingriff selbst bezahlen. Bei ambulanter Behandlung darf dann jedoch höchstens das 1,8fache des einfachen Satzes nach der ärztlichen Gebührenordnung berechnet werden. Bei stationärer Aufnahme im Krankenhaus muss ein Tagessatz selbst bezahlt werden.

Auch wenn man **nicht in einer gesetzlichen Krankenkasse versichert** ist, kann man die Übernahme der Kosten des eigentlichen Eingriffs bei einer gesetzlichen Kasse seiner Wahl am Wohnort beantragen. Voraussetzung ist,
• dass das Einkommen und Vermögen unterhalb der gesetzlichen Grenzen liegen oder
• dass man z. B. Sozialhilfe bezieht oder Asylbewerberin ist.

Genauere Informationen über die Einkommensgrenzen im Einzelfall und über das Verfahren kann man in den anerkannten Beratungsstellen oder bei der Krankenkasse erhalten.
Wenn man nach dem Abbruch krankgeschrieben wird, hat man Anspruch auf Lohn- oder Gehaltsfortzahlung. Ebenso wie in anderen Krankheitsfällen ist man nicht verpflichtet, dem Arbeitgeber den Grund des Fehlens zu nennen.

Kosten eines Abbruchs mit Indikationsfeststellung
Die Kosten eines Abbruchs mit ärztlich festgestellter „medizinischer" oder „kriminologischer" Indikation werden von der gesetzlichen Krankenversicherung (oder Beamtenbeihilfe) vollständig übernommen. Die privaten Krankenkassen haben bisher in der Regel nur die Kosten von Abbrüchen aufgrund medizinischer Indikation erstattet; ob sie dies künftig auch bei „kriminologischer" Indikation tun, ist noch nicht klar.

**Beratungsstellen für Schwangerschaftskonfliktberatung, Familienplanung, Sozialberatung, Sexualberatung betreiben Caritas, Diakonisches Werk, Gesundheitsämter und Pro Familia.
Die Adressen stehen im Telefonbuch.**

Zahngesundheit

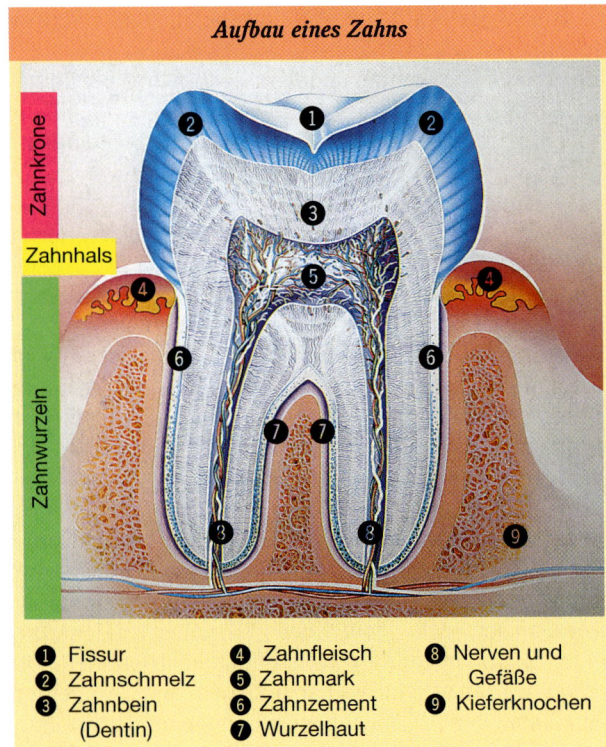

Aufbau eines Zahns

Zahnkrone

Zahnhals

Zahnwurzeln

❶ Fissur	❹ Zahnfleisch	❽ Nerven und
❷ Zahnschmelz	❺ Zahnmark	Gefäße
❸ Zahnbein	❻ Zahnzement	❾ Kieferknochen
(Dentin)	❼ Wurzelhaut	

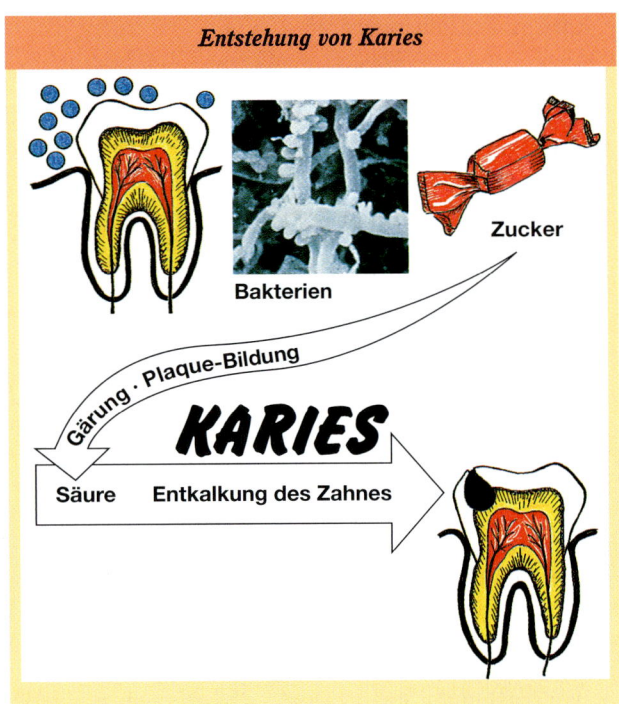

Entstehung von Karies

Zucker

Bakterien

Gärung · Plaque-Bildung

KARIES

Säure · Entkalkung des Zahnes

Gesunde Zähne und gesundes Zahnfleisch sind nicht nur wichtige Kauwerkzeuge, sondern sie sind auch von großer Bedeutung für das persönliche Wohlbefinden.

7.1 Karies „Zahnfäule"
(caries = lat.: Morschsein)

Karies entsteht durch Zusammenwirken von vier Faktoren: 1. Zahn und Speichel (Wirt); 2. Bakterien; 3. vergärbare Kohlenhydrate, vor allem Zucker; 4. Zeit.

Speichel enthält nicht nur Enzyme zum Abbau von Kohlenhydraten und zur Abwehr von Bakterien, sondern auch Schleimstoffe, die die Nahrungsbestandteile einspeicheln und darüber hinaus einen wichtigen Spüleffekt für die Zahnoberflächen darstellen. Calcium-, Phosphat- und Bikarbonat-Mineralstoffe bewirken in einem Puffersystem einen fast neutralen Säurewert (pH-Wert 6,2-7,4) in der Mundhöhle.
Backenzähne mit tiefen Fissuren und enge Zahnzwischenräume bilden so genannte Schmutznischen, in denen sich Nahrungsreste ansammeln, und die deshalb besonders Karies gefährdet sind.

Bakterien und andere Mikroorganismen sind in großer Anzahl in der Mundhöhle vorhanden.

Kohlenhydrate, vorzugsweise leicht verwertbare Zucker und andere Stoffe aus Speiseresten, dienen der Ernährung dieser Mikroben.

Mit der **Zeit** bildet sich auf den Zähnen ein zäher, fest haftender Belag, die **Plaque.** Bakterienenzyme bewirken einen zusätzlichen Einbau von Calcium und Phosphat in die Plaque, die dadurch verkalkt und zu **Zahnstein** verhärtet. Dies geschieht schon, wenn ein bis zwei Tage das Zähneputzen vernachlässigt worden ist. Einmal gebildeter Zahnstein kann meistens nur noch in der zahnärztlichen Praxis beseitigt werden, schwerlich durch Zähneputzen allein.

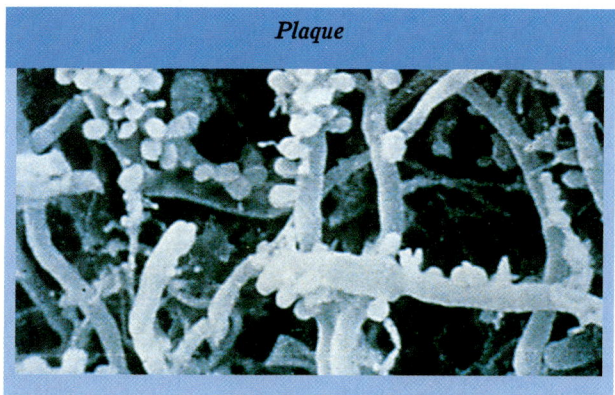

Plaque

Erst im Milieu von Plaque und Zahnstein können die Bakterien Traubenzucker (Glucose), Fruchtzucker (Fructose) und Rohrzucker (Saccharose), aber auch andere Kohlenhydrate wie Stärke (z. B. in Mehl- und in Kartoffelprodukten enthalten) zu Säuren vergären. Diese Säuren greifen den Zahn an und lösen aus dem Schmelz Mineralien. Man nennt das Entkalkung oder Demineralisation. Der Speichel kann zwar diese Säuren neutralisieren. Bei erneuter Zufuhr von Zucker kann der Säureangriff nicht sofort gestoppt werden. Es dauert ca. 30 Minuten, bis durch die Speicheleinwirkung wieder ein Säurewert erreicht wird, bei dem keine Entkalkung des Zahnschmelzes mehr stattfindet.

Eine beginnende Demineralisation des Zahnschmelzes äußert sich als weißer Fleck („Kreidefleck") auf der Zahnoberfläche.

Bricht die entkalkte aufgeweichte Oberfläche des Kreideflecks durch weitere Säureangriffe schließlich ein, so entsteht ein Loch. Karies ist entstanden und breitet sich im Zahn aus. Ist erst das Dentin erreicht, schreitet die Karies rasch voran. Der Zahn beginnt zu faulen.

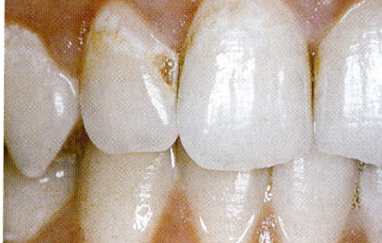

Weiße Flecken auf der Zahnoberfläche signalisieren eine beginnende Karies

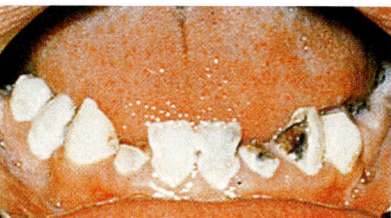

Karies

Vorbeugung gegen Karies

Der bedeutendste Faktor für die Entstehung von Karies ist Plaque. Ohne Plaque keine Karies! Deshalb ist die wichtigste Vorbeugemaßnahme die Verhinderung bzw. die Beseitigung von Plaque.

• Zähneputzen

Nach jeder Mahlzeit, also nach dem Frühstück, nach dem Mittagessen und vor dem Schlafengehen, und immer dann, wenn Süßes genascht wurde, muss der Zahnbelag durch Zähneputzen entfernt werden. Zahnpasten enthalten einen Putzkörper, der die Zahnoberfläche ganz fein poliert und glättet. Ein stets sauberer und an der Oberfläche glatter Zahn wird nicht von Karies befallen.

Die richtige Zahnbürste:

- handlicher Griff
- kurzer Borstenkopf
- gerades Borstenfeld mit parallel stehenden Borstenbüscheln (multi tuft) aus abgerundeten, mittelharten Kunststoffborsten

Zahnbürsten haben nur eine kurze Lebensdauer. Wenn sich die Borsten verbogen haben – oder spätestens nach zwei Monaten –, sollte eine neue Bürste verwendet werden.

Wichtig beim Zähneputzen sind Regelmäßigkeit und Gründlichkeit, sodass keine Zahnbereiche übergangen werden.

Es gibt viele verschiedene Zahnputztechniken. Die Wahl der individuell richtigen Methode richtet sich nach dem Alter und den motorischen Fähigkeiten oder nach dem Gebisszustand, zum Beispiel ob freiliegende Zahnhälse vorhanden sind.

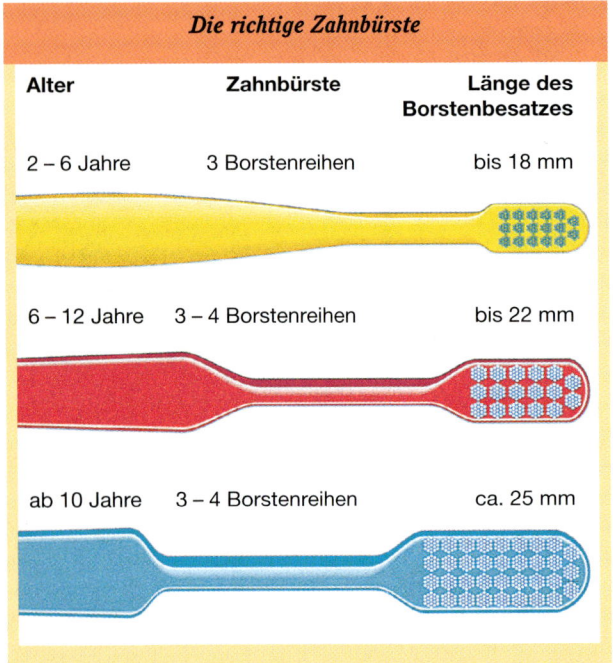

Die richtige Zahnbürste

Alter	Zahnbürste	Länge des Borstenbesatzes
2 – 6 Jahre	3 Borstenreihen	bis 18 mm
6 – 12 Jahre	3 – 4 Borstenreihen	bis 22 mm
ab 10 Jahre	3 – 4 Borstenreihen	ca. 25 mm

• Vorsorge durch Fluorideinnahme

Fluoride haben folgende Wirkungen:

– Beschleunigung der Remineralisation, d. h. die Wiedereinlagerung von Mineralien in den Zahnschmelz bei beginnender Karies, wenn sich bereits ein weißer Kreidefleck auf der Zahnoberfläche gebildet hat.

– Härtung des Zahnschmelzes und damit eine Erhöhung der Säureresistenz. Diese Wirkung der Fluoride wurde früher als die wichtigste angesehen. Gehärtete Zähne haben einen hohen Anteil an fest gebundenem Fluorid. Heute weiß man, dass ein Fluorid-Depot durch fluoridhaltige Zahnpflegeprodukte, insbesondere durch Fluoridgel, auf der Zahnoberfläche viel wichtiger ist: Es setzt bei einem Säureangriff sofort Fluroid frei und beschleunigt so die Remineralisation.

– Antibakterielle Wirkung. Fluoride, ganz besonders organische Aminfluoride, behindern das Ansiedeln und hemmen Wachstum und Stoffwechsel von Plaquebakterien. Damit ist auch eine Reduktion einer eventuellen Säureproduktion verbunden.

In Gegenden, in denen im Trinkwasser von Natur aus hinreichend Fluorid enthalten ist oder das Trinkwasser künstlich mit Fluorid angereichert wird, tritt Karies weniger häufig auf. In Basel wurde durch eine Trinkwasserfluoridierung mit 1 mg Fluorid auf 1 l Wasser und durch zahnärztliche Unterweisungen einer richtigen Zahn- und Mundhygiene der Kariesbefall erheblich gesenkt. Baseler Kinder im Alter von 13 Jahren haben

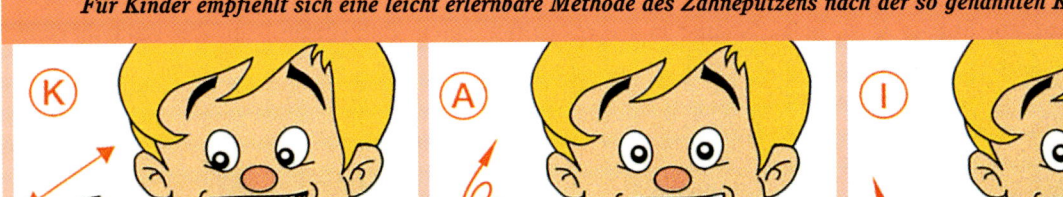

Für Kinder empfiehlt sich eine leicht erlernbare Methode des Zähneputzens nach der so genannten KAI-Methode

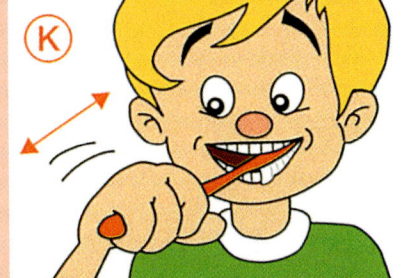

K: Kauflächen zuerst. Zahnbürste hin und herbewegen. Am letzten Zahn anfangen. Erst rechts unten, dann rechts oben, dann links unten und dann links oben.

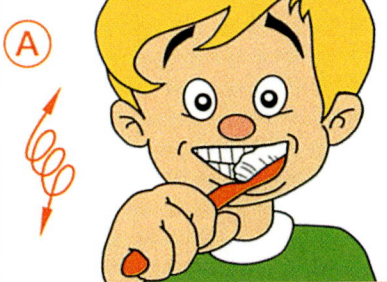

A: Außenfläche der Zähne mit leicht geöffneten Zahnreihen durch kreisende Bewegungen von hinten nach vorne, erst rechts, dann links putzen. Zum Reinigen der Schneidezähne die Zähne wie beim Abbeißen schließen und ebenfalls durch kreisende Bewegungen reinigen.

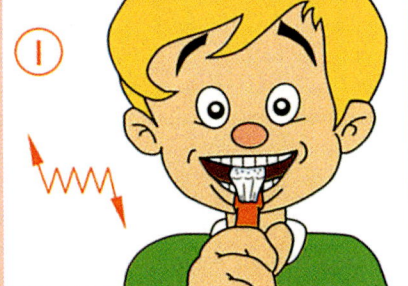

I: Innenfläche der Zähne. Die Zahnbürste wird vom Zahnfleisch in Richtung zum Zahn (von Rot nach Weiß) geführt. Erst rechts unten, dann rechts oben, dann links unten und dann links oben.

Richtiges Zähneputzen *(Quelle: Techniker Krankenkasse)*

Die folgende Zahnputztechnik vereinigt herkömmliches Zähneputzen mit wirkungsvoller Massage zur Kräftigung des Zahnfleisches. Diese Zahnputzmethode erreicht auch die Schwachstellen der Zähne: den Zahnsaum und die Kauflächen. Sie ist nicht ganz leicht zu erlernen, aber schöne und vor allem gesunde Zähne sind das Ergebnis.

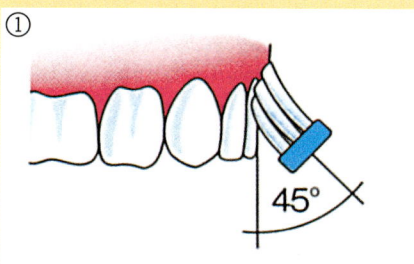

An den vorderen Oberkieferzähnen beginnen. Die Zahnbürste bei halb geöffnetem Mund in einem Winkel von 45 Grad ansetzen, halb auf das Zahnfleisch, halb auf die Zähne.

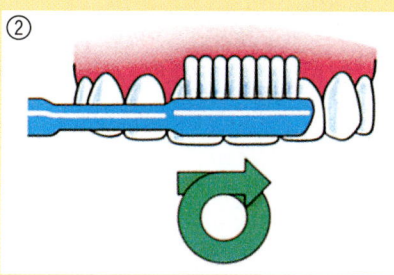

In kreisenden Bewegungen mit leichtem Druck Zahnfläche und Zahnfleischsaum von rechts nach links von Zahn zu Zahn alle linken oberen Zähne massieren, bis der hinterste Backenzahn erreicht ist. Dann in gleicher Weise zu den Frontzähnen zurückbürsten.
Die Zahnbürste wenden und die rechten oberen Zähne in der gleichen Weise putzen.

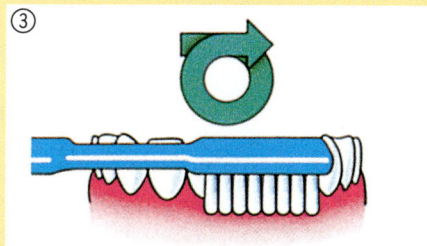

Für das Bürsten der Unterkieferzähne die Borsten der Zahnbürste wieder in einem Winkel von 45 Grad nach unten zum Zahnfleisch ansetzen, halb auf das Zahnfleisch, halb auf die Zähne. Den Mund beim Putzen der Unterkieferzähne locker fast geschlossen halten.

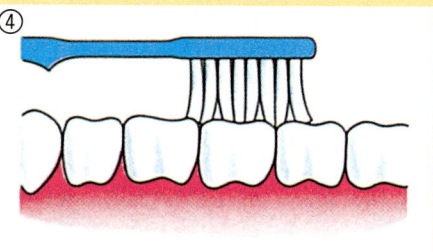

Nun die oberen und unteren Kauflächen Zahn um Zahn in kreisenden Bewegungen putzen: zuerst links oben, dann rechts oben, danach links unten und rechts unten.

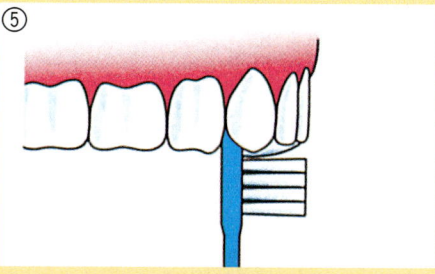

Reinigung der Innenseiten. Für die Oberkieferzähne die Zahnbürste senkrecht in die Hand nehmen und in kreisenden Bewegungen wieder Zahn um Zahn von den Vorderzähnen aus zu den Backenzähnen bürsten. Dabei immer das Zahnfleisch „mitnehmen".

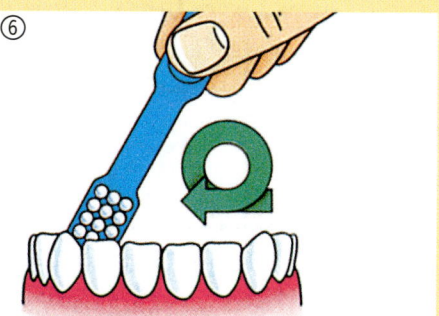

Für die Innenseiten der Unterkieferzähne die Zahnbürste möglichst senkrecht halten. Putzen mit kreisenden Bewegungen nur aus dem Handgelenk heraus.

Zeit: drei Minuten.

viermal weniger Karies als gleichaltrige deutsche Kinder. Fluoride können auch durch fluoridhaltiges Kochsalz, durch Fluoridtabletten oder durch fluoridhaltige Zahnpasten und Mundwässer aufgenommen werden. Zusätzlich kann der Zahnarzt eine Versiegelung der Zähne mit Fluoridlack vornehmen oder die Zähne mit einer Fluoridlösung bepinseln.

• Richtige Ernährung

Zucker und alle zuckerhaltigen Lebensmittel sind schädlich für die Zähne. Klebrige Süßigkeiten bleiben besonders an den Zähnen haften und tragen so wesentlich zur Entstehung von Zahnbelag (Plaque) bei. Lebensmittel, bei denen kräftiges Kauen notwendig ist, fördern die Speichelsekretion und „spülen" so die Zahnoberflächen frei. Äpfel, Karotten, Nüsse, Vollkornbrot beanspruchen Gebiss und Zahnfleisch und stärken auf diese Art die Widerstandsfähigkeit.

Auch nichtsüße Nahrungsmittel wie z. B. Chips oder Knäckebrot sind kariogen, wenn Reste zwischen den Zähnen hängenbleiben. Die Kohlenhydrate werden durch Speichelenzyme zu Zucker abgebaut, und es kommt zu einer Säureproduktion über Stunden und damit zu extrem langen Entkalkungs-, bzw. Demineralisationsprozessen.

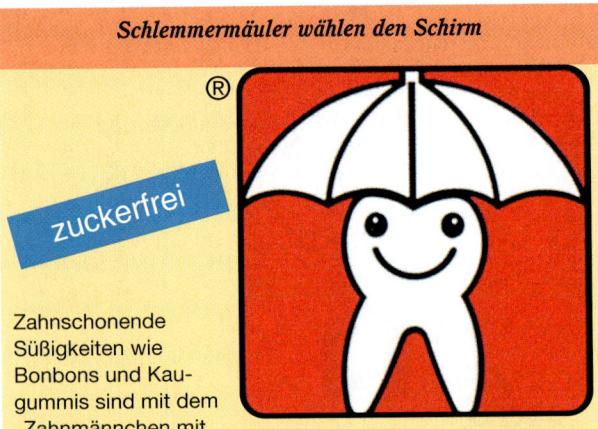

Schlemmermäuler wählen den Schirm

zuckerfrei

Zahnschonende Süßigkeiten wie Bonbons und Kaugummis sind mit dem „Zahnmännchen mit Schirm" oder mit der Aufschrift „zuckerfrei" ausgezeichnet. Sie bilden keine zahnschädlichen Säuren in der Mundhöhle. Sie enthalten entweder Zuckeraustauschstoffe oder Zuckerersatzstoffe. Zuckeraustauschstoffe sind zum Beispiel Xylit, Sorbit oder Mannit. Sie sind zwar kalorienhaltig, aber nicht in gleichem Maße kariogen wie Rohrzucker und andere Zucker. Zuckerersatzstoffe sind Saccharin, Cyclamat und Aspartam. Sie sind kalorienfrei und nichtkariogen.

Cola, Fruchtsaftgetränke und Limonaden enthalten bis zu 100 g Zucker pro Liter.

Weitgehend unbedenklich für die Zahngesundheit sind dagegen Gemüse, Brot mit Butter oder Margarine, Milch und Milchprodukte sowie ungezuckerte Getränke.

Säurehaltige Lebensmittel und Getränke (Obst, Obstsäfte, Cola oder Vitamin C) greifen den Zahnschmelz an und machen ihn empfindlich gegen mechanische Belastungen. Nach dem Genuss solcher Lebensmittel sollte man deshalb nicht sofort, sondern erst nach 30 Minuten die Zähne putzen. Die vier Grundregeln für Ernährung und Zahngesundheit lauten:
- Putzen nach dem Frühstück,
- möglichst zuckerfreier Vormittag,
- am Nachmittag so wenig Zucker wie möglich,
- kein Zucker nach dem Zähneputzen abends (kein süßes Betthupferl).

• Zahnärztliche Vorsorgeuntersuchung

Alle sechs Monate sollte eine regelmäßige Untersuchung der Zähne durch den Zahnarzt erfolgen. So können beginnende Karies („Kreideflecken"), feinste Kariesrisse oder Löcher noch rechtzeitig entdeckt und Schäden behoben werden, ehe die Karies den Schmelz, das Zahnbein oder sogar die Zahnwurzel durchdringt. Ein regelmäßiger Gang zum Zahnarzt bewahrt nicht nur vor Zahnschmerzen, er kann auch direkt „heilend" sein, wenn es drum geht, Plaque und Zahnstein zu entfernen, bzw. durch eine geeignete Fluoridierung eine beginnenden Karies wieder rückgängig zu machen.

Ein Speicheltest kann auf das Kariesrisiko hinweisen

In der Mundhöhle leben viele verschiedene Bakterienarten. Wenn durch mangelnde Zahnpflege Beläge auf den Zähnen bleiben, können einige Bakterien Milchsäure bilden und Karies entsteht. Ein solcher Karieserreger ist die Bakterie Streptokokkus mutans. Mithilfe einer Speichelprobe kann der Zahnarzt feststellen, ob diese Streptokokken gehäuft im Mund vorkommen. Ist dies der Fall, so besteht ein erhöhtes Kariesrisiko. Der Patient kann die Bakterien z. B. beim Küssen an andere Menschen weitergeben. Auch Mütter, die den Schnuller ihres Kindes in den Mund nehmen oder mit einem vorher selbst benutzten Löffel ihr Kind füttern, können so die Karies auslösenden Streptokokken auf ihr Kind übertragen.

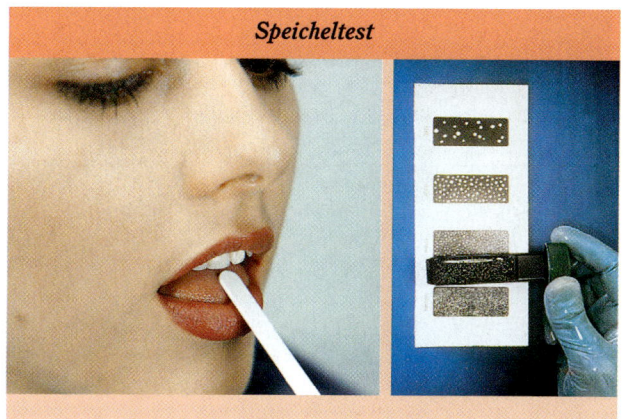

Speicheltest

gebunden und daher weniger schädlich als das Quecksilber, das durch Zigaretten, Fisch oder Fleisch aufgenommen wird. Zur Zeit liegen noch keine Erkenntnisse vor, die den Verdacht eines unvertretbaren gesundheitlichen Risikos durch Amalgam begründen. Dennoch werden schwer Nierenkranken, Kindern bis zu sechs Jahren und Schwangeren möglichst keine neuen Amalgamfüllungen gelegt. In diesen Fällen finden Gold, Keramik oder Komposit-Kunststoff Verwendung. Eine Goldplombe kostet rund sechzehnmal mehr als eine vergleichbare Amalgamfüllung. Kunststoff und Keramik halten nicht so hohe Belastungen aus und sind daher weniger dauerhaft als Amalgam oder Gold.

Wenn es gelingt, die Übertragung dieser Bakterien bis zum Ende des dritten Lebensjahres zu vermeiden (Schnuller, Fläschchensauger und Kinderlöffel nicht vorher ablecken), finden die Karieskeime im Milchgebiss keine optimalen Ansiedlungsmöglichkeiten mehr. Anhand des Speicheltests kann der Zahnarzt eine eventuelle Gefährdung beurteilen und gegebenenfalls einen Behandlungsvorschlag unterbreiten.

Amalgam – bedenklich oder unbedenklich?

Amalgam wird zur Füllung von Karieslöchern benutzt. Es ist eine Paste aus Quecksilber (3%), Silber, Zinn, Kupfer und Zink. Quecksilber ist als Element ein starkes Gift. Es kann Magen-Darm-Erkrankungen, Kopfschmerzen, Gelenkschmerzen und Gewichtsschwund verursachen. In Amalgam ist das Quecksilber chemisch

7.2 Entzündliche Zahnbetterkrankungen

Zahnfleischentzündung (Gingivitis)

Werden die Zähne nicht regelmäßig ganz sauber geputzt, sammelt sich am Zahnfleischrand Plaque an und wird zu Zahnstein. An der rauhen Oberfläche des Belags können sich Bakterien besonders leicht festsetzen. So wächst der Belag und schiebt sich immer weiter unter den Zahnfleischrand. Neben Säuren produzieren die Mikroorganismen der Plaque auch Giftstoffe. Diese, auch als Toxine bezeichnet, reizen das benachbarte Zahnfleisch (Gingiva). Das Zahnfleisch verändert sich von rosa nach dunkelrot, ist geschwollen und schwammig weich. Beim Zähneputzen blutet es oft. Eine Zahnfleischentzündung (Gingivitis) ist entstanden. Durch Entfernen der Zahnbeläge bilden sich die Veränderungen zurück. Gingivitis ist also heilbar.

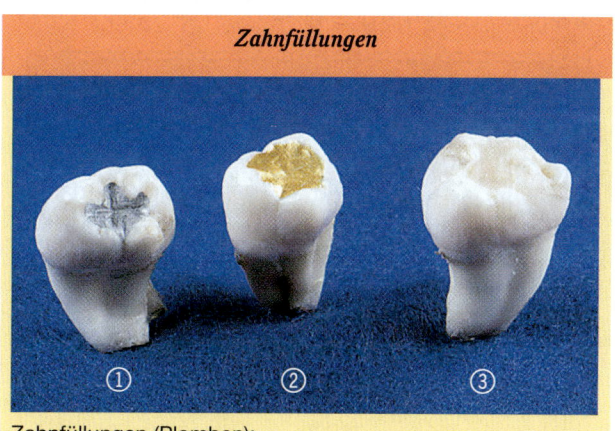

Zahnfüllungen

Zahnfüllungen (Plomben):
① Amalgam, ② Gold, ③ Kunststoff.

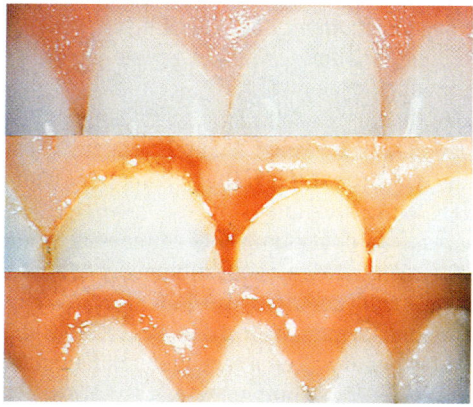

Blutendes Zahnfleisch ist krank

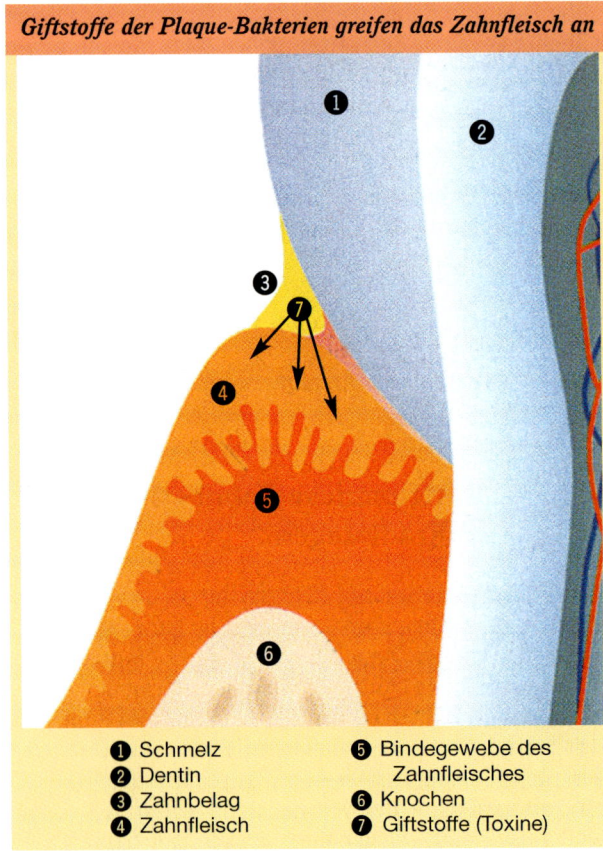

Giftstoffe der Plaque-Bakterien greifen das Zahnfleisch an

① Schmelz
② Dentin
③ Zahnbelag
④ Zahnfleisch
⑤ Bindegewebe des Zahnfleisches
⑥ Knochen
⑦ Giftstoffe (Toxine)

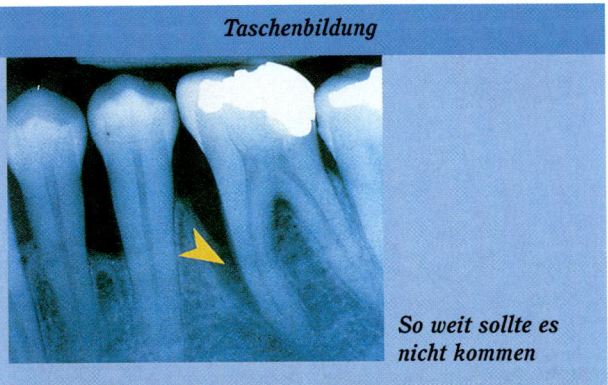

Taschenbildung

So weit sollte es nicht kommen

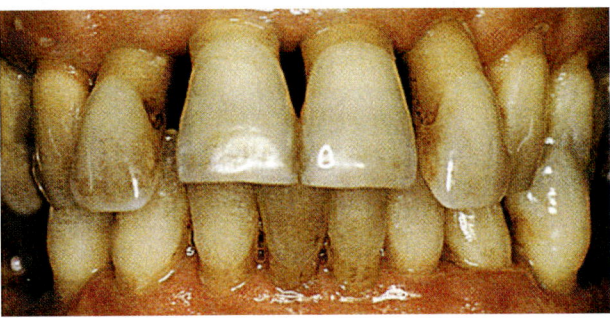

Parodontitis

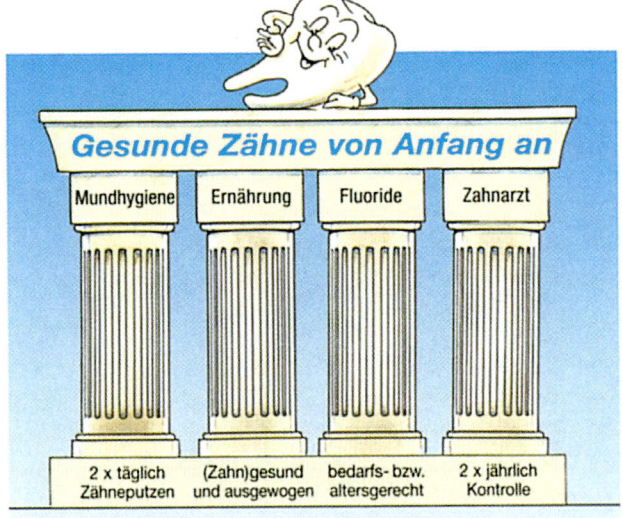

Gesunde Zähne von Anfang an

Mundhygiene	Ernährung	Fluoride	Zahnarzt
2 x täglich Zähneputzen	(Zahn)gesund und ausgewogen	bedarfs- bzw. altersgerecht	2 x jährlich Kontrolle

Parodontitis (Entzündung des Zahnhalteapparats)

Wird eine Zahnfleischentzündung (Gingivitis) nicht behandelt, so bewirken die Giftstoffe der Plaquebakterien, dass sich zwischen Zahnhals und Zahnfleisch ein Hohlraum, eine Tasche bildet. Plaque und Zahnstein wachsen immer tiefer und breiter.

Rund um die Tasche schmerzt das Zahnfleisch und man putzt noch weniger. Schließlich ist der ganze Zahnhalteapparat entzündet: Parodontitis!

Die Zahntasche, in der der Zahn sitzt, wird langsam abgebaut. Die Zahnhälse scheinen dadurch länger zu werden. Die Zähne verlieren ihren Halt, beginnen zu Wakkeln und fallen schließlich aus.

Eine Parodontitis kann nur durch eine zahnärztliche Behandlung zusammen mit einer sehr intensiven Mundhygienen zum Stillstand gebracht werden. Der Zahnarzt entfernt Plaque und Zahnstein von den gesamten Zahnoberflächen, auch von den tief in den Taschen liegenden Zahnwurzeloberflächen. Manchmal muss dazu das Zahnfleisch im Rahmen eines chirurgischen Eingriffs geöffnet werden, um die Zahnwurzeln effektiv säubern zu können. Eine vollkommene Regeneration ist nicht möglich. Parodontose ist also nicht völlig heilbar.

8

Gesundheit erleben

8.1 Wundbehandlung

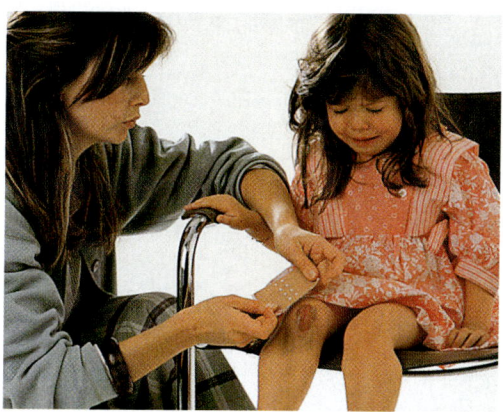

Schnell ist ein kleines Malheur passiert

Kleinere Blessuren können sehr leicht passieren. Kleinere Wunden können durch kaltes Leitungswasser gesäubert werden. Größere Wunden und Schürfwunden sollten mit einem Desinfektionsmittel behandelt werden. Kleinere Schnittwunden sollte man ausbluten lassen, bis die Wunde von selbst aufhört zu bluten. Durch die Blutung reinigt sich die Wunde selbst. Die Umgebung der Wunde ist unter fließend kaltem Leitungswasser zu säubern. Dann wird die Wunde mit einem sauberen, möglichst sterilen Pflaster oder einem Verband abgedeckt.

Stark blutende Wunden erfordern einen Druckverband, bevor dann auf dem schnellsten Wege ein Arzt aufgesucht wird, der die Wunde näht.

Bei Schlagaderblutungen – das Blut spritzt dann hellrot im Rhythmus des Herzschlags aus der Wunde – muss man die Schlagader oberhalb der Wunde abdrücken. Die Wunde selbst wird mit einem sterilen Tuch abgedeckt und sofort ein Arzt aufgesucht. Das Abbinden des betroffenen Körperteils, wie es früher üblich war und auch heute noch praktiziert wird, hat sich nicht bewährt. Sehr häufig kommt es dabei zu gefährlichen Blutstauungen.

Wenn sich in der Wunde Eiter oder eine Entzündung gebildet hat, ist ein Arztbesuch dringend erforderlich.

Wenn man in der Natur unterwegs ist und kein Verbandzeug dabei hat, bewährt sich auch der frisch ausgedrückte Saft von Wegerichblättern zur Wundbehandlung. Nach zwei Tagen kann man die Wundheilung mit aloehaltigen Cremes unterstützen. Aloe vera ist ein dickfleischiges Liliengewächs der Tropen und Subtropen und ist hierzulande als Zimmerpflanze sehr beliebt.

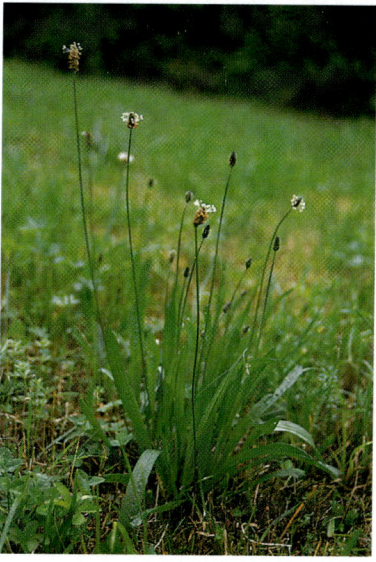

Spitzwegerich
Wegerichblätter, bzw. der frisch ausgepresste Saft haben wundheilende und Blut gerinnungsfördernde Eigenschaften

Wundstarrkrampf (Tetanus) ist eine lebensgefährliche Infektion. Tetanus-Bakterien sind praktisch überall vorhanden: z.B. im Straßenstaub, in der Gartenerde oder in Holzsplittern.

Die Bakterien produzieren einen Giftstoff, der Muskelkrämpfe verursachen kann. Ein Gegengift, möglichst bald nach einer Verletzung gespritzt, macht das frei im Blut zirkulierende Nervengift unschädlich. Eine dauerhafte Immunisierung ist gerade bei Tetanus dringend ratsam (vgl. Kap. 4.10.3).

8.2 Körperpflege

Aufbau und Aufgaben der Haut

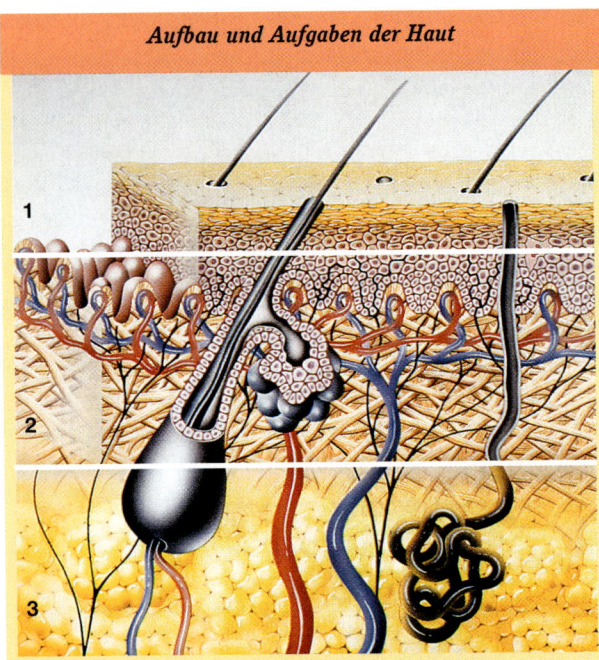

1. Schicht: Oberhaut
Sie ist der äußerste Schutz unseres Körpers. Durch noppenartige Aus- und Einbuchtungen ist sie fest verzahnt mit der Lederhaut.

2. Schicht: Lederhaut
Die Lederhaut gibt der Haut Halt und Elastizität. Der Ursprung unserer Empfindungen von Kälte, Wärme, Druck, Berührung, Schmerz oder Juckreiz liegt in den Sinneszellen. Sie leiten über Nervenbahnen diese Gefühle als Impulse an unser Gehirn weiter.

3. Schicht: Unterhaut
Sie ist unser „gutes Polster", isoliert und verleiht uns unsere rundlichen Konturen und ist die tiefste Hautschicht. Sie enthält viele Fettzellen, Nährstoffe und Flüssigkeit.

Eine schöne zarte, glatte, reine, faltenfreie Haut ist ein Ausdruck für Gesundheit und Schönheit.

8.2.1 Duschgel (100 ml)

Rezeptur

15 ml Zetesol (Tensid)
15 ml Betain (Tensid)
2 ml Pflanzenöl (Mandel- oder Sonnenblumenöl)
4 ml Mulsifan (Emulgator)
5 Tropfen Zitronensaft
64 ml destilliertes Wasser
•• *Die Substanzen in ein Gefäß geben und kurz verrühren.*

Wirkung der Inhaltsstoffe:

Zetesol und **Betain** lösen als Tenside auf mildere Weise als herkömmliche Seifen Schmutz, Talg- und Schweißrückstände von der Haut.

Pflanzenöl besorgt die Rückfettung der Haut

Mulsifan wirkt als Emulgator für eine Vermischung (Emulsion) von Öl und Wasser.

Zitronensaft erhält den natürlichen Säurewert der Haut.

Zusätze (können, müssen aber nicht sein):

• **Duft:** 5 Tropfen Lavendel-, Palmarosa- oder Parfümöl

• **Unreine Haut:** 5 Tropfen Alpha-Bisabolol (= Wirkstoff der Kamille, wirkt entzündungshemmend und verursacht keine Allergie)

Lavendelöl besitzt eine berühmte Duftnote. Außerdem hat es eine keimhemmende Wirkung.

Rosenöl ist der teuerste aller Duftstoffe. Der Duft soll Depressionen lindern und die Sinnlichkeit anregen können. Auf die Haut wirkt das Öl entzündungshemmend.

8.2.2 Gesichtscreme (ca. 110 g)

Rezeptur

Man benötigt zwei feuerfeste Töpfe oder Bechergläser, eins für die Wasserphase und eins für die Fettphase.

Wasserphase:
70 ml destilliertes Wasser
1,5 g Harnstoff
•• aufkochen und auf ca. 70 Grad abkühlen lassen

Fettphase:
6 g Tegomuls
2 g Lamecreme
15,2 g Cocosöl
14,8 g Sojaöl
0,1 g (2 Tropfen) Vitamin E-Acetat
•• schmelzen (nicht kochen), ca. 70 Grad

•• Die Wasserphase langsam in die Fettphase gießen und solange rühren, bis die Creme erkaltet. Dabei das Gefäß in kaltes Wasser stellen. Sobald Handwärme erreicht ist, die Zusatzstoffe einrühren.

Zusatzstoffe:

• **Konservierung:** *5 Tropfen (0,2 ml) Euxyl K 400, macht die Creme ca. 1 Jahr haltbar*

• **Hautpflege:** *5 Tropfen D-Panthenol*

• **Duft,** *falls gewünscht: 5 Tropfen Palmarosa- oder ein Parfümöl*

Wirkung der Inhaltsstoffe:

Harnstoff *hält die Haut feucht und geschmeidig. Bei Akne unterstützt er die Ablösung der äußersten Hornschicht.*

Tegomuls *und* **Lamecreme** *sind sanfte Emulgatoren und vermischen Cocos- und Sojaöl mit Wasser.*

Vitamin E *verhindert das Ranzigwerden der Öle.*

Euxyl *macht die Creme für ca. 1 Jahr haltbar.*

D-Panthenol *ist Vitamin B_5. Es fördert das Zellwachstum der Haut, speichert Feuchtigkeit und verhindert die Austrocknung der Haut. Außerdem bewirkt es Elastizität von Finger- und Zehennägel.*

Palmarosaöl. *Ätherisches Öl einer subtropischen Süßgrasart, ähnlich dem Lemon- und dem Citronellgras. Attraktiver Duft und keimhemmende Wirkung.*

8.3 Naturheilmittel

8.3.1 Schnupfenöl

Husten, Schnupfen, Halsbeschwerden – zwei bis dreimal jährlich bekommt jeder im Durchschnitt eine Erkältung. Die Erreger sind verschiedene Viren. Meist steckt man sich durch direkten Kontakt mit anderen Menschen an. Die Nasenschleimhäute schwellen an und produzieren vermehrt Sekret – die Nase trieft.
Ein hervorragendes Mittel zur Linderung dieser Beschwerden ist das folgende Schnupfenöl.

Schnupfenöl (10 ml)

2,5 ml Eukalyptusöl
2,5 ml Thymianöl
2,5 ml Rosmarinöl
2,5 ml Teebaumöl
•• in einem Glas mischen und in eine Tropfflasche abfüllen.

Anwendung: *5 Tropfen auf ein Papiertaschentuch geben und inhalieren oder für ein Kopfdampfbad verwenden (vergl. Seite 113/114).*

Vorsicht: *Kleinkinder und Säuglinge dürfen nicht mit ätherischen Ölen behandelt werden, da sie zu einem Atemstillstand führen können.*

Wirkungsweise:

Eukalyptus *hat eine auswurffördernde und eine schwach antibakterielle Wirkung. Eukalyptusöl ist in vielen Hustenbonbons enthalten.*

Thymian *wirkt schleimlösend, auswurffördernd, und krampflindernd. Er hat außerdem keimtötende und geruchshemmende Eigenschaften und ist deshalb in vielen Mund- und Rasierwässern enthalten.*

Rosmarin *besitzt ein starkes Aroma, wirkt schmerzstillend und anregend auf Kreislauf und Nervensystem.*

Teebaum. *Das ätherische Teebaumöl wird aus den Blättern des australischen Teebaums gewonnen. Es hat eine stark desinfizierende Wirkung und tötet Bakterien, Pilze und sogar Viren, z.B. Herpesviren ab.*

8.3.2 Ringelblumensalbe
Wund- und Heilsalbe

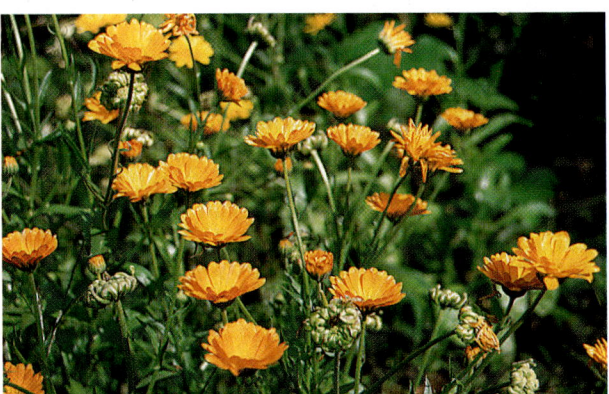

Ringelblume (Calendula officinalis). Die gefüllt blühende, orangefarbene Blüte enthält heilendes ätherisches Öl.

Herstellung von 250 g Ringelblumensalbe

250 g Melkfett oder Schweineschmalz
ca. 75 Blütenköpfe der Ringelblume (ersatzweise 10 ml
   Ringelblumenextrakt)

Sammeln der Blüten: *Blüten unterhalb der Blüte abschneiden und im Schatten 2 bis 3 Tage trocknen. Die äußeren Blütenblätter abzupfen und alsbald die Salbe damit herstellen.*

Bereitung der Salbe: *Das Fett in einem Topf erhitzen. Die Blütenblätter hinzugeben und bei kleiner Flamme ab und zu umrühren. Eine Stunde werden so den Ringelblumenblättern die Wirkstoffe entzogen. Danach durch einen Papier-Teefilter abseihen. Noch mehr Wirkstoffe werden vom Fett aufgenommen, wenn man nach dem ersten Erhitzen das Ganze zugedeckt erkalten lässt und am anderen Tag nochmals erwärmt und dann abseiht.*

Einen guten Duft *verleiht der Salbe der Zusatz von 1 ml Lavendelöl.*

Das ätherische Öl der Ringelblume wirkt entzündungshemmend und regt die Bildung von neuem Gewebe nach einer Verletzung an. Ringelblumensalbe hat sich bewährt bei kleinen Riss-, Quetsch- und Brandwunden, ebenfalls bei Hautentzündungen und Verstauchungen.

8.4 Alkoholfreie Mixgetränke

Getränketipps ohne Schwips: Wo rohe Säfte sinnvoll walten, da kann sich kaum ein Rausch entfalten!

Anmerkung: *Eiswürfel aus kohlensäurearmem Mineralwasser herstellen. Leitungswasser verwässert die Getränke und gibt das Aroma der Früchte wenig preis.*

Abkürzungen: *TL = Teelöffel; EL = Esslöffel*

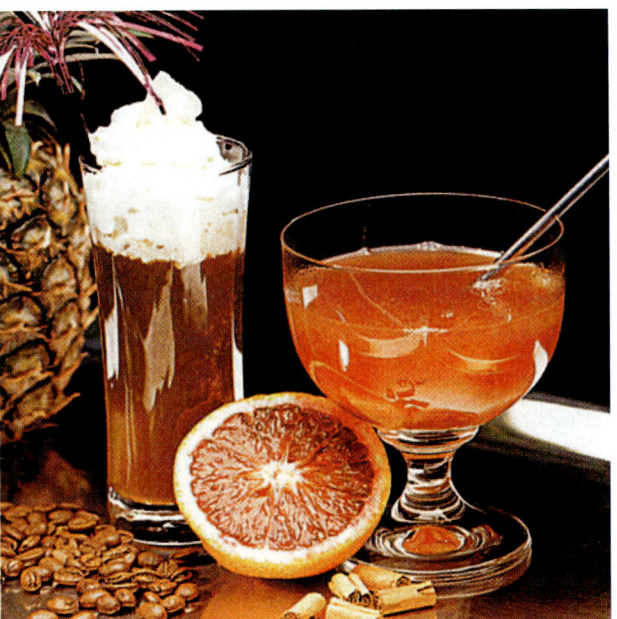

Miami Coffee
2 Gläser
1/8 l Kaffee
2 Kugeln Schokoladeneis
1/8 l geschlagene Sahne
1/8 l Ananassaft
1 Scheibe Ananas

Den kalten Kaffee und den Saft in die Gläser verteilen. Das Eis und die in Stücke geschnittene Ananas dazugeben. Die Gläser anschließend mit einer Sahnehaube verzieren und mit Trinkhalm servieren.

Dream of fruit
ca. 2 Gläser
1 Teebeutel Früchtetee
0,2 l Wasser
0,2 l Pfirsich/Aprikosennektar
1 Zimtstange
1/2 Orange

Tee und Zimtstange mit kochendem Wasser übergießen, ca. 2 Min. ziehen lassen. Gewürze und Teebeutel entfernen, Saft und kleingewürfelte Orange dazugeben und alles nochmals erhitzen. Heiß servieren mit Cocktailsticker!

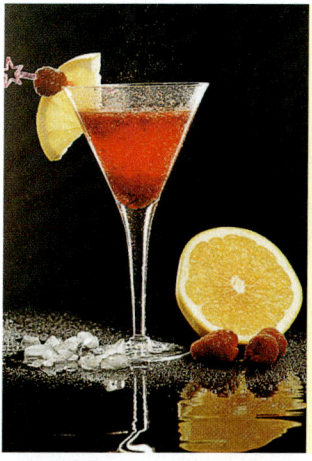

Bodybuilder
Saft von 1/2 Grapefruit
1 EL pürierte Himbeeren
zerstoßenes Eis
Tonic-Water

Himbeeren ins Glas geben,
Grapefruitsaft und zerstoße-
nes Eis dazu, mit Tonic-Water
aufgießen. Garnieren mit
Cocktailsticker, Himbeere und
Grapefruitscheibe.

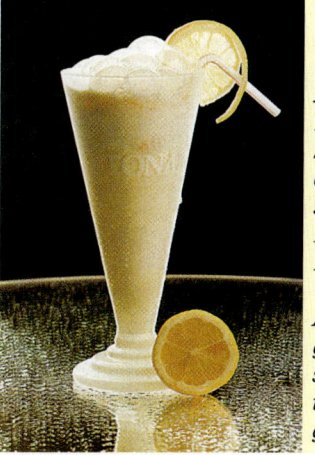

Fresh up
1 EL Zitronensaft
2 EL Orangensaft
etwas abgeriebene Zitronen-
schale
1 Glas kalte Milch
1 Zitronenscheibe

Alle Zutaten in einen Shaker
geben, ca. 10 Sek. durch-
schütteln, ins Glas gießen
und mit Zitronenscheiben
garnieren.

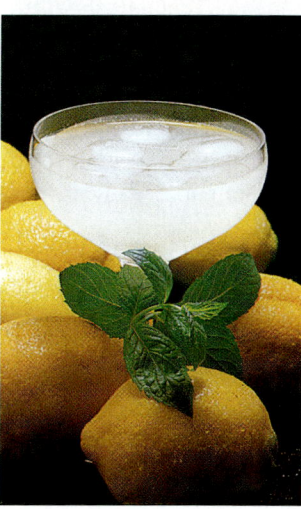

Limonde
ca. 6 Gläser
Saft von 6 Zitronen
1 l Mineralwasser
Zucker nach Bedarf
6 Eiswürfel
6 Zitronenscheiben
frische Minzblätter

Durchgeseihten Zitronensaft,
Mineralwasser und Zucker in
ein großes Glasgefäß geben,
verrühren und gut kühlen. Li-
monade zu den Eiswürfeln in
die Gläser geben, mit Minze
garnieren.

8.5   Spiele

Spiele sind ein Ventil zum „Dampfablassen". Sie können aber auch den Auftakt bilden für andere Methoden der Entspannung.

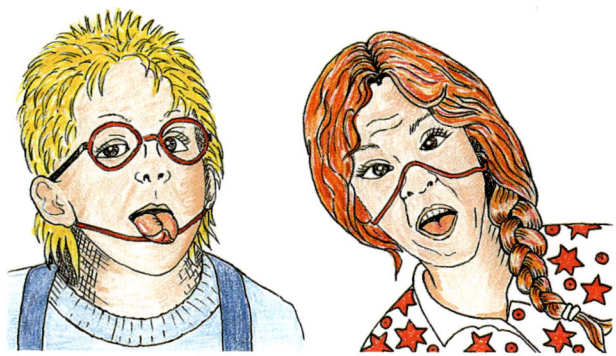

8.5.1   Kleine Spiele während des Unterrichts

(Die folgenden Spiele stammen aus „Stressbewältigung", Hessi-sche Arbeitsgemeinschaft für Gesundheitserziehung, Marburg)

Nach den Sternen greifen
Die Fenster werden geöffnet.
Die Schülerinnen und Schüler stehen auf, strecken beide Arme mit gespreizten Fingern nach oben, als ob sie nach den Sternen greifen wollten, und atmen dabei tief ein. Beim Ausatmen lassen alle die Arme herunterfallen. Diese Übung wird einige Male wiederholt.

Grimassen-Gymnastik
Jede Schülerin und jeder Schüler erhält einen Gummiring. Die Gummiringe werden so über die Köpfe gestreift, dass sie vorn auf der Nasenspitze und hinten im Nacken sitzen. Bei dem Spiel dürfen die Hände nicht benutzt werden. Die Gummiringe sollen sich nur durch Grimassen von der Nasenspitze über den Mund und über das Kinn bis zum Hals herunterbewegen. Wenn das Gummi zwischen den Lippen liegt, kann die Zunge es über die Unterlippe hinwegheben.

8.5.2 Sensitive Spiele

Blind führen
(aus „Kleine Spiele", WAGUS, Karlsruhe)
Der Führende hat die volle Verantwortung für seinen Partner. Er geht mit ihm sicher durch den Raum, sodass dieser ihm ganz vertrauen kann.

Die Spieler gehen partnerweise zusammen. Sie bringen ihre Arme in Vorhalte und berühren einander an den Handflächen. Ein Spieler schließt seine Augen. Der andere führt nun den jetzt Rückwärtsgehenden durch den Raum, ohne dass es zu Zusammenstößen kommt.
Durch ein Verstärken des Druckes auf die rechte, bzw. auf die linke Handfläche kann gelenkt werden. Wird der Druck verringert, verringert sich auch die Geschwindigkeit der Gehenden. Geht der Führende langsam rückwärts, so folgt der „blinde" Spieler dem weichenden Druck der Hände.
„Führungswechsel" nach einiger Zeit!

Steifer Mann
Das Spiel erfordert volles Vertrauen zu den Mitspielern.

Gruppen von 5 – 7 Mitspielern stehen im engen Kreis; in diesem befindet sich ein Mitspieler, der sich am ganzen Körper fest anspannt. Der Spieler wird von den Außenspielern am Umfallen gehindert. Er vertraut voll seinen Außenleuten, die ihn mit ihren Händen kontrolliert in Bewegung halten, ihn leicht hin und her bewegen, wobei er auch die Augen schließen kann.
Der Kreis muss eng sein, da bei größeren Pendelbewegungen die Kontrolle über den „steifen Mann" erschwert ist. Ein Umfallen muss unbedingt verhindert werden! Dessen müssen sich alle Spieler bewusst sein.

8.6 Entspannung

8.6.1 Mein Atem und mein Körper
(nach „Cool bleiben!", Hamburg Münchener Ersatzkasse)

Entspannung braucht auch Zeit. 3 bis 10 Minuten sollte man sich schon für eine Übung gönnen. Wichtig ist nicht eine lange Übung, sondern das täglich wiederkehrende, hineinspürende Entspannen.
Besonders wichtig ist, dass man nichts erzwingen will. Auch wenn man nach einer Entspannungsübung das Gefühl hat, es hat nicht so gut geklappt, hat die Übung trotzdem positiv gewirkt, allein schon deshalb, weil man in guter Absicht sich selbst zugewandt hat.

Übung:
Die Übung erfolgt am besten im Sitzen auf einem Stuhl: Oberkörper aufrecht, beide Füße berühren mit der ganzen Fußsohle den Boden. Die Hände sind ineinander gelegt, die Augen geschlossen.
• Ich achte auf meinen Atem, wie er geht und kommt. Ich beobachte ihn so lange, bis ich spüre, dass er zur Ruhe gekommen ist.
• Danach lasse ich bei jedem Ausatmen meine Muskeln bewusst ein wenig mehr los. Ich spreche mir während des Ausatmens innerlich vor: „Ich lasse mich jetzt los – in den Gesichtsmuskeln" – (kurze Pause, in der ich mich in mein Gesicht hineinversetze) – „im Nacken und in den Schultern" – (kurze Pause) – „in meinen Armen und Händen" – (kurze Pause) – „nehme ganz Platz auf diesem Stuhl, sodass Stuhl und ich eine Einheit werden." – (kurze Pause) – „Ich gehe dann von meinem Körperschwerpunkt mit meinem Bewusstsein in meine Beine und Füße". (kurze Pause). „Ich spüre eine Zeitlang das Gewicht meiner Beine und Füße – solange es für mich angenehm ist".
• Danach kehre ich mit meinem Bewusstsein wieder von den Füßen und Beinen langsam zu meinem Körperschwerpunkt zurück – und spüre, wie ich mich jetzt fühle.
Am Ende der Übung:
Ich atme bewusst und lange dreimal aus; mache mit meinen Händen eine feste Waschbewegung und klatsche dreimal in die Hände.

8.6.2   Phantasie- und Märchenreisen

Phantasie- und Märchenreisen sind Geschichten zum Entspannen, Träumen und Erholen. Die blumige Sprache verhilft zu bildhaften Vorstellungen, die zu einem tiefen Entspannungs- und Erholungszustand führen. Die Erfahrungen und Gedanken können anschließend ausgemalt oder beschrieben werden. Das Vorlesen und Zuhören macht ganz einfach Freude, und Freude ist eine wichtige Voraussetzung für die körperlich-seelische Gesundheit.

Vor Beginn soll der Vorlesende für Entspannung sorgen, bei der die Zuhörer erfahren, ihren Körper ganz bewusst wahrzunehmen. Dies kann zum Beispiel so geschehen:

Du sitzt (liegst) ganz schwer und entspannt auf dem Stuhl (Boden).
Du fühlst deinen Körper ganz bewusst.

Du bist ganz schwer, gelöst und ruhig.
Deine Hände und Arme sind ganz schwer.
Deine Nacken und deine Schultern sind ganz schwer.
Deine Füße und Beine sind ganz schwer.
Dein Gesicht ist ganz entspannt und gelöst.
Du lässt los.
Du gibst alle Spannung ab – weg von dir.
Du bist ganz ruhig und entspannt.

Jetzt beginnt man mit dem Vorlesen. Die Geschichten langsam vorlesen, damit der Zuhörer genügend Zeit hat, sich in die Bilder einzulesen.
Nach dem Ende der „Reise" spricht der Vorlesende zum wieder Muntermachen:

Tief durchatmen, Fäuste machen und die Arme recken und strecken und gähnen (Spannungsausgleich).
Im übrigen ist die Wortwahl und die Reihenfolge der Formeln zur Ruhetönung völlig gleichgültig. Wichtig ist nur, dass sich die Zuhörer vor der „Reise" entspannen.

Wiese

Du bist auf einer großen, weiten Wiese –
du läufst durch diese Wiese –
du spürst unter deinen Füßen das Gras –
es ist biegsam, weich, sommerwarm –
du hast Lust, dich ins Gras zu legen –

du spürst das Gras unter dir, wie eine weiche Decke –
du siehst die Gräser, viele Arten –
siehst Blumen dort –
kleine Käfer krabbeln gemächlich –
du riechst das Gras, die Erde –
ein Schmetterling schaukelt an dir vorbei –
du siehst, wie schön seine Färbung ist –
die Zeichnung seiner Flügel,
         ganz aus Samt scheinen sie zu sein –
du hörst die Bienen summen und schwirren –
du schaust zum Himmel –
du siehst dort oben viel –

du bist ganz ruhig, gelöst, entspannt –
Ruhe durchströmt dich –
du bist ganz ruhig und entspannt –

Angst – das große Tier

Du stellst dir ein Tier vor –
irgendein schreckliches, abscheuliches Tier –
du lässt es wachsen –

es wird immer größer und größer –
es wird ganz riesig groß –
größer kann es nicht mehr werden –

nun lässt du es wieder kleiner werden –
ganz klein, noch kleiner, winzig klein –
kleiner kann es nicht mehr werden –

du nimmst es auf deine Hand und beschaust es dir –

du schaust es ganz genau an –

jetzt lässt du es wieder wachsen, ein bisschen nur –
in eine Größe, mit der du umgehen kannst –
vielleicht kannst du jetzt mit ihm spielen –

du fühlst dich gut –
du bist ruhig, gelöst, entspannt –
dein Atem geht ganz ruhig und gleichmäßig –
du bist ganz ruhig und entspannt –

8.7 Mandalas malen
Zur Mitte finden

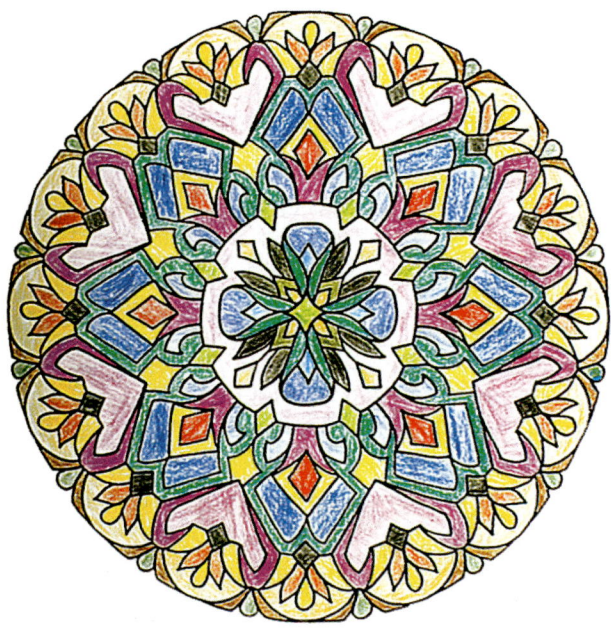

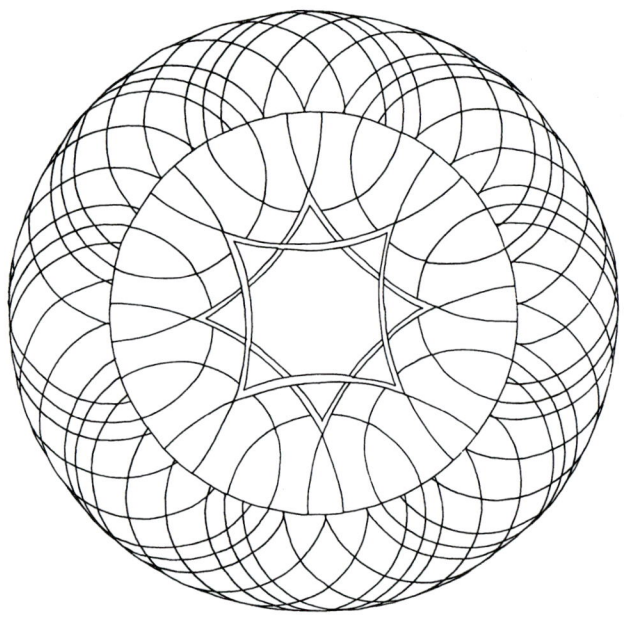

Licht lässt gedeihen und löst innere Fesseln.
Licht spendet Freude und wärmt das Herz.
Licht schenkt Frieden. Licht ist Kraft.

Der Garten meiner Seele befindet sich in mir.
Er liegt im Reich der Bilder. Wenn ich in meinem Garten
ausruhe, werde ich heil und schöpfe neue Kräfte.

Mandala ist ein altindisches Wort und bedeutet Kreis. Man versteht darunter ein Bild, das Figuren und Kreise konzentrisch um eine betonte Mitte herum ordnet.

In der indischen und tibetischen Tradition sind Mandalas Schaubilder der seelischen Ganzheit eines Einzelnen aber auch Darstellungen der überpersönlichen, göttlichen Ordnung.

Bei uns im Westen gibt es auch Mandalas in den Fensterrosen mittelalterlicher Kirchen.

Das Mandala soll eine Meditationshilfe sein zum Anschauen oder zum Ausmalen.

Beim Betrachten oder beim Ausmalen eines Mandalas entsteht zunächst eine Spannung. Ganz langsam geht beim Mandala eine versöhnende und sinnstiftende Wirkung aus. Man bekommt das Gefühl, eine Einheit zu bilden mit einer Mitte. In der eigenen Herzmitte wächst Kraft und Lebensmut.

Mandala zum Ausmalen: Mandala vergrößert auf ein weißes Blatt Papier kopieren und farbig ausmalen.

9

Anhang

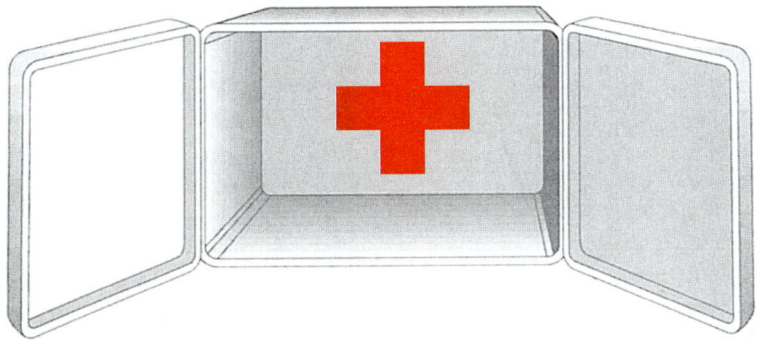

9.1　Hausapotheke

Arzneimittel
Schmerztabletten
Halstabletten
Kohletabletten
Mittel gegen Erkältungskrank-
　heiten
Mittel gegen Insektenstiche
Wunddesinfektionsmittel
Brandgel

Krankenpflegeartikel
Fieberthermometer
Mundspatel
Lederfingerling
Feindesinfektionsmittel

Verbandmittel
2 Mullbinden, 6 cm Breite
2 Mullbinden, 8 cm Breite
Elastische Binden, 6 und 8 cm
　Breite
1 Idealbinde, 8 cm Breite
1 Verbandpäckchen, klein
1 Verbandpäckchen, mittel
1 Verbandpäckchen, groß
1 Rolle Heftpflaster
1 Packung Pflasterstrips
1 Wundschnellverband, 6 cm
1 Wundschnellverband, 8 cm
Brandwundenverbandtuch
Verbandwatte
6 Sicherheitsnadeln
2 Verbandklammern
1 Splitterpinzette
1 Verbandschere
2 Dreieckstücher
1 Hautschere

Individuelle Arzneimittel
Arzneimittel, die vom Arzt zur
Behandlung von Krankheiten,
also auch für den Dauer-
gebrauch, bestimmt sind,
gehören ebenfalls in die
Hausapotheke.

Sonstiges
Erste-Hilfe-Anleitung
Notfalladressen und
　Telefonnummern

9.2　Reiseapotheke

- Medikamente, die regel-
　mäßig eingenommen werden
　müssen
- Mittel gegen Reise-
　krankheiten
- Schmerzmittel
- Abführmittel
- Einschlafmittel

- Kohletabletten, Mittel zur
　Bekämpfung von Magen-
　und Darminfektionen
- Mittel gegen Erkältungs-
　krankheiten
- Mittel zur Wunddesinfektion
- Sonnenschutzmittel
- Mittel zur Hautdesinfektion

- Salbe oder Gel zur Behand-
　lung von Sonnenbrand
- Einreibemittel zur Behand-
　lung von Prellungen und
　Verstauchungen
- Verbandmittel, Pflaster
　(Verbandpäckchen, elasti-
　sche Binden, Mullbinden,

　Sicherheitsnadeln)
- Fieberthermometer
- Pinzette zur Entfernung von
　Splittern oder Seeigel-
　stacheln
- Wundsalbe
- Antiallergika

9.3 Vergiftungen

> **Erste Maßnahmen bei Vergiftungen:**
>
> Keine Panik – Ruhe bewahren

Giftnotrufzentralen (Tag und Nacht):

überall	112
Berlin	030 19240
Bonn	0228 19240
Erfurt	0361 730730
Freiburg	0761 19240
Göttingen	0551 19240
Homburg/Saar	06841 19240
Mainz	06131 19240
München	089 19240
Nürnberg	0911 3982451
Wien	+43 1 4064343
Zürich	+41 1 2516666

Was muss die Notrufzentrale wissen?
- Wem ist es passiert? Kind? Erwachsener? Tier?
- Wie alt ist der Betroffene?
- Was wurde eingenommen? Medikament? Pflanze? Haushaltmittel? Drogen? Produktname?
- Wie viel wurde eingenommen?
- Wann ist es passiert?
- Wie wurde das Gift eingenommen?
- Wurde es gegessen/getrunken/eingeatmet? Hautkontakt?
- Wie geht es dem Vergifteten? Bewusstlos? Andere Symptome?
- Was wurde bereits unternommen?
- Wer meldet? Rückrufnummer angeben!

Erste Maßnahmen bei Vergiftungen:
- Tee, Wasser oder Saft zu trinken geben. Keine Milch!
- Kein Erbrechen auslösen
- Kein Salzwasser zu trinken geben
- Durch Vergiftung Bewusstlose sofort ins Krankenhaus!
- Verdächtige Gegenstände (Tabletten, Flaschen, auch Erbrochenes) einsammeln und mitgeben
- Nächstgelegene Notrufzentrale anrufen

Vorsichtsmaßnahmen:
- Gefährliche Stoffe nie in Reichweite von Kindern aufbewahren
- Arzneimittel immer in verschlossener Hausapotheke aufbewahren
- Mögliche Giftsubstanzen nie in der Nähe von Lebensmitteln lagern

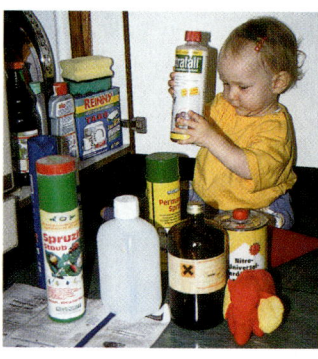

Gefahrstoffe für Kinder sicher aufbewahren!

Informationen zur Ersten Hilfe sind bei folgenden Adressen erhältlich:

Deutsches Rotes Kreuz e.V. (DRK)
Postfach 450 230, D-12172 Berlin
Telefon   030 85404-0
Telefax   030 85404-450
E-Mail   DRK@DRK.de

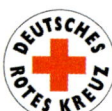

Arbeiter-Samariter-Bund Deutschland e.V. (ASB)
– Bundesgeschäftsstelle –
Sülzburgstraße 140, D-50937 Köln
Telefon   0221 47605-0
Telefax   0221 47605-288
E-Mail   asb-bv@asb.de

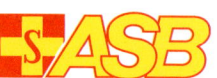

Johanniter-Unfall-Hilfe e.V.
– Bundesgeschäftsstelle –
Lützowstraße 94, D-10785 Berlin
Telefon   030 26997-0
Telefax   030 26997-444
E-Mail   info@johanniterorden.de

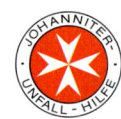

Deutsche Malteser gGmbH
Kalker Hauptstraße 22-24, D-51103 Köln
Telefon   0221 9822-01
Telefax   0221 9822-399
E-Mail   malteser@maltanet.de

9.4 Heilkräuter

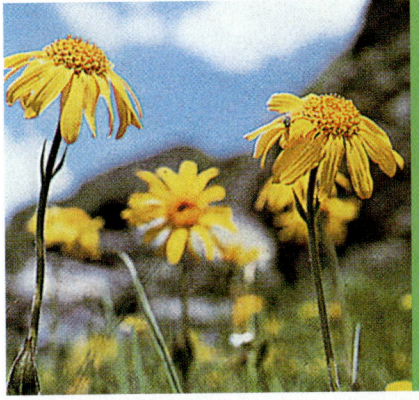

Arnika
(steht unter Natur-
schutz!)
Umschläge wir-
ken schmerzstil-
lend bei Blut-
ergüssen, Ver-
stauchungen und
bei rheumatischen
Schmerzen.

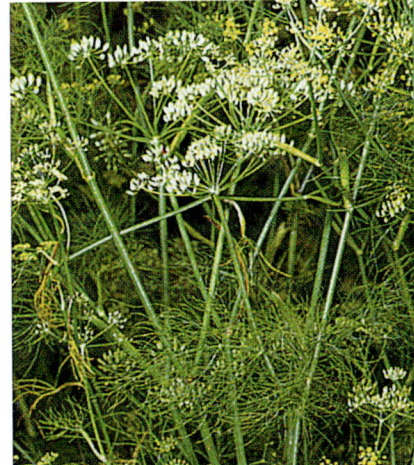

Fenchel
Beruhigungstee
für Kinder und bei
Durchfällen.

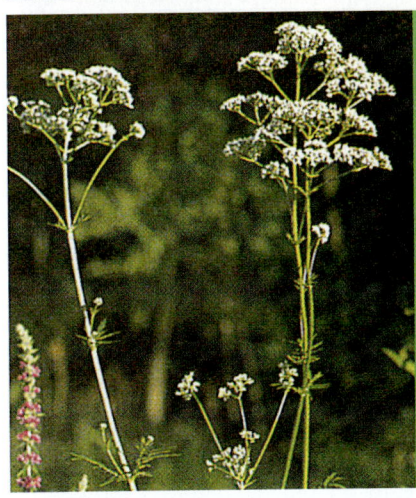

Baldrian
Baldriantee aus
der Wurzel als
Beruhigungsmittel
und bei Schlaf-
losigkeit.

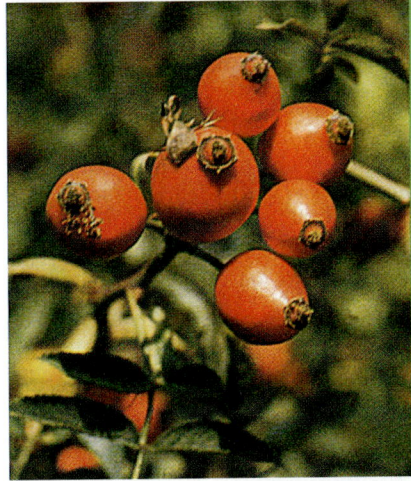

Hagebutte
Die Früchte ent-
halten viel
Vitamin C.
Tee gegen
Erkältungen und
Infekte.

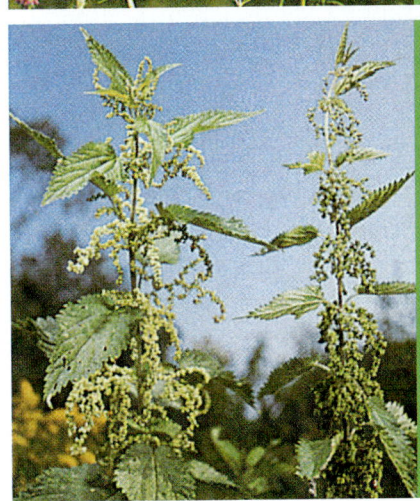

Brennnessel
(kleine und große
Brennnessel)
Tee bei Rheuma,
Gicht und bei
Erkrankungen der
Nieren- und Harn-
wege.

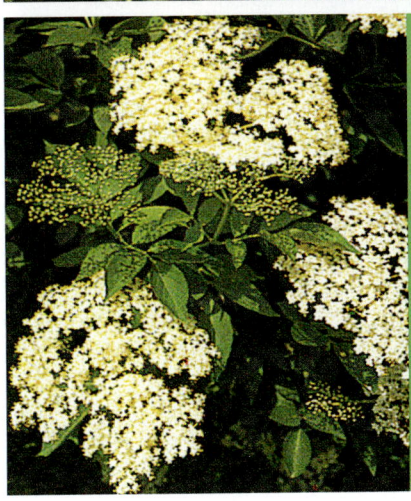

Holunder
Tee aus den Blät-
tern und Blüten
als schweißtrei-
bendes Mittel bei
fieberhaften Erkäl-
tungen.

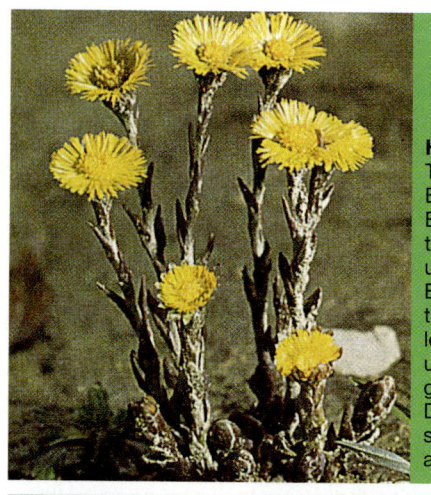

Huflattich
Tee aus den Blüten und Blättern bei Erkältungskrankheiten und chronischer Bronchitis. Huflattich enthält einen lebertoxischen und Krebs erregenden Stoff. Deshalb ruht seine Zulassung als Arzneimittel.

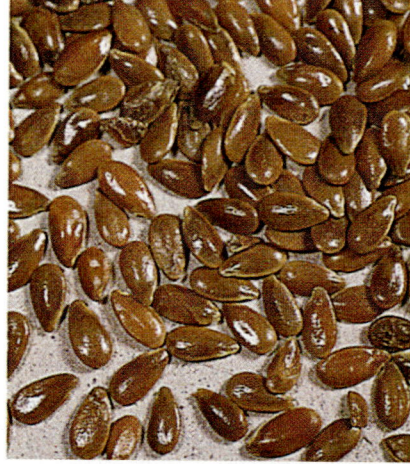

Lein (Flachs)
Leinsamen als Abführmittel und bei Magen- und Darmtraktstörungen.

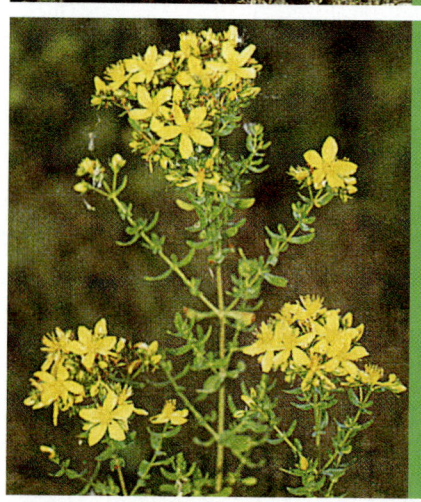

Johanniskraut
Tee aus dem blühenden Kraut bei Magen- und Darmkatarrh, bei Menstruationsbeschwerden sowie bei Schlafstörungen und zur Nervenberuhigung. Johanniskrautöl äußerlich bei Neuralgien, Muskelschmerzen, Verrenkungen, Verstauchungen und Prellungen.

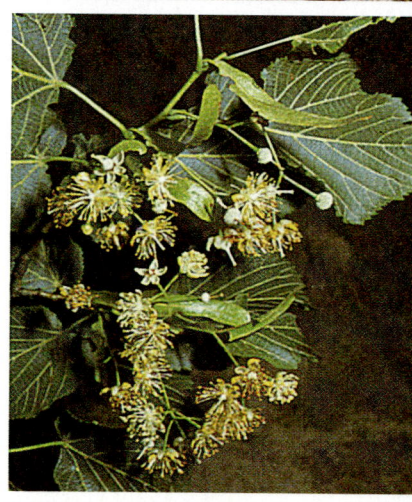

Linde
Lindenblütentee wirkt schweißtreibend bei Erkältungen

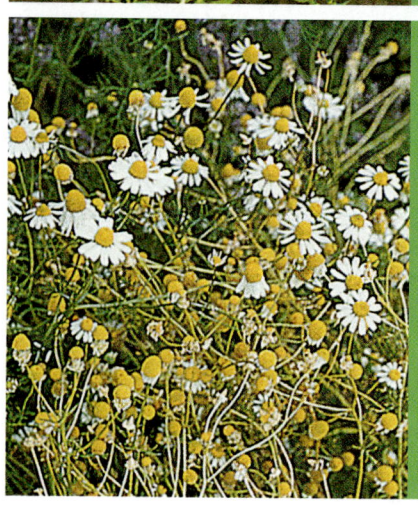

Kamille
(echte Kamille) Kamillentee mit krampflösender und schmerzstillender Wirkung bei Blähungen und Magenverstimmungen. Äußerlich als Wundmittel zur Hemmung von Entzündungen.

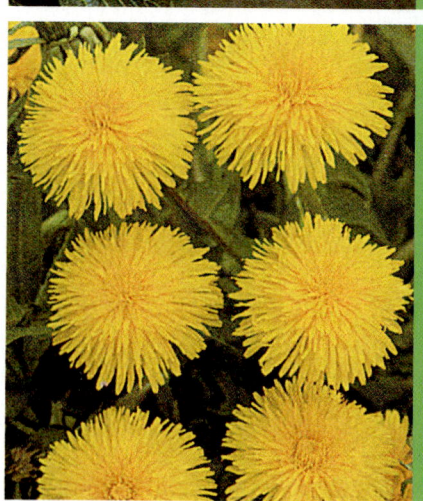

Löwenzahn
Heiltee aus Kraut und Wurzel für Leber, Galle und Niere sowie zur Blutreinigung.

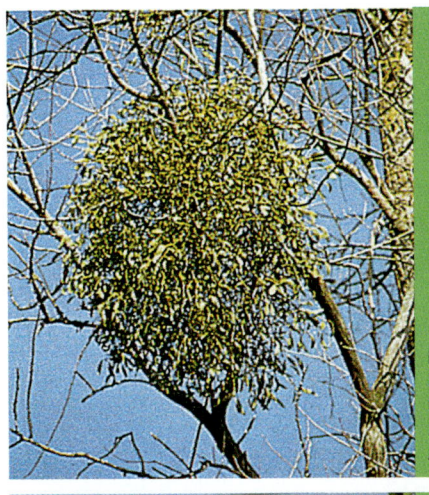

Mistel
Blutdrucksenkend bei hohem Blutdruck und Arteriosklerose.

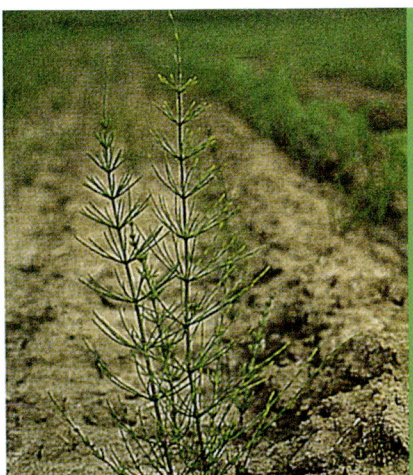

Schachtelhalm
Tee aus den kieselsäurehaltigen Trieben hat eine harntreibende Wirkung. Heilmittel bei Rheuma, Gicht und bei Erkrankungen der Harnorgane

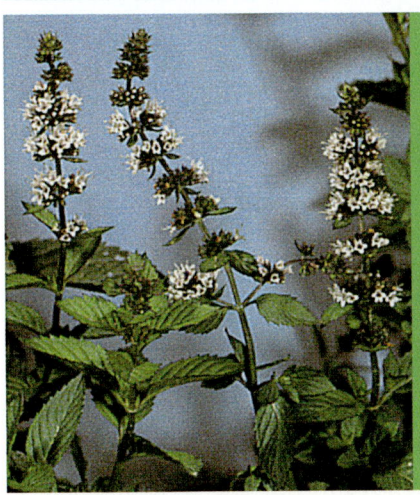

Pfefferminze
Tee aus Blättern und Blüten bei Durchfallen und Blähungen. Die echte Pfefferminze wird angebaut. Die Wirkung der einheimischen Wasserminze und anderer Minzen ist schwächer.

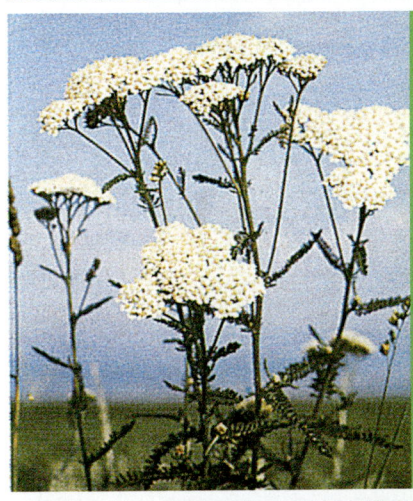

Schafgarbe
Tee wirkt krampflösend und entzündungshemmend.

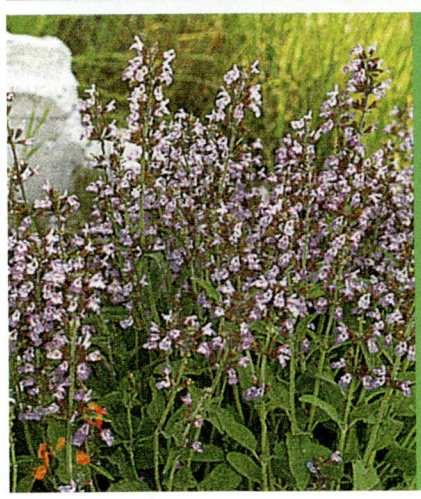

Salbei
Heiltee aus den Blättern vor der Blüte bei Entzündungen im Mundbereich. Nur der echte Salbei, nicht der Wiesensalbei, findet als Würzkraut und Heilpflanze Verwendung.

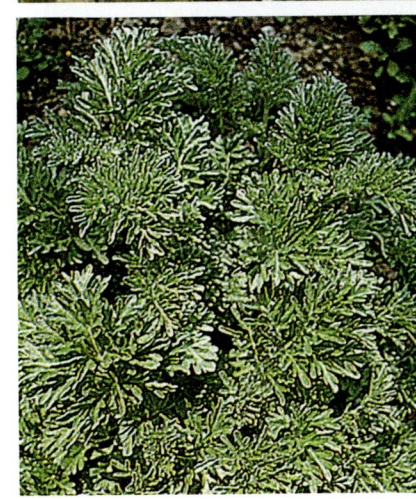

Wermut
(Magenkraut) Hausmittel bei Übelkeit und Sodbrennen.

9.5   Giftpflanzen

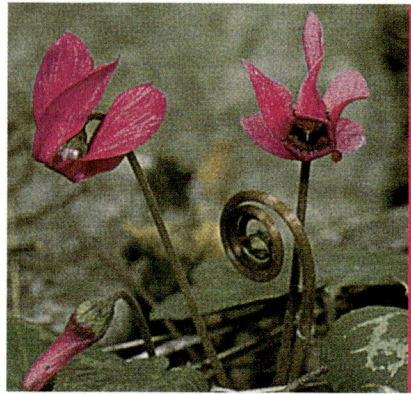

Alpenveilchen
Giftig sind alle
Teile, besonders
die Knolle.

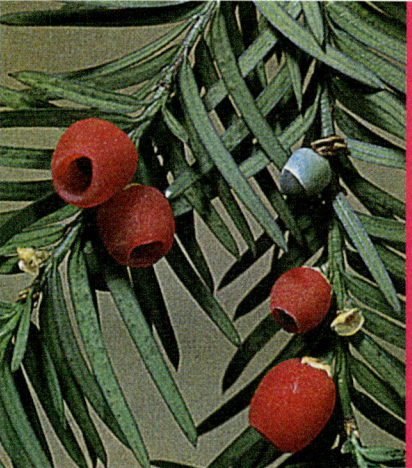

Eibe
Giftig alle Teile,
insbesondere die
braunen Samen in
den roten Beeren.

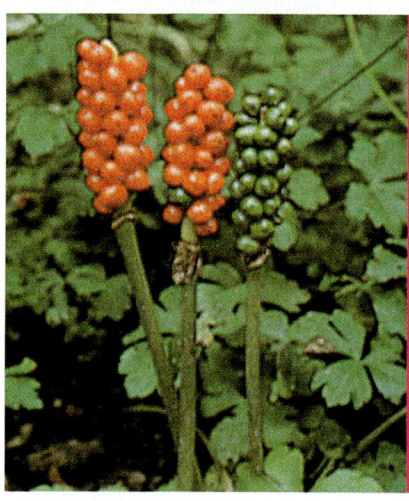

Aronstab
Sehr stark giftig
sind vor allem die
roten Beeren,
aber auch alle
übrigen Pflanzen-
teile.

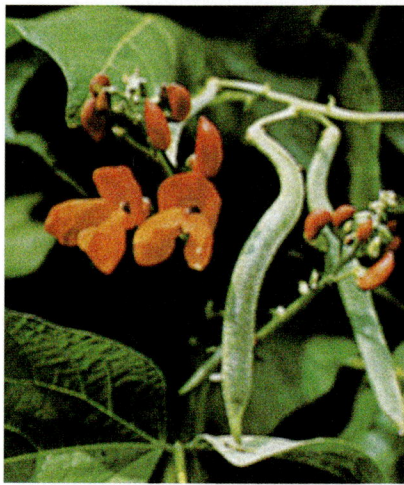

Feuerbohne
Giftig:
rohe Bohnen.
Schon 3 bis 4
rohe Bohnen
können bei
Verzehr Magen-
krämpfe auslösen.
Durch Kochen
wird der Giftstoff
zerstört.

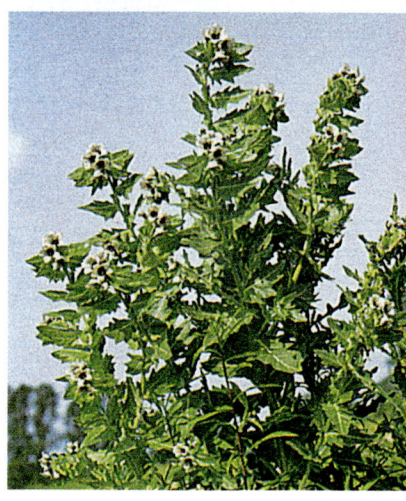

Bilsenkraut
Enthält gefährli-
che Gifte, die Sin-
nestäuschungen,
Tobsucht, Herzra-
sen, Übelkeit,
Atmungs- und
Sprechstörungen
verursachen
können.

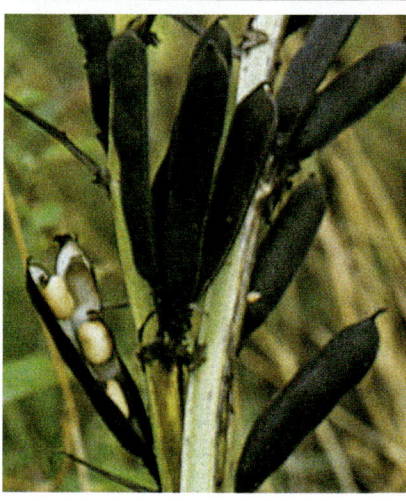

Saubohne
Giftig:
rohe Bohnen.
Schon 3 bis 4
rohe Bohnen
können bei
Verzehr Magen-
krämpfe auslösen.
Durch Kochen
wird der Giftstoff
zerstört.

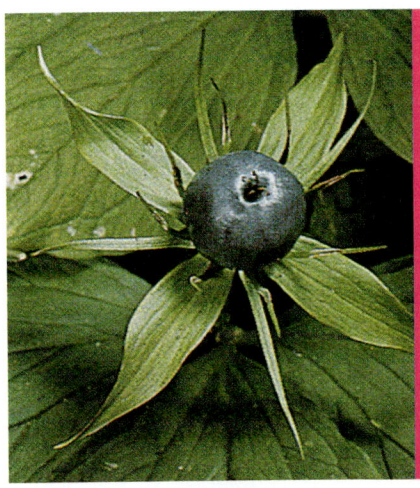

Einbeere
Gefährlich sind
vor allem die
blauschwarzen
Beeren.

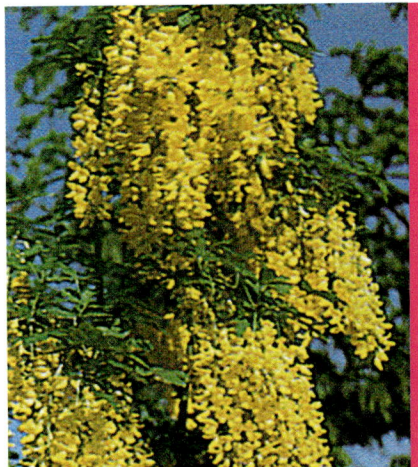

Goldregen
Giftig:
alle Pflanzenteile,
insbesondere
Schoten und
Samen. Tödliche
Dosis bei Kindern
3 bis 4 Schoten
bzw. 15 bis 20
Samen.

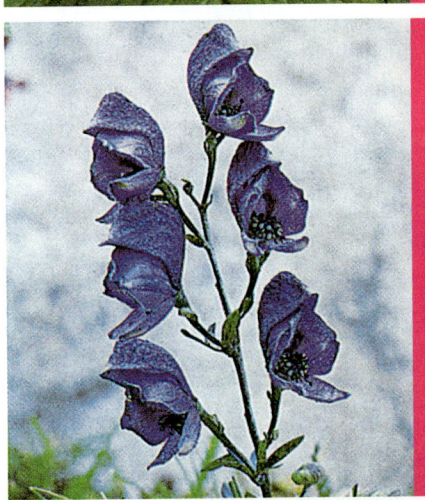

Eisenhut, blauer
Sehr giftig:
alle Pflanzenteile.
Bei Kleinkindern
kann schon die
Berührung der
Pflanze Brennen
und Kribbeln aus-
lösen.
Wurde im
Altertum als
Pfeil- und Mord-
gift verwendet.

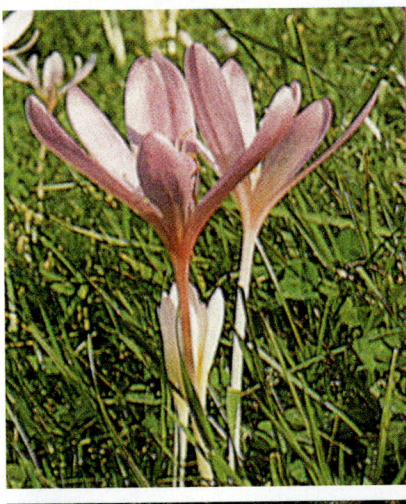

Herbstzeitlose
Enthält das giftige
Colchicin, das die
Teilung von Zellen
blockiert.

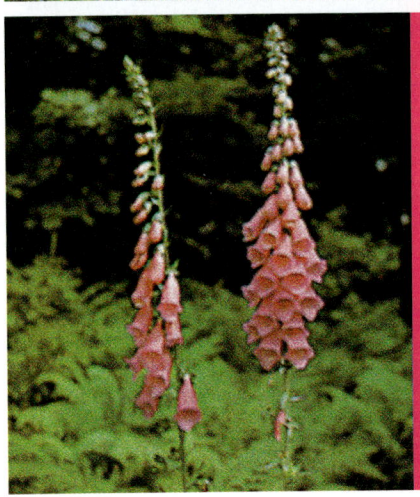

Fingerhut, roter
Enthält gefährli-
che Gifte, die z. T.
als Medikament
bei Herz-Kreis-
lauf-Erkrankungen
Verwendung
finden.

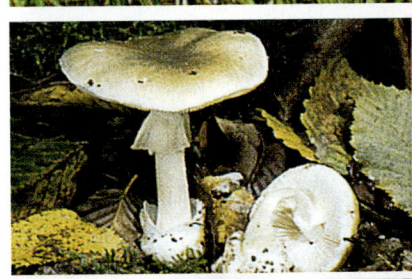

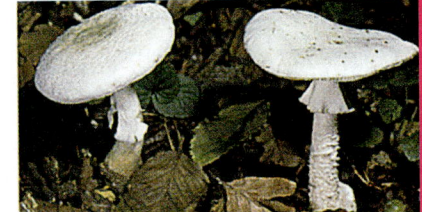

**Knollenblätter-
pilz, grüner;
Knollenblätter-
pilz, weißer**
Ein mittelgroßer
Pilzhut ist für ei-
nen Erwachsenen
tödlich. Die Vergif-
tungserscheinun-
gen beginnen 8
bis 16 Stunden
nach dem Verzehr
oder auch später,
mit Übelkeit, Er-
brechen, Krämp-
fen und Durchfall.
Sofortige Behand-
lung in einem
Krankenhaus!

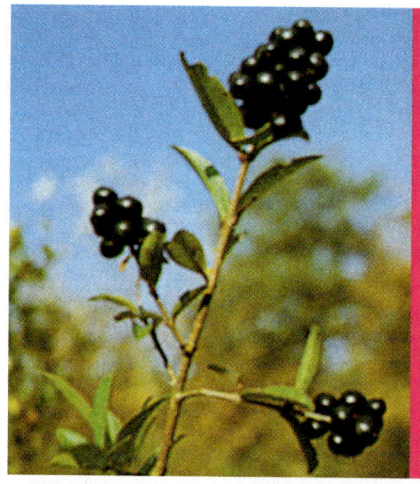

Liguster
Gefährlich sind
die schwarzen
Beeren.

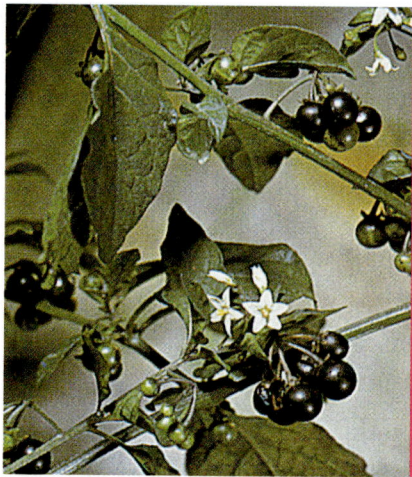

**Nachtschatten,
schwarzer**
Gefährlich sind
vor allem die
schwarzen
Beeren.

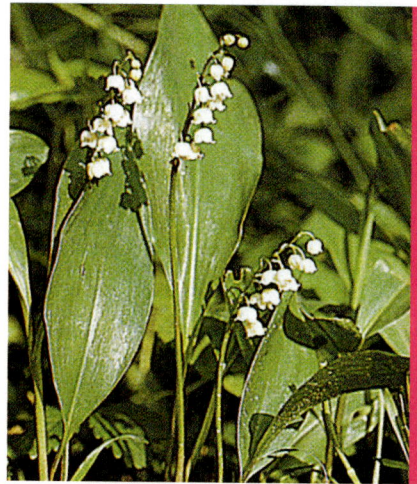

Maiglöckchen
Gefährlich sind
alle Pflanzenteile.
Auch Blumenwas-
ser, in dem ein
Maiglöckchen-
strauß stand,
kann, wenn es
getrunken wird,
Vergiftungser-
scheinungen
auslösen.

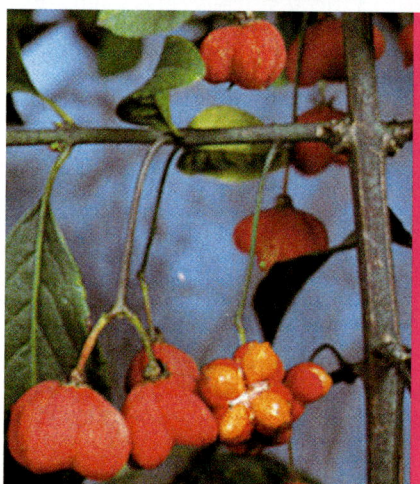

Pfaffenhütchen
Giftig sind alle
Teile, vor allem die
roten Früchte. Der
Verzehr von 20 bis
30 Früchten
bewirkt nach 15
Stunden Magen-
Darm-Krämpfe
und Durchfälle.

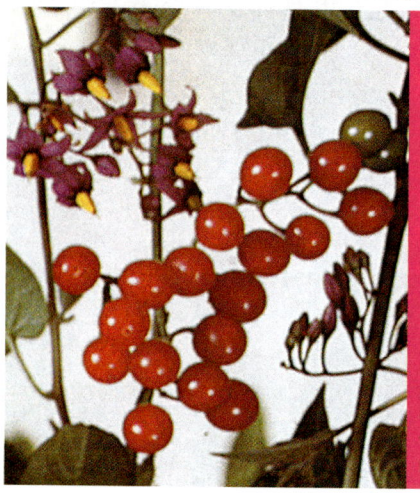

**Nachtschatten,
bittersüßer**
Gefährlich sind
vor allem die
roten Früchte.

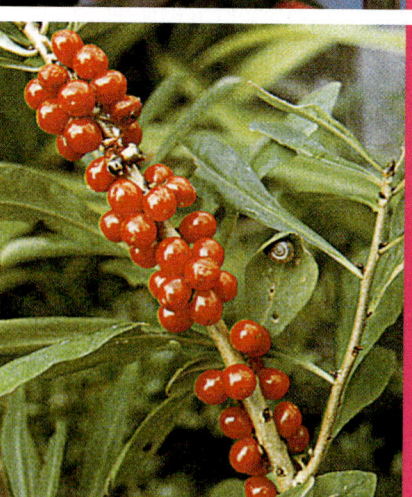

Seidelbast
Gefährlich sind
vor allem die
roten Früchte.

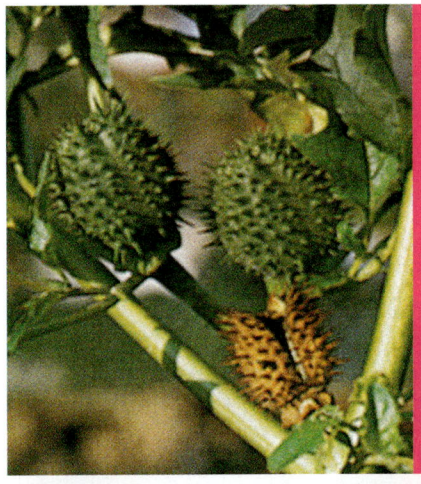

Stechapfel
Enthält das giftige
Atropin. Die
dunkelbraunen
Samen sind
besonders giftig
Die tödliche Dosis
beträgt für Kinder
15 bis 20 Samen.

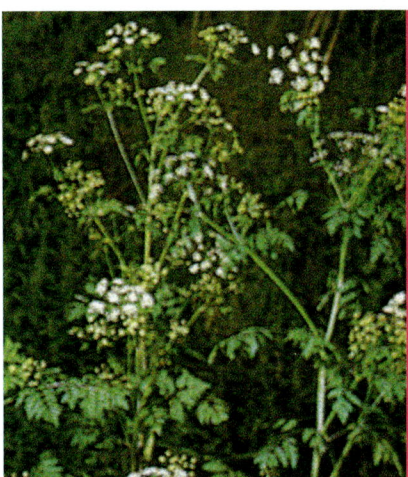

Wasserschierling
Enthält ein
Krämpfe verursa-
chendes Gift.

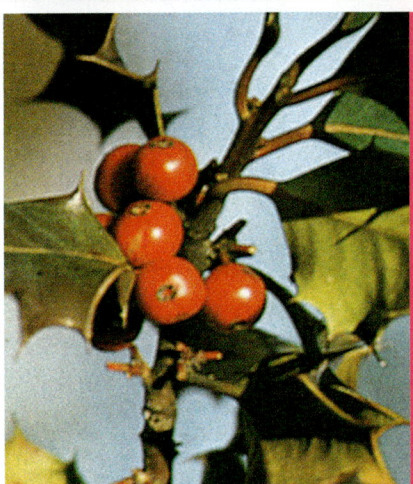

Stechpalme
Enthält das giftige
Atropin, gefährlich
sind vor allem die
roten Beeren.

**Kennzeichen einer allgemeinen Vergiftung
durch Giftpflanzen:**
- Brennen auf der Haut oder im Mund
- Übelkeit
- Schweißausbrüche
- Bauchschmerzen
- Erbrechen
- Koliken
- Krämpfe
- Beschleunigung oder Verlangsamung des
  Herzschlags
- Lähmungen, insbesondere der Atmung

Erste Hilfe bei Vergiftungen durch Pflanzen:
1. **Magenentleerung** durch Erbrechen (mit dem
   Finger die hintere Rachenwand reizen)!
2. **Kohle** (nach der Magenentleerung 20 bis 30 g
   medizinische Kohle in Wasser auflösen und
   trinken) !
3. **Arzt aufsuchen!**

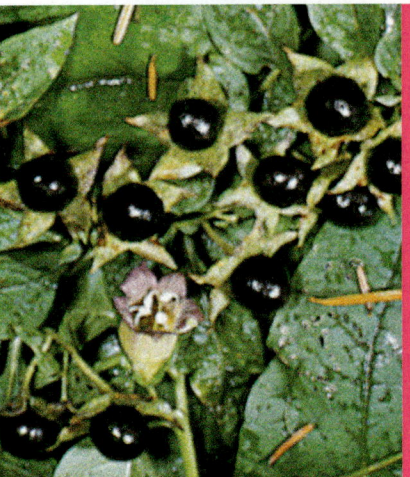

Tollkirsche
Enthält das giftige
Atropin, giftig sind
hauptsächlich die
Beeren.

Archiv für Kunst und Geschichte, Berlin 85/1,2
D. Athen/E. Schuster, nach Jellinek und Feuerlein, Alkoholismus-Report, Bayer. Staatsministerium für Arbeit und Sozialordnung (Hrsg.), München 64
Barmer Ersatzkasse, Wuppertal 61/1,2
nach: E. W. Bauer, Humanbiologie, Berlin 139
Bavaria Bildagentur, Gauting 45, 85/3
Bildarchiv für Medizin München GmbH, München 62/1,2, 115/3, 116, 118, 125/2, 126/2, 127/2,3, 128
Bildarchiv Preußischer Kulturbesitz, München 103/2, 142
Bilsom International GmbH, Lübeck 138/2, 152/4
Boehringer (Hrsg.), nach Heyden, Präventive Kardiologie, Mannheim 32
Bonniers Specialmagasiner A/S., Kopenhagen, aus „Illustrierte Wissenschaft/Birgitte Ahlmann, 60
Bundesärztekammer und Deutscher Sportbund (Hrsg.), Köln 37
Bundesverband der Ortskrankenkassen, Bonn 44/2, Mit der Zuckerkrankheit leben 48
Bundesministerium für Umwelt, Naturschutz und Reaktorsicherheit, Berlin 154, 166, 168/2
Bundesverband der Pharmazeutischen Industrie (Hrsg.), R. Doll/R. Peto, Medikament und Meinung, Nr. 2, Frankfurt 12
Bundeszentrale für gesundheitliche Aufklärung, Köln 57/1, 81 (Mordillo)
Central Order Bildagenturen, Köln 51
CDZ-Film, Berlin 156
DAMBACH-Werke, Gaggenau 158
Der Gesundheits-Brockhaus, Verlag Urban & Fischer, München 17/2, 19/1,2
Deutsche Gesellschaft für Kunststoff-Recycling, Köln 168/1
Deutsche Gesellschaft zur Bekämpfung des hohen Blutdruckes, Gemeinnütziger e.V., Heidelberg 31
Deutsche Presse-Agentur GmbH, Frankfurt 38/1, 77/1, 166/2, 167
dpa-Grafik, Hamburg 115/1
Prof. Dr. Dr. v. Domarus, Klinikum der Johannes-Gutenberg-Universität, Mainz 229/3
Else Müller „Wiese" und „Angst – das große Tier" aus: „dies. Du

spürst unter deinen Füßen das Gras", Fischer Taschenbuch Verlag GmbH, Frankfurt 241
fresh FANTASY e.V., Bad Waldsee-Gaisbeuren 238/2, 239/1–3
Dr. med. Archibald Fridrich, Horb/Neckar 211
GABA AG, CH Therwil 229/1, 233/3, 234
Gesamtverband für Suchtkranke (Hrsg.), Kassel, nach Prescher, H. K., Drogentafel 82, 83
Globus Infografik, Hamburg 6/1, 23, 33, 67, 68, 134, 163, 165/2, 169
Gruner + Jahr AG & Co., München, Zeitschrift Eltern 197 (Ahrens)
Dr. Heinz-Dieter Gutbrod, Leonberg 142/1–3
Simone Hamel, Berlin 84
Hautklinik Stuttgart, Bad Cannstadt 7/3, 8/1,2, 11/1,2, 87, 89/2–4, 90/2,4, 110/1, 119, 123, 124/3, 129, 210
Hecker/Herrmann, Hamburg 202
nach K. Henze/G. Schettler, Öffentliche Gesundheitswesen 42
HERMAL Kurt Herrmann GmbH & Co., Reinbek 236
N. S. Heyden/G. Wolff, Gesundheitserhaltung trotz Gesundheitsrisiken, Stuttgart, nach Agriculture Handbook Nr. 8, US Department of Agriculture 26; 35
nach Houck und Forscher, aus Sandritter/Beneke, Allgemeine Pathologie, Stuttgart 101/2
Peter Hürzeler, Düsseldorf 223/rechts
Hygiene-Institut der Universität Tübingen 89/1–3
Illustrierte Wissenschaft/Brigitte Ahlmann, Norderstedt 60
Innenministerium Baden-Württemberg (Hrsg.), Stuttgart, Rauschgift – das tödliche Spiel mit dem Leben 80, 81
nach J. Jahnecke, Risikofaktor Hypertonie, Studienreihe Boehringer, Mannheim 28
nach Bericht der Weltgesundheitsorganisation v. Prof. E.M. Jellinek, Genf 64
Keystone, Hamburg 38/6
Dr. Dr. Kimmig, Medizinisches Landesuntersuchungsamt, Stuttgart 10/1, 89/4; 108/2; 121/1
K. Knörr u. Mitarbeiter, Geburtshilfe und Gynäkologie, Berlin-Heidelberg-New York 198
Prof. Dr. Krauß, Pathologisches Institut des Katharinenhospitals, Stuttgart 61/3
Werner Krüper, Steinhagen 199

Landesdenkmalamt Baden-Württemberg, Stuttgart 147/3
Landeskriminalamt Baden-Württemberg, Stuttgart 74/1,2, 76
LMU, Institut für Neuropathologie, München 86/2
Prof. Dr. Fr. Majewski, Institut für Humangenetik und Anthropologie, Düsseldorf 63, 130/2, 181, 183
Fünf Fragen – Fünf Antworten, hrsg. von der Malteser Arbeitsgruppe NFP, Köln 217/1
Margarine-Institut für gesunde Ernährung, Abt. Forschung und Information, Hamburg 22/2,3
Mauritius, Mittenwald /Foto Gebhardt 38/2, Foto: Hubatka 38/5
MMV Medien & Medizin Verlagsgesellschaft mbH, München 219/3
Ulrich Metz, Tübingen 131
Ministerium für Umwelt und Verkehr Baden-Württemberg, Stuttgart, 159, 162
Dr. Helmut Moll, Pädiatrische Krankheitsbilder, Stuttgart 159, 162
Museum für Kunst und Gewerbe, Hamburg, Foto Joachim Hiltmann, 59
Niedersächsische Krebsgesellschaft e.V., Hannover 8/3
Lennart Nilsson, Unser Körper – neu gesehen, Stockholm 132
Nimo Design, Marlies Mayer, Stuttgart 159, 162, 164, 165/1, 166
nach: Nordisk-Deutschland, München 50
Nova-Buch-Verlag GmbH (Hrsg.), München, Das große Lexikon der Medizin, Bd. 6; 40
Öffentliche Kunstsammlung, Basel, Foto Hans Hinz 121/2
OKAPIA, Frankfurt 28 (W.+D. McIntyre/NAS), 61/4 (Biophoto/Sience Source/NAS/, 90/1 (Dr. med. Müller), 99/4 (Hans Reinhard), 113 (Bio-Photo Ass.), 117(D. M. Phillips/NAS)
Ute Osterwalder, Hamburg 228/1
Pasilic GmbH, Hamburg, 95/3
Dr. med. Raba, Gesundheitsamt der Stadt Esslingen, Esslingen 124
Dr. med. Lothar Reinbacher, Kempten, 12, 13/1, 33, 53, 194
Prof. Dr. med. F. Schmidt, Mannheim, 56
nach R. F. Schmidt, Medizinische Biologie des Menschen, München, 138/2
Heinz Schrempp, Breisach-Oberrimsingen, 245, 246, 247, 248, 249; 250, 251

Ständige Emil von Behring-Ausstellung, Marburg, 116
Statistisches Bundesamt, Wiesbaden, 7; 206
Prof. Dr. Willy Rehm/Süddeutsche Verlagsgesellschaft, Ulm, 53/2–4, 54, 55
Techniker Krankenkasse, Hamburg, „Allergien" 105/1, 107, „Hausmittel" 99/1, 235/1, „Die Zähne" 231, 232
Prof. Dr. med. Hans-Martin Theopold, Universitätsklinik München 141
Transglobe Agency, Hamburg 62/3, 65, 99/2
Umweltbundesamt, Berlin 136
VCH Verlagsgesellschaft, in „Chemie in unserer Zeit", Heft 5/1970, Weinheim, 72/6
VEBA Kraftwerke Ruhr AG, Gelsenkirchen 155
Verlag Walter de Gruyter & Co., Berlin 135
Vivadent Dental GmbH, Ellwangen/Jagst 233/1
Völkerkundemuseum der v. Portheim-Stiftung für Wissenschaft und Kunst, Heidelberg, Foto Hans Kuhn 1/2, 2/1
Dr. med. Klaus-J. Volkmer, Tropeninstitut Hamburg 101/1
Wallhäußer, K.H., Sterilisation, Desinfektion, Konservierung, Stuttgart 93
Wissenschaftsbild Aribert Jung, Hilchenbach 74/3
Wybert GmbH, Lörrach 229/1, 230, 234/1,3,4
ZEFA,Hamburg, Foto Alexandre 38/3, Foto Lenz 38/4; Foto Schroeter, C. Voigt und Wartenberg 200.

Privatfotos des Autors:
7/1,2, 10/1–4, 11/4,5; 13/2, 22/1, 30; 69, 70/1; 70; 71; 72/1–5, 73, 75, 77/2, 98/1,2, 95/1, 96, 97, 105/2, 108, 110/2, 111, 114, 115/2, 120, 122/1, 125/1, 127/1, 130/2, 131, 148, 176, 191, 196, 207, 217/2, 218, 219/1,2, 220, 221, 223/1, 233/2, 235/2, 238, 242, 244

Illustrationen:
Marlies Meier, Teneriffa

Umschlagfoto:
Bongarts Sportfotografie, Hamburg/Anthony Verlag, Beuerberg

Umschlaggestaltung:
Harro Wolter, Hamburg